REBECCA M. JORDAN-YOUNG
KATRINA KARKAZIS

TESTOSTERON

WARUM EIN HORMON NICHT ALS AUSREDE TAUGT

Aus dem Englischen
von Hainer Kober

Carl Hanser Verlag

Titel der Originalausgabe:
Testosterone. An Unauthorized Biography.
Cambridge, Massachusetts, Harvard University Press 2019

1. Auflage 2020

ISBN 978-3-446-26775-6

Translated from the English Language: Testosterone: An Unauthorized Biography
First published by: Harvard University Press

Umschlag: Anzinger und Rasp, München,
nach einem Entwurf von Harvard University Press/Jill Breitbarth
Satz: Greiner & Reichel, Köln
Druck und Bindung: CPI books GmbH, Leck
Printed in Germany

FSC
www.fsc.org
MIX
Papier aus verantwortungs-
vollen Quellen
FSC® C083411

Für SAL,
die immer unsere erste Leserin war

INHALT

EINLEITUNG

T-TALK

Anfang 2017 wiederholte *This American Life* – eine Radioshow und ein Podcast von großer Popularität – eine Folge, die Moderator Ira Glass als »eine unserer Lieblingsshows« anpries: über »Testosteron und wie es unsere Schicksale und Persönlichkeiten bestimmt«. Die einstündige Sendung präsentiert einen ganzen Mikrokosmos von kulturellen Bedeutungen und Einflüssen, die dem Testosteron zugeschrieben werden. Durch die Augen der Journalisten und ihrer Gäste bekommen wir einen aufschlussreichen Einblick in die Welt der Vermutungen, vermeintlichen Sicherheiten, Überzeugungen und Verwicklungen, die dieses Molekül heraufbeschwört. Die Sendung ist wie eine Discokugel der Testosteron-Weisheiten – jedes winzige Spiegelmosaik gibt ein Stückchen des vergangenen und gegenwärtigen »Wissens« über Testosteron in seinen unzähligen physischen und sozialen Formen zum Besten.[1]

Testosteron hat ein komplexes und vielfältiges biochemisches Leben und ein etwas besser berechenbares soziales Leben. So vertraut und allgegenwärtig, dass ihm ein griffiger Spitzname aus nur einem einzigen Buchstaben genügt, wird T in alltäglichen Unterhaltungen und Nachrichtenbeiträgen meist in einer Weise abgehandelt, die seine Identität als das sogenannte männliche Sexualhormon unterstreicht, während die Vielschichtigkeit und die Feinheiten seiner vielen Wirkungsweisen zu kurz kommen. Stellen Sie sich die übliche Geschichte über T als die autorisierte Biografie vor, und Sie ahnen vielleicht, wohin uns eine nicht autorisierte Biografie – mit anderen Worten, das Buch, das Sie gerade in den Händen halten – führen wird. Es gibt Tausende von Geschichten über T, aber überraschend wenig Abwechslung. Wir haben uns jedoch gerade vorgenommen, bei den unerwarteten, verwirrenden, unübersichtlichen Teilen der Geschichte und den komischen »Anekdoten« genauer hinzusehen. Das hier ist kein Lehrbuch über die Wirkungen, die T in Körpern hervorruft, und wir liefern keinen systematischen Überblick über die Forschung seit Beginn der Zeit oder über jeden Bereich, in dem T untersucht wurde.

Während unserer Arbeit an diesem Buch kam es uns vor, als käme jeder, dem wir unsere Idee erläuterten, automatisch auf Glass und die betreffende Folge aus *This American Life* zu sprechen. Dabei staunten wir nicht nur über den Beitrag selbst, sondern auch über die Verblüffung und Begeisterung, mit der die Sendung aufgenommen wurde. Doch egal, wie eloquent und preiswürdig die Geschichten, die dort erzählt werden, daherkommen, und egal, wie oft die Sendung als frisch und neu gefeiert wird, ihre Ansätze für einen kritischen und skeptischen Umgang mit dem Thema sind kaum der Rede wert im Vergleich zu dem schweren Trommelfeuer der T-Folklore, das der Erzählung den Rhythmus vorgibt.

◂▸

Glass eröffnet die Show mit einer eindringlichen Anekdote aus dem Leben des Produzenten Alex Blumberg. Mit 15 durchforstete Blumberg die Regale seiner Eltern auf der Suche nach einem Buch und stieß dabei auf den Roman *Frauen* von Marilyn French. Seiner Erinnerung nach ging es darin um eine Gruppe von Frauen, »die alle unter den verschiedenen Männern in ihrem Leben litten. Immer das gleiche Muster: Die Frauen werden durch die ständige Kritik ihrer Ehemänner allmählich in den Wahnsinn getrieben, nach Mastektomien als hässlich beschimpft und von der emotionalen Oberflächlichkeit ihrer Ehemänner regelrecht erstickt.« Das Buch hat ihn tief beeindruckt, nicht zuletzt wegen einer anderen Entwicklung, die sich gerade in seinem Leben vollzog: der Pubertät. Völlig fixiert auf ein bestimmtes Mädchen, erinnerte er sich, dass der

Anblick des »kleinsten Teils« ihres BHs »alles verschlingende« Stürme der Begierde in ihm auslöste, was ihm die entsetzliche Furcht eingab, er könnte werden wie die schrecklichen Männer in dem Roman.

Von dort macht die Folge einen riesigen, aber bruchlosen Sprung zu T. »Mein Testosteron, und wie es mich beeinflusst und wie ich darauf reagiere, ich denke täglich darüber nach«, grübelt Blumberg. »Häufig habe ich das Gefühl, da ist etwas in meinem Körper und gibt mir Anweisungen, denen ich besser nicht Folge leisten sollte.« Eine unlogische Schlussfolgerung vielleicht, aber eine, die dank der überstrapazierten T-Mythen funktioniert. T ist der rote Faden, der überwältigende Begierde mit dem verbindet, was wir jetzt »toxische Männlichkeit« nennen könnten; rücksichtslos fällt T über Blumberg und andere Männer her und gibt ihnen Anweisungen, denen sie besser nicht folgen sollten.

Dann erfahren wir in der Sendung von einem Mann, der die Veränderungen dokumentierte, denen sein Ehrgeiz, seine Interessen, sein Humor, seine Stimmlage und sogar seine Sprechweise unterworfen waren, als sein Körper aufhörte, Testosteron herzustellen. In seinem Artikel für das Männermagazin *GQ*, mit dem passenden Titel »Das Tier in mir«, schrieb er: »Vier Monate ohne das Hormon haben mich gelehrt, dass Testosteron alles ist. Einfach alles. Nicht nur die Motivation [eines Mannes], sondern auch seine Erkenntnisweise. Ohne das Verlangen, das es erzeugt, erleidet er einen langsamen, trockenen Verfall an Körper und Geist, er verliert seine Entschlusskraft und gerät in einen geisterhaften Zustand.« Als er mit »verschwenderischen Mengen« von T behandelt worden sei, sagte er, habe »das Monster wieder die Zügel ergriffen«.[2]

Glass inszeniert die Sendung als Tauziehen zwischen rationaler Handlungsfreiheit und der Macht von T, indem er fragt: »Wie viel bestimmt T?« Eine weitere Antwort liefert ein Mann, der als Erwachsener zum ersten Mal eine hohe Konzentration von T erlebte. Griffin Hansbury, ein Psychoanalytiker aus New York City, der auf Gender und Sexualität spezialisiert ist, »begriff sich weitgehend als Frau«, als er mit dem Studium begann, doch im zweiten Jahr, sagte er, »wusste ich, dass ich meinen Körper verändern musste ... Und die einzige Möglichkeit dazu bestand darin, Testosteron zu nehmen.« Ähnlich wie Blumberg und der *GQ*-Journalist sagt Hansbury: »Sehr häufig fühlte ich mich wie ein Monster. Und es bewirkte, dass ich Männer verstand … Ich machte mir echte Vorwürfe deswegen.«

Hansbury berichtete: »Ich erlebte eine unglaubliche Libidosteigerung, nahm Frauen plötzlich ganz anders wahr, und meine Einstellung zum Sex veränderte sich.« Vor T sprach er gern mit Frauen. Nach T »wurde alles, was ich ansah, und alles, was ich berührte, zu Sex«, bis ihn schließlich sogar technische Geräte sexuell erregen konnten: »Ich stand beispielsweise am Kopierer, und dieses große, bebende, warme, leblose Objekt machte mich einfach verrückt.«

Bis zu diesem Punkt in der Sendung ging es beim T-bedingten Rollenverhalten fast nur um Sex, doch das änderte sich, als T auch für eine bestimmte männliche Denkweise verantwortlich gemacht wurde. Hansbury erklärt, nachdem er T eingenommen hatte, habe er sich für Naturwissenschaften interessiert und Physik »auf eine Weise verstanden, die ich vorher nicht an mir gekannt habe«, eine Behauptung, die Blumberg zu der besorgten Feststellung veranlasste: »Das wirft uns hundert Jahre zurück.« Nicht nur das Denken, sondern auch das Gefühl beschreibt Hansbury nach T als anders und männlicher, wobei er darauf hinweist, dass er Schwierigkeiten hat zu weinen: »Ich lerne noch immer, wie es ist, in der Welt ein Mann zu sein. Es gibt noch vieles, was ich nicht weiß.« Trotz aller Wissenslücken wird er jetzt häufig mit »Sir« angesprochen, und das ist ein Sieg für ihn: Denn als er anfing, Testosteron zu nehmen, hoffte er, »als Mann durchzugehen, von der Welt als Mann wahrgenommen zu werden«.

Es ist eine folgenschwere Komplizenschaft, die sich da zwischen Blumberg, der die Interviews führt, und Hansbury entspinnt. Lachend wirft Blumberg Hansbury vor: »Sie haben eine Menge Vorurteile wieder aufs Tapet gebracht, die wir fast überwunden hatten.« Auch Hansbury lacht und gibt zu, dass Blumberg recht hat. Sie scheinen sich einig zu sein: *Ob es euch gefällt oder nicht, so ist das nun mal mit T.*

Aber ist es das wirklich? Nachdem Glass bis hierher nur persönliche

Narrative präsentiert hat, wendet er sich jetzt dem Sozialpsychologen James Dabbs zu, einem renommierten Testosteronforscher und Autor eines Bestsellers über T, der die scheinbare Eindeutigkeit der bisherigen Aussagen etwas einschränkt. Während Glass und Dabbs über die Wirkung von T plaudern, bestätigt ein Großteil ihrer Diskussion die autorisierte Biografie des Hormons: T ist verantwortlich für Kühnheit, Furchtlosigkeit, Selbstsicherheit, kräftige Muskeln und Kahlköpfigkeit. Aber Dabbs scheint den persönlichen Geschichten, die wir zuvor gehört haben, auch klar zu widersprechen. Männer, sagt er, »denken, es macht tapfer und viril und steigert die sexuelle Leistungsfähigkeit, was nicht ganz richtig ist. Man braucht nicht viel Testosteron, um Sex zu haben. Also das trifft die Sache nicht ganz.«

Mehr Aufschluss über die Geschichte von T gibt die Forschung in der Sendung nicht. Also kehrt Glass zurück zu den persönlichen Geschichten und inszeniert ein Echtzeit-Testosterondrama, in dem es um die Frage geht, wer von den Mitarbeitern der Sendung den höchsten T-Wert hat. Es ist ein handgestricktes Experiment, das zeigen soll, ob die Mitarbeiter in der Lage sind, den T-Spiegel ihrer Kollegen anhand von deren Persönlichkeit vorherzusagen. Zuerst sind die Frauen dran, dann die Männer.

Alle sind sich einig, dass Julie, die besonders forsch ist und als Alpha-Weibchen der Gruppe gilt, die höchste T-Konzentration aufweisen wird. Julie meint scherzhaft, sie rechne damit, den niedrigsten T-Wert zu haben, und beschreibt sich sarkastisch als »eher passiv und immer total entspannt. Bin ein girly Girl – ziemlich feminin und dräng mich nicht in den Vordergrund.« Aber sie fürchtet, dass ihre Kollegen recht haben. Als sie gefragt wird, warum sie Angst vor einem hohen Wert hat, erklärt sie: »Weil das meine schlimmsten Vermutungen über mich selbst bestätigen würde – dass ich wirklich aggressiv und penetrant bin und leicht ausraste.«

Als sie versuchen, eine hypothetische Rangfolge der Männer aufzustellen, ziehen sie plötzlich Dinge in Erwägung, an die sie bei den Frauen nie gedacht haben. Was ist wichtiger für die Gewichtung – Sport zu mögen oder Sport zu treiben? Eine Glatze und Muskeln zu haben oder häufig in Schlägereien verwickelt zu werden? Jonathan scherzt über die Schwierigkeiten, die die Aufstellung dieser Rangfolgen bereitet. »Als ginge es darum, wer am lautesten brüllen kann, richtig? Wer hat die größte Wut? Ich habe eine Wut. Aber leider ist es eine ohnmächtige Wut. Ich weiß nicht, was das für die Rangfolge bedeuten soll.« David wird als schwieriger Fall eigestuft: »Er ist schwul und ein Fan von Martha Stewart. Andererseits bekommt er eine Glatze und hat als professioneller Schauspieler gearbeitet, was beides auf hohe Testosteronspiegel schließen lässt. Also, wie soll man ihn einordnen?« Keine der Frauen wünscht sich einen hohen T-Wert; die Mehrheit der Männer durchaus.

Als die Ergebnisse bekannt gegeben werden, kann Glass es nicht glauben. Davids T-Wert ist doppelt so hoch wie der des Zweitplatzierten. Julie hat wirklich den höchsten Wert aller Frauen, und sie meint, das Resultat gebe ihr »das Gefühl, tatsächlich rechthaberisch und aggressiv zu sein«. Todd, mit dem niedrigsten T-Wert bei den Männern, empfindet das Ergebnis als herben Schlag für seine Männlichkeit: »Wenn ich es im öffentlichen Rundfunk nicht zum männlichsten Mitarbeiter bringe, wo zum Teufel kann ich dann der männlichste sein? Bei einem Sportsender wäre das okay gewesen … Aber im öffentlichen Rundfunk?«

DER GRÖSSTE GESCHICHTENERZÄHLER

Neben all den Wirkungsweisen des Testosterons, die in *This American Life* zur Sprache kamen, gibt es mindestens eine, die ausgelassen wurde: T ist ein großartiger Geschichtenerzähler. Selbst als die T-Folge fast zwei Jahrzehnte nach der Erstausstrahlung wiederholt wurde, konnte man sie noch als eine neue Untersuchung hartnäckiger und tief verwurzelter Vorstellungen verkaufen. Dabei handelt es sich weniger um ein »aktualisiertes Bild« von T als vielmehr um ein mehrjähriges Gewächs, das Jahr für Jahr die gleichen Blüten trägt. *This American Life* ist also eine perfekte Wiedergabe der autorisierten T-Biografie, die von Libido, Aggression, Fokussierung, naturwissenschaftlicher und mathematischer Begabung erzählt. Sie ist genderlastig und lässt unzählige Elemente von Männlichkeit einfließen.

Die vertraute Biografie des Testosterons ist in doppelter Hinsicht autorisiert: Zum einen macht sie sich die soziale Autorität der Wissenschaft zunutze, zum anderen wird sie geschrieben, bearbeitet und erzählt. Sie ist keine naturwüchsige Geschichte; sie ist eine Biografie, die spezifische menschliche Autoren hat. T scheint eine unumstößliche Wahrheit zu erzählen, doch es setzt sich in seiner Story über alle Einzelheiten hinweg und ebnet die Widersprüche ein. Unsere nicht autorisierte Biografie stellt das Konzept von T als einer einzigartigen molekularen Kraft auf den Kopf. Wie die autorisierte Version, so ist auch diese nicht autorisierte Biografie bearbeitet und kuratiert, aber mit einer anderen Zielsetzung. Wir beschäftigen uns mit dem Unerwarteten, dem Vergessenen, den Beweisen, die sich nur schwer mit Ts Image als »männlichem Sexualhormon« vereinbaren lassen. Wir erzählen eine Geschichte, die sich mit handfesten Mitteln belegen lässt, wobei wir durchaus anerkennen, dass ein Teil der Evidenz das Narrativ über T selbst ist. Aber ist es überhaupt möglich, das, was Testosteron tatsächlich leistet, von dem zu unterscheiden, was die Menschen dem Hormon in ihrem Wunschdenken andichten?

◂ ▸

Ts Geschichte beginnt, Jahrzehnte bevor die Biochemie 1935 in der Lage war, es chemisch zu isolieren. Die Forscher, die nach einer Erklärung des Geschlechterunterschieds suchten, führten dabei einfallsreiche, aber reichlich rohe Experimente an nicht menschlichen Tieren durch. In dem Bestreben, den »Kern der Maskulinität« zu isolieren und dann wiedereinsetzen zu können, kastrierten sie Tiere in ihren Laboren, dokumentierten die Auswirkungen und suchten nach Methoden, um die betroffenen Gewebe und Funktionen wiederherzustellen. Beispielsweise implantierten sie kleine Stücke des Testikelgewebes, das heißt der ihrer Meinung nach für Stärke, Virilität und Maskulinität verantwortlichen

Substanz. Dabei pflanzten sie das Testikelgewebe an neuen Stellen ein, etwa im Bauchraum, um zu überprüfen, ob der Schlüsselfaktor eine chemische Substanz war, die auf ferne Gewebe ohne direkten Kontakt einwirken konnte. Das funktionierte zwar nicht immer, aber der Kamm des Hahns, die Aggressivität des Bullen und die Erektion der Ratte wurden doch so oft wiederhergestellt, dass die Forscher überzeugt waren, *das* »männliche Sexualhormon« gefunden zu haben. Ihre Suche nach einer umfassenden Erklärung der Sexualität wurde durch entsprechende Experimente mit Östrogen, dem vermeintlichen »weiblichen Sexualhormon«, komplettiert.[3]

Ihre Forschung war eine geschlossene Schleife, auf die Ansicht gestützt – und sie zugleich rechtfertigend –, die neuen chemischen Substanzen seien von fundamentaler Bedeutung für den Geschlechterdualismus, verbunden mit der Erwartung, dass sich die »Sexualhormone« ausschließlich dem einen oder dem anderen Geschlecht zuordnen ließen, dass ihre physiologischen Rollen sich auf die sexuelle Entwicklung und Funktion beschränkten und dass sie Antagonisten seien. Wenn T bewirkte, dass dem Hahn der Kamm schwoll, würde Östrogen ihn schrumpfen lassen. Doch bereits 1920 hatten Forscher Daten vorgelegt, die ihnen »überraschend«, »paradox« und »beunruhigend« erschienen: Die Hormone waren nicht geschlechterexklusiv und ihre Wirkung komplementär und nicht antagonistisch. Ab den 1930er-Jahren war klar, dass die Effekte der sogenannten Geschlechtshormone weit über das Geschlecht hinausgingen und Prozesse wie Knochenentwicklung, Herzfunktion und Leberstoffwechsel beeinflussten. Forschungsergebnisse, die dem dualistischen Paradigma widersprachen, waren nicht schwer zu finden: Die prahlerischen Federn des Hahns wurden nicht durch Testikelimplantate und noch nicht einmal durch T-Injektionen wiederhergestellt; vielmehr hatte es den Anschein, als wären die »weiblichen Hormone« für das maskuline Erscheinungsbild verantwortlich. Doch statt die Hormontheorie zu überdenken, klassifizierten die Forscher die physischen Merkmale jetzt als »neutral« und nicht mehr als typisch männlich oder weiblich.[4]

Das Forschungsprogramm hatte damit also bereits den ersten Schritt übersprungen, der aus wissenschaftlicher Sicht eigentlich unverzichtbar ist: die sorgfältige Dokumentation dessen, was geschieht, wenn T entfernt oder ersetzt wird. Ihre Fixierung auf die sexuelle Anatomie und Reproduktion veranlasste die Forscher, die unzähligen Effekte dieser Hormone nicht genügend zu berücksichtigen. Der Glaube an den Geschlechtsdimorphismus bestimmte ihre Praxis und engte ihren Beobachtungshorizont ein, und das wiederum bestärkte sie darin, an der These des Geschlechtsdimorphismus festzuhalten – ein geschlossener Kreis. Wie Nelly Oudshoorn in ihrer inzwischen zum Klassiker gewordenen Geschichte *Beyond the Natural Body: An Archaeology of Sex Hormones [Jenseits des natürlichen Körpers: Eine Archäologie der Geschlechtshormone]* elegant nachgewiesen hat, entstand die Idee eines »hormonellen Geschlechts« nicht in der Natur, sondern wurde im Labor erfunden.

Historiker und Biologen haben Jahrzehnte voller ähnlich entworfener Experimente dokumentiert, die die Identitäten von T als »männlichem Sexualhormon« und von Östrogen als »weiblichem Sexualhormon« bestätigten, während die Wissenschaftler verzweifelt bemüht waren, Beobachtungen zu integrieren, die nicht unbedingt in dieses Paradigma passten. Dennoch hält sich das Paradigma hartnäckig: Noch heute sehen viele Beobachter, von den Forschern an den National Institutes of Health bis zu den Journalisten der *New York Times*, in T das »männliche Sexualhormon«. Unsere Gespräche mit Wissenschaftlern zeigen ebenfalls, dass die meisten sich schwertun, die Rolle von T in einem gesund funktionierenden weiblichen Körper zu beschreiben. In den ersten Jahren nahmen die Forscher an, T werde in den Hoden gebildet, und obwohl sie ziemlich bald herausfanden, dass Ovarien ebenfalls T produzieren, streiten sie auch weiterhin über den wahren Ursprung von T im weiblichen Körper.[5]

◂ ▸

Tatsächlich reicht Ts Biografie noch viel weiter zurück. Ein wesentlicher Beitrag zum Testosteron-Mythos war eine große und umstrittene Rede, die der französisch-amerikanische Physiologe und Neurologe Charles Édouard Brown-Séquard 1889 auf einer Sitzung der Société de Biologie in Paris hielt. Brown-Séquard berichtete in seinem Vortrag von den wundersamen Effekten eines Experiments, das zu den berühmtesten Selbstversuchen aller Zeiten gehört: Er injizierte sich selbst ein Elixier aus Testikelextrakten von Hunden und Meerschweinchen.

Was in aller Welt hat diesen renommierten Wissenschaftler geritten, dass er sich ein solches Gebräu verabreichte? Kurz gesagt, er hatte es satt, sich alt zu fühlen. Anfang 60 war die Schwäche »so groß, dass ich mich nach einer halben Stunde Arbeit im Labor hinsetzen musste«. Seine ersten Versuche bestanden darin, älteren Rüden die Testikel junger Meerschweinchen zu implantieren, in der Hoffnung, den Hunden einige ihrer jugendlichen Merkmale zurückzugeben. Die Experimente waren nur selten erfolgreich, was seiner Begeisterung jedoch keinen Abbruch tat. Als Nächstes verjüngte er ältere männliche Kaninchen, und »die positive Wirkung, die in allen diesen Tieren hervorgerufen wurde«, schrieb er, habe ihn »in dem Entschluss bestärkt, Experimente an mir selbst durchzuführen«. Er mixte sich ein Elixier aus Wasser, Testikelblut, Samen und der »Flüssigkeit eines Testikels, der unmittelbar nach seiner Entnahme aus einem Hund oder einem Meerschweinchen zerquetscht worden war«. Diesen Sud injizierte er sich über einen Zeitraum von drei Wochen und berichtete von »einer radikalen Veränderung« bereits einen Tag nach der ersten Spritze. Nach drei Injektionen sei sein Unterarm so stark wie zuletzt drei Jahrzehnte zuvor gewesen, berichtete er, seine Ausdauer bei der Arbeit und die »Mühelosigkeit bei geistiger Tätigkeit« hätten wieder ihr früheres Niveau erreicht. Einige der spektakulärsten Effekte sind in der Rückschau auch die überraschendsten. Seine Vergleichsmessungen zeigten, dass sein »Urinstrahl« nach der ersten Injektion 25 Prozent länger anhielt. Die bei Weitem größte Wirkung zeigte sich bei der »Ausscheidung von Fäkalien« und linderte damit »eine der unseligsten Plagen fortgeschrittenen Alters ... die Abnahme der Defäkationskraft«.

Er war außer sich vor Freude: »Selbst an Tagen starker Verstopfung war die Kraft, die ich vor langer Zeit einmal besessen hatte, zurückgekehrt.«[6]

Er konnte nicht angeben, ob der Hund oder das Meerschweinchen für die durchschlagende Wirkung des Gebräus verantwortlich war, aber »die beiden Tierarten haben«, in seinen Augen, »eine sehr wirksame Flüssigkeit geliefert«. Die Verbesserungen hielten nur einen Monat an, danach fiel er »graduell, wenn auch rasch« auf das Niveau der Ausgangswerte zurück – ein weiterer Beweis, wie er sagte, für die Wirkung der »spermatischen« Flüssigkeit.

Trotz des scheinbar verheißungsvollen Beginns wurde Brown-Séquards Experiment rasch zu den Akten gelegt, nicht nur aus physiologischen Gründen, sondern auch weil es falsche Hoffnungen auf einen Jungbrunnen weckte. Ein Leitartikel im *Boston Medical and Surgical Journal* (dem späteren *New England Journal of Medicine*) warnte vor dem »Sommerloch«, das möglicherweise Scharlatane und Quacksalber dazu verleiten könnte, ihren Unfug zu verbreiten: »Je rascher das breite Publikum und vor allem die Siebzigjährigen begreifen, dass es keine geheimen Verjüngungskuren, kein Elixier ewiger Jugend gibt, desto besser.«[7]

Doch in den folgenden Jahrzehnten machten seriöse Forscher genau dort weiter, wo Brown-Séquard aufgehört hatte, als hätte es keinen kritischen Zwischenruf gegeben. Führende medizinische Zeitschriften berichteten von Experimenten, die mit einer beeindruckenden Batterie von Techniken, Versuchstieren, menschlichen Probanden und spezifischen Forschungszielen zu Werke gingen. Es gab weitere Verjüngungsexperimente mit Implantationen und Gewebeübertragungen von jüngeren auf ältere Tiere und mit Präparaten aus den Hoden von Ziegenböcken, Schafsböcken und Ebern, die männlichen Versuchspersonen injiziert wurden. Hoden jüngerer Männer wurden älteren implantiert. Dabei war die Liste der Zielsetzungen beeindruckend lang, alles wurde bekämpft oder geheilt, von Senilität über Impotenz, Muskelschwäche und nachlassender Libido bis hin zur »Heilung« der Homosexualität, wobei man in letztgenanntem Fall die Testikel der betroffenen Männer durch solche »normaler« Männer ersetzte.[8]

Viele Ziele und Behauptungen gingen weit über das hinaus, was man von den Ideen aus jener Zeit erwarten würde. Leo L. Stanley etwa, vier Jahrzehnte lang Chefchirurg am San-Quentin-Gefängnis in Nordkalifornien, hatte explizit eugenische Absichten und verfügte über einen enormen Vorrat an Menschen, mit denen er experimentieren konnte. Unter Stanleys Messer oder Aufsicht fanden am San Quentin mehr als 10 000 Testikel-Implantationen statt, zur Heilung, wie er behauptete, von »Neurasthenie, Senilität, Asthma, Parkinson, Epilepsie, Dementia praecox, Diabetes, lokomotorischer Ataxie, Impotenz, Tuberkulose, Paranoia, Wundbrand des Zehs, atrophierten Hoden, Rheumatismus und ... vielen anderen chronischen und nicht behandelbaren Krankheiten«. Ermutigt von seinen Eingriffen, erklärte er, die Patienten »berichten über verbessertes Sehvermögen, größeren Appetit, gesteigertes Lebensgefühl, vermehrte Lebensfreude, größere Energie, erhöhte geistige Aktivität und viele andere positive Effekte«. Die am weitesten reichende Behauptung hat wohl Serge Voronoff aufgestellt, der bedeutende russische Chirurg, der mit Brown-Séquard zusammenarbeitete: »[Das testikuläre Material] sondert eine Art Vitalflüssigkeit in den Blutkreislauf ab, welche die Energie aller Zellen wiederherstellt und ein Glücksgefühl verbreitet.« 1923 verkündete Voronoff auf einem medizinischen Kongress in London, das Pasteur-Institut plane in Afrika einen »riesigen Park« zur Züchtung von Schimpansen, deren Geschlechtsdrüsen »das Elixier ewiger Jugend allen Menschen zugänglich machen werden«.[9]

Jugend war nicht das Einzige, was man mit »idealer« Männlichkeit in Form von Geschlechtsdrüsen und ihren Essenzen verknüpfte. Ähnlich verhielt es sich mit dem Weißsein. Evelynn Hammonds und Rebecca Herzig zeigen in ihrer Analyse der Rassifizierung der US-amerikanischen Biowissenschaften, wie Wissenschaftler ab den 1920er-Jahren mit Begriffen wie innerer Sekretion, Drüsen und Hormonen ihr Interesse an einer eugenischen »Rassenveredelung« zum Ausdruck brachten. 1921 veröffentlichte Louis Berman, ein Arzt und Professor an der Columbia University, ein Buch, in dem er unter anderem eine Theorie der Überlegenheit der »weißen Rasse« auf der Basis »rassenspezifischer« Hormongleichgewichte vertrat. Deshalb, so sagt er, »können wir die Vorherrschaft des weißen Mannes auf dem Planeten mit Fug und Recht auf eine allseits ausgewogenere Konzentration der omnipotenten Hormone zurückführen. Während der Neger relativ hypoadrenal ist, ist der Mongole relativ hypothyreot. Ihre jeweiligen Defizite der inneren Sekretion sind die eigentliche Ursache für die Bürde des Weißen Mannes.«[10] In den heutigen Diskursen über Testosteron, einschließlich der Forschung, ist der »Rassen«-Begriff meist von der vordergründigen Bildfläche verschwunden, aber wie wir zeigen werden, sind »Rasse« und T immer noch eng miteinander verwoben.

Ein Großteil der Forschung über innere Sekretionen und Hormone wurde lange vor der Isolierung von T durchgeführt, als Testosteron kaum mehr als eine Idee vom »Wesen der Männlichkeit« war. Im Nachhinein ist es leicht, über diese Behauptungen die Nase zu rümpfen, da sie uns häufig haarsträubend rassistisch oder unsinnig erscheinen. Heute stieße jeder Chirurg, der ein Verfahren zur Heilung einer so langen Liste von Erkrankungen und Leiden anböte, nicht nur bei Kollegen, sondern höchstwahrscheinlich auch beim Laienpublikum auf unverhohlene Skepsis. Doch sosehr sich die Narrative von T auch verändert haben, man braucht nur kurz in *This American Life* hineinzuhören, um zu erkennen, dass T nicht nur potent, sondern omnipotent ist. Es ist magisch.

T-TALK

»T-Talk« ist ein Ausdruck, den wir für das Netz aus direkten Behauptungen und indirekten Assoziationen entwickelt haben, in dem Testosteron als materielle Substanz und als vielschichtiges kulturelles Symbol gefangen ist. T-Talk durchsetzt die Wissenschaft mit Mythen, während gleichzeitig wissenschaftliche Behauptungen über Testosteron dazu genutzt werden, kulturelle Glaubenssätze über die Struktur von Männlichkeit und die »natürliche« Beziehung zwischen Frauen und Männern scheinbar zu bestätigen.

Die Wurzel allen T-Talks ist das Konzept des Sexualhormons, wobei Testosteron und Östrogen zu den primären Hormonen von Männern beziehungsweise Frauen überhöht werden. Mit dem Konzept des Sexualhormons werden T und sein »Partner«, das Östrogen, zu einem heteronormativen Paar erklärt: binär, dichotom und exklusiv, jedes entweder dem einen Geschlecht oder dem anderen zugehörig und gefangen in einem unvermeidlichen und natürlichen »Krieg der Geschlechter«. Wir stützen uns hier auf die umfangreiche Kritik von Biologinnen und anderen feministischen Wissenschaftlerinnen, die gezeigt haben, dass dieses Konzept der binären Sexualhormone letztlich bestimmt, wie wissenschaftliche Informationen über T gesammelt und interpretiert werden, und dass wissenschaftliche Evidenz ignoriert wird, die nicht in das Modell passt.[11] Wie einflussreich das Konzept noch immer ist, zeigt sich unter anderem darin, dass T ständig als männliches Sexualhormon bezeichnet wird, was vielen unzulässigen Annahmen Tür und Tor öffnet. Ts Codierung als männliches Hormon signalisiert, dass Testosteron ausschließlich Männern vorbehalten ist und eine fremde – und potenziell gefährliche – Substanz im Körper einer Frau ist, obwohl Frauen ebenfalls T produzieren und es brauchen, um gesund zu bleiben. T zum Sexualhormon zu erklären signalisiert, dass seine Funktion auf Geschlecht und Geschlechterdifferenz beschränkt ist, obwohl Testosteron für ein breites Spektrum von Funktionen erforderlich ist, die über Fortpflanzungsorgane und Physiologie hinausreichen.

Zwar stützt sich T-Talk fest auf das Konzept des Sexualhormons, aber es überschreitet es auch in einigen wichtigen Hinsichten. Erstens: T versieht zahlreiche Argumente, die sonst als bloße Erfindungen betrachtet würden, mit der Glaubwürdigkeit einer *gefühlten Wahrheit*. Unsere allgegenwärtige Vorstellung von T als der unwiderstehlichen Supersubstanz ersetzt wissenschaftliche Belege nicht nur, sondern lässt auch jeden Ruf nach konkreten, empirischen Einzelheiten, die belegen könnten, was T tatsächlich bewirkt, kleinlich oder stumpfsinnig erscheinen. Zweitens: Während T als Synonym für Männlichkeit gilt, kann Testosteron auch stellvertretend für Biologie oder Natur im Allgemeinen stehen, oder sogar für die Naturwissenschaft selbst, samt den Werten, die wir mit ihr assoziieren, wie zum Beispiel Genauigkeit und Objektivität. Da T als »natürlich« und »biologisch« codiert ist, genügt es unter Umständen, in einer Diskussion auf das Hormon zu verweisen, um schlichten Anekdoten den Anstrich von Wissenschaftlichkeit zu geben. Da es im T-Talk scheinbar um Biologie geht, können die Testosteron-Mythen auch einer Art von Szientismus dienen – also der Überhöhung wissenschaftlicher Werte, empirischer Daten und Autorität zulasten aller anderen Werte –, selbst wenn er paradoxerweise die Notwendigkeit von Evidenz überflüssig macht. Szientismus setzt wissenschaftliches Wissen mit Wissen an sich gleich, wobei den Naturwissenschaften eine besondere Bedeutung zugeschrieben wird. Szientismus fördert auch eine gewisse Autoritätsgläubigkeit, da etwas gern als »Tatsache« oder »wissenschaftlich« gilt, weil ein Wissenschaftler es sagt – und nicht, weil die Aussage ein bestimmtes methodisches Kriterium erfüllt. Drittens: Testosteron-Geschichten sind mit Animismus durchsetzt – und T ist ein eigensinniger Charakter. Wenn T seine Anweisungen in das Ohr unglückseliger Männer flüstert, ist klar, dass T einen Plan hat und dass der Plan darin besteht, die natürliche Ordnung der Dinge zu bewahren. Widerstand ist zwecklos …

In den Bereichen, die wir untersucht haben, sehen wir den T-Talk sowohl mit der Wissenschaft als auch gegen sie arbeiten. Manchmal stehen die wissenschaftlichen Fakten in direktem Widerspruch zum überlieferten Wissen, während der T-Talk sich den Mythen wie ein Handschuh anpasst. Gleichzeitig sind wissenschaftliche Forschung und T-Talk eng miteinander verwoben, was zur Folge haben kann, dass Forscher ihre Studien in einer Weise planen, die vertraute Ergebnisse vorwegnimmt, sodass sie unerwartete oder mit den bekannten Ideen unvereinbare Daten in ihren Ergebnissen am Ende übersehen (oder ignorieren). Alle wissenschaftliche Arbeit ist von sozialen Einflüssen durchdrungen, und im Fall von Testosteron gibt es eine hoch strukturierte Art, die Geschichte zu erzählen, deren homogenisierender Effekt größer sein könnte als auf anderen Feldern. Die Suche nach T-Talk ist eine unserer wichtigsten Strategien bei der Prüfung wissenschaftlicher Arbeiten über Testosteron.

Wir können T-Talk nicht wie eine Hülle von der Wissenschaft entfernen, um dann irgendeine »reine Evidenz« zu präsentieren; aber es ist möglich, aufzuzeigen, wie T-Talk vorgeht, wie er in der Wissenschaft kontextuell und historisch zu lokalisieren ist, was er leistet und welche Wirkung er erzielt. Das Molekül T ist eine faszinierende Substanz – aber T, der Geschichtenerzähler, ist noch einflussreicher.

◂▸

Testosteron ist ein chemisches Molekül und zugleich eine vielgestalte Kultfigur – ein vertrauter Schurke und ein attraktiver Bad Boy, der eine fertige Erklärung für unzählige soziale Phänomene parat hat. In einem firmeninternen Memo, das es zu einer internationalen Topnachricht brachte, machte James Damore, ein Ingenieur bei Google, in erster Linie einen Testosteronmangel für die Defizite von Frauen in Technik und Biologie verantwortlich. Damores Aussage bekam nicht etwa so viel Aufmerksamkeit, weil sie die (ziemlich konventionelle) Denkweise eines einzelnen Computeringenieurs zum Ausdruck brachte, sondern, weil er seinen Text zu einem Zeitpunkt geschrieben und in Umlauf gebracht hatte, als das Silicon Valley unter Beschuss war, weil so wenige Frauen in hoch bezahlten und prestigeträchtigen Positionen saßen – und weil sein Statement in direktem Widerspruch zu Googles Antidiskriminierungsprogramm stand. Seine anschließende Entlassung wurde zu einer Cause célèbre für all jene, die meinten, der »Gleichstellungsdruck in der Tech-Branche« gehe zu weit, weil Frauen nach dieser Auffassung den Arbeitsplatz ruinieren, indem sie ihm den Charakter des »Spielfelds für Kerle« nehmen, auf dem sich die männliche Genialität ungehemmt austoben kann.[12] Jenseits der Vorstellung, dass T manchen Menschen ein »Technik-Gehirn« vermittle und anderen nicht, ging es dann in der Diskussion um allgemeinere Themen wie das Verhalten am Arbeitsplatz, vor allem aber um die Grenzen der sexuellen Belästigung.

Damore ist nur einer in einer langen Liste von Kommentatoren, die T als einen Architekten struktureller Ungleichheit beschrieben haben. Damit trat er beispielsweise in die Fußstapfen von Andrew Sullivan, einem politischen Journalisten und ehemaligen Chefredakteur der Zeitschrift *New Republic*, der 2000 in einer Titelgeschichte über T im *New York Times Magazine* verkündete, Testosteron erkläre »möglicherweise besser als jeder andere Einzelfaktor, warum sich Ungleichheiten zwischen Männern und Frauen so frustrierend hartnäckig in Öffentlichkeit und Privatleben halten«.[13] Da wird einem einzelnen Molekül eine Menge aufgeladen.

Ts Ruf erinnert ein wenig an Dr. Jekyll und Mr. Hyde. Vor allem bringt T einen ganz nach oben auf der Erfolgsleiter. Kein Wunder also, dass ein Freund in seinen Vierzigern T in der vagen Hoffnung nimmt, er könne dadurch sein Gehalt verbessern und ebenso ernst genommen werden wie seine cissexuellen männlichen Kollegen. Doch dieselbe Substanz, die als notwendig für Führungspositionen, Genialität und Innovation gepriesen wird, kann das Verhalten auch in die Gefahrenzone kippen lassen: gewalttätig, riskant, aggressiv, impulsiv. T, so heißt es, kann einen auch ins Gefängnis bringen. Bei Durchsicht von mehr als 30 Studien über Finanzverhalten gelangt ein Forscher zu dem nicht ganz ernst gemeinten Schluss, T sei ein »unmoralisches Molekül«, das gierig mache. Das erklärt, warum der Börsencrash von 2008 einem Hormon in die Schuhe geschoben wurde.[14] Mehrere Analysten vertraten die Ansicht, dass Trader, überwiegend junge Männer, infolge von erhöhten T-Spiegeln unvernünftige Risiken eingingen. Die Geschichte klingt ganz ähnlich wie die Sorge des Produzenten Alex Blumberg wegen der Befehle, die ihm T ins Ohr flüsterte und deren Befolgung er nicht für ratsam hielt.

Für fast jedes soziale Übel oder Problem scheint es irgendjemanden zu geben, der T dafür verantwortlich machen möchte. Warum sitzen so viel mehr Männer im Gefängnis? Weil T sie zu aggressivem und antisozialem Verhalten treibt – da ist es nur natürlich, dass Männer mit ihrem höheren T häufiger eingesperrt werden.[15] Besorgt wegen übertriebener Polizeigewalt? Der Kulturhistoriker John Hoberman vertritt die Ansicht, dass in dieser Gruppe nicht nur hohe natürliche T-Werte vorlägen, sondern dass in der Polizei auch die Einnahme von pharmazeutischem

T sehr verbreitet sei, sodass plötzliche Wutausbrüche und das Erschießen unbewaffneter Menschen eine vorhersagbare, wenn nicht sogar unvermeidliche Folge seien.[16] Was ist mit dem Hund, der im Hundepark Kämpfe vom Zaun bricht? T ist auch dann schon dafür verantwortlich gemacht worden, wenn der betreffende Rüde kastriert war. Oder wie steht's mir der Häufigkeit von Vergewaltigungen in den Streitkräften? »Menschenskind, der von der Natur geschaffene Hormonspiegel sorgt eben dafür, dass solche Dinge passieren«, erklärte Senator Saxby Chambliss aus Georgia 2013, als er von sexuellen Übergriffen in der Armee hörte.[17] 2016 verschnürte Geert Wilders, ein rechtspopulistischer Politiker aus den Niederlanden, Immigrationsängste und antiislamische Hetze mit dem T-Narrativ zu einem handlichen Paket, indem er männliche Migranten als »islamische Testosteronbomben« bezeichnete, während er Spraydosen mit roter Farbe an Frauen ausgab, um diese vor Asylbewerbern zu schützen, die, wie er sagte, eine Gefahr für sie darstellten.[18]

Doch wir haben hier bisher nur an der Oberfläche gekratzt. T-Talk stellt soziale Probleme systematisch als eine Frage von chemischen Funktionen in individuellen Körpern dar und lässt damit kaum Raum für die Berücksichtigung von Machtasymmetrien, strukturellen Konstellationen oder Geschichten und ihren aktuellen materiellen Konsequenzen. Wenn exzessive Gewalt in der amerikanischen Polizei durch Testosteronmissbrauch erklärt wird, wie verträgt sich das mit der Tatsache, dass People of Color überproportional häufig Opfer polizeilicher Gewalt sind? Das ist keine harmlose Theorie. Wenn wir in diesem Zusammenhang die Diagnose hinnehmen, dass Männer die Tech-Branche dank angeborener Fähigkeiten dominieren, die sich aus ihren höheren T-Werten ergeben, dann sind die Anstrengungen zur Gender-Diversifizierung schlimmer als nutzlos: Sie werden die talentierteren Ingenieure verdrängen. Doch diese Erklärung fällt in sich zusammen, wenn man sich die ethnischen Disparitäten anschaut. Wenn T entschiede, wer Arbeitsplätze in der Tech-Branche bekommt, dann müssten alle Ethnien gleichermaßen auf ähnlichen Arbeitsplätzen vertreten sein – aber das ist nicht der Fall. Wenn wir Managementpositionen betrachten, sind die ethnischen

Disparitäten sogar noch krasser als die Geschlechterdisparitäten, wobei weiße Frauen noch immer leichter aufsteigen als Männer, die irgendeiner nicht-weißen Ethnie angehören.[19] Die Logik des T-Talks ist im Hinblick auf Ethnizität genauso selektiv wie im Hinblick auf Geschlecht oder Gender. Einerseits kann uns der T-Talk von der schwierigen Pflicht entbinden, uns mit tief verwurzelten Ungleichheiten zu befassen, sodass wir hilflos mit den Achseln zucken und den gegenwärtigen Stand der Dinge für unvermeidlich halten. Andererseits gelten, wie wir im Fortgang des Buchs immer wieder zeigen werden, T und andere Hormone weithin als formbar und nicht als statisch und unveränderlich. Wir greifen neue Forschungsansätze in der Endokrinologie auf, die von der These ausgehen, dass T und andere Hormone soziale Kontexte und Verhaltensweisen nicht einfach festlegen, sondern auf sie reagieren, und wir fragen, welche Bedeutung Ts Formbarkeit für die spezifische Form von Biologismus hat, dem die Testosteron-Mythen immer wieder Vorschub leisten.

Um es deutlich zu sagen, die T-Forschung ist nicht mit populären Erklärungen oder Medienberichten zu verwechseln. Die Forschung folgt formalen Regeln und ist Werten wie Transparenz und Exaktheit in einer Weise verpflichtet, die sie prinzipiell von bloßen Behauptungen unterscheidet, zumindest soweit es ihre Ansprüche betrifft. Doch wissenschaftshistorische und -soziologische Studien haben gezeigt, dass die Grenzen zwischen wissenschaftlichem und populärem Verständnis durchaus durchlässig sind, besonders wenn sich wissenschaftliche Arbeiten mit der Persönlichkeit, den Fähigkeiten und dem Verhalten des Menschen befassen. Wir interessieren uns hier vor allem für die Schnittstelle zwischen wissenschaftlichen und kulturellen Versionen von Testosteron (eine bestenfalls verschwommene Unterscheidung), und wir richten unsere Aufmerksamkeit dabei in erster Linie auf die zeitgenössische naturwissenschaftliche Forschung. Gleichzeitig behalten wir aber auch immer im Auge, wie sich diese Behauptungen über T in der Welt, in der breiteren Öffentlichkeit auswirken. Welche Geschichten über die menschliche Natur bekräftigen die T-Mythen und welche schließen sie aus? Wie werden Unterschiede zwischen Gruppen von Menschen mithilfe von Testosteron erklärt – und in welchem Verhältnis stehen Gender, Klasse und Ethnie dazu? Welche Probleme erscheinen unzugänglich, welche Lösungen praktisch oder gar lächerlich? Wie lässt sich die Bedeutung von T mit anderen Theorien über Macht und soziale Ungleichheit vereinbaren? Wieso hat T so viel Macht?

UNTERBRECHUNG DES NARRATIVS

Nach dem Vorbild der Philosophin Elizabeth Wilson nehmen wir die Naturwissenschaft ernst, aber nicht wörtlich.[20] Die Wissenschaft ernst zu nehmen heißt für uns, dass wir sie selbst und die Ergebnisse respektieren, die aus sorgfältigen, methodisch sauberen, empirischen Untersuchungen stammen. Wissenschaftlich zu sein heißt letztlich, dass man neugierig und systematisch ist, dass man den geistigen »Autopiloten« unterbricht, damit das Denken weitergehen kann. Im Laufe der Jahrzehnte haben Tausende von Wissenschaftlerinnen und Wissenschaftlern T zum Gegenstand ihrer Neugier gemacht. Unter anderem möchten wir mit diesem Buch ihre faszinierenden Forschungsarbeiten bekannter machen und das Wissen über T vertiefen, indem wir die Studien einer neuen Betrachtungsweise unterziehen. Das ist besonders wichtig, weil die Narrative, von denen T umgeben ist, die wichtigen, tatsächlich vorliegenden Forschungsdaten häufig überdecken.

Wenn wir sagen, wir nehmen die Wissenschaft nicht wörtlich, so heißt das, wir sind uns bewusst, dass uns wissenschaftliche Erkenntnisse von Mutter Natur nicht auf einem Silbertablett serviert werden. Wissenschaftliche Erkenntnisse sind das Ergebnis spezifischer Forschungsfragen, sie hängen von den verwendeten wissenschaftlichen Werkzeugen und Methoden ab, unter anderem von der schlichten Entscheidung, was und wie gemessen wird, welche Gruppen oder Situationen zu vergleichen sind, welche statistische Herangehensweise man verwenden will und so fort. Die kritische Analyse von naturwissenschaftlichen Erkenntnissen ist nicht zu verwechseln mit der Ablehnung von Fakten oder der

Behauptung, alle Beobachtungen oder Forschungsdaten seien relativ. Der Wissenschaftssoziologe Bruno Latour hat schon vor mehr als zehn Jahren völlig zu Recht festgestellt: »Das Anliegen [der Vertreter der kritischen Wissenschaft und Technologiestudien] war nie, sich von den Fakten zu lösen, sondern immer, ihnen näher zu kommen, nicht die Empirie zu bekämpfen, sondern sie, ganz im Gegenteil, zu erneuern.«[21]

Naturwissenschaft ernst, aber nicht wörtlich zu nehmen heißt also, noch aufmerksamer und genauer zu sein. Es heißt, nicht alles, was ein Wissenschaftler sagt, mit »der Wissenschaft« selbst zu verwechseln, sondern sich ins Gedächtnis zu rufen, dass es in den Naturwissenschaften darum geht, Wissen auf ganz bestimmte Weise zu erwerben. Das gilt selbst dann, wenn Studien brillant und sorgfältig durchgeführt wurden. Den Kontext zu berücksichtigen heißt, nicht der Auffassung auf den Leim zu gehen, die in bestimmten Studien beobachteten Beziehungen würden auch für andere Kontexte ohne Einschränkungen gelten. Bei T ist das entscheidend, weil Hormone viele Formen annehmen können, und diese sind nicht alle äquivalent. Wenn wir beispielsweise das Testosteron betrachten, das in unserem Körper natürlich hergestellt wird, gibt es totales T, freies T, gebundenes und ungebundenes T, bioverfügbares T und mehr; es gibt T im Blut (Serum), im Speichel und im Urin; es gibt ein Baseline-T und ein »reaktives« T; es gibt T zu verschiedenen Zeitpunkten des Tageszyklus – und mehr. Bei jedem physischen Merkmal, Verhalten oder Prozess ergeben sich also mehrere Versionen von T, auf die sich Forscher in ihren Aussagen beziehen können. Tausende und Abertausende von Seiten hat man allein den immer neuen Definitionen des Aggressionsbegriffs gewidmet. Wenn also jemand behauptet, »Testosteron erhöht die Aggression«, muss er sich fragen lassen: »*Welches* Testosteron erhöht *welche* Aggression in *welchem Kontext*?«

Annemarie Mol, Wissenschaftsphilosophin und Ethnografin der Naturwissenschaften, weist darauf hin, dass Forscher dazu neigen, diese Kontextfragen auszuklammern.[22] In Anlehnung an Mol sind wir bemüht, den relevanten Kontext jeweils im Auge zu behalten. Wir haben selbst keine Beobachtungen in Forschungslabors durchgeführt, aber wir haben nach besonderen Forschungspraktiken Ausschau gehalten, etwa indem wir fragten, welche T-Version mit welchen Mitteln und an welchen Probanden untersucht wurde. Im Grunde sprechen wir aus, was in den Studien eigentlich in Klammern stehen müsste, am Ende von Aussagen über die Wirkungsweise von T – meist werden diese Aussagen in Klammern jedoch unterschlagen. Außerdem untersuchen wir die Beziehungen, in die T durch diese technischen Entscheidungen eingebettet wird. Welche sozialen Beziehungen ermöglicht oder verhindert T in seinen besonderen Erscheinungsformen? Diese Frage ist nicht nur im Forschungskontext relevant; sie ist immer auch in soziale Beziehungen eingebettet.

Lange Zeit glaubte man innerhalb und außerhalb der Naturwissenschaften, Verhalten und Biologie des Menschen ließen sich in Natur und Kultur – Anlage und Umwelt – aufteilen, wobei jeder von beiden einen gewissen Anteil zu den Eigenschaften eines Individuums beitrage. Während viele Menschen, darunter auch Wissenschaftler, noch an diesem Schema festhalten, gibt es sowohl in den Naturwissenschaften als auch in den Wissenschafts- und Technologiestudien (STS) einen wachsenden Bestand an Forschungsergebnissen, die den Schluss nahelegen, dass die Biologie und die soziale Welt eher synergistisch zusammenarbeiten, als dass jede von ihnen vorgegebene Elemente beisteuert. Sowohl Biologie als auch soziale Kräfte sind ergebnisoffener als bisher angenommen. Einige Theoretiker bezeichnen das als »Verschränkung«, und andere verstehen das begriffliche Bezugssystem als »Naturkultur« oder verwenden das Adjektiv »biosozial«. Beispielsweise eröffnete die Columbia University unlängst eine biosoziale Forschungsinitiative, um »die Erkenntnis zu fördern, dass viele biologische Prozesse keine festgelegten, unveränderlichen Prozesse sind, die Menschen auf bestimmte Lebensschicksale einengen, sondern vielmehr fließende, dynamische Reaktionen auf Eigenschaften der von Menschen bewohnten sozialen und physischen Umwelten«.[23]

Wichtige Arbeiten der Biologinnen Ruth Bleier und Anne Fausto-Sterling, der Historikerinnen Nelly Oudshoorn und Diana Long Hall, der Soziologinnen Adele Clarke und Celia Roberts und anderer über die sogenannten Sexualhormone haben gezeigt, dass Hormone besonders aufschlussreich sind, wenn wir die Wechselwirkungen zwischen Natur und Kultur genauer untersuchen wollen. Fausto-Sterling hat viele Beispiele für biosoziale Verschränkungen geliefert, unter anderem zur Frage, wie und in welchen Kontexten Sex-Gender-Differenzen in Knochen auftreten. Nehmen wir die Osteoporose, die im Allgemeinen häufiger bei alternden Frauen als bei alternden Männern vorkommt – ein Umstand, der in den allermeisten Fällen auf Unterschiede in Steroiden zurückgeführt wurde. Doch die Knochendichte hängt von Faktoren ab wie zum Beispiel körperlicher Belastung durch schwere Gewichte, von Nährstoffen, Sonnenlichtexposition für die Bildung von Vitamin D und vielem mehr. Jeder dieser Faktoren ist mit dem Gender verknüpft, und sie variieren erheblich mit Zeit und Ort, aber auch mit anderen Dimensionen wie der sozialen Schicht. Fausto-Sterling weist darauf hin, dass Jungen und Männer zwar oft höhere Knochendichten haben, aber dass sich der Sex-Gender-Unterschied manchmal umkehrt, wie etwa bei den ultraorthodoxen Jugendlichen in Brooklyn. In dieser Gruppe, in der Gelehrsamkeit größeres Ansehen genießt als körperliche Aktivität, bedeckende Kleidung die Vitamin-D-Bildung durch Sonnenlichtexposition reduziert und Ernährungsgebote den Milchkonsum einschränken, haben Jungen eine »erheblich geringere« Knochendichte im Rückgrat als Mädchen. In großen Teilen der Welt verrichten Frauen schwere landwirtschaftliche Arbeit und haben infolgedessen dichtere Knochen. Dort, wo eine ausladende oder kräftige Physis bei Frauen als unerwünscht gilt, achten Frauen auf ihre Ernährung und werden davon abgehalten, sich größere Muskelmasse zuzulegen, was dazu führen kann, dass sie leichtere und brüchigere Knochen bekommen. Zwar spielen auch Steroide, einschließlich Testosteron, eine Rolle, aber sie allein können keine Knochen aufbauen. Solche und ähnliche Zusammenhänge bezeichnen die Soziologin Jennifer Fishman und ihre Kolleginnen als die »Wechselbeziehung [von Geschlecht, Gender und Sexualität] als materielle, verkörperlichte *und* diskursive Orte, an denen und mittels derer Macht und Machtbeziehungen koaleszieren«.[24]

Das vorliegende Buch hat einen wichtigen Vorgänger in *Testosterone Rex: Myths of Sex, Science, and Society*, einem amüsanten und sorgfältigen Bericht der Sozialpsychologin Cordelia Fine. »Testosterone Rex« ist nicht der Name für das Molekül selbst, sondern für eine mythische, aber vermeintlich wissenschaftlich fundierte Geschichte, die zeitgenössische Gender-Ungleichheiten und -Stereotype in evolutionsbedingten Geschlechterdifferenzen verankert. Im Visier hat Fine dabei das alles überwölbende Narrativ, das Evolutionstheorie, Forschung an nicht-humanen Tieren, Verhaltensendokrinologie und Neurowissenschaft miteinander zu verbinden scheint. Unsere Arbeit unterscheidet sich dadurch von Fines Ansatz, dass wir uns auf T selbst konzentrieren statt auf das große Narrativ der evolutionsbedingten Geschlechterdifferenzen und dass wir uns fast ausschließlich an die Humanforschung halten, in der wir T in eine größere Zahl von Forschungsbereichen hinein folgen, um einige besonders verbreitete Behauptungen über testosteronbedingte menschliche Unterschiede zu dekonstruieren.[25]

In jüngerer Zeit haben Autoren aus einer Fülle von Disziplinen und Gattungen mithilfe von Feminismus-, Queer- und Trans-Theorien nachdrücklich darauf hingewiesen, dass Hormone das Potenzial haben, Köperentwicklungen und -funktionen, soziale Prozesse und letztlich Macht selbst produktiv zu verändern. Thomas Page McBees Memoir *Amateur*, das er nach seinem Eintritt in die Welt des Boxsports und nach seinem großen Kampf als erster Transmann im Madison Square Garden geschrieben hat, ist einer der ersten persönlichen Berichte über die Veränderung sozialer Beziehungen durch Testosteron. Die meisten Forschungs- und Laienberichte setzen implizit voraus, dass T all seine Wirkungen gleichzeitig entfaltet – das heißt Körper, Kognition, Emotion und Verhalten auf einen Schlag »maskuliner« macht. McBees Erinnerungsbericht zeigt, dass es nützlich sein dürfte, diesen Prozess differenzierter zu betrachten: Zunächst vermännlichte T seinen Körper, dann musste er verarbeiten, wie andere Menschen in sozial vorgegebenen, gewohnten Weisen auf seinen Körper reagierten. Ganz ähnlich, wenn auch theoretischer und deutlich politischer, nahm der Philosoph Paul Preciado seinen ein Jahr währenden Selbstversuch zum Anlass, über die Frage nachzudenken, welche Rolle T in Machtbeziehungen spielt. Preciado bezeichnet sich selbst als »selbst ernanntes Versuchskaninchen für Sexualpolitik« und formuliert schließlich ein Manifest für die Verwendung von T, um eine Reihe von Machtgefällen auszuhebeln, die neben anderen Aspekten vor allem das Gender betreffen. Egal, ob es um die Ängste geht, die Hormone auslösen, oder um die faszinierenden Möglichkeiten, die sie verheißen, der Begriff der Formbarkeit ist ein zentrales Thema der jüngeren Arbeiten über Hormone. Diese Studien entwerfen ein neues Bild von Hormonen, indem sie sie als dynamisch, fließend und transitorisch beschreiben. Das ist auch unser Ziel.[26]

Frühere Analysen der T- oder Steroidforschung haben der Frage der Ethnizität kaum Aufmerksamkeit geschenkt, obwohl sowohl Gender als auch Sexualität – die Schlüsselbereiche, in denen T nach allgemeinem Verständnis seine Wirkung entfaltet – immer rassifiziert werden. Männlichkeit kommt nicht nur in einer Varietät vor; subjektive, auf Maskulinität bezogene Erfahrungen, Normen, Erwartungen und Stereotype sind alle ethnospezifisch. Ethnizität ist natürlich nicht die einzige Dimension, die in Wechselwirkung mit Gender tritt – jede dieser rassifizierten Maskulinitäten ist in einem US-amerikanischen Kontext anders als anderswo und variiert auch mit der sozialen Schicht und vielen anderen Faktoren. Wir haben jedoch festgestellt, dass die Ethnie ein besonders wirkungsmächtiger Faktor in der T-Forschung ist. Die Wissenschaftshistorikerin Evelynn Hammonds beschreibt die Rolle der Ethnizität als »die Macht der Biologie als naturalisierender Diskurs, der infrage gestellt werden muss« und meint, dass »in den Vereinigten Staaten die Ethnie als dichter Transferpunkt zwischen Natur und Gesellschaft dient. Sie verbindet unsere Sozialstruktur mit unserer individuellen und unserer Gruppenbiologie und verbindet dann unsere biologischen Unterschiede wieder mit unserer Sozialstruktur. Eine meiner Studentinnen meinte scherzhaft: ›Ethnizität ist in Amerika keine biologische Kategorie, sondern eine Kosmologie, eine Weltanschauung.‹«[27]

Hammonds und ihre Co-Autorin Rebecca Herzig haben einen der

wenigen Berichte geschrieben, die schildern, wie Hormone dazu benutzt wurden, soziale Unterschiede zu naturalisieren – indem man Ethnizität einen biologischen Anstrich gab. Anhand von endokrinologischen Texten aus den 1920er- und 1930er-Jahren wiesen sie nach, dass einige der komplexen Wechselwirkungen zwischen Hormonbiologie und dem soziobiologischen Kontext, den wir heute beobachten, in den ersten Jahren der endokrinologischen Forschung in Gang gesetzt wurden. »Wie die ›Gene‹ in den meisten gesellschaftlichen Kontroversen des 21. Jahrhunderts eine wichtige Rolle spielen«, schreiben sie, »so schienen die ›Drüsen‹ einst definitive Antworten auf schwierige soziale Fragen zu verheißen.« Zu dieser Feststellung trägt unsere Studie eine wichtige Ergänzung bei: Sie befreit sie aus der Vergangenheitsform. Viele Fragen, die immer noch mit Behauptungen über Testosteron verknüpft sind, finden sich bereits unter jenen, die schon vor 100 Jahren »der glandulären Politik eine besondere Dringlichkeit verliehen«: »neue Forderungen der Frauen nach wirtschaftlicher Unabhängigkeit, freiem Wahlrecht, sexueller Freiheit und Zugang zu Ausbildung und Berufstätigkeit«. Darüber hinaus zeigen wir, dass es eine ständige »Kollision zwischen Endokrinopathie und Ethnizität gab«, besonders in Hinblick auf wissenschaftliche Ideen über kriminelle Gewalt.[28]

Die Kulturkritikerin Beth Loffreda und die Dichterin Claudia Rankine schrieben, dass »Rassismus sein hässliches Werk oft nicht verrichtet, indem er sich klar und unzweifelhaft zeigt, sondern indem er unsere Fähigkeit untergräbt, mit Bestimmtheit zu erkennen, welche Kräfte im Spiel sind«. Rassistischer Inhalt in der T-Forschung schlägt sich häufig auf Ebenen nieder, die sich Analysen entziehen, wenn wir uns auf den wörtlichen Inhalt von Studien fokussieren. Neben der Entwicklung konkreter Methoden haben wir uns bei unserer Lektüre auch auf implizite Inhalte konzentriert und haben verschiedene Geschichten oder Studien nebeneinander gelesen, um festzustellen, wie Bedeutung zum Kollektivgut wird, unter anderem durch allgemeinere kulturelle »Mythen« oder Variablen, die stillschweigend in die Studien einfließen.[29]

◂▸

Es ist einigermaßen kompliziert, den Horizont unserer Forschung abzustecken, zum einen, weil der Diskurs über T diffus ist, zum anderen, weil wir uns beide schon sehr lange mit diesem Molekül beschäftigen. Schon seit Jahrzehnten denken wir beide sowohl unabhängig voneinander als auch gemeinsam über T nach. Testosteron liegt an der Schnittstelle der Themen, die wir in unseren ersten Büchern behandelt haben. Jordan-Youngs *Brain Storm: The Flaws in the Science of Sex Differences [Gehirnsturm: Die Unzulänglichkeiten in der Wissenschaft der Geschlechtsunterschiede]* hat die Theorie der Gehirnorganisation auf den Kopf gestellt – und mit ihr die Vorstellung, dass frühe Hormonexposition lebenslange Muster für Gender und Sexualität festlegt. Über diese Theorie – dass ein früher Kontakt mit bestimmten Hormonen uns lebenslang beeinflusst – ist T mit einer enormen Zahl psychologischer Merkmale und Verhaltensweisen verknüpft: von Hobbys und Berufstätigkeiten bis hin zu Gender-Identität, von kognitiven Fähigkeiten und Persönlichkeitszügen bis hin zu sexueller Orientierung. Jordan-Young zeigte in *Brain Storm,* wie unsere Alltagsideen über Geschlecht, Gender und Sexualität grundlegende logische Brüche in jenen Studien verschleiern, die angeblich die Gehirnorganisation in Menschen zeigen. Karkazis hat in ihrem Buch *Fixing Sex: Intersex, Medical Authority, and Lived Experience [Das Geschlecht festlegen (und dadurch »reparieren«): Intersexualität, medizinische Autorität und gelebte Erfahrung]* Debatten analysiert, die sich mit der Genderzuweisung und mit chirurgischen Entscheidungen von Ärzten bei der »Behandlung« von Menschen mit Intersexvariationen beschäftigen. In diesen Debatten spielte T eine große Rolle, da die Ärzte von normativen Ideen über die Beziehung zwischen Biologie, Verhalten und Identität ausgingen – besonders von der Vorstellung, T maskulinisiere alle diese Bereiche. Kliniker und Eltern verlassen sich auf soziale und kulturelle Normen über Männlichkeit und Weiblichkeit, um »Behandlungsentscheidungen« zu treffen, und die Eingriffe zielen darauf ab, eine angemessene Binarität zwischen den Geschlechtern »wiederherzustellen« oder zu schaffen.[30]

Unser Interesse an T ist von diesen beiden Projekten genährt worden, aber nicht nur. Wir verfolgten Ts Auftreten in wissenschaftlichen Berichten, Nachrichtenbeiträgen, in Filmen und Fernsehsendungen bis hin zur Werbung, aber auch seine überraschend häufigen Erwähnungen in alltäglichen Gesprächen, an denen wir beteiligt waren oder die wir mithörten. Wir waren überrascht, wie oft Menschen an T denken, wie viel Angst die Substanz hervorruft und mit welcher Selbstgewissheit die Leute verkünden, was T bewirkt.

Vor einigen Jahren begannen wir mit der Untersuchung von Sportregulierungen, die Frauen mit natürlichen hohen Testosteronwerten von den Wettkämpfen ausschlossen, weil, so die Begründung, T einen unfairen »maskulinen Vorteil« verschaffe. Die Begründung für die Regel lautete, sie biete für das vermeintliche Problem, dass einige Frauen ihre Konkurrentinnen übertrafen, eine wissenschaftliche Lösung. Dieser Vorgang löste eine aufsehenerregende öffentliche Debatte über das Wesen von Geschlecht, Gender, Sport und vieles mehr aus. Selbst in angesehenen Medien stützte sich die Berichterstattung häufig auf eine triviale Vorstellung von Testosteron als »Turbo-Antrieb« für Sportler und gab unkritisch die Behauptungen von Politikern wieder, Testosteron sei ein untrügliches Anzeichen für Athletik und Geschlecht. In solchen Artikeln wird diese Auffassung nicht selten als die »Wissenschaft« von T und Sport bezeichnet – man beachte hier die Verwendung des Begriffs »Wissenschaft«, der suggerieren soll, die Aussage sei »belegt« und könne nicht angezweifelt werden. Die Kommentare, die sich online unter diesen Texten finden, bestehen entsprechend aus einem manchmal komischen und manchmal grausamen Gemisch von wissenschaftlichen und laienhaften Vorstellungen über T und enthalten krude Ideen wie die, dass eine Athletin »positiv als Mann getestet« werden könne. Mit den wissenschaftlichen und politischen Grundlagen dieses sportlichen Regelwerks beschäftigen wir uns in Kapitel 7.[31]

Unsere gemeinsame Arbeit an diesen Vorschriften hat unser Interesse an T vertieft, und die Fragen, denen wir nachgehen wollten, gingen schnell über Themen des Frauensports hinaus. In diesem Buch haben wir unsere ganze, langjährige Arbeit zum Thema Testosteron – unsere Neugier, unsere kritischen Nachfragen, unsere Analysen – versammelt.

Unsere Forschung über T ist sozusagen ein entgrenztes Projekt, das der langsamen Ethnologie ähnelt: Es gibt kein eindeutiges Anfangsdatum, und es ist nicht leicht einzugrenzen, wie und von wo wir unser Material gesammelt haben. Es gibt keine Konferenz, keine Zeitschrift, keine Disziplin und keinen Bereich des menschlichen Lebens, die man als Epizentrum der Testosteronforschung bezeichnen könnte. In unserem Bemühen, dieses diffuse und allgegenwärtige Molekül in den Griff zu bekommen, haben wir versucht, ihm an naheliegende und an unerwartete Orte zu folgen.

An dieser Stelle einige Hinweise zu unserem Vorgehen: Wie bereits erwähnt legen Forscher in den letzten Jahren mehr und mehr Wert auf die Wechselwirkungen zwischen Steroiden (zu denen auch das Testosteron zählt) und dem sozialen Kontext. In unserer Forschung haben wir uns auf Bereiche konzentriert, in denen solche Modelle reziproker Einflüsse bereits üblich sind – also etwa der Ansatz der sogenannten »sozialen Endokrinologie« anstelle des traditionellen Modells, nach dem die Steroide schlicht der Beweggrund des Verhaltens sind. Mithilfe studentischer Assistenten haben wir eine Netzwerkanalyse der sozialen neuroendokrinologischen Forschung durchgeführt, wobei wir anfangs auf fast 1500 Forscher kamen. Anhand dieser Daten konnten wir Verbindungen zwischen Forschern, Institutionen und Bereichen herstellen. Wir engten das Feld auf Forscher und Forschungsgruppen ein, die mehr als eine einzige Studie in dem relevanten Bereich vorgelegt hatten, woraufhin wir unser Ergebnis auf rund 760 Forscher in 13 Forschungsgruppen reduzierten. Auf der Suche nach Bereichen, die sich für eine tiefere Analyse eigneten, haben wir auf eine erschöpfende Sammlung verzichtet, denn hätten wir jeden Bereich berücksichtigt, wären die Analysen notwendigerweise oberflächlich ausgefallen. Stattdessen haben wir nach Domänen gesucht, in denen die Behauptungen über T besonders vollmundig waren und in denen die Analysen weniger kritisch durchgeführt wurden. Wir haben uns Bereiche herausgesucht, in denen die Resonanz der Forschungstätigkeit und des Dialogs zwischen Wissenschaft und Öffentlichkeit besonders groß war, sodass wir zwischen ihnen hin und her wechseln konnten. Selbst bei diesem Kriterium ergab sich noch eine große Bandbreite von möglichen Themen. Die klinische Forschung von T haben wir unberücksichtigt gelassen, ausgenommen Studien über Fruchtbarkeitsbehandlungen von Frauen (die in Kapitel 2 erörtert werden) und klinische Studien, die Ts Rolle im Sport betreffen (Kapitel 7). Schließlich haben wir uns für sechs Hauptbereiche der Testosteronforschung entschieden: Fruchtbarkeit und Fortpflanzung von Frauen, Aggression, Macht, Risikobereitschaft, Elternrolle und Sport. Außerdem haben wir über die einzelnen Kapitel hinweg einige der großen theoretischen Modelle untersucht, die die Forschung über T in den vergangenen Jahrzehnten bestimmt haben.

Zu den Themen, die in den ausgewählten Bereichen fehlen, gehört die Frage, in welcher Weise T an der Entwicklung von Gender-Identität oder sexueller Orientierung beteiligt sein könnte – ein zentrales Thema in *Brain Storm*. Wir haben auch die Praktiken außer Acht gelassen, die unter dem Stichwort »T-Einnahme« zusammengefasst werden könnten – Menschen, die T aus medizinischen Gründen nehmen, weil sie sexuelle oder andere Probleme haben, Sportler, die sich mit T dopen, oder Transmänner und andere, die mithilfe von T ihr Geschlecht/Gender formen. Der Hauptgrund für diese Entscheidung ist, dass jede dieser Kategorien auf Behauptungen und Erwartungen fußt, die die von T erhofften körperlichen und geistigen Veränderungen betreffen. Doch die subjektive Erfahrung der Einnahme von T ist ein besonders verschwommener Bereich, was an der, wie die Historikerin Joan Scott sagt, »Erfahrungsevidenz« liegt.[32] Der persönlichen Erfahrung werde, sagt sie, häufig mehr Wahrheitswert beigemessen als anderen Formen der Evidenz, doch persönliche Erfahrung wird in der gleichen Weise durch den Erkenntnisrahmen und durch historische wie soziokulturelle Besonderheiten beeinflusst wie klinische oder psychologische Studien oder soziologische Forschungsarbeiten. Ein Grund, subjektive Berichte über T kritisch zu prüfen, besteht darin, dass 100 Jahre komplexer kultureller Assoziationen mit T hinter uns liegen. Wenn wir das Wechselspiel zwischen subjektivem Erleben, kulturellen Narrativen und Testosteron verstehen wollen, müssen wir zunächst die wichtigsten Erwartungen und Erfahrungen bestimmen, die mit der Einnahme von T verbunden sind, etwa diejenigen, die sich auf Aggression, Kompetitivität und Libido beziehen. Belege für das, was T in diesen Domänen bewirkt, müssen einer sorgfältigen Prüfung unterzogen werden, und genau das ist das Projekt dieses Buchs. Wir hoffen, dass unsere eingehende Beschäftigung mit diesen zentralen Behauptungen die Voraussetzung dafür schafft, die möglichen Abweichungen zwischen den subjektiven Erfahrungen bei der Einnahme von T und klinischen und psychologischen Studien zum Thema gründlicher zu überdenken.

◂ ▸

Unsere Analyse findet auf mehreren Ebenen statt. Innerhalb jedes Bereichs schauen wir den Forschern genau auf die Finger, um zu sehen, wie sie ihre Studien angelegt haben; wir konzentrieren uns dabei auf prominente Wissenschaftler und viel zitierte Untersuchungen, die wir eingehend studieren und methodisch analysieren. Dabei geht es uns nicht um erschöpfende Kritik an den einzelnen Arbeiten, und wir suchen auch nicht in allen Studien nach den gleichen Dingen. Stattdessen beleuchten wir methodische Entscheidungen, die in einem Zusammenhang mit den allgemeinen Ideen über das, was Testosteron ist und tut, zusammenhängen. Manchmal sind die Methoden, die wir betrachten, vollkommen akzeptable wissenschaftliche Entscheidungen, aber wie alle wissenschaftlichen Entscheidungen lenken sie den Prozess und die abschließenden Schlussfolgerungen in spezifische Richtungen. Manchmal sind die methodischen Entscheidungen, die wir uns ansehen, auch einfach falsch, das heißt, sie verletzen allgemein anerkannte wissenschaftliche Regeln auf Feldern wie zum Beispiel der statistischen Analyse. Zwar interessieren wir uns für die materiellen Eigenschaften von T und die umfangreiche Evidenz, die zu seinen Funktionen vorliegt, aber diese Evidenz ist weit komplexer und widersprüchlicher, als durch eine Geschichte über das, was T in unseren Körpern und Psychen »wirklich anrichtet«, vermittelt werden könnte. Eindeutigen Geschichten dieser Art, die das tägliche Brot populärwissenschaftlicher Schriften sind, zu widerstehen, fällt nicht immer leicht, weil jeder, wir nicht ausgenommen, klare Antworten aus der Forschung gewinnen möchte. Hin und wieder scheinen wir auf klare Antworten zu stoßen, und dann sagen wir es auch. Gleichzeitig gibt es immer Verbindungen zwischen der wissenschaftlichen Auseinandersetzung mit T und den allgemeineren kulturellen Ideen, denen T Vorschub leistet.

Wir betrachten Wissenslücken und Evidenz, die verloren gegangen ist, und wir schauen uns die Evidenz an, die anwächst. Forscher auf dem Gebiet der Wissenschafts- und Technologiestudien vertreten die Ansicht, dass Agnotologie, die Lehre vom Unwissen – wie es erzeugt, am Leben erhalten und verwendet wird –, genauso wichtig ist wie die Erkenntnislehre, die Lehre vom Wissenserwerb. Durch Fragen wie »Was wissen wir nicht, und warum wissen wir es nicht? Was sichert den Fortbestand des Unwissens? Wieso lässt es sich als politisches Instrument benutzen?« haben Forscher Unwissen in den verschiedensten Bereichen untersucht – globale Klimaveränderung, militärische Geheimhaltung, der weibliche Orgasmus, Umweltgerechtigkeit, Archäologie und Landansprüche, Ethno-Ignoranz und vieles mehr wurden dabei thematisiert. Auch wir beteiligen uns an diesen Bestrebungen, indem wir nicht nur fragen, was wir über T wissen, sondern auch, was wir nicht wissen, warum wir es nicht wissen, und vor allem: welche Fakten über T dauerhaft verloren gegangen und vergessen sind.[33]

Die Wissenschaft von T ist nicht einheitlich. In dieser Biografie zeigen wir, dass Wahrheitsbehauptungen über T immer auch Machtspiele sind. Verschiedene Wissensformen, einschließlich sich (manchmal) widersprechender wissenschaftlicher Fakten, ethischer Analysen und »Anekdaten« (zum Beispiel echte Erfahrungen mit T oder Daten aus informellen, unkontrollierten Experimenten), konkurrieren miteinander. Welche Wissensformen erobern die Spitzenposition und werden maßgebliche Quellen für wichtige Debatten? Wenn wir untersuchen, was T in der Welt bewirkt, müssen wir schauen, wie T verwendet wird – als

Kontrastfigur, als Erklärung oder als Symbol, das die Grenzen dessen, was wir über diese Substanz wirklich wissen, überschreitet. Auch Evidenz steht nicht abseits, sondern ist bereits in die Idee von T verstrickt, die die Richtung der Analysen vorgibt und »sinnvolle« Beobachtungen von scheinbar irrelevanten scheidet. Als kulturelle Idee, die für Männlichkeit steht, ist T auch ein Kondensationspunkt für andere Formen der Macht, besonders für die der Ethnizität und der sozialen Schicht. Um diese Schnittpunkte zu erkennen, muss man manchmal zwischen den Zeilen einer Studie lesen oder mehrere Studien gleichzeitig untersuchen, nur so lässt sich herausfinden, ob diese Studien an Diskursen über Macht, Gender, Sexualität und Ethnizität teilhaben.

◂▸

Während wir dieses Buch schrieben, fiel uns besonders auf, wie oft die Menschen hochemotional auf das Thema Testosteron reagierten, uns Fragen stellten, die ihnen offenbar sehr am Herzen lagen, oder uns genauestens beschrieben, wie es sich in ihrem Alltag auswirkt. Egal, ob es T in ihrem eigenen Körper oder dem anderer betrifft, viele Menschen haben eine enge persönliche Beziehung zu Testosteron und der Vorstellung von T. Einmal besuchten wir einen Empfang, wo wir als Autorinnen vorgestellt wurden, die ein Buch über T schrieben. Im Laufe der nächsten Stunde wurden wir beide jeweils von drei verschiedenen Männern in Gespräche verwickelt, die über ihren eigenen T-Spiegel sprechen wollten – wie sie herausfinden könnten, ob er niedrig sei, ob die Einnahme von T eine schwächelnde Libido wieder in Schwung bringen könne, ob Veränderungen von T zunehmende und abnehmende Kompetitivität erklärten. Das große Finale kam, als wir den Empfang verließen und eine Besucherin uns fast bis auf die Straße folgte, während sie sich wütend darüber ausließ, wie sehr T sich ihres Lebens bemächtigt habe: Ihre beiden Söhne im Teenager-Alter und ihr Mann hätten ihr Heim praktisch in feindliches Gebiet verwandelt. Spätestens in dem Moment wurde uns klar, dass wir uns mit diesem Buch auf gefährliches Terrain begaben, weil die Menschen über T »Bescheid wissen«, teils durch allgemeines (richtiges oder falsches) Wissen und teils durch eigene körperliche oder persönliche Erfahrung. Eine der Schwierigkeiten besteht darin, dass die Leute T sozusagen durch ein Sediment von Wissen und Erfahrungen hindurch erleben, das sich in 100 Jahren abgelagert hat. So randständig Ideen und Gespräche auch erscheinen, alle diese weichen Schichten legen sich im Laufe der Zeit aufeinander und werden sehr hart, unter Umständen sogar undurchdringlich. Wir haben uns die Aufgabe gestellt, diese Schichten zu durchstoßen. Kurzum, wir wollen die Leute in ihrer Beziehung zu T verunsichern.

Wir hoffen, dass wir unsere Leser dazu bringen, Ideen zu entwickeln, die infrage stellen, was sie am Anfang geglaubt haben. Vielleicht werden wir Ihre Meinung nicht verändern, doch wenn Sie sich selbst ein wenig infrage stellen, dann, so hoffen wir, folgen Sie uns vielleicht, während wir die Sache durchdenken.

Vor mehr als 100 Jahren begonnen, ist Ts Geschichte ein Mythos, der kaum je aktualisiert wurde. Mit diesem Buch wollen wir diese Geschichte umschreiben.

1

EINE VIELZAHL AN TS

Sucht man im Internet nach einer Definition von »Testosteron«, wird man bei den ersten fünf oder sechs Treffern wahrscheinlich auf die folgenden oder ähnliche Definitionen stoßen: »kommt in natürlicher Form bei Männern und männlichen Tieren vor«, »stimuliert die Entwicklung von männlichen Geschlechtsorganen, sekundären Geschlechtsmerkmalen und Sperma« und »wird primär in den Hoden produziert«. Diese Suchergebnisse sind mehr oder weniger korrekt, aber sie sind auch irreführend, weil sie den Eindruck erwecken, T werde nur von männlichen Körpern zur Produktion von »männlichen« Merkmalen hergestellt. Man möchte meinen, dass eine maßgebliche Quelle wie die US National Library of Medicine (NLM) in dieser Hinsicht genauer sein sollte, aber ihre populärwissenschaftliche Seite definiert Testosteron als »ein männliches Hormon, dass vor allem in den Hoden (einem Teil des männlichen Fortpflanzungsapparates) produziert wird. Es ist erforderlich, um männliche Geschlechtsmerkmale auszubilden – Gesichtsbehaarung, tiefe Stimme, Muskelwachstum und so fort. Testosteron kann auch im Labor hergestellt und zur Behandlung bestimmter Erkrankungen verwendet werden.« Der Text ist in mehrfacher Hinsicht problematisch, am auffälligsten, weil das vermeintlich »männliche Sexualhormon« eben nicht geschlechtsspezifisch ist: Es wird auch in gesunden Eierstöcken, in der Nebenniere und durch Umwandlung in peripheren Geweben produziert.[1]

Wenn die NLM Testosteron ausschließlich auf Männer bezogen definiert, so liegt das daran, dass sie hartnäckig an den Erwartungen festhält, die die ersten Endokrinologen in Hinblick auf die Geschlechtshormone hegten. Angesichts so überholter Informationen kann es nicht wundernehmen, dass Laien zu der Annahme neigen, Ts Vorkommen und Wirkungen in Frauen seien vernachlässigbar, denn schließlich lässt auch eine Institution wie die NLM 80 Jahre kumuliertes Wissen über T einfach unter den Tisch fallen. Einige Quellen versuchen dieses Problem zu lösen, indem sie auf die Mengenunterschiede verweisen: Im Vergleich zu den Männern, so heißt es dort, produzierten Frauen in der Regel sehr kleine Mengen Testosteron. Doch diese Fixierung auf Quantität führt in die Irre, insofern sie den Eindruck erweckt, kleine Mengen von T riefen kleine Effekte hervor. Doch Dosis-Wirkungs-Kurven für T sind nicht linear: Kleine Mengen können große Wirkungen haben, besonders bei Menschen, die den größten Teil ihres Lebens einen niedrigen T-Spiegel gehabt haben. Außerdem wirken sich diese großen Effekte häufig nicht auf den gesamten Körper gleichermaßen aus: Beispielsweise stellen viele Transmänner fest, dass der Wuchs ihrer Gesichtsbehaarung sehr viel stärker ist als ihr Muskelaufbau. Doch in klinischen und behavioralen Studien werden die Ergebnisse selten so präsentiert, dass man anhand von Wirkungskurven erkennen kann, welche Effekte spezifische Dosen von T auf individuelle Teilnehmer gehabt haben. Solche Informationen bekommt man in Gesprächen mit Klinikern und mit Leuten, die T eingenommen haben.

Bei genauerem Hinsehen erweist sich Ts Identität als das Steroidhormon $C_{19}H_{28}O_2$. Das Wort »Steroid« bezeichnet ein Molekül mit einem Grundgerüst von vier Kohlenstoffringen, dazu gehören beispielsweise Östrogen, Progesteron, Cortisol und sogar das Cholesterin. Diese exakte chemische Bestimmung ist eine befriedigende Definition für uns alle, die wir klare Antworten lieben.

Doch genauso kann man mit einigem Recht sagen, das T als singuläre chemische Struktur nur eine abstrakte Existenz fristet; wie es in Körpern vorkommt, ist eine andere Geschichte. T wird in Sexualorganen gefunden, aber auch sonst fast überall im Körper, unter anderem in Blut, Speichel, Urin, Gehirn, Muskeln, Haut und den inneren Organen. Manchmal zirkuliert das Molekül ungebunden, doch meist ist es an das

Sexualhormon-bindende Globulin (SHBG) oder Albumin – also an Proteine im Blut – gebunden. Und es ist nicht statisch. Wie alle Steroide befindet sich T in einem ständigen Fluss von Erzeugung und Verwandlung. Teile von T wirken direkt auf Zellen ein, doch einige werden in sogenannte »Downstream«-Steroide verwandelt, Estradiol (Östrogen) oder Dihydrotestosteron.

Es gibt nicht nur ein Testosteron: T hat viele Formen.

◄►

Mit anderen Worten, T ist eine Multiplizität. Wir sind nicht die Ersten, die das Konzept der Multiplizität untersuchen. In *The Body Multiple: Ontology in Medical Practice* hat Annemarie Mol gezeigt, dass Arteriosklerose sich je nach Kontext anders darstellt – in einer klinischen Untersuchung anders als in einem Lehrbuch, in einem pathologischen Labor anders als in einem Operationssaal oder einer epidemiologischen Studie. Dabei fühlt man sich bei Mol nicht etwa an die berühmte Parabel erinnert, in der eine Gruppe von Menschen mit verbundenen Augen einen Elefanten beschreiben sollen, wobei allerdings jeder vor einem anderen Teil des Elefantenkörpers steht und nur Ausschnitte des Ganzen ertasten kann. Allerdings geht es nicht nur darum, dass jeder andere Aspekte der Arteriosklerose in diesen verschiedenen Kontexten sieht. Mol zeigt etwas, das viel verwirrender und faszinierender ist: Was die Arteriosklerose in einem Umfeld ist, befindet sich in direktem Widerspruch zu dem, was sie in anderen Umfeldern ist. Jemand der über Atemnot und Schmerzen beim Gehen klagt, würde in einer Arztpraxis möglicherweise einem Belastungs-EKG unterzogen werden, damit festgestellt werden kann, ob das Herz genügend Blut durch den Körper pumpt, während der Patient auf einem Laufband geht. Vielleicht würde der Arzt anschließend ein Angiogramm oder eine Doppler-Ultraschall-Untersuchung vornehmen, um sich über den Zustand bestimmter Arterien oder die Geschwindigkeit des Blutes auf seinem Weg durch den Körper zu informieren. Aber die Tests würden nicht unbedingt die gleiche Geschichte erzählen. Ein Patient könnte in dem Belastungs-EKG gut abschneiden, aber Blockaden im Angiogramm erkennen lassen. Manchmal weist jemand mit sehr ausgeprägten Symptomen keine besonders auffälligen Blockaden auf, und ein andermal stellt man bei einer Autopsie fest, dass ein beschwerdefreier Patient eine massive Blockade hatte. Dieser sehr pauschale Überblick wird der Genauigkeit von Mols Analyse nicht gerecht, aber er zeigt, was uns bei der Betrachtung von Testosteron wichtig ist.[2]

Die vermeintliche Singularität von T – die Vorstellung, Testosteron ist *genau das* und nichts anderes – ist ein Irrglaube. Dem Kontext kommt große Bedeutung zu. Versuchen wir ein Gedankenexperiment: Eine Forschungsgruppe interessiert sich für die Beziehung zwischen T und Aggression. Wie untersucht sie diesen Aspekt? In vielen klassischen Experimenten begann man damit, eine Gruppe von Menschen zusammenzustellen, die bestimmte Kriterien für Aggressivität erfüllte, und eine andere Gruppe, die diese Kriterien nicht aufwies. Dann verglich man die beiden Gruppen, um festzustellen, ob die »aggressiven« Menschen ein höheres T aufwiesen als »typische« Personen. Doch selbst bei diesem überaus einfachen Forschungsdesign sind viele komplizierte Aspekte und Fragen zu berücksichtigen.

Zunächst einmal müssen die Forscher Eigenschaften oder Verhaltensweisen auswählen, mittels deren sich Aggression definieren lässt. Obwohl solche Entscheidungen mit wichtigen Problemen und Konsequenzen behaftet sind, lassen wir sie hier beiseite, weil wir sie in allen Einzelheiten in Kapitel 3 wiederaufnehmen. Wenn wir zum nächsten Schritt des Forschungsprozesses übergehen, werden sich dort einige Wissenschaftler für die Möglichkeit interessieren, dass T-Spiegel in einer entscheidenden Phase der frühen Entwicklung die Aggression beeinflusst haben (hier spricht man von einem organisierenden Effekt), während andere eher wissen wollen, wie sich das gegenwärtig zirkulierende T auf das Verhalten auswirkt (der sogenannte aktivierende Effekt). Da wir uns in diesem Buch vorwiegend den Auswirkungen des in Erwachsenen zirkulierenden Ts widmen, wird unser imaginäres Experiment diesen Weg einschlagen. Forscher, deren Interesse an T geweckt ist, müssen als Nächstes entscheiden, mit welchem T sie arbeiten und wie sie damit arbeiten wollen.

Gewonnen werden kann T aus Blut, Muskeln oder anderen Geweben, außerdem findet man es in Urin und Speichel. Es gibt drei große Probleme bei der Entscheidung, welches Medium man wählen soll. Erstens die Frage, wie leicht und wie kostspielig die Datensammlung ist – Forscher neigen zu der billigsten Lösung, die gewöhnlich der Speichel ist. Zweitens müssen Forscher in der Lage sein, ihre eigenen Befunde mit denen anderer Studien zu vergleichen; wenn also in anderen Studien überwiegend Blut verwendet wurde, ist es möglicherweise keine besonders kluge Entscheidung, zu Speichel oder Urin zu wechseln, selbst wenn eines der beiden billiger oder leichter zu beschaffen ist. Es ist nicht leicht, Daten, die an einem Medium gewonnen wurden, in die eines anderen zu übersetzen, und es ist nicht nur eine Frage der Messskala oder der Konzentrationsunterschiede zwischen zwei Medien. T im Blut entspricht nicht genau dem T in Speichel, Muskeln oder Urin, daher wird der Wechsel zu einem anderen Medium die Forschungsergebnisse beeinträchtigen.

Das dritte Problem ist am schwierigsten zu verstehen. Unter Forschern setzt sich zunehmend die Überzeugung durch, dass die Wahl des Mediums teilweise davon abhängt, an welchen Auswirkungen von T sie interessiert sind. Ein Sportwissenschaftler, den wir interviewten, konzentriert sich auf Ts Effekte in den Muskeln. Sein Team hatte Muskelproben für einige sehr kleine Pilotstudien genommen, aber aufgrund der unangenehmen Begleiterscheinungen und der Kosten war ihnen klar, dass die Probenentnahme in den Muskeln für die meisten Studien nicht die geeignetste Technik war. Dann fragte er sich, ob Blut oder Speichel der beste Ersatz für die Muskeln zur Messung der T-Aktivität wären, und gelangte zu dem Ergebnis, dass das T im Speichel die bessere Option sei. Andererseits stützt sich die medizinische Forschung jedoch größtenteils auf Blutmessungen; häufig verwenden ältere Studien Plasma, doch in den letzten Jahrzehnten ziehen Kliniker und Forscher Serum vor, das Plasma ähnelt, nur dass ihm die Gerinnungsfaktoren entzogen sind, wodurch sich die Genauigkeit der Messungen erhöht.

Manchmal messen Kliniker T auch, weil sie an Stoffwechselsyndromen interessiert sind oder Probleme der Körperzusammensetzung in Hinblick auf Fett- und Magergewebe lösen wollen. T ist verknüpft mit der Fettverteilung, aber Speichel-T und Blut-T weisen unterschiedliche Beziehungen zur Fettverteilung auf, und es gibt viele Situationen, in denen unklar ist, welches der Medien die bessere Wahl ist. Manchmal ist auch der wichtigste Gesichtspunkt pragmatischer Natur. In einer Studie an Säuglingen, in denen T als Marker für den Kontakt mit potenziell schädlichen Umwelthormonen diente, wurden spezielle Gelwindeln verwendet, um Urin zu sammeln – eine Lösung, die den Forschern offensichtlich angenehmer schien, als die Säuglinge mit Nadeln zu stechen oder sie mit Speichelsammlern zu quälen.[3]

Im Bereich der Aggression ist Speichel-T längst die bevorzugte Option. Der Sozialpsychologe James Dabbs (der in der eingangs beschriebenen Folge von *This American Life* auftrat) verwendete Speichel in erster Linie deshalb, weil man viele Menschen leichter dazu bekommt, an Studien teilzunehmen, wenn man ihnen kein Blut abnehmen muss. Außerdem meinte er, dass T im Speichel, obwohl dort die Konzentration erheblich geringer ist als im Blut, ausreichende Korrelationen liefere, um ein guter Ersatz für Testosteron im Blut zu sein (was insbesondere für freies T im Blut gilt, worauf wir später in diesem Kapitel noch zu sprechen kommen werden). Kürzlich haben Forscher, die sich mit Persönlichkeit und Verhalten beschäftigen, sogar erklärt, Speichel-T sei nicht nur ein guter Ersatz, sondern überhaupt die bessere Wahl, weil T in Speichel größere Ähnlichkeit mit bioverfügbarem T habe, dem biologisch aktiven Anteil des Hormons. Es ist nicht einfach eine Frage von »besseren« oder »schlechteren« Messungen, weil T an verschiedene Moleküle im Blut und Speichel bindet; es handelt sich um je andere Ts. 2014 verglichen Tom Fiers und Kollegen mithilfe gängiger Labortechniken Speichel-T und Serum-T und erklärten, es gebe bei Frauen wie bei Männern starke Korrelationen zwischen den beiden Substanzen, »aber Speichel-T ist tatsächlich kein Maß für serumfreies T, wie häufig behauptet wird, sondern eher eine separate komplexe Matrix mit ihren eigenen

Testosteron-bindenden Proteinen«. Wie sich herausstellt, sind diese verschiedenen Eigenschaften dafür verantwortlich, dass Speichel-T-Messungen bei niedrigen T-Spiegeln, wie sie für Frauen typisch sind, weniger genau ausfallen.[4]

Die Herausforderungen sind also komplex. Wichtig sind auch Chronologie und Timing. Wenn sowohl Aggression als auch das Testosteron selbst als stabile Faktoren betrachtet werden, dürfte der Zeitpunkt ihrer Messung ohne große Bedeutung sein. Doch wenn einer von beiden veränderlich ist, wird der Zeitpunkt ihrer Messung sehr wichtig sein. Bei T ist das Timing entscheidend. Im Laufe des Tages treten Schwankungen auf (auch Tagesgang oder »zirkadiane Variation« genannt), wobei der Spiegel in der Regel morgens am höchstens ist und im Laufe des Tages bei Männern wie Frauen zurückgeht. Schwankungen gibt es auch im Lebenszyklus eines Menschen, wobei die T-Spiegel in der Zeit rund um die Geburt extrem ansteigen, während der Kindheit niedrig sind und Spitzenwerte in Adoleszenz und frühem Erwachsenenalter erreichen. Im Laufe des Lebens geht T zurück, aber nur in einigen Populationen. Während Schwankungen während des Lebens- und Tageszyklus für uns alle gelten, gibt es zusätzliche Fluktuationen bei Frauen während der Menstruation, in deren Verlauf T ansteigt und wieder fällt. Bedeutendere Lebensereignisse, etwa die Entfernung von Hoden oder Eierstöcken, entweder zur Geschlechtsangleichung oder zur Krebsbehandlung, werden die T-Produktion der betreffenden Person tief greifend verändern, aber nicht zum Erliegen bringen, weil T nicht nur in den Keimdrüsen hergestellt wird.

Es gibt bei T auch saisonale Schwankungen, aber kein universelles Muster zirkadianer und saisonaler Variationen. Außerdem sind einige Schwankungen einfach persönliche Eigenheiten. Dr. William Crowley von der Reproductive Endocrine Unit am Massachusetts General Hospital hat bei zahlreichen von ihm untersuchten Männern »einen merkwürdigen Sprung zwischen einer Messung und einer späteren« entdeckt: Manchmal hatten seine Versuchsteilnehmer einen sehr niedrigen T-Spiegel, später aber ein »vollkommen normales T-Profil«. Tagesfluktuationen von T, die man in US-amerikanischen und europäischen Populationen gefunden hat, ließen sich nicht überall auf dem Globus nachweisen. Zwar hat man in vielen verschiedenen Studien auf der ganzen Welt saisonale Variationen festgestellt, doch die Wellenberge und -täler treten nicht zu übereinstimmenden Zeit auf – wobei nicht klar ist, welche Ursachen das hat. Sonnenlicht? Temperatur? Arbeitsmuster? Schwankungen sind bei Menschen beobachtet worden, deren Tätigkeiten saisonalen Mustern folgten – Sportler außerhalb der Wettkampfsaison, während der Trainingssaison, in der Wettkampfsaison. Andere Personengruppen, etwa Bauern im ländlichen Bolivien, die im Laufe der Jahreszeiten enorme Aktivitätsunterschiede aufweisen, ließen bei T übers Jahr hingegen keine saisonalen Schwankungen erkennen. Diese Variationen zwischen Populationen, innerhalb von Populationen und innerhalb von Individuen sind signifikant, aber noch ziemlich unklar. In den meisten Forschungszusammenhängen ist es sinnlos, nur eine T-Messung vorzunehmen und zu meinen, man hätte nun »das T eines Individuums« erfasst, als handelte es sich um ein stabiles Merkmal der Person. Doch wenn man mehrere Messungen durchführt, sollte man die Ursachen für Schwankungen minimieren, die ohne Bedeutung für die Forschungsfrage sind. So messen die meisten Forscher T bei allen Versuchsteilnehmern zur gleichen Tageszeit, und bei Frauen beziehen sie noch hormonelle Verhütung und Menstruationszyklus ein.[5]

Manchmal sind Schwankungen von T auch genau das, was ein Forscher erfassen möchte, etwa wenn er untersucht, wie die T-Spiegel seiner Teilnehmer auf Provokation oder Stress reagieren. Einige Forschungsfragen, zum Beispiel welchen Hormonschwankungen Trader an der Börse in Reaktion auf Aktienvolatilität unterworfen sind, lassen sich unter realen Bedingungen untersuchen. Doch die meisten Forscher erfassen dynamische Veränderungen von T, indem sie Laborsituationen schaffen, die so berechnet sind, dass sie eine bestimmte Art von Reaktion hervorrufen, wie etwa Computerspiele mit realen oder fiktiven Gegnern, die provokativ handeln. Selbst bei solchen Labormanipulationen müssen die Forscher darauf achten, zeitliche Bedingungen zu berücksichtigen, die über zyklische Fluktuationen während des Tages, der Jahreszeit oder des Menstruationszyklus hinausgehen. Bestimmte Tätigkeiten wie Sex oder Wettkampf können die Werte vorübergehend anheben. Man weiß, dass Forscher ihre Versuchsteilnehmer häufig instruieren, während einer Studie auf Sex oder anstrengende körperliche Betätigung zu verzichten. Aber die Bandbreite der zu berücksichtigenden Tätigkeiten und Expositionen ist enorm. Beispielsweise kann T auch auf Umstände wie soziale Ausgrenzung reagieren; manchmal wirken sich Substanzen wie Koffein, Alkohol und Nikotin auf die T-Produktion und auf seine Effekte aus. Das Weinen eines Babys, körperliche Anstrengung und Schlafentzug sind nachweislich in der Lage, auf die T-Spiegel von Frauen und Männern einzuwirken. Die diversen Einflüsse auf T folgen alle unterschiedlichen Zeitmustern, aber stets sind vielfältige Umstände, wechselwirkende Substanzen und die Effekte von Lebensabschnitten im Spiel. Solche Faktoren können sich auf T-Werte auswirken, aber möglicherweise beeinflussen sie auch die sogenannte T-»Reagibilität«; beispielsweise bestimmen Koffein und Nikotin unter Umständen, wie viel Babyweinen erforderlich ist, um die T-Produktion eines Menschen zu verändern. Experimentell ist es zum Beispiel von Bedeutung, die Auswirkungen eines kurzzeitigen Schlafentzugs nicht mit den Effekten der Provokation eines fiktiven Gegners in einem Videospiel oder mit den langfristigen Folgen eines Fitnessprogramms zu verwechseln. Die Forscher sind bemüht, alle diese Dinge im Auge zu behalten.[6]

Ein anderer Zeitfaktor betrifft die unterschiedlichen Wege, auf denen T wirken kann. Den meisten Beschreibungen zufolge dringt T in die Kernmembran einer Zelle ein und bindet dort an einen Androgenrezeptor, wodurch bestimmte Zielgene aktiviert werden. Das ist richtig, aber dieser »klassische« oder »genomische« Pfad ist nur ein Teil der Wahrheit. Neuere Studien haben gezeigt, dass T auch wirken kann, indem es an Rezeptoren auf der Zelloberfläche bindet und eine zelluläre Signalkette auslöst, die sehr viel rascher wirkt als der klassische Pfad.[7] Möglicherweise muss eine Studie klären, ob der zugrunde liegende Mechanismus eher den langsamen klassischen Weg oder den schnelleren »genomischen« einschlägt. Der genomische Pfad ist wahrscheinlich besonders wichtig für die gewebsbildenden Effekte von T, während der nicht genomische Pfad wohl eher für die emotionalen Effekte und Einflüsse auf das Verhalten verantwortlich ist. Erfasst man also in einer Studie Ts Veränderungen von einem Tag zum nächsten, kann das ein hervorragender Ansatz sein, um zu untersuchen, wie T die Muskelentwicklung beeinflusst, aber viel zu ungenau sein für eine Studie über Ts Auswirkungen auf das Verhalten.

Nachdem die Forscher entschieden haben, aus welcher Quelle des Körpers sie sich T beschaffen wollen, und sich über den Zeitrahmen schlüssig geworden sind, müssen sie noch immer überlegen, welcher chemische Komplex gemessen werden soll. T ist niemals einfach T. Meist ist T im Körper an das Sexualhormon-bindende Globulin oder SHBG gebunden, teilweise auch an das Protein Albumin. Zum »totalen T« gehören die gebundenen Komplexe, aber auch ungebundenes T, das gewöhnlich als »freies T« bezeichnet wird. Während einige Wissenschaftler totales T messen und darstellen, sind andere der Auffassung, dass ein hoher Anteil des totalen T eng an SHBG gebunden ist und daher keine Reaktionen hervorrufen kann.[8] Diese Wissenschaftler konzentrieren sich daher auf freies T oder »bioverfügbares« T, also freies T plus dem an Albumin gebundenen T (Notiz am Rande: Die Bindung von T an Albumin ist schwächer als die an SHBG). Wenn Sie Forscher sind, müssen Sie zudem nicht nur entscheiden, welcher Komplex Ihrer Meinung nach für die Messung geeignet ist, sondern auch, welche Substanz in anderen Forschungsarbeiten untersucht wurde, mit denen Sie die Ihre vergleichen möchten. Wenn Sie Leser sind, müssen Sie die spezifischen Schwankungen von T in den verschiedenen Studien genau unter die Lupe nehmen, weil sie nicht alle den gleichen chemischen Komplex untersuchen.

Unabhängig von der Frage, ob T aus Speichel, Muskeln oder Urin entnommen wird, und unabhängig von dem spezifischen chemischen Komplex, der für die Analyse ausgewählt wird, müssen die Versuchsleiter jetzt noch zwischen den vielen zur Verfügung stehenden Labortechniken wählen, um die Proben zu analysieren. Sie können sogenannte Immunoassays, also antikörperbasierte Nachweisverfahren, verwenden (etwa Enzyme Linked Immunosorbent Assays [EIAs oder ELISAs], Radioimmunoassays [RIAs] oder Chemilumineszenz-Immunoassays [CLIAs]). Aber auch eine Vielzahl spektrometrischer Nachweise sind möglich. Die Wahl hängt davon ab, bei wem die Messung vorgenommen werden soll, denn Immunoassay-Methoden sind zum Beispiel nicht sehr genau, wenn T bei geringeren Temperaturen gemessen wird, wie sie typisch für Frauen und Kinder vor Einsetzen der Pubertät sind. Doch da Immunoassays viel billiger und weit leichter verfügbar sind als massenspektrografische Methoden, werden sie noch immer von vielen Forschern verwendet. In einer Studie wichen die Ergebnisse, die man mit einer kommerziell verfügbaren Immunoassay-Ausrüstung erzielt hatte, um 200 bis 500 Prozent von den Werten einer Isotopenverdünnungsanalyse ab. In einem Editorial, das diese Studie begleitete, hieß es: »Schätzen wäre genauer und könnte außerdem billigere und raschere Testosteron-Ergebnisse für Patientinnen liefern, und man müsste ihnen noch nicht einmal Blut abnehmen.«[9]

Die vermeintlich simple »Messung von T« ist also offensichtlich eine komplizierte Angelegenheit – dabei haben wir die Auswirkungen einer Reihe von Bedingungen bis jetzt noch völlig beiseitegelassen – z. B. die Gewinnung, Behandlung und Aufbewahrung der Proben (die von Forscher zu Forscher und Labor zu Labor erhebliche Unterschiede aufweisen), die Auswahl des Labors (Laboratorien haben für jedes Steroid eigene Richtwerte), die Untersuchungseinheiten (z. B. Nanogramm pro Deziliter [ng/dl] oder Pikomol pro Liter [pmol/l]). Jede dieser Entscheidungen wirft folgenreiche und strittige Fragen auf, über die Experten trefflich streiten können.[10]

Bis in jüngste Zeit untersuchten fast alle Wissenschaftler T, als sei es ein unabhängiger Akteur, anhand von dessen Werten allein wir bestimmte Verhaltensweisen vorhersagen könnten, in der Regel solche, die in irgendeiner Form kulturell als männlich codiert sind. Wir werden einige der neueren Ansätze an späterer Stelle untersuchen, doch viele Studien konzentrieren sich noch immer ausschließlich auf T-Spiegel, selbst wenn sie nur ein Teil der ganzen Wahrheit sind. Ts Wirkung in einem beliebigen Körper, menschlicher oder tierischer Art, männlich oder weiblich, hängt nicht nur von T selbst ab, sondern auch von dessen Wechselwirkungen mit anderen Hormonen und Enzymen sowie – ganz wichtig – mit der Rezeptoraktivität. Heute ist es gängige Praxis in Studien zur Aggression oder Risikobereitschaft T zusammen mit Cortisol zu erfassen, das häufig als Stresshormon bezeichnet wird, weil man annimmt, dass es Ts Auswirkungen verändert oder dämpft. Entsprechend haben Forscher, die sich für T interessieren, auch angefangen, die Rezeptor-Empfindlichkeit zu berücksichtigen. Die Empfindlichkeit von Androgenrezeptoren, die über den ganzen Körper verteilt sind, einschließlich Gehirn, Knochen, Muskeln, Fett, Haut, Genitalien und so fort, weist individuelle Unterschiede auf, sodass einige Menschen größere Wirkung mit der gleichen Hormonmenge erzielen.

Die Wechselwirkung zwischen T und Rezeptorempfindlichkeit ist einer der Gründe, warum T-Spiegel so große Schwankungen zwischen Menschen aufweisen, auch bei Menschen, die vollkommen typisch in Hinblick auf die T betreffenden Merkmale sind. Schauen wir uns ein Beispiel an, das zeigt, wie dieser Umstand die Daten über das, was T bewirkt, beeinflussen kann: Die T-Werte korrelieren mit Behaarung und Muskelmasse, weil T Muskelbildung und Haarwuchs fördert. Doch Kliniker und Forscher finden keinen sehr ausgeprägten Zusammenhang zwischen T und diesen Merkmalen. Die Doktoren William Crowley und Frances Hayes von der Reproductive Endocrine Unit am Massachusetts General Hospital untersuchten T-Spiegel an gesunden jungen Männern in ihren Zwanzigern, und obwohl alle von ihnen vollkommen typisch waren, was »die Größe ihrer Hoden, Körperbehaarung, erektile Funktion, Spermienzahl, Muskelmasse, Knochendichte und Hypophysenfunktion« anbetraf, hatten 15 Prozent T-Werte, »die mehr als 50 Prozent unterhalb der Untergrenze« für Normalwerte bei Männern lagen. In einem Interview äußerte Hayes die Vermutung, »einige Männer könnten hocheffiziente Testosteronrezeptoren haben – Zellfallen, die die freien Hormone im

Blut herausfischten –, mit dem Ergebnis, dass das, was wie ein abnorm niedriger Testosteronspiegel erscheine, in Wahrheit alles Testosteron sei, was sie brauchten«. Umgekehrt äußerten zwei klinische Forscherinnen am Beispiel gesunder Frauen mit sehr hohen T-Werten den gleichen Gedanken: Einige Frauen könnten eben deshalb hohe T-Spiegel aufweisen, weil ihre Körper ihr T nicht sehr effizient nutzten.[11] Beide Beispiele lassen darauf schließen, dass die klinischen Richtwerte, die als Normen dienen, Fragen bezüglich dessen aufwerfen, was überhaupt als »normal« zu gelten habe. Wenn 15 Prozent von Männern in ausgezeichnetem Gesundheitszustand T-Werte unterhalb des »Normalbereichs« haben, ist unklar, aufgrund welcher Kriterien dieser Bereich als normal bezeichnet wird. Das ist von Bedeutung in der Medizin, aber auch im Sport: Wie wir in Kapitel 7 schildern werden, ist die Berechnung der »Normalbereiche« für Männer und Frauen entscheidend für zentrale Debatten über das Regelwerk im Frauensport.

Komplexe Beziehungen gibt es nicht nur zwischen Individuen. Die Reaktion kann auch zwischen verschiedenen Geweben im Körper eines Individuums Schwankungen aufweisen. Eine Klinikerin, die wir interviewten, berichtete uns, manche Frauen mit sehr hohen T-Werten hätten dichte Gesichtsbehaarung, aber eine bemerkenswert geringe Körperbehaarung, während andere Frauen, die sie wegen dichter Gesichtsbehaarung aufsuchten, keine hohen T-Werte aufwiesen. Für beide Situationen macht sie in erster Linie die Verteilung und Aktivität von Rezeptoren in verschiedenen Körperregionen verantwortlich. Das Zusammenwirken zwischen T und Androgenrezeptoren könnte auch erklären, wie sich der T-Basalwert langfristig in Reaktion auf bestimmte Aktivitäten verändert. In einem Interview mit einem Kliniker und Forscher erörterten wir eine Studie, die zeigte, dass ein längeres Widerstandstraining den T-Basalwert junger Frauen anhob. Er meinte, der Mechanismus, der für diese Veränderung verantwortlich ist, könne das »Rezeptorgedächtnis« sein; damit meinte er, dass der Androgenrezeptor sich an eine bestimmte T-Konzentration gewöhnt und bestrebt ist, ihn immer wieder herzustellen. Der Androgenrezeptor und T wirken zusammen, um höhere T-Werte zu stimulieren sowie die Zahl und Aktivität der Androgenrezeptoren zu steigern. Tief greifende Veränderungen von T, etwa wenn Leute pharmazeutisches T einnehmen oder ihre Hoden beziehungsweise Eierstöcke entfernen lassen, dürften sich über einen längeren Zeitraum ebenfalls auf Rezeptordichte und -aktivität auswirken – aber in dieser Hinsicht scheint bisher sehr wenig geforscht worden zu sein.

◂▸

Wenn man Ts materielle Besonderheit ernst nimmt, zerfällt es unter unseren Augen in tausend Stücke. Da T viele Formen hat, das heißt eine Multiplizität und keine singuläre Einheit ist, wird jede methodische und begriffliche Entscheidung eines Forschers über die Frage, in welchem Medium er die Proben nimmt, wann er sie zieht, welche Labormethoden er anwendet, letztlich zu einer Entscheidung darüber, welche Version von T überhaupt Gegenstand der Studie sein soll. Und die Versionen sind nicht austauschbar. Die Bandbreite der Entscheidungen ist so groß, dass es fast unmöglich ist, die unmerklichen Veränderungen der verschiedenen T-Versionen von einer Studie zur nächsten im Auge zu behalten. Auch wenn dieses Kapitel komplex anmutet, haben wir bisher tatsächlich nur an der Oberfläche gekratzt. Es gibt nicht nur mehr Unterschiede, als wir hier genannt haben, sondern auch mehr Arten von Unterschieden. Hier haben wir die verschiedenen Versionen von T betrachtet, die innerhalb eines Forschungsbereichs nebeneinander existieren, aber wir haben nicht berücksichtigt, wie der Vergleich zwischen den Versionen bereichsübergreifend aussieht. Was für eine Beziehung besteht beispielsweise zwischen den T-Versionen, die typischerweise an der Aggressionsforschung beteiligt sind, und den T-Versionen, die in der sportwissenschaftlichen Forschung eine Rolle spielen?

Manchmal sind die Lücken leichter zu erkennen, wie der Leser in späteren Kapiteln sehen kann, wenn die T-Version, auf die sich ein Forscher in seiner Hypothese bezieht, eine andere Version ist als diejenige, die tatsächlich gemessen wird. Doch der Versuch, den verschiedenen T-Versionen nachzugehen, die in einem einzigen Artikel im Spiel sind, wäre eine mühsame, zeitaufwendige Arbeit. Der Leser müsste nicht nur die T-Versionen in der Studie nachverfolgen, die er gerade liest, sondern zurückgehen zu der Literatur, auf der die betreffende Studie aufbaut, und seitwärts schauen auf die Studien, die möglicherweise die Schlussfolgerungen der Studie stützen – oder auch nicht. Es wäre ein faszinierendes und lohnendes Projekt, das uns grundlegende Einsichten über die Grenzen menschlicher Erkenntnis in der Welt vermitteln würde – einer Welt von solcher Komplexität, dass selbst einzelne Moleküle multiple Persönlichkeiten haben. Doch ein solches Projekt würde von einem Forscher verlangen, so nah bei einzelnen Hypothesen und engmaschigen Analysen zu verweilen, dass sie keinen merklichen Einfluss auf die vollmundigen Behauptungen über Ts Wirken mehr hätten.

Wir haben uns in unserem Buch für einen anderen Weg entschieden, weil wir es für nötiger halten, die »Fakten« über T zu sammeln. Trotzdem behalten wir dabei natürlich immer im Blick, welche Wirkung Ts offizielle, nunmehr fast einhundertjährige Lebensgeschichte entfaltet.

◂▸

Versuchen Sie im Fortgang Ihrer Lektüre, diese Besonderheiten im Gedächtnis zu bewahren und sich immer vor Augen zu halten, dass wir nur auf eine Lücke, nur auf einen Sprung in der Wechselbeziehung der Versionen hingewiesen haben, es gibt noch viele andere, auf die wir nicht eingegangen sind. Multiplizität ist letztlich nicht der Hauptstrang der Testosteron-Mythen, mit dem wir uns hier befassen wollen, aber doch ein wichtiger Fakt im Hintergrund. Um es deutlich zu sagen, die Besonderheiten und die vielen Gesichter des Testosterons bedeuten nicht, dass es für einen Wissenschaftler, der T genauer bestimmen möchte, keine Hoffnung gibt, das tatsächlich mit einiger Genauigkeit zu tun. Die Forscher sind keineswegs blind für diese Schwierigkeiten – schließlich waren sie es, die die Bedeutung der verschiedenen Versionen herausgearbeitet haben. Doch die Besonderheiten des Testosterons haben die schlechte Angewohnheit, sich an entscheidenden Stellen von Studien der Aufmerksamkeit zu entziehen, besonders in Forschungsüberblicken und anderen zusammenfassenden Aussagen über die Wirkung, die »T« (Singular) entfaltet. Das mag Wissenschaftler frustrieren, denen man beigebracht hat, dass ein Merkmal guter Wissenschaft Einfachheit ist. Aber die vermeintliche Einfachheit von Testosteron ist eine Illusion.

2

EISPRUNG

Laut seiner Standardbiografie ist die Hauptfunktion des Testosterons, die Reproduktion des Mannes zu unterstützen. Wenn die Geschichte von T im Körper chronologisch erzählt wird, beginnt sie gewöhnlich wie folgt: In der siebten Woche der fötalen Entwicklung schlägt ein Fötus mit XY-Chromosomen einen anderen Weg ein als ein Fötus mit XX-Chromosomen. Die Keimdrüsen, die ursprünglich unabhängig von den Chromosomen gleich sind, entwickeln sich bei denen mit dem XY-Muster zu Hoden. Kaum sind die Keimdrüsen zu Hoden geworden, beginnen diese auch schon Testosteron abzusondern. Von da an löst T eine Folge von Ereignissen aus, die den ganzen Organismus auf einen männlichen Entwicklungsweg treiben. Vom Reproduktionssystem bis zum Gehirn entwickelt sich der Fötus nun zu einem männlichen Geschöpf. Der letzte Schritt im Zyklus der Reproduktion von Männlichkeit besteht darin, dass T die Spermaproduktion in den ausgewachsenen Hoden unterstützt, und damit hat der Mann die biologische Ausrüstung, die er braucht, um seinen Beitrag zur Generationenfolge zu leisten.

Das ist die Standardversion von Ts Rolle in der Fortpflanzung, die Sie in jeder Biografie von T finden können. Wir erheben keine Einwände, sondern machen stattdessen einen Schritt zur Seite, weil wir dort auf eine andere Geschichte stoßen, die zu entdecken allerdings ein wenig Detektivarbeit verlangt. Die Standardbiografie verstellt uns den Blick auf das, was T in weiblichen Körpern bewirkt. Warum ist es dort vorhanden? Für die Reproduktion der Frau gilt T gewöhnlich als schädlich. Was nicht überraschend ist, da Androgene definitionsgemäß die Hormone sind, die »Männlichkeit« erzeugen, und der hartnäckige Begriff des Sexualhormons legt nahe, dass T der Entfaltung von »Weiblichkeit« im Weg sein wird. Doch diese Kategorisierung der Hormone ist menschlichen und nicht natürlichen Ursprungs.

◂ ▸

Dwyn Harben war glücklich als Single, aber sie wünschte sich ein Kind, und mit ihren fast 43 Jahren wusste sie, dass ihr die Zeit davonlief, wenn sie ihre eigenen Eizellen verwenden wollte. Harben traf eine Verabredung mit Dr. Norbert Gleicher am Center for Human Reproduction (CHR) in New York City. Gleicher, ein gefeierter Vertreter der Infertilitätsforschung und -behandlung, stieß mit seinem leidenschaftlichen Engagement, die Grenzen der Fertilitätsmedizin zu verschieben, nicht nur auf Bewunderung, sondern auch auf Kritik. Unter anderem verhilft er Frauen immer fortgeschrittenen Alters zu Schwangerschaften und unterstützt werdende Eltern offen bei der Geschlechterselektion.

Harben wusste nicht, ob sie fruchtbar war: Sie war noch nie schwanger gewesen und hatte auch nie versucht, es zu werden. Sie war noch nicht bereit zur Mutterschaft, daher vereinbarte sie mit Gleicher, dass er ihr ovarstimulierende Substanzen verabreichte, die Eizellen sammelte, In-vitro-Fertilisationen (IVF) an so vielen Eizellen wie möglich vornahm und die eingefrorenen Embryos lagerte, bis Harben bereit war, die Schwangerschaft fortzusetzen. Von der Stimulation der Eierstöcke bis zu einer lebensfähigen Leibesfrucht, die ausgetragen wird, ist es ein langer Weg. Der erste Schritt – die Stimulation der Eierstöcke mit Hormonen, die dazu gedacht ist, mehrere Eizellen gleichzeitig reifen zu lassen – ist eine der schwierigsten Hürden, weil die Eierstöcke vieler Frauen, vor allem wenn sie älter werden, trotz Stimulation nicht genügend Eizellen produzieren, um von dem Verfahren profitieren zu können. Zunächst befand sich Harben in dieser frustrierenden Situation: Mit ihren Worten, sie »vermasselte« ihren ersten Zyklus im Jahr 2003, sie produzierte nur eine Eizelle, obwohl sie die maximale Stimulationsdosis bekam. Bei

Frauen in Harbens Alter geht man davon aus, dass nicht mehr als zehn Prozent der Eizellen Embryonen hervorbringen, die in der Lage sind, sich zu Föten weiterzuentwickeln, und es gibt keine Möglichkeit zu entscheiden, welche lebensfähig sind, ohne sie zu übertragen und abzuwarten, ob eine Schwangerschaft beginnt und anhält. Wenn ihr Plan klappen sollte, brauchte sie mehr Eizellen.

Harben gehörte nicht zu den Menschen, die alles ihren Ärzten überlassen, vor allem, wenn so viel auf dem Spiel stand. »Bevor ich 12 000 Dollar für einen weiteren Zyklus verpulvere«, dachte sie, »sollte ich besser herausfinden, ob es irgendetwas in Reichweite gibt, was Erfolg verspricht.« Sie ging ins Internet und stieß auf zwei mögliche Optionen für Frauen, die, wie sie, als *Low Responder* eingestuft werden – Frauen, die auf die ovarielle Stimulation nur schwach reagieren. Der eine Bericht vermittelte den Eindruck, dass Akupunktur hilfreich sein könne, der andere, eine kleine Studie von Ärzten an der Baylor University in Houston, Texas, ließ darauf schließen, dass Frauen, die vor der ovariellen Stimulation mit Dehydroepiandrosteron (DHEA), einem schwachen Androgen, behandelt wurden, zu einer erhöhten Eizellenbildung neigten. Harben begann eine Akupunkturbehandlung und nahm gleichzeitig DHEA ein, das sie sich als frei verkäufliches Nahrungsergänzungsmittel besorgte. Davon erzählte sie Gleicher nichts, weil sie sich dachte, er würde es nicht begrüßen, dass sie ihm »in seinen Behandlungsplan hineinpfuschte«.[1]

Zur selben Zeit erklärte Gleicher ihr, dass sie bei einer Fortsetzung der ovariellen Stimulation »gegen seinen ärztlichen Rat« handeln würde. Harben solle stattdessen zurückkommen, wenn sie bereit sei, schwanger zu werden, und dann Eizellen einer Spenderin verwenden. Aufgrund ihrer eigenen Recherchen war ihr klar, dass jeder ethisch denkende IVF-Arzt ihr den gleichen Rat erteilen würde. Aber sie war nicht bereit aufzugeben. Sie überzeugte Gleicher davon, dass sie sich über die Risiken im Klaren war, bestand auf einer Fortsetzung der Behandlung, woraufhin sie in den nächsten beiden Zyklen drei Eizellen beziehungsweise fünf Eizellen produzierte. Obwohl es jedes Mal eine kleine Steigerung gegeben hatte, erklärte Gleicher seiner Patientin, dass eine geringe Zunahme oder Abnahme in so einem extrem kleinen Bereich ohne große Bedeutung sei. Uns erzählte sie: »Ich musste ihn nach jedem der ersten drei Zyklen sehr bedrängen, damit er in den nächsten einwilligte.« Als Harben im vierten Zyklus sieben Eizellen bildete, die alle wieder erfolgreich befruchtet wurden, war der Aufwärtstrend unübersehbar, und Gleichers Einstellung zur Fortführung des Verfahrens veränderte sich ein wenig. Nach dem fünften Zyklus dachte Harben, es sei »Zeit für ein Geständnis« über ihre Selbstbehandlung mit DHEA und Akupunktur, doch dann kam ein kleines »Abwärtsstolpern« in der Zahl ihrer Eizellen, daher wartete sie noch. Als sie im sechsten Zyklus auf dreizehn Eizellen kam, von denen sich zwölf zu Embryonen entwickelten, war sie bereit, ihm reinen Wein einzuschenken.

Dergleichen, so berichtete Gleicher uns, habe er noch nie zuvor erlebt. In direktem Gegensatz zu dem gut belegten Muster, dass Frauen mit geringer ovarieller Reserve im Laufe der Zeit immer weniger Eizellen bilden oder bestenfalls bei ihrer niedrigen Zahl bleiben, hatten Harbens Eierstöcke mit jedem Zyklus mehr gesunde Eizellen produziert. Als sie sich mit den Worten »Dr. Gleicher, ich muss Ihnen ein Geheimnis verraten« an ihn wandte, hatte er ein offenes Ohr für sie. Er las die Literatur, die sie ihm mitgebracht hatte. Während er von den Berichten über Akupunktur nicht sonderlich beeindruckt war, erregte die DHEA-Studie seine Aufmerksamkeit. Er habe eingehend über den Artikel nachgedacht, erzählte er, und sei »außerordentlich überrascht« gewesen. »In unserer Ausbildung«, erläuterte er uns, »haben meine Kollegen und ich in der Regel gelernt, dass Androgene schlecht für Frauen sind, die versuchen, schwanger zu werden. Aber die herrschenden Meinungen sind nicht immer richtig.« Im Laufe der nächsten beiden Jahre festigte sich bei Gleicher im Zuge der eigenen klinischen Forschung und des Studiums der zoologischen Fachliteratur der Verdacht, dass der echte Star dieser Geschichte nicht DHEA war, sondern Testosteron.

OVULATION: DIE STANDARDVERSION

Wenn Sie überrascht sein sollten, dass T eine entscheidende Rolle bei der Ovulation spielt, ist das kein Wunder. Egal ob Ihre Informationen aus populärwissenschaftlichen Quellen stammen, ob Sie sie sich als fleißige Biologiestudentin angeeignet haben oder ob Sie sie der aufmerksamen Lektüre medizinischer Texte verdanken, es ist unwahrscheinlich, dass Ihnen T jemals in Verbindung mit der Funktion gesunder Eierstöcke begegnet ist. Ts Beziehung zum Eisprung ist kompliziert, und wenn man sich näher damit beschäftigt, wird deutlich, wie Lücken im biologischen Wissen entstehen und fortdauern können und wie schwer es manchmal ist, sie zu schließen. Dabei kommen auch allgemeinere Themen ins Spiel, wie etwa das medizinische Desinteresse an den subtileren Aspekten der weiblichen Reproduktionsphysiologie oder das hartnäckige Konzept des Sexualhormons, das Fakten bestimmter Art weiterhin verschleiert.

Am einfachsten ist die Ovulation zu erklären als die Ausstoßung einer reifen Eizelle aus dem Eierstock, was ungefähr einmal im Monat geschieht. Die medizinische Standardversion ist kaum komplizierter, hier spricht man von der Entwicklung eines unreifen »Primordialfollikels« zu einem Primärfollikel und einer reifen Eizelle während eines vierwöchigen Zyklus, der den Menstruationszyklus widerspiegelt. Der Follikel entwickelt sich in erster Linie unter dem Einfluss dreier Hormone: dem follikelstimulierenden Hormon (FSH), dem luteinisierenden Hormon (LH) und Estradiol (E). Doch die Ovulationsgeschichte – selbst eine gestraffte Version, die alles außer Acht lässt, was außerhalb des Eierstocks stattfindet – weist auch einige verwirrende Elemente auf.

Zunächst einmal ist festzustellen, dass wir, wenn wir den Zyklus auf eine Periode von vier Wochen beschränken, einige Schritte auslassen, die stattfinden, bevor das eigentliche Geschehen beginnt. Wie aus detaillierten Berichten hervorgeht, enthalten Eierstöcke Follikel in verschiedenen Entwicklungsstadien. Der Follikel ist ein flüssigkeitsgefülltes Säckchen, das die Eizelle (oder Oozyte) während ihrer Entwicklung umgibt und fördert. Damit sich ein Follikel in einem gegebenen Zyklus entwickeln kann, muss er erst einmal »rekrutiert« werden, um Mitglied einer »Follikelkohorte« zu werden, die gleichzeitig ein Entwicklungsstadium absolviert, das mehrere Monate dauert, bevor der abschließende vierwöchige Zyklus beginnt. Seltsamerweise erklären nicht einmal medizinische Lehrbücher, wie ein bestimmter Follikel für die Kohorte rekrutiert wird. Um diese Information sowie andere Fakten über das betreffende Entwicklungsstadium zu bekommen, muss man primäre Forschungsliteratur lesen.[2]

Bislang kommt in dieser Standardbeschreibung der normalen Funktion der Eierstöcke das Testosteron noch nicht vor. Der einzige Hinweis auf eine aktive Beteiligung von T am Eisprung, den wir in einer Lehrbuchdarstellung finden konnten, war ein kurzer Abschnitt, in dem es hieß, T könne die Östrogenproduktion anregen, doch selbst dieser Bericht räumt den schädlichen Effekten von Testosteron weit mehr Raum ein und betont beispielsweise, dass es die Ausschüttung von FSH hemmt und Ovarialzysten verursacht, die die Fruchtbarkeit beeinträchtigen.[3] Neuere Forschungsarbeiten über DHEA wiedersprechen diesen unstrittigen negativen Effekten, die T haben kann, zwar nicht, aber sie zeigen, dass es sich um einen extrem einseitigen Bericht über die Auswirkungen von T und anderen Androgenen auf die weibliche Fruchtbarkeit handelt.

Irgendwann wird den meisten Frauen erzählt, dass sie »mit allen Eizellen geboren wurden, die sie jemals haben werden«. Das suggeriert ein kurioses Bild von Eizellen, die auf einem Regal in den Eierstöcken aufgereiht sind und dort unbehelligt abwarten, bis sie an der Reihe sind, im monatlichen Prozess der Ovulation ausgestoßen zu werden. Es ist die klassische Vorstellung, derzufolge neue Eizellen nach der Geburt nicht mehr hergestellt werden können. Aber diese Auffassung, die jahrelang alle wissenschaftliche Neugier in dem Bereich unterdrückte, ist falsch. Der »Primordialfollikel«, der ein Überbleibsel des fötalen Lebens ist, weist nur entfernte Ähnlichkeit mit den Eizellen auf, die beim Eisprung ausgestoßen werden, und die meisten »Primordialfollikel« erreichen nie das Stadium der »Primärfollikel«, das dann im typischen Ovarialzyklus auftritt. Wie einige dieser Primordialzyklen sich im Einzelnen entwickeln und welche sich entwickeln, ist eines der unübersichtlichsten Forschungsgebiete der Reproduktionsmedizin. Doch jüngste Untersuchungen lassen darauf schließen, dass Androgene, insbesondere DHEA und Testosteron, entscheidend an der »Rekrutierung« von Primordialfollikeln für die nächsten Entwicklungsstadien mitwirken. Wie sich herausstellt, muss man der herrschenden Meinung nur energisch genug auf den Zahn fühlen – und schon ist Platz da für den Auftritt von T.

MEHR ALS NUR EIN SEXUALHORMON

Ganze Schichten von Ideen über die sogenannten Sexualhormone haben sich über die Jahrzehnte abgelagert, und sie sorgen dafür, dass die Standardgeschichte über Testosteron noch immer weitererzählt wird. Daher ist es nützlich, einen Schritt zurückzutreten, um zu sehen, wie sich T in das Gesamtbild einfügt – als Mitglied einer größeren Familie von Steroidhormonen. Das Erste, was Ihnen vermutlich in den Sinn kommt, wenn Sie »Steroid« hören, sind sicherlich die anabolen Steroide, die Sportler einnehmen, um Muskelmasse aufzubauen. Cholesterin oder Cholesterol fallen Ihnen dagegen wahrscheinlich erst als Letztes ein. Aber alle Steroidhormone leiten sich letztlich vom Cholesterin ab. Einfach gesagt, sind Steroide fettlösliche Stoffe, die eine bestimmte Kohlenstoffstruktur gemeinsam haben und Zellmembranen durchqueren können. Dabei üben Steroide ihre Wirkung über verschiedene Bahnen aus: entweder direkt, indem sie an einen spezifischen Rezeptor binden, in den das Steroid passt wie der Schlüssel in ein Schloss; oder indirekt, indem es sich mithilfe der sogenannten Steroidgenese in eines oder mehrere Steroide verwandelt. Bei diesem Prozess entstehen aus den »Upstream-Steroiden« – den in dem Prozess weiter oben angesiedelten Steroiden – mittels Dutzender möglicher Wechselwirkungen zwischen Steroiden sowie einer Vielzahl von Enzymen und anderen Co-Faktoren die sogenannten »Downstream-Steroide« (vgl. Abb. 2.1).

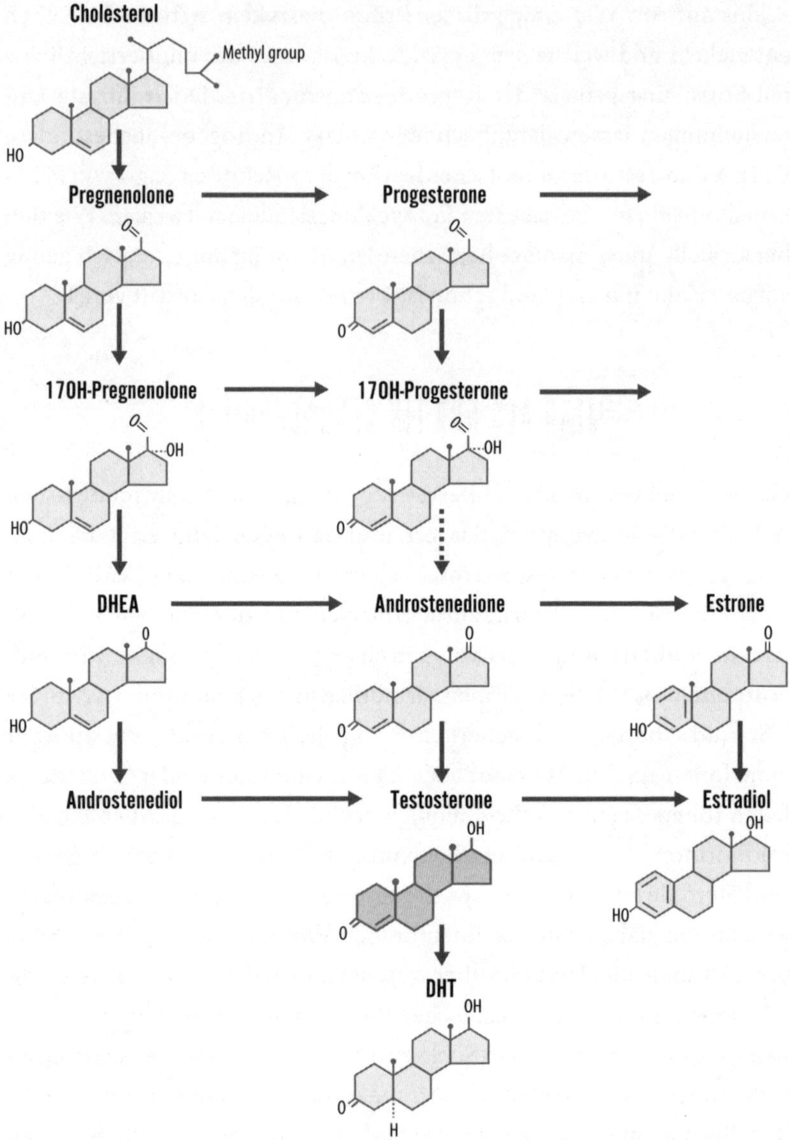

Abb. 2.1 Die Hauptpfade der Steroid-Genese
Quelle: Für die Autorinnen von Isabelle Lewis angefertigt

Für die Geschichte, die wir hier erzählen, sind die wichtigsten Transformationen die von DHEA in Testosteron und die von Testosteron in Estradiol, eine hochwirksame Form des Östrogens. Da Steroide entweder direkt oder – durch ein »Downstream-Hormon« – indirekt wirken können, ist selten klar erkenntlich, welches Steroidhormon letztlich für einen bestimmten Effekt im Körper verantwortlich ist. In Dwyn Harbens Fall könnte DHEA theoretisch einen direkten Einfluss gehabt oder durch eines seiner Produkte wie Testosteron oder Estradiol den Effekt hervorgerufen haben. An dieser Stelle kommt das Konzept des Sexualhormons ins Spiel. Harbens Körper war es egal, ob ein sogenanntes Androgen oder ein sogenanntes Östrogen für die Stimulation ihrer Eierstöcke gesorgt hatte. Aber diese Klassifikationen bringen in der Regel Kliniker und Forscher wie Gleicher in Schwierigkeiten, die von Ergebnissen ausgehen, wie sie Harben in ihrem Selbstversuch erzielt hatte.

In der Anfangszeit der Endokrinologie, bevor die Biochemie es Forschern ermöglichte, die chemischen Strukturen direkt zu untersuchen, mussten sie Steroidhormone an ihren Effekten erkennen. Die Wissenschaftler interessierten sich brennend für die Entwicklung des Geschlechts, das sie für dimorph hielten. Also erfanden sie die Begriffe »Androgen«, eine Substanz, die das stimulierte, was sie für typisch männliche Effekte hielten, und »Östrogen«, das für die vermeintlich typisch weiblichen Effekte verantwortlich sein sollte. Wenn ein Stoff die auffallende Färbung eines männlichen Vogels oder das Kopulationsverhalten eines männlichen Nagetiers auslöste, wurde er als Androgen bezeichnet. Stimulierte eine Substanz das Wachstum der Brustdrüsen oder die sexuelle Empfänglichkeit bei Ratten, dann handelte es sich um ein Östrogen.[4]

Als die Biochemie auf der Bildfläche erschien, wurden die Verhältnisse komplizierter. Zum einen zeigte sich, dass es verschiedene Substanzen gab, die die gleichen Effekte hervorriefen. Statt ein einziges Androgen zu entdecken, isolierten die Forscher mehrere unterschiedliche Steroide, die »vermännlichende« Effekte hatten, unter anderem Androstendion und Testosteron. Eine ernsthafte Komplikation bestand darin, dass jede spezifische Substanz nicht nur eine einzige Wirkungsart hatte: sowohl Estradiol wie Testosteron hatten Effekte, die als maskulinisierend oder feminisierend verstanden wurden. Bis heute hindert das Konzept des Sexualhormons die Forschung daran, die Steroidhormone als eine einzige eng verwandte Familie zu begreifen und nicht als deutlich voneinander abgegrenzte »Sexualsteroide«.

Noch in den 1970er-Jahren gerieten die Forscher ins Grübeln, weil Testosteron unter bestimmten Umständen »bei kastrierten Weibchen verschiedener Tierarten Reaktionen hervorrief, die für sexuelle Rezeptivität charakteristisch sind«, während Östrogen manchmal »wie Testosteron wirkte« und in der Folge sexuelle Rezeptivität hemmte. Diese Ergebnisse hätten die Klassifikation der Steroidhormone aufheben können, und wir haben zu denen gehört, die meinten, dass sie es hätten müssen. Aber die Klassifizierungsschemata waren zu tief verwurzelt, und so wird Testosteron ungeachtet seiner Fähigkeit, »feminisierende« Wirkung zu entfalten, nach wie vor als Androgen geführt. Das stellt wieder einmal nachdrücklich unter Beweis, dass Kategorien Konventionen sind und nicht naturgegeben.[5]

Heute lösen Wissenschaftler solche Widersprüche zwischen Klassifizierung und Beobachtung manchmal auf, indem sie die verschiedenen möglichen Bahnen zwischen Steroiden und ihren endgültigen Effekten berücksichtigen. In den 1970er-Jahren entwickelten Forscher eine Möglichkeit, einige Ergebnisse zu entwirren, die sie jahrzehntelang für paradox gehalten hatten, indem sie sich zunutze machten, was sie über die Steroidgenese wussten. Testosteron kann durch Aromatisierung zu Estradiol verstoffwechselt werden (vgl. Abb. 2.1). Wissenschaftler an der Rockefeller University entdeckten eine Möglichkeit, die Steroidgenese so zu unterbrechen, dass das Testosteron nicht aromatisiert werden kann. Im Laufe von Jahrzehnten hatten Experimente bereits bewiesen, dass eine frühe Exposition gegenüber T in der Entwicklung erforderlich ist, damit sich eine typisch männliche Physiologie entwickeln kann und, bei einigen Arten, auch das, was als typisch männliches Sexualverhalten gilt. Forschungsarbeiten zur Aromatisierung zeigten, dass viele dieser Effekte tatsächlich durch Estradiol hervorgerufen wurden. Wenn man beispielsweise früh genug in der Entwicklung die Umwandlung von T in Estradiol unterbrach, entwickelten männliche Tiere keine typisch männlichen Sexualverhaltensweisen; zudem zeigten auch einige physiologische Prozesse wie die Spermabildung Beeinträchtigungen.[6]

Die alte Angewohnheit, Hormone als Androgene oder Östrogene zu klassifizieren, stiftet nach wie vor Verwirrung. Selbst heute noch, da Hormone in der Regel nicht mehr wie einst nach ihrer Wirkungsweise eingeteilt werden, sondern nach dem Rezeptortyp, an den sie binden, ist DHEA ein flexibler Charakter. Es kann entweder an den Androgenrezeptor oder den Östrogenrezeptor binden. Allerdings ist seine Affinität zu Ersterem etwas stärker, daher wird es im Allgemeinen als »schwaches Androgen« betrachtet.

Welche Bedeutung hat das für Norbert Gleicher und Dwyn Harben? Die Androgenbehandlung von Frauen mit Fruchtbarkeitsproblemen stand im Widerspruch zu allen Grundsätzen, die Gleicher in seiner Ausbildung gelernt hatte. Die Verabreichung von DHEA regte Harbens Eierstöcke zur Bildung von Eizellen an, aber infolge der uneindeutigen Natur von DHEA war nicht erkennbar, warum sich das so verhielt. Da DHEA ein sehr weit oben angesiedeltes »Upstream-Hormon« ist, stellte sich die Frage, ob es den Effekt selbst oder durch eines seiner Produkte wie Testosteron oder Estradiol hervorrief. Wahrscheinlich war es nicht das DHEA, weil es von sich aus keine besondere biologische Aktivität zeigt. Nach Meinung einiger Forscher sollte DHEA noch nicht einmal als Steroidhormon klassifiziert, sondern lediglich als »Prohormon« bezeichnet werden – im Wesentlichen also als Vorläufer von Hormonen statt als Hormon selbst. Unser Körper verwendet es meist, indem er es zu den weit aktiveren Hormonen Testosteron und Androstendion umwandelt, die dann entweder direkt beziehungsweise über Androgenrezeptoren verwendet werden können oder weiter in Estradiol oder Östron verwandelt werden. Für Gleicher stellte sich die entscheidende Frage, welches von den DHEA-Downstream-Produkten die aktive Substanz war.

In der Baylor-Studie, dem Forschungsbericht, der ursprünglich Harbens Aufmerksamkeit erregte, erhielten fünf Frauen DHEA. Danach wurden sie mit FSH behandelt, um die Reifung der unreifen Eizellen und ihre Ausstoßung aus den Eierstöcken zu beschleunigen. Die Frauen hatten zuvor nicht auf die FSH-Stimulation reagiert, weshalb sie mit dem Etikett »schwache Ovarialreserve« versehen wurden. Doch nach zwei Zyklen mit DHEA-Aktivierung bildeten ihre Eierstöcke lebensfähige Eizellen, und eine der Frauen wurde dadurch schwanger und brachte Zwillinge zur Welt. Die Forscher wussten nicht recht, wie sie ihre Ergebnisse erklären sollten, aber sie tendierten offenbar zu der Annahme, dass DHEA die Estradiolkonzentration in den Ovarialfollikeln erhöht hätte. Mit einem Wort, sie glaubten, das vermehrte Östrogen habe den Eisprung gefördert. Das Testosteron ließen sie einfach unter den Tisch fallen.[7]

DAS T DES MONATS

Ende 2016 besuchten wir Gleicher in seinem Büro mit Blick auf die Park Avenue in Manhattan, um über T und den Eisprung zu sprechen. Die Autoren des Baylor-Berichts, auf den ihn Harben aufmerksam gemacht hatte, beschäftigten sich, so sagte er, kaum mit T; sie hätten nur kurz erwähnt, dass die T-Werte der Frauen sich nach der Stimulation mehr als verdoppelt hätten, aber im Diskussionsteil, wo sie ihre Ergebnisse interpretierten, komme T nicht mehr vor.

Gleicher griff auf, dass die T-Werte sich verdoppelt hatten, und erklärte diesen Umstand, indem er von einem anderen Zeitrahmen des Ovarialzyklus ausging. Der Hormonspiegel zum Zeitpunkt des Eisprungs liefert keine Information darüber, wie die Hormone in den letzten beiden Wochen vor der Ovulation zu dem Punkt in ihrer Entwicklung gelangen, an dem sie bereit für die »Rekrutierung« sind. Statt sich also auf den Augenblick des Eisprungs zu konzentrieren, geht Gleicher in der Zeit zurück bis zu dem Stadium der Follikelentwicklung, in dem die Follikel besonders empfänglich für verschiedene Substanzen, insbesondere für Testosteron, sind.

Um dieses Bild zusammenzusetzen, bezog er sich auf die »randständige Literatur, von der oft die interessantesten Ideen zu erwarten sind«, wie er sagte. Er stellte fest, dass die Rolle der Androgene beim Eisprung nicht-humaner Tiere seit mehr als zehn Jahren Thema in der Forschung war. Diese Studien zeigten, dass Androgene wie DHEA und T etliche positive Aufgaben in den frühen Stadien der Follikelentwicklung übernehmen, besonders bei Mäusen. Das vertrug sich zwar nicht mit der herrschenden medizinischen Auffassung, dass Androgene »schlecht für Frauen sind, die versuchen, schwanger zu werden«, sagte er, aber abgesehen von der Baylor-Studie konnte er auch auf seine eigenen, mit Androgen behandelten Patientinnen verweisen, die nicht die geringsten nachteiligen Auswirkungen erkennen ließen und deren Eizellenbildung so intensiv war, wie er es in den vielen Jahren seiner Praxis noch nicht erlebt hatte.

Ausgerüstet mit einer plausiblen Theorie, einigen vielversprechenden Fallstudien und der grundsätzlichen Bereitschaft, kühne Entschlüsse zu fassen (ein Charakterzug, der ihm sowohl Beifall als auch erhebliche Kritik eingetragen hat), machten sich Gleicher und sein Kollege David Barad sofort daran, in ihrer Kinderwunschpraxis auch andere Patientinnen, die auf die üblichen Methoden nicht sehr gut ansprachen, mit DHEA zu behandeln. Es klappte nicht bei jeder Frau. Durch genaue Kontrolle der Konzentration einer Reihe von Steroiden nach der DHEA-Behandlung konnten Gleicher und Kollegen feststellen, dass einige Frauen, die nicht auf DHEA reagierten, Probleme mit der Umwandlung von DHEA in Testosteron hatten. Neben der Verwendung von DHEA begannen sie daher, bei den Frauen die Konzentration des Enzyms zu überprüfen, dass DHEA in T umwandelt. Ist sie gering, behandeln sie die Frauen mit niedrigen Dosen von Testosteron und berichten, dass sie auch damit Erfolge erzielt hätten.

Man kann gar nicht oft genug darauf hinweisen, wie sehr dieser Befund der typischen klinischen Vorstellung von der Fruchtbarkeit der

Frau zuwiderläuft. Bislang haben wir die umfangreiche Forschungsliteratur über T und die Ovarialfunktion außer Acht gelassen. Aber in dieser Literatur geht es nur um pathologische Phänomene, besonders um die Rolle von Androgenen beim sogenannten Polyzystischen Ovarialsyndrom (abgekürzt auch PCOS, nach der englischen Schreibweise). PCOS ist ein vielfältiges Krankheitsbild, aber viele Frauen mit PCOS haben Fruchtbarkeitsprobleme, weil ihre Eizellen nicht alle Entwicklungsstadien durchlaufen, die für den Eisprung erforderlich sind. Gewöhnlich, aber durchaus nicht immer, ist der T-Wert bei Patientinnen mit PCOS erhöht; allerdings muss man dazu sagen, dass ein hoher T-Wert üblicherweise das Erste ist, wonach Kliniker suchen, um PCOS zu diagnostizieren – und den T-Wert zu senken ist eines ihrer häufigsten Behandlungsziele. Wenn wir Kliniker in Interviews und Gesprächen nach der Rolle von Testosteron bei der weiblichen Fortpflanzung fragen, ist PCOS nicht nur der erste Punkt, den sie erwähnen, sondern fast immer auch der einzige. Die positive, möglicherweise sogar unverzichtbare Rolle der Androgene in der normalen Funktion der Eierstöcke hat sich noch nicht bis zu den Klinikern herumgesprochen, zumindest nicht zu denen, die nicht dem engen Kreis der Kinderwunschspezialisten angehören.

Bereit, gegen den Strom zu schwimmen, machten sich Gleicher und seine Kollegen, vor allem David Barad, ans Werk. Mit einer dritten Kollegin, Andrea Weghofer, schrieben sie 2011 einen Artikel, in dem sie das Paradox zwischen ihrer eigenen klinischen Erfahrung und der herrschenden Lehrmeinung zur Sprache brachten. Die selbst gestellte rhetorische Frage, ob Androgene »Freund oder Feind der Fertilitätsbehandlung« seien, beantworteten sie mit einem klaren »Weder – noch«. Vielmehr gibt es nach ihrer Ansicht eine optimale Konzentration, einen idealen Punkt, an dem Androgene von entscheidender Bedeutung für den Eisprung sind. Dieser scheinbar paradoxe Tatbestand trat zuerst im Kontext der Behandlung von Frauen mit Kinderwunsch in Erscheinung, gilt aber auch für den Eisprung im Allgemeinen. In einem umfassenden Forschungsüberblick von Studien im Jahr 2015 mit menschlichen und nicht-humanen Probanden kamen die Verfasser zu dem Ergebnis, dass »optimale Androgenkonzentrationen für die normale Ovarialfunktion erforderlich sind«. Das untermauert die Hypothese von Gleicher und Kollegen, dass die Frage nicht lautet, ob Androgene »Freund oder Feind« der weiblichen Fruchtbarkeit sind, sondern wie viel am besten ist.[8]

Hohe T-Werte beeinträchtigen den Eisprung in zweierlei Hinsicht: Sie stören das letzte Stadium der Follikelentwicklung, und sie unterdrücken den Anstieg des luteinisierenden Hormons, das den Eisprung auslöst. Doch auch sehr niedrige T-Werte erweisen sich als Problem. Denn in den frühen Stadien der Follikelentwickelung ist Testosteron förderlich, sogar notwendig. Die entscheidende neue Information lautet, dass T dazu nicht in Estradiol umgewandelt wird, sondern dass das Testosteron seine positive Wirkung auf den Eisprung direkt ausübt. Aus Tierexperimenten haben wir die eindeutigsten Belege dafür. Ein entscheidender Forschungsansatz bestand darin, die Stereogenese an dem Punkt zu unterbrechen, an dem sich T in Estradiol verwandelt. An Tiermodellen hat sich gezeigt, dass die Wirkung von DHEA auf die Follikelentwicklung gleich bleibt, selbst wenn das für die Umwandlung von T in Östrogen erforderliche Enzym blockiert wird. Jüngst haben Forscher ein anderes Modell entwickelt; dabei setzen sie die Androgenrezeptoren von Tieren – Nagern, Schafen und Primaten – außer Kraft. Die Ausschaltung der Androgenrezeptoren erzeugt ernsthafte Fruchtbarkeitsprobleme, einschließlich des vorzeitigen Versagens der Eierstöcke.[9]

Unter den vielen DHEA- und T-Studien ist bislang nur eine randomisierte kontrollierte Studie am Menschen vorgenommen worden, in der Frauen mit ähnlichen Profilen sich mit und ohne vorherige DHEA-Behandlung einer Stimulation der Eierstöcke unterzogen. Zwar kam es in der DHEA-Gruppe zu sechs Schwangerschaften gegenüber nur einer in der Placebo-Gruppe, aber es handelt sich nur um eine einzige Studie an lediglich 33 Frauen.[10]

Mehr Studien wie diese werden kaum verfügbar sein. Gleicher hat darauf hingewiesen, dass viele der Kinderwunschpatientinnen, die seine Kollegen und er behandeln, sich im Wettlauf mit der Zeit und ihrem Alter befinden. Angesichts eines so schmalen Zeitfensters für eine Schwangerschaft mit den eigenen Eizellen ließe sich eine Frau in einer randomisierten Studie, in der sie möglicherweise ein Placebo bekäme, auf ein nicht akzeptables Glücksspiel ein. Ein anderer Grund könnte noch wichtiger sein: DHEA ist leicht zu bekommen, und vor Jahren machte die Behauptung die Runde, es könnte die Chancen auf eine Schwangerschaft erhöhen. Als Teammitglieder der einzigen randomisierten Studie 2008/09 versuchten, Teilnehmerinnen zu rekrutieren, hatten 13 der 60 Frauen, die ursprünglich infrage kamen, bereits DHEA genommen, bevor das Team sie aufnehmen konnte. Frauen, die schon einmal DHEA genommen haben, sind für eine solche Studie nicht mehr geeignet.

Damit sind wir wieder am Anfang angelangt. Nach Gleichers Bericht gab es in seinem Forschungsbereich anfänglich einen »gewissen Widerstand« gegen die Vorstellung, DHEA zu verwenden, doch jetzt herrscht »ein rasch wachsender Konsens« darüber, dass es wirkt. Kinderwunschspezialisten haben mittlerweile akzeptiert, dass Androgene eine wichtige Rolle in den frühen Stadien der Follikelreifung spielen. Kürzlich hat eine internationale Erhebung in einigen Fruchtbarkeitskliniken erbracht, dass ein Drittel von ihnen jetzt DHEA-Stimulation verwenden, und Gleicher glaubt, diese Rate steige weiterhin »steil an«.[11]

Doch einige Experten meinen, der Hype sei den Daten davongelaufen. In der Zeitschrift *Human Reproduction* vertreten Kayhan Yakin und Bulent Urman die Auffassung, die DHEA-Ergänzung »wurde in der Welt der In-vitro-Fertilisation als Wundermittel angepriesen«, aber sie mahnen zur Vorsicht, denn »es wird Zeit, zu überlegen, ob Kliniker ihren Patientinnen DHEA auf einer überprüfbaren wissenschaftlichen Grundlage verabreichen sollen oder es einfach als empirischen Wirkstoff betrachten können, der möglichen, aber nicht bewiesenen Nutzen bringt«. So schien 2015 ein umfangreicher Forschungsüberblick zu dem Ergebnis zu kommen, dass eine Behandlung mit DHEA oder T bei Frauen, die als *Low Responder* diagnostiziert waren, die Lebendgeburtenrate geringfügig verbesserte; die Autoren fügten aber hinzu, dass die Daten hier nur von eingeschränkter Qualität seien.[12]

Noch ist sehr vieles unklar. Ist T »obligatorisch« für den Eisprung, wie die Endokrinologen sagen – mit anderen Worten, kann die Ovulation nicht stattfinden, wenn T nicht zugegen ist? Oder hat es eine »permissive Wirkung«, das heißt, verbessert T die Funktion der Eierstöcke, indem es anderen Funktionen ermöglicht, ihre vollständige Wirkung zu entfalten? Dass wir noch nichts Genaueres wissen, liegt unter anderem daran, dass die Forschung noch in den Kinderschuhen steckt. Und das wiederum dürfte seinen Grund darin haben, dass Testosteron immer noch als das »männliche Geschlechtshormon« betrachtet wird.

ENACTMENT VON TESTOSTERON

Wenn T im Zusammenhang mit der Fortpflanzung erörtert wird, geht es fast immer um die Entwicklung des männlichen Reproduktionssystems oder die Bildung von Spermien. Dieser Forschungsbereich befindet sich aktuell im Wandel und verändert sich, während wir schreiben. Als wir den ersten Entwurf unseres Buchs verfassten, stießen wir bei unserer Recherche zu Ts Rolle im weiblichen Körper nur auf Probleme: das Polyzystische Ovarialsyndrom, unregelmäßige Menstruation und Unfruchtbarkeit. Um etwas Positives zu finden, mussten wir uns auf eine lange und mühsame Suche begeben und uns ausreichend mit der Biochemie vertraut machen, um die relevanten Informationen aufzuspüren. Heute liefert eine Websuche unter dem Stichwort »Testosteron und weibliche Fruchtbarkeit« zwar zahlreiche Ergebnisse, die Ts positive Rolle unterstreichen. Doch in keiner dieser zahlreichen Quellen findet sich die Aussage, dass T von entscheidender Bedeutung für den Eisprung ist, und doch scheint das der Fall zu sein. Es handelt sich hierbei offensichtlich um eine ganz konkrete, materielle Wirkung von T, die niemand erwartet hat, und sie wird gleichzeitig erforscht und geleugnet – und bleibt strittig.

Die Geschichte von T und der Ovulation ist zum Teil eine Geschichte über den Unterschied zwischen klinischer Forschung und Grundlagenforschung, sie ist aber auch ein nützliches Beispiel, das uns zeigt, wie schwierig es ist, zu endgültigen Aussagen über die Wirkung von Testosteron zu gelangen. T ist nicht irgendwo damit beschäftigt, seinen Job zu machen, und damit basta. Wir müssen *upstream* nach DHEA und *downstream* nach Estradiol suchen, um alle Möglichkeiten zu berücksichtigen. Wenn wir etwas – sogar experimentell – in einem Kontext herausgefunden haben, folgt daraus nicht, dass es auch in einem anderen Kontext genauso funktioniert. Die Wissenschaftsphilosophin Annemarie Mol verwendet den Begriff »Enactment« – die Erzeugung von Realität durch Praxis –, um zu erklären, wie Dinge durch eine bestimmte Praxis entstehen. So gesehen, bedeutet ein anderer Kontext, dass man einen anderen Gegenstand betrachtet.[13]

Was bedeutet das Konzept des »Enactment«, wenn der betreffende Gegenstand etwas so Konkretes wie Testosteron ist? Erstens, bei einem Objekt wie dem Testosteron ist vielleicht offenkundig, dass es nicht vollkommen diskursiv ist: Es gibt ein materielles Objekt, das existiert, egal wie wir es erkennen, verstehen oder studieren. Während einerseits niemand an der Existenz von Phänomenen wie Gender und Sexualität zweifelt, glaubt andererseits auch keiner, man könne Gender oder Sexualität unter dem Mikroskop beobachten. Testosteron dagegen scheint etwas zu sein, das man in Bernstein konservieren könnte: singulär und unveränderlich, man könnte den Stein ohne reale Folgen für das Fossil in seinem Inneren von einem Ort zum anderen bewegen. Die statischen Kugel-und-Stab-Modelle, anhand derer viele Menschen ihre biochemischen Kenntnisse erwerben, vermitteln die Vorstellung, jedes Molekül habe unabhängig von seinem Kontext ein überdauerndes »Wesen«. Entscheidend ist hier, dass wir zu dem Objekt T keinen anderen Zugang haben als durch die spezifischen Arten des Umgangs mit ihm: Wir verwenden bestimmte Werkzeuge, stellen spezifische Fragen, sammeln einige Informationen und lassen andere unter den Tisch fallen. Entscheidend ist immer: Das Enactment von T manifestiert sich nicht nur durch Unterschiede in der Art und Weise, wie die menschlichen Akteure (Wissenschaftler, Patienten, Journalisten) die Frage angehen, sondern auch in den spezifischen materiellen Umständen, unter denen das Molekül mit anderen materiellen Akteuren im Körper interagiert. Wie wir im Zusammenhang mit der Multiplizität dargelegt haben, ist es von großer Bedeutung, ob Testosteron an Albumin oder einen anderen Stoff gebunden ist, ob es frei ist, ob es in Blut oder in Speichel zirkuliert und so fort.

Gleichers Bericht zeigt nicht, dass das, was wir vorher über den Eisprung wussten, »falsch« war. Durch die Verschiebung der Zeitleiste verschiebt sich nicht unbedingt die Brille, durch die wir die relevanten Akteure der Ovulation sehen; vielmehr *verändert* diese Verschiebung die beteiligten Akteure. Wir müssen uns daran erinnern, dass die Gegenstände, die wir hier untersuchen, organisch sind und dass es infolge der Entwicklungsprozesse, die permanent ablaufen, kein unveränderliches Objekt gibt, auf dem unser Auge ruhen könnte. Der in der Entwicklung befindliche Follikel ist in einigen Stadien für die Effekte des FSH empfänglich, in früheren Phasen aber nicht. Es handelt sich also um ein materielles Objekt mit realen Eigenschaften und Affinitäten, aber dennoch nicht um eine unveränderliche Konstante. Der Kontext ist immer entscheidend und bezieht Zeit und Raum mit ein.

Ist in diesen Untersuchungen auch Raum für den sozialen Kontext? Wir sagen: Ja. Das Testosteron, das wir kennen, zeigt sich oder verschwindet, je nachdem, welche Werkzeuge wir zu seiner Untersuchung verwenden. Beispiele dafür sind die Zeitleisten, die wir oben beschrieben haben, aber auch die Entscheidungen eines Wissenschaftlers darüber, welche Hormone er überhaupt messen will und welche er im Diskussionsteil seines Artikels erörtern möchte. Welche Elemente sortiert man als irrelevant oder uninteressant aus? Bei dieser Frage geht es nicht um einen imaginären Disput darüber, wer denn nun recht hat. Verschiedene Arten, einen Gegenstand zu untersuchen, zeigen nicht verschiedene Seiten von ihm; vielmehr sind sie das Enactment verschiedener Versionen des Gegenstands. Dabei ist das Ziel nicht, eine Version gegen eine andere auszutauschen oder zwischen den Versionen hin und her zu wechseln, weil man hofft, dass sich am Ende auf wundersame Weise die »echte Version« offenbart.

Gleichzeitig schließen einige Versionen bestimmte Fragen aus und passen sich dem, was wir über die Funktionen unserer Körper zu wissen glauben, leichter an. Einige Erklärungen des Eisprungs scheinen naheliegender und sogar plausibler zu sein, weil sie vertraute Akteure einbeziehen; sie passen in ein bekanntes Szenario. Die Annahme des Baylor-Teams, DHEA unterstütze den Eisprung durch Östrogene, war vorhersagbar aufgrund der historisch verwurzelten, aber wissenschaftlich fragwürdigen Idee, dass »männliche« Hormone »männliche« Merkmale und »weibliche« Hormone »weibliche« Merkmale förderten. Die gleiche Logik erklärt, warum es immer noch einen solchen Mangel an Literatur über die Rolle von Androgenen in der Ovulation gibt, obwohl die Untersuchungsdaten der letzten 20 Jahre übereinstimmend bestätigen, das T und andere Androgene eine entscheidende Rolle spielen.

Offenbar haben Wissenschaftler große Schwierigkeiten, sich mit der Tatsache abzufinden, dass dieses »männliche« Hormon von zentraler Wichtigkeit für eine weibliche Funktion, den Eisprung, ist. Wir fragten Gleicher, ob die Vorstellung von Testosteron als dem »männlichen Geschlechtshormon« es in der Wissenschaft erschwert habe, seine Rolle beim Eisprung anzuerkennen. Er zögerte und meinte, er wolle in der Frage nicht »zu politisch korrekt« sein, pflichtete uns dann aber doch bei. »Ja, ich vermute, dass das tatsächlich der Fall ist«, sagte er. »Natürlich haben Männer höhere Testosteronspiegel als Frauen, trotzdem ist es für Frauen wahrscheinlich genauso wichtig wie für Männer.« Im Allgemeinen geht man davon aus, dass Wissenschaftler sich an das Sparsamkeitsprinzip halten – die beste Erklärung ist die diejenige, die mit den wenigsten Variablen auskommt. Nach diesem Prinzip wäre es am sinnvollsten, die Auswirkungen von DHEA auf T zurückzuführen, denn T wird direkter und in größeren Mengen aus DHEA gebildet als Estradiol. Doch das allgemeine Vorurteil, das sich dagegen sträubt, T mit einer »weiblichen« Kernfunktion zu verknüpfen, legt die Latte sehr viel höher: Es ist weit mehr Evidenz erforderlich, um diesen Zusammenhang zu akzeptieren.

Die Version, die das Baylor-Team von der Ovulationsgeschichte liefert, deckt sich nicht nur mit dem Konzept des Geschlechtshormons, sondern auch mit allen Darstellungen des Eisprungs in Lehrbüchern und Publikumsmedien. Nur die beiden letzten Entwicklungswochen der Eizelle werden im Detail beschrieben. Alles andere wird in einen einzigen Satz gezwängt, vielleicht auch zwei, die in erster Linie beschreiben, dass die Stadien zwischen dem Erscheinen der Eizelle im Fötus und ihrer »Rekrutierung« unbekannt seien. Und durch die altbekannte Geschichte, dass »Frauen mit allen Eizellen geboren werden, die sie jemals herstellen«, nimmt man dieser Lücke ihre weitreichende Bedeutung.

Die Ovulationsgeschichten, die wir uns als Gesellschaft erzählen, belegen die Nützlichkeit der pragmatischen Erkenntnistheorie: Welche wissenschaftliche Methode eignet sich für die anstehende Aufgabe? Für Harbens Zwecke war es entscheidend, die Black Box der Follikelentwicklung zu öffnen: Andernfalls hätte sie einfach das Etikett »schwache Ovarialreserve« bekommen und keine Möglichkeit gehabt, weitere reife Eizellen herzustellen. Ihr Bedürfnis, ihre eigene Situation zu verstehen, entsprang dem Wunsch, die Dinge in Gang zu bringen, nicht einem bewussten Forschungsdrang oder dem Wunsch nach »Erkenntnis«. Den nächsten Schritt machte Gleicher, indem er sich der Frage pragmatisch näherte, um herauszufinden, wie sich die Ergebnisse, die Harben erzielt hatte, wiederholen ließen. Harbens Selbstbehandlung eröffnete einen potenziell einträglichen Markt für Gleicher und das ganze Fachgebiet (obwohl er das uns gegenüber nicht ansprach). Als erfahrene und gewiefte Geschäftsfrau erkannte Harben das und handelte eine Partnerschaft mit Gleicher und seiner Firma aus; sie ist Mitinhaberin des Patents für die DHEA-Behandlung, die jetzt in der Klinik praktiziert wird. Alle Tricks, die die Kinderwunschspezialisten bis zu diesem Zeitpunkt auf Lager hatten, waren nicht für Frauen mit massiv geschwächter Eizellenreserve geeignet; wenn die Hormonstimulation keine reifen Follikel hervorbrachte, mussten die Frauen sich einfach damit abfinden, dass sie mit ihren eigenen Eizellen nicht mehr schwanger würden.

Hier empfiehlt sich eine agnotologische Perspektive – das heißt, wir sollten nicht nur darüber nachdenken, welche Aspekte der weiblichen Reproduktion hartnäckig ignoriert werden oder in Vergessenheit geraten sind, sondern auch, warum diese Aspekte vergessen sind und wie es im Einzelnen zu diesem blinden Fleck kam. Was wir über den Eisprung herausgefunden haben, lässt darauf schließen, dass das Konzept des Sexualhormons ein wirkungsvoller Ignoranz-Mechanismus ist, der einige Fragen fördert und andere unterdrückt, der Wissenschaftler blind macht für bestimmte Probleme, die ihnen schon lange vorliegen. Ein anderer Ignoranz-Mechanismus, der das Testosteron den Blicken der Forschung entzieht, hat damit zu tun, dass man lange Zeit von der »passiven Entwicklung des weiblichen Individuums« sprach, eine widersprüchliche Redewendung, auf die viele feministische Forscherinnen hingewiesen haben. Aus biologischer Sicht springt der Widerspruch sofort ins Auge, weil alle Entwicklung definitionsgemäß aktiv ist. Wer die weibliche Entwicklung für passiv hält, geht von der Vorstellung aus, die Eizellen säßen einfach im Eierstock, bis sie freigesetzt würden – eine Annahme, die die Vorbereitung der Eizellen auf dieses Stadium aus dem Horizont der Forscher ausblendet und die Zeitleiste des Ovarialzyklus verstümmelt.[14]

Der Einfluss dieses Modells ist enorm. Selbst bei kritischem Bewusstsein blockiert das Konzept der passiven weiblichen Entwicklung die Erkenntnis. Für uns war nicht unmittelbar ersichtlich, wie man das Wissen um Ts Rolle in den biologischen Ablauf der Ovulation integrieren konnte. Wir zeigten Gleicher ein Standarddiagramm des Ovulationszyklus und fragten ihn: »Wie können wir T in dieses Diagramm einbauen?« Er sagte uns: »Sie brauchen ein ganz neues Diagramm, weil Ihr Zeitfenster völlig falsch ist.« Das heißt, *völlig falsch fürs Testosteron.* Zwar gibt das Diagramm die letzten Wochen der Follikelentwicklung richtig wieder, doch die Wirkung von T setzt vorher ein. T stimuliert die Follikelentwicklung und verhindert einen vorzeitigen Tod der Eizelle, etwa in den zwei Monaten *vor* unserem ursprünglichen Diagramm. Abbildung 2.2. ist ein überarbeitetes Schaubild. Die Spalte ganz links zeigt den Zeitraum, in dem T wichtig ist; rechts davon haben wir die Standardversion des Ovulationszyklus mit Menstruation, Eisprung und Ausstoßung der unbefruchteten Eizelle abgebildet, wobei FSH, LH, Östrogen und Progesteron eine Rolle spielen – aber nicht Testosteron.

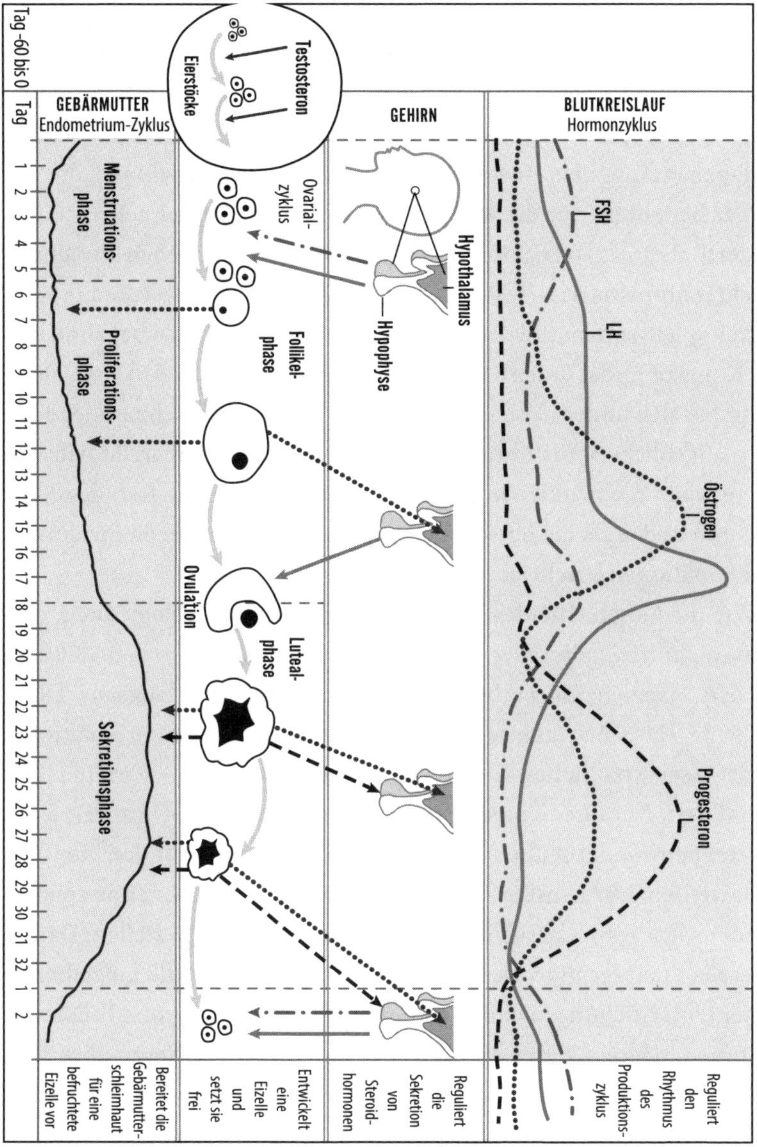

Abb. 2.2 Klassische Darstellung des Ovulationszyklus, der die Follikularentwicklung im Zusammenspiel mit Gehirn, Gebärmutter und Schlüsselhormonen darstellt, aktualisiert durch die Einbeziehung von Testosteron.
Quelle: Für die Autorinnen von Isabelle Lewis entwickelt.

Ein wiederum anderer Ignoranz-Mechanismus ist die Tendenz der Forschung, auf isolierten Feldern zu operieren – das heißt, erfolgreiche wissenschaftliche Methoden eines Feldes werden nicht immer von anderen übernommen. Selbst wenn einige Praktiken der Fertilitätsforschung und -behandlung also eine Version von T in den Fokus nehmen, die von großer Bedeutung für die weibliche Fruchtbarkeit ist, schließen andere Felder T als positiven Faktor für den weiblichen Körper noch immer aus. Die Erkenntnisse, dass Testosteron eine Rolle in der weiblichen Fruchtbarkeit spielt, sind mittlerweile schon seit zwei Jahrzehnten bekannt, und das Konzept findet unter Kinderwunschspezialisten viel Anklang. Doch wenn Sie sich andere Forschungs- und Praxisfelder ansehen oder auch die maßgeblichen Ausführungen zur weiblichen Fruchtbarkeit betrachten (etwa in medizinischen Lehrbüchern), so stellen Sie fest, dass dort T wie eh und je als der entscheidende Faktor »männlicher« Strukturen und Funktionen beschrieben wird.

Wie die Geschichte des Eisprungs zeigt, ist das Problem, das T aufwirft, nicht rein kultureller Art. Die Erkenntnis, dass T von Bedeutung für den Eisprung ist, verbreitet sich außerordentlich langsam. Diese schlichte Tatsache zeigt, wie sehr Ts soziale Identität unser konkretes, naturwissenschaftliches Bild von dem, was Testosteron »wirklich ist«, beeinflusst. Mit den neueren Studien könnten die Vorstellungen eines ganzen Jahrhunderts über die Rolle des Testosterons auf den Kopf gestellt werden. Der Umstand, dass sie eine Rolle in der Ovulation spielen, könnte sogar ihre Klassifizierung als Androgene infrage stellen. Das ist einer der Hauptgründe, weshalb wir uns überhaupt auf die Einzelheiten dieser Untersuchungen einlassen: Unser Buch ist eine große Fallstudie, die unter anderem klären soll, warum es so schwer ist, Neues über T zu lernen.

3

GEWALT

Am 15. März 1971 hielten die Staatsanwälte vor einem Militärgericht in Fort Benning, Georgia, ihre Schlussplädoyers in dem Prozess gegen Lt. William L. Calley, der wegen des berüchtigtsten Massakers des Vietnamkriegs angeklagt war. Drei Jahre zuvor hatten Dutzende von US-Soldaten in dem vietnamesischen Dorf My Lai eine große Zahl unbewaffneter Zivilisten aller Altersstufen ermordet, vergewaltigt und/oder verstümmelt. Obwohl mehr als 100 Männer an den Gräueltaten beteiligt waren, war Calley der Einzige, der verurteilt wurde.

Die Brutalität und das Ausmaß der Gewalt überstiegen damals das Vorstellungsvermögen der meisten Amerikaner. Doch auf der Titelseite der *Washington Post* fand sich rasch so etwas wie eine Erklärung: Neben einem Artikel, der über Calleys Prozess berichtete, war ein zweiter Bericht abgedruckt, dessen Titel lautete »Militärpsychiater untersuchen die Beziehung zwischen männlichen Sexualhormonen und Aggression, um irrationalen Killern den Zugang zum Militär zu verwehren«. Niemand sagte direkt, das Verbrechen von My Lai könne einem besonders eklatanten Fall von Testosteronvergiftung angekreidet werden, aber der Umstand, dass die Artikel nebeneinanderstanden, und die Zitate der an der Untersuchung beteiligten Psychiater über ihre Testosteronstudien deuteten zweifellos einen Zusammenhang zwischen T und dem Massaker an. »Wir versuchen Menschen auszusortieren, die ihre Aggressionen nicht im Griff haben – Menschen, deren Aggression so übermächtig ist, dass sie nicht gelernt haben, sie zu beherrschen«, sagte Dr. Robert Rose, einer der Psychiater, über deren Arbeit in dem Artikel berichtet wurde.[1]

Eine der bekanntesten und hartnäckigsten Geschichten in der autorisierten Testosteron-Biografie ist die Behauptung, dass T den Antrieb zu gewalttätiger Aggression liefere. Diese Verknüpfung gibt es nicht erst seit dem My-Lai-Massaker. Bei ihrer Untersuchung von »Rassen«-Konzepten in der Gedankenwelt der US-amerikanischen Medizin und Naturwissenschaft haben die Wissenschaftshistorikerinnen Evelynn Hammonds und Rebecca Herzig nachgewiesen, dass Experten in der Mitte des 20. Jahrhunderts davon ausgingen, dass endokrine Störungen, auch als »Endokrinopathien« bezeichnet, eine wichtige Ursache für Verbrechen darstellten. Trotzdem haben wir hier mit den nebeneinandergestellten Artikeln der *Washington Post* über Calleys Prozess und Roses Forschung begonnen, weil sie so deutlich vor Augen führen, dass es bei wissenschaftlichen Fakten »weniger um die Entdeckung als um die Erzeugung von Realität durch die Zusammenführung heterogenen Materials geht«, wie die Anthropologin Amade M'charek schreibt. Und weil sie ein großartiges Beispiel dafür sind, dass wissenschaftliche Aussagen, wenn sie einmal etabliert sind, schwer aus den Angeln zu heben sind. Die Studie selbst – ganz abgesehen von ihrer höchst irreführenden Assoziation mit dem Massaker von My Lai – hätte heute wohl kaum Aussichten, gedruckt zu werden. Doch ihre zentrale Aussage – dass hohe T-Spiegel mit einer größeren Zahl »von schweren Vergehen« und »Gewaltverbrechen« einhergehen – hat ihre fragwürdige Herkunft hinter sich gelassen und lebt nun als schlichte empirische Wahrheit fort. Die Tatsache, dass die Studie den Methoden oder Theorien zeitgenössischer Verhaltensendokrinologie nicht mehr gerecht wird, stellt dabei kein Hindernis mehr dar.[2]

Die Vorstellung, T sei der Motor für Gewaltverbrechen, ist wie ein Zombie, der einfach nicht zur Strecke gebracht werden kann, weder durch neue Forschungsergebnisse noch durch neue Modelle, die frühere Forschungsdaten irrelevant machen oder neuen Interpretationen unterwerfen. Im vorliegenden Kapitel möchten wir zeigen, wie diese Zombie-These zustande kam, und, noch wichtiger, warum sie nicht totzukriegen ist. Dazu müssen wir nicht nur alte Methoden, sondern auch überholte

Studien ausgraben, die schwerwiegende Mängel aufweisen und schon längst hätten ad acta gelegt werden müssen, aber in der Literatur fröhlich weiterleben; sie sind nie genauer überprüft worden und haben ein unverwüstliches Nachleben. Da diese Zombie-These so weithin akzeptiert wird, ist die Vorstellung, dass Gewaltverbrechen eine Frage der individuellen oder kollektiven Biologie seien, auch im Alltag weitverbreitet. Aus diesem Grund sind die Interventionsmöglichkeiten, die uns zur Verfügung stehen oder die wir uns auch nur vorstellen können, stark eingeschränkt.

Der vermeintliche »Fakt«, Testosteron sei der Antrieb von Gewaltverbrechen, liegt unter vielen Schichten aus T-Mythen vergraben. Bei unserer Ausgrabung orientieren wir uns an den Schlüsselaussagen von Robert Rose, James Dabbs und Allan Mazur, drei Forschern, deren Arbeit von entscheidender Bedeutung für die Entstehung dieser wissenschaftlichen These war. Die Arbeiten, die wir untersuchen, sind die altgedienten Studien, mit denen viele Forscher noch immer ihre Behauptung stützen, dass hohe T-Werte mit extremer Aggression oder Gewaltverbrechen einhergehen; in der Literatur gibt es an keiner einzigen dieser Studien fundierte Kritiken. Als wir kürzlich im Internet nach gängigen Vorstellungen über den Zusammenhang zwischen T und Aggression oder Gewaltverbrechen suchten, befanden sich diese Autoren unter den ersten Treffern. Da waren zum einen die klassischen T-Studien an Strafgefangenen, die Dabbs und Kollegen in den 1990er-Jahren veröffentlichten, eine Arbeit von Mazur und seinem häufigen Co-Autor Alan Booth, beide Soziologen, sowie ein Artikel, der Dabbs' Andenken gewidmet war. Unmittelbar unter diesen Studien befindet sich ein Artikel aus dem *Scientific American* von 2012, der die Behauptung wiederholt, »dass die meisten einsitzenden Gewalttäter unabhängig von ihrem Geschlecht höhere Testosteronspiegel aufwiesen als ihre weniger gewaltbereiten Mitgefangenen« – eine Behauptung, die in der populärwissenschaftlichen Literatur so oft zitiert wurde, dass sie heute keines Verweises auf bestimmte Studien mehr bedarf. Diese und andere populäre Nacherzählungen behaupten gewissermaßen im Vorübergehen, dass ein Zusammenhang zwischen

T und Gewaltkriminalität existiert, auch wenn sie die heute üblich gewordenen rhetorischen Absicherungen verwenden, die ihre Darlegung glaubhaft und wissenschaftlich erscheinen lassen. Nach dieser argumentativen Strategie »verursacht« Testosteron Aggression dann nicht mehr direkt, sondern »ist für Gewalttätigkeit notwendig, aber ... allein nicht hinreichend«. Kriminalität ist ein Schlüsselelement in allen klassischen Erzählungen über Testosteron, auch wenn T nicht mehr der Gewalttäter ist, den man in William Calley sah. Heute gilt eher die nüchterne Feststellung des Wissenschaftsjournalisten Christopher Mims: »Testosteron ist weniger ein Täter als ein Komplize – einer, der oft nicht allzu weit vom Tatort entfernt ist.«[3]

In diesem Kapitel beschäftigen wir uns auch mit der Wechselbeziehung zwischen den Studien über den Zusammenhang zwischen T und Aggression einerseits und dem Diskurs über Gewalt als soziales Problem andererseits. Dabei interessieren wir uns vor allem für die Verbindungen dieser Debatten über Gewalt mit Fragen der Klassen- und »Rassen«-Zugehörigkeit. Von Anfang an ging es in Wissenschaft und wissenschaftlichen Erzählungen, die T mit Aggression verknüpfen, sowohl um individuelle Körper als auch um allgemeine soziale Probleme oder Trends: Warum sind Männer häufiger aggressiv als Frauen? Wie filtert man den überaggressiven Soldaten heraus? Wie unterscheidet man den gewaltbereiten Wiederholungstäter von jemandem, der resozialisierbar ist? All das sind keine Fragen von rein wissenschaftlichem Interesse, sondern von politischer Dimension und Sprengkraft. Testosteron spielt eine zentrale Rolle in einem der brisantesten Probleme unserer Zeit: der rassistisch aufgeladenen Dynamik zwischen Gewaltverbrechen und unverhältnismäßiger Polizeigewalt, besonders gegenüber schwarzen Männern und Frauen und anderen People of Color. In einer säuberlich parallel gebauten Argumentation macht man Testosteron sowohl für Gewaltverbrechen als auch für die hemmungslose Gewaltanwendung der Polizei verantwortlich. Seit zwei Jahrzehnten behauptet Allan Mazur, seines Zeichens Soziologe und gewähltes Mitglied der American Association for the Advancement of Science, hohe T-Werte bei jungen schwarzen Männern könnten allgemeine soziale Kriminalitätsmuster erklären, wie etwa die FBI-Statistik von 2013 für die Vereinigten Staaten, die zeigt, dass »38 Prozent der Mörder ... und 51 Prozent der Opfer nachweislich schwarz waren«. Im selben Jahr erklärte Charles Ramsey, damals Polizeichef von Philadelphia, Testosteronmissbrauch sei verantwortlich für »einige der schlimmsten Fälle von häuslicher Gewalt«, die auf das Konto von Polizeibeamten gingen, und mache die Beamten auch »aggressiver im Umgang mit den Bürgern«. Damit brachte er zum Ausdruck, was der Historiker John Hoberman einen »steroidhaften Einsatzstil der Polizei« genannt hatte.[4]

◂▸

Wir werden nicht jeden Aspekt jeder Studie berücksichtigen – umfassende forensische Untersuchungen sind nicht erforderlich, um zu erkennen, dass die weithin akzeptierte These, T verursache beim Menschen gewalttätiges Verhalten, zumindest erheblich übertrieben ist. Dieselben Forscher, die dazu beigetragen haben, dem Zusammenhang zwischen T und Aggression Glaubwürdigkeit zu verleihen, räumen seit Jahrzehnten ein, dass diese Beziehung »unsicher«, »schwach, inkonsistent« und »unzuverlässig« ist.[5]

Während wir dieses Buch schrieben, zeigten sich die Leute immer wieder überrascht, wenn wir ihnen sagten, dass wissenschaftliche Studien zu dieser Frage ein sehr unklares Bild ergäben und dass die Evidenz eher widersprüchlich als hilfreich sei. Der Gedanke, Aggression sei ein endokrines oder hormonelles Problem, hat seine Wurzeln in der frühesten Hormonforschung, aber die grundlegenden Studien über T und menschliche Aggression gehen auf einen dreißigjährigen Zeitraum zurück, der etwa vom Anfang der 1970er- bis zum Ende der 1990er-Jahre reicht. In diesen Studien findet man weitreichende Behauptungen, nach denen man bei Gewaltverbrechern und anderen Personen mit »antisozialem« und spezifisch aggressivem Verhalten höhere T-Werte gefunden habe. Spätere Studien, besonders Laboruntersuchungen, die versteckte aggressive Handlungen erfassten, etwa das »Bestrafen« eines anderen Spielers in einem Computerspiel, machten sich diese Grundlagen dann so zu eigen, dass der Eindruck entstand, der Zusammenhang zwischen T und offener Gewalt lasse sich auch auf relativ gemäßigte Feindseligkeiten übertragen, sodass man auch hier dem Hormon die Schuld in die Schuhe schieben konnte.

Tatsächlich aber hat T keine Auswirkungen auf aggressive Verhaltensweisen oder Gefühle, das hat man durchgehend in sogenannten Goldstandard-Studien festgestellt – doppelblinde, placebokontrollierte Studien, in denen weder der Versuchsleiter noch die Teilnehmer wissen, wer T und wer eine unwirksame Substanz bekommt. In zahlreichen Studien wurde die T-Konzentration auf supraphysiologische Werte erhöht (das heißt weit über die Obergrenze hinaus, die man bei gesunden Männern findet); außerdem hat man die Männer selbst und ihre PartnerInnen nach ihrer Stimmung und ihrem Verhalten befragt. In derart angelegten Studien wurden keinerlei Auswirkungen auf Aggression, Wut oder Ärger beobachtet. Doch gegenwärtig beurteilen die Forscher die weit überwiegend negative Evidenz zum Zusammenhang zwischen T und menschlicher Aggression als »schwach und inkonsistent«, statt als Hinweis auf eine totale Sackgasse.[6] Eine der wichtigsten Fragen in der Forschung über T und Aggression lautet: Was zählt als Aggression, und ist »Aggression« überhaupt ein nützliches Konstrukt, um herauszufinden, welchen Einfluss T auf die Entstehung von Hierarchie und Konflikt in menschlichen Beziehungen haben könnte? Die Begründungen, die Forscher für die Methoden liefern, mit denen sie Aggression messen und mit denen sie bestimmen, in welchem Verhältnis Aggression zu Konstrukten wie »Gewalt« und »Dominanz« steht, sind wichtig für die Beurteilung der Evidenz der Effekte von Testosteron; wir werden uns einige dieser Diskussionen näher ansehen. Im vorliegenden Kapitel wollen wir einem Zweig dieser Forschungsrichtung folgen, der die Verbindung zwischen T und kriminellem beziehungsweise antisozialem Verhalten untersucht. Diese Studien sind besonders wichtig, weil sie in der breiten Öffentlichkeit auf besonderes Interesse stoßen und weil sie offenbar eine sogenannte »externe Validität« besitzen – das heißt, die gemessene Variable ist mit einem realen Phänomen in der Welt, in unserem Alltag verbunden. Nehmen wir den Kontrast zwischen einer typischen Laborstudie über Aggression und eine Studie über »kriminelle Gewalt«: »Rache« an einem anderen Spieler in einem Computerspiel oder unfaire Tauschangebote können als Aggression interpretiert werden; aber das sind kleine, alltägliche Gemeinheiten, die sich jeder unter bestimmten Umständen zuschulden kommen lassen könnte. Tatsächlich ein Gewaltverbrechen zu begehen oder von den Menschen im eigenen Leben als »durchgehend feindselig« beurteilt zu werden unterscheidet sich davon deutlich stärker als nur durch eine quantitative Nuance. Kriminelle und antisoziale Phänomene sind durch problematische Persönlichkeitsstrukturen und soziale Probleme bedingt, sie sind nicht lediglich leichte Abweichungen vom »Normalverhalten«. Studien, die Testosteron mit wirklichen Gewaltverbrechen und antisozialem Verhalten verknüpfen, lassen (anders als solche, die sich mit leicht aggressivem Verhalten beschäftigten) darauf schließen, dass soziale Gewalt in individuellen biologischen Gegebenheiten verwurzelt ist.[7]

DER »MULDER-EFFEKT«

Zu der Zeit, als Roses T-Studien in der *Washington Post* Seite an Seite mit dem Bericht über My Lai präsentiert wurden, war er ein junger Psychiater am Walter Reed Army Medical Center. Er wurde später wurde zu einem regelrechten Superstar der psychosomatischen Medizin, eines neuen interdisziplinären Forschungsfelds, auf dem man sich mit den komplexen und wechselseitigen Beziehungen zwischen Physiologie und Psychologie beschäftigt. Obwohl Rose den größten Teil seiner T-Forschung über menschliche Aggression zusammen mit Major Leo Kreuz durchführte, einem Psychiater am Walter Reed Army Hospital, genoss Rose besonderes Ansehen, weil er vor und während seiner Experimente am Menschen auch ausführlich über Primaten geforscht hatte. Obwohl er sich seit Jahrzehnten nicht mehr mit Testosteron beschäftigt hat, haben seine Arbeiten mit Soldaten und Gefangenen bleibende Spuren hinterlassen und die Vorstellung, dass Männer mit hohen T-Werten gewalttätig sind, fest etabliert.

Als die *Washington Post* Roses Forschungsergebnisse in einem Vorabdruck veröffentlichte, hatten er und Kreuz gerade eine wegweisende Studie über Gefangene in der Patuxent-Haftanstalt, Maryland, beendet. Zu der Zeit, als die Studie veröffentlicht wurde, brachte die *New York Times* einen Artikel über die Ergebnisse und widmete sich dabei vor allem der Frage, wie man Aggression misst. Da viele dieser neuesten Ergebnisse im Widerspruch zu bislang vorliegenden Erkenntnissen der Forschung über T und Aggression standen, fragten sich Forscher und Journalisten, ob die Diskrepanz nicht auf Probleme bei der Messung von Aggression schließen lasse. Ein *Times*-Reporter schrieb: »Ist sie an beobachtbaren äußeren Handlungen dingfest zu machen … oder an negativen aggressiven *Gefühlen*?« Die Forscher hätten neun verschiedene Arten aggressiven Verhaltens beobachtet, berichtete er, unter anderem Territorialkämpfe, furchtbasierte Aggression und Kämpfe männlicher Individuen um weibliche Individuen. Dieses Aufheben um die Frage, welche Messverfahren sich für Studien an Menschen am besten eignen, war mehr als eine abstrakte Debatte; die Behauptung, die Forscher hätten einfach mit der falschen Methode gemessen, war eine Möglichkeit, die These zu retten, T sei mit Aggression verknüpft, auch wenn die Studien diese Behauptung nicht untermauerten.[8]

Angesichts dieser Bedenken wegen der Messverfahren erscheint die Entscheidung von Kreuz und Rose für das Hochsicherheitsgefängnis in Patuxent in der Rückschau ideal. Studien an Strafgefangenen nehmen seit jeher eine Sonderstellung in der Literatur über T und Aggression ein, weil die Verurteilung wegen eines Gewaltverbrechens häufig als ein besonders zuverlässiges Maß für reale Aggression gilt, aussagekräftiger und objektiver als Maße, die auf Selbst- und Persönlichkeitsbeurteilungen oder auf Verhaltensbeobachtungen in künstlichen Laborsituationen beruhen. Rose und Kreuz mag diese Hochsicherheitsstrafanstalt als ein Ort erschienen sein, der sich ideal für die Erforschung der Beziehung zwischen T und Gewaltverbrechen eignete, da sie eigens für Marylands gefährlichste Straftäter errichtet worden war. Als Kreuz und Rose ihre Studie durchführte, fielen die Insassen von Patuxent unter das »Defective Delinquent Statute«, ein Gesetz, das eine Besonderheit Marylands war und die unbeschränkte Sicherheitsverwahrung von Gewohnheitstätern erlaubte, »die als Gefahr für die Gesellschaft angesehen werden und in dieser Institution einer psychiatrischen Behandlung unterzogen werden sollen«. In der Strafanstalt zu arbeiten bedeutete für Rose und Kreuz, dass sie Zugang zu Männern mit extrem gewaltgeprägten Biografien hatten. Hinzu kam, dass Patuxent gesetzlich verpflichtet war, besonders detaillierte Aufzeichnungen zu führen, sodass die Forscher zu minutiösen Angaben über die Vorstrafen ihrer Versuchspersonen und deren Verhalten während der Haft Zugang hatten.[9]

Kreuz und Rose waren angetreten, um die These zu überprüfen, dass aggressive Gefangene höhere T-Werte hatten als nicht-aggressive Gefangene. Sie suchten 20 Insassen aus und teilten sie in zwei Gruppen ein, »Kämpfer« und »Nicht-Kämpfer«. »Nichtkämpfer« waren laut ihrer Akte in höchstens einen Kampf verwickelt; »Kämpfer« in zwei oder mehr. Für jeden Insassen wurden drei verschiedene Aggressionswerte errechnet. Der erste Wert wurde der Gefängnisakte entnommen und berücksichtigte erwartungsgemäß Aspekte wie körperliche Auseinandersetzungen, Drohungen oder Zerstörung von Anstaltseigentum, aber auch Aspekte, die man nicht in einem Testbogen für gewalttätiges Verhalten erwarten würde, etwa Fluchen oder Gehorsamsverweigerung gegenüber den Schließern. Der zweite Datensatz ergab sich aus drei standardisierten, schriftlichen psychologischen Tests, die Dinge wie subjektive Gefühle und Aggressivität erfassen sollten. Abschließend ging es um das Strafregister: die Art der Straftat, die Häufigkeit der Straffälligkeit, das Alter bei jeder Straftat. Alles in allem erfassten sie fast zwei Dutzend Verhaltensmaße in einer Stichprobe von lediglich 21 Männern. Und dann war da noch das Testosteron. Um sicherzugehen, dass sie verlässliche T-Werte erhielten, entnahmen sie jedem Mann mehrere Blutproben, jeweils gleich nach dem Wecken, um den Tagesrhythmus von T zu erfassen. Das war nach damaligem Stand ein erstklassiges Forschungsdesign: Es war sehr gründlich, und wenn es eine Beziehung zwischen T und Aggression gab, dann mussten sie es finden.[10]

Hier kommt der Knüller: Obwohl diese Studie viele Hundert Male als Beleg für eine Verknüpfung zwischen Testosteron und Aggression zitiert wird, stellen ihre Ergebnisse diesen Zusammenhang in Wahrheit infrage. Wie ist das möglich?

Erwartungsgemäß korreliert die protokollierte Anzahl der Kämpfe, in die ein gegebener Gefangener verwickelt war, mit dem allgemeinen aggressiven Verhaltensmuster, das er zeigte, während er im Gefängnis war. Aber T blieb verstockt harmlos. Die T-Spiegel sagten nicht vorher, ob sich jemand in der »Kämpfer-Kategorie« befand, weiteres aggressives Verhalten in der Strafanstalt zeigte oder auf psychologischen Aggressionsskalen höhere Werte erzielte. Als ihr ursprünglicher Plan Kreuz und Rose mit leeren Händen zurückließ, durchforschten sie die Strafregister der Männer nach Verurteilungen wegen Gewaltverbrechen wie Körperverletzung und Mord. Abermals fanden sie keinen Zusammenhang mit T. Darauf legten sie wieder einen anderen Schnitt durch die Daten und untersuchten, welcher Kategorie die Straftaten angehörten, für die die Männer verurteilt wurden, bevor sie 19 Jahre alt waren, also für Taten, die wahrscheinlich teilweise mehr als zwei Jahrzehnte zurücklagen.

Bei diesem letzten Schritt zahlte sich ihre Beharrlichkeit aus. Die Männer, auf deren Konto »in der Adoleszenz mehr gewalttätige und aggressive Straftaten« gingen, wie die Autoren es nannten, hatten signifikant höhere T-Werte als Männer ohne solche adoleszenten Verbrechen. Auch von der anderen Seite – wenn sie mit den höchsten T-Werten begannen – stießen sie auf diesen Zusammenhang. Die fünf Männer mit den höchsten T-Werten fielen alle in die Kategorie »gewalttätige und aggressive« Straftaten in der Adoleszenz. Bei keinem der fünf Männer mit den geringsten T-Werten war diese Form adoleszenter Straffälligkeit zu beobachten. Um den Gegensatz zu verdeutlichen, wiesen die Forscher nach, dass alle Männer mit den extremsten T-Werten, egal, ob hoch oder niedrig, als Jugendliche für die (implizit nicht-gewalttätigen) Straftaten

Diebstahl und Einbruch verurteilt worden waren; »nur die aggressiveren oder gewalttätigeren Verbrechen« während der Adoleszenz waren mit Testosteron verknüpft.[11]

Wie kamen Rose und Kreuz auf diese Verbindung zwischen Aggression und T? Es war weniger die direkte Überprüfung einer Hypothese als vielmehr die Chronik eines Versuchs, die Daten so lange zu bearbeiten, bis sie das gewünschte Ergebnis brachten. Sie wollten glauben. Wir nennen das den »Mulder-Effekt«. Fox Mulder ist ein FBI-Agent in der langjährigen und kürzlich wieder aufgelegten Fernsehserie *Akte X*. »I want to believe« – »Ich will glauben« ist das Motto auf dem inzwischen zum Kult gewordenen UFO-Poster hinter seinem Schreibtisch. In der Science-Fiction-Serie untersuchen Mulder und seine Partnerin Dana Scully ungeklärte Fälle mit paranormalen Elementen, wobei Außerirdische eine besondere Rolle spielen. In der Serie ähnelt die Rolle des FBI-Ermittlers eher der eines Wissenschaftlers, der sich eingehend mit den Anhaltspunkten beschäftigt, um die Wahrheit herauszufinden. Doch für Mulder ist Objektivität, wie für alle Wissenschaftler, nur schwer zu erreichen. Dazu schreibt die Medienkritikerin Laura Bradley: »In dem Wunsch zu glauben liegt Mulders Angreifbarkeit. Dabei ist der Wunsch zu glauben für Mulder etwas anderes als blinder Glaube. Natürlich ist er immer noch ein FBI-Ermittler, der unverdrossen versucht, die Fakten zu analysieren – auch wenn er gelegentlich nach Fakten sucht, um seine Theorien zu bestätigen, statt umgekehrt nach Theorien, die die Fakten belegen.« Als wir die Studien über Aggression und andere Merkmale lasen, die vermeintlich mit T verknüpft sind, hatten wir den Eindruck, dass die existierenden Überzeugungen zu T so tief und detailliert verankert sind, dass es den Wissenschaftlern ebenso wie ihren Lesern schwerfallen dürfte zu erkennen, wie viel Mühe es kostet, die Daten der Überzeugung anzupassen.[12]

Erinnern wir uns, dass Kreuz und Rose ihre ursprüngliche Hypothese aufgaben, als sie sich nicht bewahrheitete. Stattdessen brachten sie eine neue Hypothese vor, und für diese Hypothese wählten sie gezielt den einzigen Aspekt in ihren Dateien aus, der mit T korrelierte: die Verurteilung im Jugendalter für eine Straftat, die als »aggressiv oder gewalttätig« eingestuft wurde. Diese Form der Post-hoc-Analyse wird heute als erhebliches (und weitverbreitetes) Problem betrachtet, vor allem in den Verhaltenswissenschaften; wir werden in diesem Kapitel noch einmal darauf zurückkommen, wenn wir uns aktuellen Studien zuwenden. Die Sache ist an sich schon äußerst problematisch, doch viel entscheidender ist in diesem Fall die Art und Weise, wie »Gewalt« und »Aggression« definiert wurden. Wir bekommen die Rohdaten über die Strafgefangenen nicht zu Gesicht, sondern nur die Kernaussage in Tabelle 4, in der es heißt: »Verurteilungen im Jugendalter für gewalttätige und aggressive Straftaten bei den 10 Männern mit den höchsten und niedrigsten Werten für Plasmatestosteron«. Die Tabelle führt sechs separate Straftaten auf, von denen fünf eindeutig gewalttätig zu sein scheinen: vorsätzlicher Mord, Totschlag, versuchter Mord, tätlicher Angriff und bewaffneter Raub. Eine sechste Straftat scheint allerdings vollkommen aus dem Rahmen zu fallen: »Flucht aus einer Strafanstalt«. Die Behauptung, Männer mit den höchsten T-Werten seien in ihrer Jugend häufiger für aggressive und gewalttätige Straftaten verurteilt worden, verliert an Gewicht, wenn man beobachtet, das zwei der höchsten fünf T-Werte von Männern stammen, deren einzige »Gewalttat« darin bestand, in ihrer Jugend aus einer Jugendhaftanstalt davongelaufen zu sein. Hinzu kommt, dass die Flucht aus einer solchen Anstalt zwei Drittel aller »Gewalttaten« dieser Männer mit hohen T-Werten ausmacht.[13]

In dem Bericht der *Washington Post* hörte sich das Fazit der Studie allerdings sehr viel düsterer an. Von den Männern wurde behauptet, sie hätten alle ähnliche, extrem gewalttätige Biografien, wobei nur tätliche Angriffe und Mordversuche als Beispiele genannt wurden. Weiter hieß es in der Zeitung: »[J]unge Gewalttäter produzieren mehr Testosteron als andere Strafgefangene.« Durch verzerrte Schilderung ihrer jugendlichen Straftaten suggeriert der Wortlaut, dass hohe T-Werte in Echtzeit mit der Verübung von Gewaltverbrechen korrelierten.

Und was war die Verbindung zum My-Lai-Massaker und der Verurteilung von Lt. William Calley? Der Journalist der *Post* erklärte: »Die Militärforscher werden letztlich versuchen, diese Ergebnisse auf die Auswahl von Soldaten anzuwenden.« Mit anderen Worten, Soldaten sollen aggressiv sein, aber nicht zu aggressiv. Dazu Rose: »Ein guter Soldat investiert seine Energie in eine Aufgabe. So nutzt er seine Aggression. Wir wollen keine jungen Gewalttäter in unseren Reihen. Ein Soldat muss in der Gruppe funktionieren, er darf nicht die Kontrolle verlieren und aus eigenem Antrieb aggressiv handeln.« Auf dem Höhepunkt der Proteste gegen den Vietnamkrieg war das mehr als eine wissenschaftliche Aussage – es war eine politische Intervention, die die Behauptung der Demonstranten, es handle sich um einen unmoralischen Krieg, einen organisierten Mord, zu widerlegen schien.[14]

Die Daten der Patuxent-Studie sind schwach, doch dieses spezifische Enactment von T stützte die Geschichte, die das Verteidigungsministerium und die Nixon-Regierung während des Prozesses gegen Calley verbreiteten: My Lai beruhe nicht auf einem allgemeinen Versagen der Streitkräfte, sondern sei die tragische und kriminelle Tat eines individuellen »jugendlichen Gewalttäters«, der seine Aggression nicht konstruktiv habe einsetzen können. Indem Rose den Ausdruck »junge Gewalttäter« zur Bezeichnung sowohl der Strafgefangenen mit höheren T-Werten als auch völlig enthemmter Soldaten in Vietnam verwendete, überging er die ungeheure Kluft zwischen der Flucht aus einer Jugendstrafanstalt und den Morden, Vergewaltigungen und Verstümmelungen in My Lai. Das gelingt ihm, indem er beide durch T miteinander verknüpft, obwohl weder von Calley noch einem der anderen an den Verbrechen von My Lai beteiligten Soldaten bekannt ist, dass sie höhere T-Werte aufwiesen. Es ist keine wissenschaftliche Verknüpfung, sondern eine narrative.

TESTOSTERON, SOZIALE SCHICHT UND ANTISOZIALES VERHALTEN

»Ich habe meine Zweifel daran, ob es hier im ganzen Publikum genügend Testosteron gibt, um eine einzige Tankstelle auszurauben«, scherzte der Sozialpsychologe James Dabbs einmal in einem Vortrag auf einer Psychologiekonferenz. Dabbs, der prominente T-Experte aus der Folge von *This American Life*, die wir in unserer Einleitung beschrieben haben, war einer der interessantesten Autoren und Redner, die sich jemals mit diesem Hormon beschäftigt haben. Dabbs war ein passionierter Forscher, der manchmal ausgesprochen lustvoll Mythen über T zerpflückte. Biografen nannten ihn den König des Testosterons, das er selbst als das »meistgeschmähte und am häufigsten missverstandene menschliche Hormon« bezeichnete. Beispielsweise hatte er in einer viel beachteten Arbeit die These vertreten, T sei nicht nur mit Aggression und anderen negativen Verhaltensweisen assoziiert, sondern auch mit Merkmalen, die dem T-Stereotyp zuwiderliefen, etwa mit Großzügigkeit und Charme (besonders wenn das »Nettsein« dem Sozialstatus zugutekomme). Wenn es allerdings um das gängige Stereotyp ging, nach dem T für gewalttätiges Verhalten verantwortlich ist, war Dabbs eindeutig auf der Seite der Traditionalisten. Nehmen wir beispielsweise seinen Scherz über den Testosteronmangel seiner Kollegen. Er wusste kaum mehr von den anderen Teilnehmern der Konferenz, als dass sie ebenfalls Psychologen waren, aber seine Einschätzung ihres Hormonstatus verriet seine Vorstellungen von T: ein Hormon, das mit gewalttätigem oder antisozialem Verhalten und auch mit der sozialen Schicht verknüpft ist.[15]

Dabbs machte dort weiter, wo Kreuz und Rose aufgehört hatten. Größtenteils beschäftigte er sich in seiner Forschung mit dem Zusammenhang zwischen T und Aggression, wobei er viele Studien an Frauen und Männern in Strafanstalten durchführte. 1987 veröffentlichte er einen Artikel über die Beziehung zwischen T und Gewaltverbrechen, die er an 89 Insassen einer Strafanstalt in Georgia beobachtet hatte. Die Vollzugsbeamten hatten die Männer bestimmten Zellenblöcken zugewiesen, je nachdem, für wie »robust« sie sie hielten. Um eine gute Mischung von Versuchsteilnehmern zu erhalten, rekrutierte Dabbs Teilnehmer aus einem »schwachen« Block, einem »robusten« Block und aus dem Block mit Einzelzellen für Männer, die als unkontrollierbar oder verteidigungsunfähig galten. Dann ließen sie die Robustheit jedes Versuchsteilnehmers von Wachen und Mitgefangenen beurteilen. Um sich einen Einblick in den kriminellen Status der Teilnehmer zu verschaffen, schauten sie sich die Protokolle der Strafanstalt an – die Art der Verurteilungen, Entscheidungen der Berufungskommission, psychologische Testergebnisse, Alter, ethnische Zugehörigkeit und Ähnliches. Um festzustellen, ob T mit irgendeinem der Maße für Gewaltbereitschaft korrelierte, sammelten und maßen sie Testosteron im Speichel. Um ihren Artikel mit ein wenig Knastslang aufzupeppen, bezeichneten Dabbs und Kollegen die Robusten als »Brutalos« (*Bo-Hogs*) und die schwächeren Männer als »Opfer« (*Scrubs*) und kamen zu dem Ergebnis, dass die »Brutalos« höhere T-Spiegel hatten.[16]

Schon eine flüchtige Untersuchung der Methoden des Experiments fördert genügend fragwürdige Aspekte zutage, um sowohl die Behauptungen in Zweifel zu ziehen, als auch zu erkennen, wie T in seine angestammte Rolle als Triebkraft gewalttätigen Verhaltens bugsiert wurde. Zu Dabbs' Zeiten wurde erbittert über die Fragen debattiert, ob sich die Forschung auf »Gewalt« oder auf »Aggression« konzentrieren sollte, wie sich die beiden Konstrukte unterschieden und wie sie jeweils am besten zu messen seien. Gute wissenschaftliche Praxis verlangt von einem Forschungsteam nicht, jede vorhersehbare Frage vor Beginn einer Studie zu klären, aber es sollte doch genau wissen, wie bestimmte Messungen die abstrakten Konstrukte erfassen, die Gegenstand der Untersuchung sind. Doch Dabbs und seine Kollegen präsentierten die Entscheidungen für bestimmte Indikatoren so, als verstünden diese sich von selbst, wobei ihnen der subjektive Begriff der beobachtbaren »Robustheit« als Ansatz zur Einordnung der Probanden diente. Ohne Informationen darüber, wie der Begriff – wenn überhaupt – für die Rater definiert war und wie er auf die Häftlinge angewendet werden sollte, kann man mit den Ergebnissen nur schwer etwas anfangen. Dabbs und Kollegen erklären nicht, warum bei einem Mann, der im Gefängnis als »robust« gilt, Gewaltbereitschaft, eine gewalttätige Biografie, Aggressivität oder irgendetwas ganz anderes vorauszusetzen sind. Ganz ähnlich werten sie Robustheit, Aggression, Gewalttätigkeit und selbst die Bestrafungen, die die Häftlinge erhalten haben, als Indikatoren für Gewaltverbrechen.

Um die Aggression zu erfassen, sah Dabbs die Haftprotokolle jeder Versuchsperson minutiös durch, wobei er verschiedene Ratingmethoden und Rater einsetzte, um die spezifischen Lebensumstände jedes Häftlings in der Strafanstalt zu ermitteln. Das hat einen Aggressionsbegriff zur Folge, der potenziell allumfassend ist: nicht nur vereinzelte Straftaten oder extreme Gewaltakte, sondern tägliche Interaktionen mit anderen Insassen und Wachen, stets auf die Augenblicke fokussiert, wo der Mann die Regeln übertrat. In diesem Forschungsprojekt ist die Definition von Aggression eher »Regelbruch« als »Gewalt an sich«. Dabbs verwendet einen sehr weit gefassten Begriff, der nicht isolierte Verhaltensweisen beschreibt, sondern eine »deviante Persönlichkeit«.

Dieser umfassende Ansatz erzeugt eine enorme Anzahl von potenziellen Verknüpfungen mit T: Die Forscher stellten mindestens 51 verschiedene Vergleiche in dieser Studie an, sodass sich fast zwangsläufig einige Beziehungen ergaben. Aber selbst so wurden lediglich vier signifikante Verknüpfungen gefunden, drei von ihnen nur mit Teilgruppen der Stichprobe. Die Erklärungen, die die Forscher für diesen Umstand finden, sind ziemlich dünn. »Robustheit« war nur in dem »schwachen« Zellenblock mit höherem T assoziiert. Dabbs vertrat die Ansicht, dass die Einstufung als »robust« im schwachen Block am zuverlässigsten sei, tatsächlich waren die Einstufungen als »robust« in allen Blocks äußerst unzuverlässig. Viele Männer wurden von verschiedenen Ratern sowohl als »robust« als auch als »schwach« eingestuft, und die Zuverlässigkeit war statistisch so gering, dass die meisten Forscher wohl auf die Verwendung des Maßes verzichtet hätten. Zwei der Ergebnisse, die die Forscher als Belege für eine Verknüpfung zwischen T und Gewalt werteten, betrafen nur Männer, die für gewaltfreie Straftaten verurteilt worden waren: Bei diesen Männern war höheres T mit härteren Sanktionen für Regelübertretungen und mit längeren Haftstrafen durch die Berufungskommission gepaart. Diesen Umstand führten Dabbs und Kollegen darauf zurück, dass die Vollzugsbeamten und die Berufungskommission die »tatsächlichen Verbrechen« der Männer kannten, während das Gerichtsurteil möglicherweise auf eine Absprache zwischen Staatsanwaltschaft und Verteidigung zurückging. Höheres T war nach Ansicht der Forscher ein Hinweis darauf, dass »in Wirklichkeit« ein Gewaltverbrechen vorlag. Wenn dem so wäre, hätten höhere T-Werte nur in jener Gruppe Unterscheidungscharakter, in der sich die für gewaltfreie Straftaten verurteilten Männer befanden.

Dabbs fand heraus, dass »Gewalttäter« höhere T-Spiegel hatten als »gewaltfreie Straftäter«, was ein klarer Beweis für eine statistische Beziehung zwischen T und Gewalt zu sein scheint. Doch es ist noch eine andere, ebenso einfache Erklärung möglich, die auf gut belegten Korrelationen beruht: Junge Männer begehen häufiger Gewaltverbrechen, und junge Männer haben höhere T-Spiegel. Die Forscher haben in ihrer Analyse das Alter nicht berücksichtigt, daher kann es sich bei der Beziehung zwischen T-Spiegel und Gewaltverbrechen durchaus um eine Scheinkorrelation handeln. In diesem Fall wäre jung zu sein der Faktor, der für höhere T-Werte und für höhere Straffälligkeit verantwortlich wäre. Der höhere T-Spiegel könnte dann ein unbeteiligtes Merkmal sein. Die Entscheidung, das Alter außer Acht zu lassen, sorgt dafür, dass eine bestimmte Kausalkette nicht in die Beobachtungen einbezogen wird: Das Alter bewirkt, dass der T-Wert bei einem Mann von der Jugend bis in die mittleren Lebensjahre fällt und dass dieser verminderte T-Spiegel ihn veranlasst, weniger Gewaltverbrechen zu begehen. Doch die Berücksichtigung des Alters in den Stichproben hätte uns Aufschluss darüber gegeben, ob es neben den indirekten Auswirkungen durch das Alter noch irgendwelche unmittelbaren Beziehungen zwischen T und Gewaltkriminalität gibt. Dabbs' Entscheidung führt zu einer Version der Daten, die die Durchführung dieser alternativen Interpretation verhindert.

Am Ende sieht es wieder nach dem Mulder-Effekt aus: Dabbs möchte glauben.

Auch andere möchten glauben. Das ist nämlich die am häufigsten zitierte Einzelstudie über T und Kriminalität in der Literatur, und sie ist immer noch sehr einflussreich, denn sie gilt als unwiderleglicher Beweis für die Verknüpfung von T und Gewaltverbrechen. In kriminologischen Lehrbüchern, Forschungsübersichten und aktuellen Forschungsberichten berufen sich die Wissenschaftler noch immer auf Dabbs, wenn sie belegen möchten, dass es einen empirischen bewiesenen Zusammenhang zwischen T und Gewaltkriminalität gibt.[17]

DIE KRIMINELLE SCHICHT

Um 1990 waren die Daten, die über T und Kriminalität zusammengetragen worden waren, so verschwommen, dass selbst überzeugte Forscher wie Dabbs von einem »schwer fassbaren« Zusammenhang zwischen T und Straffälligkeit sprachen. Er vertrat die Ansicht, dass T bestenfalls ein sehr schwacher Vorhersagefaktor für Kriminalität sei, zum Teil weil keine spezifischen Ergebnisse hatten zufriedenstellend repliziert werden können. Trotzdem war Dabbs nicht bereit, seine Hypothese aufzugeben. Entsprechend vertrat der Psychologe John Archer 1991 in seinem klassischen Forschungsüberblick »Der Einfluss von Testosteron auf menschliche Aggression« die Auffassung, die am Menschen gewonnenen Daten für diese Beziehung seien »nicht schlüssig«; es gebe Hinweise darauf, dass die übliche Hypothese die Kausalbeziehung gerade falsch herum verstehe und auf den Kopf stelle: Manches spreche nämlich dafür, dass nicht die hohen T-Werte aggressives und kompetitives Verhalten verursachen, sondern umgekehrt: Aggressives und kompetitives Verhalten scheine ein Ansteigen der T-Werte zu bewirken. Dennoch bekommt man bei der Lektüre des Überblicks den Eindruck, als fände Archer die Belege für eine Stimulation der Aggression durch T bei nicht-humanen Tieren so überzeugend, dass er sie auch beim Menschen für möglich hält, selbst wenn der Effekt schwächer sein und durch komplexere soziale Variablen modifiziert werden mag. Letztlich stimmten lange Zeit alle zu, obwohl man statt einer Evidenz für die Auswirkung von T auf die Aggression beim Menschen noch immer in eine klaffende Forschungslücke blickte.[18]

Schließlich kam die Hypothese doch noch ins Wanken, wie es in der Wissenschaft der Fall sein soll, wenn die Daten eine Hypothese nicht bestätigen. Bis zu diesem Zeitpunkt folgten die meisten Forscher in der Verhaltensendokrinologie – zumindest diejenigen, die am Menschen forschen – einem sehr einfachen Modell, das zu der Hypothese führte, hohe T-Spiegel sagten maskulineres Verhalten vorher. Je mehr T jemand hatte, desto »männlicheres« Verhalten erwarteten die Wissenschaftler von ihm, egal ob sie sexuelles Verhalten, Kognition oder Aggression untersuchten. Doch in den 1990er-Jahren hatten die meisten Verhaltensendokrinologen, die sich mit anderen Verhaltensweisen und Persönlichkeitsmerkmalen beschäftigten, komplexere und nuanciertere Ansätze entwickelt – beispielsweise untersuchten sie nicht nur die T-Spiegel im Erwachsenenalter, sondern auch in entscheidenden Entwicklungsphasen, und betrachteten T als Teil eines Hormonensembles, das als Ganzes in Wechselwirkung mit dem Verhalten stand – dieses also beeinflusste, aber auch selbst von bestimmten Verhaltensweisen beeinflusst wurde.

Obwohl die Gewaltforscher sich nur langsam an diese Innovationen gewöhnten, begannen sie doch, die Vorstellung von einer einfachen Entsprechung zwischen hohen T-Werten und Gewaltverbrechen aufzugeben. Wer den Zusammenhang zwischen T und Aggression untersuchte, folgte zwar nicht all den neuen Wegen, die die Verhaltensendokrinologen erkundeten, aber sie nahmen zwei entscheidende Veränderungen vor. Erstens, die Forscher erkannten allmählich, dass T das Verhalten von Menschen nicht nur beeinflusst, sondern dass – umgekehrt – das Verhalten auch eine Auswirkung auf den Testosteronspiegel hat – ein Aspekt, auf den Archer hingewiesen hatte. Wir werden in Kürze auf diese Entwicklung zurückkommen. Zweitens, die Forscher diskutierten verstärkt die Frage, wie man Ts negative Verhaltenseffekte modellieren könne. Wie viele andere hat Dabbs darauf hingewiesen, dass »Verbrechen« ein ausschließlich menschliches Konstrukt ist, bei dem es weniger um inhärente Verhaltensmerkmale als um vorherrschende soziale Normen und Verbote geht. Da sie einsahen, dass die Erwartung eines eindeutigen Links zwischen »Gewaltverbrechen« und T zu hochgesteckt war, arbeiteten Dabbs und andere fortan mit dem allgemeineren Begriff des »antisozialen« Verhaltens. Eine weitere Gruppe ging nun von dem Ansatz aus, T löse nicht nur Aggression an sich aus, sondern auch ein generelles Streben nach Dominanz.

1990 erschien in der *New York Times* ein längerer Artikel über die Beziehung zwischen Testosteron und Aggression. Er lieferte eine ungewöhnlich detaillierte Beschreibung der wissenschaftlichen Debatte über die Frage, wie Aggression zu messen sei. In Interviews stritten Robert Rose, James Dabbs, Allan Mazur und andere Forscher über die beste Methode, die mit hohen T-Werten gepaarten negativen Verhaltensweisen zu erfassen. Dabei vertraten die meisten dieser Wissenschaftler die Auffassung, man würde in T-Studien die besten Ergebnisse erzielen, wenn man den Fokus von »Aggression« auf »Dominanz« ausweite, weil Aggression einfach die geeignetste Verhaltensweise sei, um Dominanz durchzusetzen. Robert Rose, damals Psychiater an der medizinischen Fakultät der University of Minnesota, erklärte, T sei am stärksten mit kompetitiven und dominanten Verhaltensweisen verlinkt, aber wies auch warnend darauf hin, die Verknüpfung zwischen Hormonen und Verhalten sei beim Menschen nicht direkt. »Bei Menschen«, sagte er, »schaffen Hormone nur die Voraussetzungen, während soziale Faktoren bestimmen, wie sie zum Ausdruck kommen.« Allan Mazur, der damals schon mehr als ein Jahrzehnt über T forschte, erklärte, er ziehe die Ausrichtung auf Dominanz vor, weil »die Suche nach dem eigenen Platz in der Hierarchie ein zentrales Element des Primatenlebens ist und Testosteron bei anderen Tierarten in engem Zusammenhang mit dem Ergebnis von Dominanzkämpfen steht«. Doch Dominanz sei beim Menschen etwas anderes als bei anderen Arten; menschliche Dominanz sei gewöhnlich »hochsymbolisch«. Sowohl Rose als auch Mazur haben untersucht, wie T-Werte auf Veränderungen im Sozialstatus oder in Rivalitätssituationen reagieren, und sie waren entscheidend an der Entwicklung der Auffassung beteiligt, dass soziale Dominanz nicht nur von T gefördert wird, sondern auch die T-Spiegel erhöht. Zwar war auch Dabbs der Meinung, Aggression sei ein zu eng gefasster Begriff, um die Wirkung von T vollständig zu beschreiben, er glaubte aber, Dominanz sei nicht geeignet, den Bedeutungsumfang ausreichend zu erweitern. Vielmehr sei T mit »antisozialem und aggressivem Verhalten« verknüpft.[19]

Allgemeine Übereinstimmung herrschte in der Ansicht, dass man die soziale Schicht miteinbeziehen müsse, um die Wirkung von T zu verstehen, aber die Forscher waren sich nicht einig, wie das zu geschehen habe. Diejenigen, die sich die These zu eigen gemacht hatten, »Dominanz« oder »Statusstreben« seien die Schlüssel zum Verständnis von Testosteron, meinten, die soziale Schicht biete den Männern eine Möglichkeit, ihr Dominanzstreben auszuleben, während die T-Werte das Ausmaß dieses Strebens bestimmten. Dabbs dagegen glaubte, T könne für die Klassenlage der Männer verantwortlich sein. Er erklärte Goleman: »Viele Männer mit hohen Testosteronspiegeln sind zu ungeduldig und zu aggressiv, um in verantwortungsvolle Führungspositionen zu gelangen. Männer mit den höchsten Testosteronwerten waren zweieinhalbmal so häufig in sozialen Positionen mit niedrigem Status wie in Positionen mit hohem Status.« Mit anderen Worten, die anderen Forscher glaubten, hohe T-Werte förderten Dominanzverhalten, doch Dominanz nehme je nach sozialer Schicht verschiedene Formen an. Dabbs dagegen war der Auffassung, hohes T könne sogar – nicht zuletzt infolge kriminellen Verhaltens – für einen niedrigeren Sozialstatus verantwortlich sein. Diese beiden Auffassungen unterscheiden sich deutlich, wobei Dabbs' Sichtweise wie eine Aktualisierung der malthusianischen These erscheint: In der Sozialstruktur drücke sich das Ergebnis des Kampfes aus, in dem die evolutionär »Fittesten« oder »Tauglichsten« an die Spitze kämen. Doch beide Versuche, die soziale Schicht in die Beziehung zwischen T und Gewalt einzugliedern, liefern essenzialistische Versionen der Beziehung zwischen Gewalt und niedriger sozioökonomischer Position einerseits und zwischen »Führungsqualitäten« und höherer sozioökonomischer Position andererseits.[20]

Die These, dass die soziale Schicht dafür verantwortlich sei, wie sich Dominanzverhalten äußere, stützt sich auf die Annahme, das Dominanzverhalten von Männern mit hohem Sozialstatus sei nützlich, produktiv und sozial förderlich, während Dominanzverhalten bei Männern mit niedrigem Sozialstatus gefährlich und häufig kriminell sei. Wenn der Journalist in der *New York Times* schreibt, Ts Rolle bestehe darin, »das natürliche Bestreben nach Überlegenheit« zu unterstützen, behauptet er damit, die dominantesten Männer seien in jeder Situation, egal ob »auf dem Gefängnishof oder im Vorstandsraum«, diejenigen mit den höheren T-Spiegeln. In Anlehnung an den Psychologen John McKinlay schrieb der Autor des Artikels: »Männer mit ausgeprägter sozialer Dominanz steigen häufig in Führungspositionen in Wirtschaftsunternehmen und anderen Organisationen auf«, während bei anderen Männern »Merkmale, die mit Testosteron verknüpft sind, zu einem Hindernis für ihren Erfolg werden können«. Halten wir hier einen Augenblick inne, um uns einen interessanten Widerspruch genauer anzusehen: Wenn bestimmte Merkmale mit T assoziiert sind und wenn diese Merkmale Männer in Führungspositionen bringen, dann macht T Männer zu Führungspersonen – zumindest einige Männer. Männer sind also entweder fähig, einen hohen T-Wert in einen Vorteil umzumünzen, oder sie sind es nicht. Was ist für diesen Unterschied verantwortlich? Die soziale Schicht. »Bei Männern mit einem niedrigen sozioökonomischen Status [und hohem T] ist die Wahrscheinlichkeit groß, dass ihre Biografien eine Neigung zu Schlägereien, geringfügigen Straftaten sowie chronischen Konflikten mit Eltern, Lehrern und Gleichaltrigen in Kindheit und Jugend zeigen. Doch das gilt nicht für gehobene sozioökonomische Verhältnisse, in denen Dominanz gemäßigter zur Schau gestellt wird.« Auch ohne Dabbs' ausdrückliche Feststellung, dass T die Klassenlage beeinflusst, ist die Fähigkeit, Dominanz auf positive oder negative Art zum Ausdruck zu bringen, eine natürliche oder unvermeidliche Eigenschaft der sozialen Schicht. Zwischen abstrakter Theorie und konkreter Forschungspraxis herrscht eine Spannung. Theoretisch bewirkt T eine homogene »Maskulinität«, doch in der Praxis fördert T unterschiedliche und widersprüchliche Formen der Maskulinität, mal willkommen, mal gefährlich, aber alle vollkommen konform mit existierenden sozialen Strukturen.[21]

Die alte Debatte, inwiefern die Biologie das Verhalten bestimmt, hat zahlreiche spezifische Fragen zum Testosteron aufgeworfen. Ist T direkt verantwortlich für Aggression und andere antisoziale Verhaltensweisen? Oder fördert T ein universelles Streben nach Dominanz, wobei dieses allerdings je nach den sozialen Umständen unterschiedlich zum Ausdruck kommt? Der Artikel ist als eine direkte Auseinandersetzung zwischen diesen beiden Ideen angelegt. Doch das eigentliche Problem liegt tiefer. Die Frage lautet nicht, welche Rolle die Biologie für das Verhalten spielt, sondern welche Auswirkung sie auf den Sozialstatus hat. Prägt die sozioökonomische Position die Lebenschancen und Verhaltensweisen von Menschen? Oder können wir – zumindest in einem Kontext, in dem soziale Mobilität möglich ist – davon ausgehen, dass die sozioökonomische Position eines Menschen im Wesentlichen seinen persönlichen und intellektuellen Eigenschaften entspricht? Mit anderen Worten, die Biologie bestimmt möglicherweise nicht nur das individuelle Verhalten, sondern auch die Zusammensetzung der sozialen Schichten.

Um diese Fragen zu beantworten, verwendeten Dabbs und Morris Daten, die von den US Centers for Disease Control and Prevention (CDC) in einer früheren Studie an fast 4500 US-Veteranen des Vietnamkriegs erhoben worden waren. Die ursprüngliche Studie war eine breit angelegte Untersuchung der langfristigen Auswirkungen der Kriegserlebnisse auf diese Veteranen, aber Dabbs und Morris durchsuchten den Datensatz auf alle Hinweise für Verhaltensweisen, die sie »antisozial« nannten, eine sehr allgemeine Kategorie, die vieles umfasste – von »Konflikten mit Eltern, Lehrern und Klassenkameraden« bis zu Schlägereien im Erwachsenenalter, unerlaubter Entfernung von der Truppe, Drogen- und Alkoholmissbrauch sowie den Umgang mit einer größeren Zahl von Sexualpartnern. Ganz ähnlich wie T und Gewaltkriminalität in den Studien an Strafgefangenen zusammengestoppelt wurden, griffen Dabbs und Morris auf verschiedene Strategien zurück, um Verbindungen zwischen T, sozialer Schicht und sozialschädlichem Verhalten nachzuweisen. Indem sie sich von dem engen Fokus auf Straffälligkeit oder Gewalt lösten und stattdessen den viel allgemeineren Begriff des »antisozialen Verhaltens« wählten, ließen sie die Zahl der Variablen exponentiell anschwellen, sodass sich fast zwangsläufig irgendwelche Beziehungen ergeben mussten. Sie gelangten zu dem Schluss, dass hohe T-Werte eine direkte Ursache für antisoziales Verhalten seien, aber dass die Korrelation bei Männern aus den unteren sozioökonomischen Schichten am stärksten ausfalle.[22]

Die statistische Analyse von Dabbs und Morris gab einiges zu beanstanden. Statt eine Regressionsanalyse durchzuführen, verglichen sie die Verhaltensweisen von Gruppen mit »hohen T-Werten« mit denen »normaler« Gruppen. Um festzustellen, wie die soziale Schicht in das Bild passte, unterteilten sie die Männer in Gruppen aus höheren und niedrigeren sozialen Schichten, wobei sie lediglich »Erziehung« und »aktuelles Haushaltseinkommen« zugrunde legten – Indikatoren, die natürlich die Bedeutung früher Einflüsse wie die soziale Schicht der Eltern vernachlässigten. Statt nach einer statistischen Wechselbeziehung zur sozialen Schicht zu suchen, wie es dem statistischen Standard entsprochen hätte, wiederholten sie ihre Analyse einfach für jede der Schichtgruppen – das heißt, sie untersuchten den Zusammenhang von Verhalten und T für jede Schicht einzeln. Vor allem aber erkannten Dabbs und Morris nicht, dass beim Militär ein schichtspezifischer Bias vorherrschte: Der Kriegsdienst in Vietnam wurde in weit höherem Maße von jungen Männern geleistet, die arm waren und aus der Arbeiterklasse stammten. Und von den dort stationierten Soldaten wurden Männer aus der Unterschicht viel häufiger als andere im Kampfgeschehen eingesetzt. Die komplexen negativen Folgen der Schlachterlebnisse könnten die von ihnen entdeckten Beziehungen zwischen Schicht, negativen Verhaltensweisen und T erklären. Zwar bekannten Dabbs und Morris, sie seien sich nicht sicher, ob Ts Effekt »kognitiver« oder »motivationaler« Natur sei, sie hatten aber keinerlei Probleme mit ihrer

Schlussfolgerung, dass T besonders bei Männern aus der Unterschicht problematisch sei.[23]

Zu der Zeit, da Dabbs' populärwissenschaftliches Buch *Heroes, Rogues, and Lovers: Testosterone and Behavior [Helden, Schurken und Liebhaber: Testosteron und Verhalten]* erschien, hatte sich seine Ansicht verfestigt, nach der hohe T-Werte Auswirkungen auf den Sozialstatus haben. Testosteron lieferte eine moderne, wissenschaftliche Erklärung für den ewigen Topos, der besagt, Menschen, die arm seien und der Arbeiterklasse angehörten, neigten zu deviantem, von der Norm abweichendem Verhalten. Durchgehend wird das Buch mit lebhaften Schilderungen von Arbeitercharakteren gewürzt; immer wieder bemüht der Autor Bauarbeiter, Klempner, Stahlkocher und andere Vertreter der handarbeitenden Berufe, um an ihrem Beispiel »das ungestüme und ungeduldige« Temperament von Menschen mit hohen T-Werten zu beschreiben. Zwar zieht sich der Topos durch das ganze Buch, er ist aber nirgends mit einem Argument verbunden, das den Zusammenhang zwischen hohem T und niedrigem sozioökonomischen Status schlüssig belegt. Einerseits erklärt er den Umstand, dass T bei Männern aus der Arbeiterklasse stärker mit antisozialem Verhalten verknüpft ist, mit der Annahme, Menschen mit höherem Sozialstatus hätten mehr zu verlieren, wenn sie ihren »Impulsen« nachgäben. Entsprechend widmet er sich sehr ausführlich Berufen mit hohem Sozialstatus, besonders dem des Prozessanwalts. Andererseits meint er, T selbst brächte Menschen in Berufe von geringem Sozialstatus, denn die Eigenschaften von Menschen mit hohem T seien im Allgemeinen »nützlicher in körperbetonten Berufen, in Berufen mit geringem Sozialstatus«. Außerdem erwiesen sich die »Neigungen« von Menschen mit hohen T-Werten »als hinderlich bei Bildungswegen, wie sie gewöhnlich für anspruchsvolle Berufe erforderlich sind. Jungen mit hohen Testosteronwerten finden keinen Gefallen daran, Tag für Tag in der Schule zu sitzen und dem Lehrer zuzuhören, und Männer mit hohem Testosteron empfinden die meisten Bürojobs als langweilig und einengend. Deshalb halten sie es nur schwer in Berufen mit hohem Statuswert aus. Auch ihre übermäßige Kompetitivität könnte sich als nachteilig für

Erfolge in statusträchtigen Berufen erweisen, denn dort ist vor allem der *Teamplayer* gefragt.« Der Elitismus, der in der Literatur über T und Verhalten allgegenwärtig ist, nimmt in Dabbs' Werk besonders penetrante Formen an.[24]

Es gibt eine Erzählstrategie in dem Buch, die wir in der Wissenschaft als »Pastiche-Bildung« bezeichnen. Bestimmte Studien verbinden sich mit einer Reihe individueller Geschichten von lebenden Menschen, historischen Figuren wie Jesse Owens und der Jungfrau von Orleans und sogar mit Romanfiguren wie Sam Spade. Dabbs verwendet seine Protagonisten, um die skelettartige Verbindung zwischen T und bestimmten Persönlichkeitsmerkmalen oder Verhaltensweisen mit Fleisch und Blut auszustatten, allerdings gibt es ein Problem: In der Vielzahl der Fälle liegen keine Informationen über die T-Werte der geschilderten Personen vor, und häufig ist selbst die Vorstellung, es gebe sie, absurd. Es gibt nur Spekulationen und Assoziationen. Diese Methode, solche Geschichten nebeneinanderzustellen, um vielsagende Verknüpfungen zu suggerieren, erinnert an die Vorgehensweise der *Washington Post*, als sie den Bericht über William Calleys Prozess und die Forschungsergebnisse von Kreuz und Rose auf derselben Seite abdruckte. Die gemeinsame Präsentation der Berichte vermittelt den Eindruck, sie seien austauschbar, und suggeriert eine stärkere Kausalkette, als eine einzelne Studie oder Geschichte vermitteln könnte: Man braucht nicht alle Variablen für eine der Geschichten. Gewiss, *Helden, Schurken und Liebhaber* wurde für ein breites Publikum geschrieben, aber diese Strategie ist ein charakteristisches Beispiel für die Vorgehensweise, die M'charek und Kollegen meinen, wenn sie schreiben, Fakten würden aus »heterogenen Elementen« zusammengebastelt. Scheinbar geht es bei den »Fakten« hier um Testosteron, doch die Elemente sind unauflöslich mit bestimmten Vorstellungen über schichtspezifische Merkmale verflochten. Insbesondere entspricht die Schicht, so wie sie in Dabbs' Werk definiert wird, mehr oder weniger dem amerikanischen Mythos von der sozialen Mobilität: Unsere Veranlagung und unser Verhalten weisen uns meist genau den Status zu, den wir verdienen und der uns gerecht wird.[25]

EHRENKULTUREN: JUNG, GEWALTTÄTIG UND SCHWARZ

Während Dabbs in seinem Werk mithilfe von T die Klischees über Gewalt und Zügellosigkeit in der Arbeiterklasse zementiert, erzielt Allan Mazur eine ähnliche Wirkung, indem er Klischees über den Zusammenhang von Ethnizität und Testosteron verbreitet und so dem Klischee von der »angeborenen Kriminalität« schwarzer Männer wissenschaftliches Gewicht verleiht. Als einer der ersten Forscher hat Mazur dokumentiert, dass soziale Kontexte die T-Werte von Menschen beeinflussen. Formal scheint er den biologischen Determinismus zu vermeiden, indem er seine Forschung an einem differenzierten Modell ausrichtet, das gegenseitige Wechselbeziehungen zwischen Umwelt und Körpern einbezieht. Anders als in der Verhaltensgenetik, in der Korrelationen zwischen Verhalten und »Rasse« eine offenkundig essenzialistische Version der »Rasse« heraufbeschwören, scheint Mazur in seinen Untersuchungen unter »Rasse« eher eine Art sozialer Umwelt zu verstehen. Wenn er also feststellt, dass T-Spiegel mit ethnischen Kategorien korrelieren, äußert er sich ganz im Sinne von Sozialepidemiologen und anderen, die beschreiben, wie »Rasse« zur Biologie wird: »Buchstäblich verkörpern wir die Welt, in der wir leben, und produzieren dabei Populationsmuster in den Bereichen Gesundheit, Krankheit, Invalidität und Tod.« Doch diese Artikel sind nicht erst auf den zweiten Blick zutiefst beunruhigend: Sie stützen letztlich die klassischen Argumente für den Wahn von der weißen Überlegenheit, indem sie der Idee, dass Schwarze von Natur aus zügellos und gefährlich seien, den Anschein von wissenschaftlicher Glaubwürdigkeit verleihen.[26]

Mazurs Werk beruht auf Annahmen, die sich um die Jahrtausendwende durchsetzten. Die Forscher waren verwirrt und frustriert, weil sie seit Jahrzehnten Ergebnisse erhielten, die auf eine schwache und uneindeutige Beziehung zwischen Testosteron und Aggression beim Menschen schließen ließen. Statt nach anderen Erklärungen für Aggression oder alternativen Funktionen von T im Körper und im Leben des Menschen zu suchen, fielen viele Forscher dem Mulder-Effekt zum Opfer: Sie wollten glauben, dass T Menschen aggressiv machte.

Neuere Modelle, die T mit menschlicher Aggression verknüpfen, berufen sich auf Forschungsarbeiten an Vögeln. Ende der 1980er-Jahre hatte man in der Ornithologie eine riesige Datenbank mit Informationen über die T-Sekretion der Männchen von mehr als 20 Vogelarten angelegt. Das Ausmaß und die Formen der T-Schwankungen waren verblüffend: jahreszeitliche Veränderungen bei einzelnen Vögeln, Unterschiede in Höhe und Muster zwischen frei lebenden und gefangenen Populationen, eine Vielfalt der Korrelationen zwischen T und Verhalten. Aus Sicht der Forscher war eines der größten Rätsel die Widersprüchlichkeit der Ergebnisse. 1990 gelangten der Zoologe John Wingfield und seine Kollegen in einem wegweisenden Artikel zu dem Schluss, dass Unterschiede im sozialen Kontext diese Schwankungen erklären könnten, und stellten die These auf, dass T und Aggression gemeinsam in Reaktion auf Herausforderungen (*challenges*) durch andere Vögel ansteigen könnten. Sie bezeichneten ihren Vorschlag als »Challenge-Hypothese«. Danach ist die Beziehung zwischen T und Aggression am stärksten in Zeiten »sozialer Instabilität, etwa bei der Bildung von Dominanzbeziehungen, der Festlegung von Reviergrenzen, dem Konflikt mit einem männlichen Artgenossen, der Ansprüche auf das Revier oder die Paarungspartnerin anmeldet«. Demgegenüber sinken das Aggressionsniveau und die Verknüpfung zwischen T und Aggression »in Zeiten sozialer Stabilität, wenn die Territorien festgelegt sind und wenn Status oder Grenzen durch das soziale Beharrungsvermögen aufrechterhalten werden«. Der Prozess ist auch saisonalen Schwankungen unterworfen: In der instabilen Paarungssaison ist mehr Aggression zu beobachten, doch sobald die Schlüpflinge im Nest sind, geht das aggressive Verhalten zurück. Durch wechselseitige Verstärkung kommt es zu einer Rückkopplungsschleife. Hohes T veranlasst männliche Individuen offenbar, mit verstärkter Aggression zu reagieren, die ihrerseits die T-Werte in die Höhe treibt. Doch sobald sich die sozialen Beziehungen stabilisieren, Klarheit in Hinblick auf Revier und Paarbildung herrscht, fällt T wieder ab, was ebenfalls zu einer Beruhigung der Atmosphäre und einem Rückgang künftiger Herausforderungen führt. Daher bleibt T niedrig, bis der nächste Brutzyklus oder irgendein äußeres Ereignis das Gleichgewicht stört.[27]

1998 veröffentlichten Allan Mazur und sein Kollege Alan Booth, ebenfalls Soziologe, einen umfassenden Überblick mit mehr als einem Dutzend Gastbeiträgen zur Frage des Zusammenhangs von Testosteron und Dominanz bei Männern, eine Publikation, die sich implizit vor allem mit der neuen Challenge-Hypothese befasste. Ihnen ging es um eine Zusammenfassung der gerade entstehenden Theorien, nach denen sich beim Menschen T und Verhalten gegenseitig beeinflussten, weshalb sich die Forschung nicht auf die reine Aggression konzentrieren, sondern allgemeiner mit dem Aspekt der Dominanz beschäftigen sollte. Mittlerweile hat der Artikel 20 Jahre auf dem Buckel, ist aber immer noch das am häufigsten zitierte wissenschaftliche Papier, wenn es um den Zusammenhang zwischen Dominanz, Aggression, Gewalt und Testosteron geht. Nach wie vor gilt es vielen Forschern als Schlüsseltext ihres Feldes.[28]

Mazur und Booth vertraten die Auffassung, die Belege seien schwach, weil die Forscher mit dem falschen Modell arbeiteten. Kreuz und Rose, Dabbs und andere Wissenschaftler, die über Aggression beim Menschen forschten, seien von einer Voraussetzung ausgegangen, die Archer später das »Mäusemodell« nannte, das heißt von einer »einfachen Kausalbeziehung zwischen Testosteronwert und Aggression«. Dabbs' Versuche, die soziale Umwelt in das Modell zu integrieren, wirken primitiv im Vergleich zu diesem neuen Entwurf. Der entscheidende Unterschied liegt darin, dass Mazur und Booth vom Begriff der Reziprozität ausgehen: Der Ausgangswert von T wirkt auf das Verhalten ein, gleichzeitig aber beeinflussen soziales Umfeld und Verhalten auch die T-Werte, sodass es zu einer ständigen Wechselbeziehung kommt. Dabei stützten sie sich ausdrücklich auf Mazurs Konkurrenzstudien und meinten, der T-Wert steige in Antizipation der Konkurrenzsituation an, und wer sich in dieser Situation durchsetze, erhalte ein zusätzliches Quantum T. Sie nahmen an, bestimmte soziale Kontexte seien wie ein fortwährender Kampf um

Dominanz, dessen Kennzeichen soziale Herausforderungen und Instabilität seien.[29]

Diese herausfordernden und instabilen Kontexte nannten sie »Ehrenkulturen«, ein Konzept, das die Forschung über die Challenge-Hypothese in rassifizierende Diskurse über gewalttätige »Subkulturen« abgleiten ließ. Mazur und Booth übernahmen das Konzept der »Ehrenkulturen« von den Psychologen Richard Nisbett und Dov Cohen, die meinten, eine im Süden der Vereinigten Staaten beheimatete »Ehrenkultur« könne erklären, warum die Häufigkeit von »konfliktbedingtem Totschlag« bei weißen Männern aus den Südstaaten erheblich höher ist als bei weißen Männern aus den Nordstaaten. Dabei spielte T insofern eine Rolle, als nachgewiesen werden konnte, das T bei Südstaatlern schon infolge geringfügiger Beleidigungen ansteigt, die sich bei Nordstaatlern überhaupt nicht auf T auswirken. Das Fazit von Mazur und Booth lautete, Männer aus den Südstaaten würden bei Beleidigungen zu Überreaktionen neigen und auf vermeintliche Kränkungen mit dominantem oder sogar gewalttätigem Verhalten antworten. Aber sie gelangten rasch von einer Theorie, die eigentlich weiße Südstaatler betraf, zu einer generellen Hypothese über Merkmale von Subkulturen, die von jungen Männern dominiert sind oder waren: »Zu einer allgemeinen Überempfindlichkeit gegen Beleidigungen kann es in jeder Subkultur junger Männer kommen, die dem Einfluss der traditionellen Agenten sozialer Kontrolle entzogen sind, wie es häufig in Grenzlandgemeinschaften, Gangs, Gruppen von Nichtsesshaften oder Vaganten und beim Zusammenbruch des gesellschaftlichen Gefüges nach Kriegen oder Naturkatastrophen der Fall ist. Wenn junge Männer übertriebenen Wert auf den Schutz ihres Rufs legen und nicht daran gehindert werden, können Dominanzkämpfe allgegenwärtig und zum wichtigsten Merkmal der Interaktion zwischen Männern werden.«[30]

Trotz dieses verallgemeinernden Ansatzes setzten sie sich nicht generell oder auch nur partiell mit den sogenannten Ehrenkulturen auseinander, sondern sie bedienten sich des Konzepts nur, um eine biosoziale Hypothese über die Gewalt junger schwarzer Männer zu konstruieren.

Mazur und Booth vertraten die Ansicht, das Konzept der Ehrenkulturen beschreibe exakt die »Subkultur« der »armen jungen schwarzen Männer«, wobei sie sich vor allem auf ein längeres Zitat aus »The Code of the Streets« [»Der Kodex der Straße«] stützten, einem Essay des afroamerikanischen Soziologen Elijah Anderson, der 1994 im *Atlantic* erschien:

> Die meisten Jugendlichen haben den Code der Straße … internalisiert, der im Wesentlichen die interpersonale Kommunikation betrifft …, [einschließlich] Mienenspiel, Gang und Sprache – alles dazu bestimmt, Aggression abzuschrecken …
> Aber auch dann ist man nicht gefeit gegen Herausforderungen, weil es immer Leute gibt, die auf einen Kampf aus sind, um ihr Ansehen – »Juice«, wie es auf der Straße gelegentlich heißt – zu vergrößern. Wenn jemand angegriffen wird, ist es wichtig – nicht nur in den Augen des Gegners, sondern auch in denen der eigenen Leute –, dass er sich rächt. Sonst läuft er Gefahr, von jedermann »gefrontet« (herausgefordert) oder »angemacht« zu werden. Um seine Ehre zu retten, muss er zeigen, dass er keiner ist, dem man »blöd kommen« oder den man »dissen« kann …
> Das daraus resultierende Verlangen nach Respekt macht die Menschen dünnhäutig. Da können Hochachtungsbezeugungen durch andere sehr beruhigend wirken und ein Gefühl von Sicherheit, Ermutigung, Selbstvertrauen und Selbstachtung vermitteln …
> Daher muss man stets wachsam sein, keine Grenzüberschreitung durchgehen lassen und sogar den Anschein vermeiden, man würde Grenzüberschreitungen tolerieren. Unter jungen Leuten, deren Selbstachtung besonders verletzlich ist, spielt die Sorge, man könnte ihnen nicht genügend Respekt entgegenbringen, eine große Rolle. In vielen innerstädtischen Bezirken sind junge Männer so sehr auf diesen Respekt fokussiert, dass sie bereit sind, ihr Leben zu riskieren, um ihn zu bekommen und zu behalten.[31]

Mazur und Booth vertraten die Ansicht, das reziproke T-Modell könne, gemeinsam mit bestimmten Merkmalen des sozialen Lebens in vorwiegend von Schwarzen bewohnten Stadtvierteln, das Gewaltproblem der »Innenstädte« erklären – ein Problem, das sie weitgehend auf Konflikte zwischen jungen schwarzen Männern reduzierten. Dabei argumentierten sie folgendermaßen: Geringfügige Kränkungen als ernsthafte Herausforderungen wertend, reagieren die Körper junger schwarzer Männer mit einem jähen Ausschlag des T-Werts. Das erhöhte T erschwert es ihnen, Herausforderungen einfach zu übergehen; die daraus resultierenden Kämpfe sorgen für einen weiterhin erhöhten T-Spiegel, sodass sie in einem von T gespeisten »Teufelskreis« gefangen sind. Nach Mazur und Booth ist die Ehrenkultur der wichtigste Einfluss auf die T-Werte dieser jungen Männer. Schließlich belegten die Autoren ihre Hypothese noch mit Untersuchungsdaten, die zeigten, dass schwarze Männer höhere T-Spiegel haben als weiße Männer – Daten, die ebenfalls aus der oben beschriebenen Studie an US-amerikanischen Veteranen des Vietnamkriegs stammten.[32]

Die Argumentation von Mazur und Booth verfiel rasch in eines jener pathologisierenden Narrative über schwarze Wohnviertel und insbesondere über junge schwarze Männer, die so geläufig waren, dass die Autoren getrost die Frage übergehen konnten, wie diese Beziehungen zustande gekommen waren. Sorgfältig konstruierten sie ein Narrativ, das es ihnen ermöglichte, Rassismus ausdrücklich zu verurteilen, obwohl er durch Assoziationen von Anfang an ein wesentlicher Teil ihrer Ausführungen war. In diesem ganzen Abschnitt verwendeten Mazur und Booth die Begriffe »die Straße«, »Innenstädte« und »arme junge Schwarze« austauschbar, wobei ihnen »die Straße« sowohl zur Bezeichnung des Umfelds »junger Schwarzer« wie zum Synonym für »junge Schwarze« diente. Sie verließen sich auf die rassifizierende Codierung von »die Straße« und »Innenstädte« als schwarz und auf die vorherrschenden rassistischen Vorstellungsbilder, in denen schwarze Wohnviertel durch den »Zusammenbruch des gesellschaftlichen Gefüges« und den Mangel an »Agenten sozialer Kontrolle« gekennzeichnet sind. Das brauchten sie nicht auszusprechen, weil es ihnen von dem weißen, rassifizierenden Vorstellungssystem abgenommen wurde. Opportunistisch verwendeten sie Elijah Andersons Worte, um ein Bild von Individuen zu zeichnen, die mit krankhafter Empfindlichkeit auf Beleidigungen reagieren: dünnhäutig, versessen auf Respekt, aber unsicher, beim geringsten Anlass zu einem Kampf bereit und irrational auf ihren Ruf fixiert. Da Mazur und Booth auf keinen anderen Aspekt des sozialen Kontextes eingingen, schienen die einzigen »Herausforderungen«, denen sich junge schwarze Männer gegenübersahen, von anderen jungen schwarzen Männern auszugehen. Hier und in späteren Werken verwendeten Mazur und Booth diese lebhafte ethnografische Passage – einschließlich des »Straßenjargons« –, schlossen aber systematisch Andersons größeres Bezugssystem aus, das auf ein langes »Erbe an institutionalisiertem Rassismus, Arbeitslosigkeit und Entfremdung« verweist.[33]

Obwohl die Erörterung den Eindruck einer empirischen Studie erweckt, ist sie nicht mehr als ein Pastiche. Mazur und Booth legten keine Daten über Gewalt oder Straftaten schwarzer Männer vor und gingen mit keinem Wort auf die besonderen Belastungen ein, denen sich junge Schwarze gegenübersehen. Sie machten keine Angaben über die T-Werte junger schwarzer Männer, die angeblich Angehörige dieser Ehrenkulturen sind. Die meisten Elemente der Analyse sind reine Spekulation, zusammengestoppelt aus den sattsam bekannten rassistischen Geschichten und dargeboten in einem pseudowissenschaftlichen Stil, der alternative Erklärungen zu berücksichtigen scheint, sie tatsächlich aber ausschließt. Von einer einzigen Erwähnung der Armut abgesehen, kommt keiner der anderen Strukturfaktoren wie etwa die chronische Arbeitslosigkeit zur Sprache. In einer Argumentation, in der es angeblich um das schwierige soziale Umfeld dieser Gruppe geht, wird totgeschwiegen, wie junge schwarze Männer unter weißer Vorherrschaft systematisch um ihre Würde, ihre Bildungschancen, ihre wirtschaftliche und gesellschaftliche Zukunft gebracht werden. Glaubt man Mazur und Booth, sind alle ihre Herausforderungen und Probleme selbst verschuldet.

Das Bindemittel, das Andersons Text mit dem biosozialen Argument von Mazur und Booth verbindet, ist die Behauptung, schwarze Männer hätten höhere T-Werte als weiße Männer, wobei sie sich auf dieselbe Studie an Vietnam-Veteranen stützten, auf die sich schon Dabbs und Morris bei ihren Aussagen über Testosteron, Aggression und soziale Schicht beriefen. Mazur und Booth zitierten einen ethnisch bedingten Unterschied der T-Werte bei den Veteranen und behaupteten, er belege ihre Ehrenkultur-Hypothese: »Nur bei *jüngeren Veteranen mit niedrigem Bildungsstand* finden wir bei Schwarzen ungewöhnlich hohe T-Spiegel, das heißt Werte, die signifikant höher sind als bei Weißen. Diese jüngeren schwarzen Männer mit geringem Bildungsstand, die zum großen Teil aus städtischen Wohngebieten stammen, sind mit hoher Wahrscheinlichkeit Angehörige der Ehren-Subkultur und verfügen wohl aus diesem Grund über erhöhte T-Werte.« Doch genauso wenig, wie die Autoren die tatsächlichen T-Spiegel junger schwarzer Männer aus innerstädtischen Wohngebieten kannten, hatten sie die Daten, die sie brauchten, um ihre Thesen über ethnische Unterschiede der T-Werte bei diesen Veteranen zu belegen. Vor allem gab es keine Daten darüber, wo die Teilnehmer an dieser Studie wohnten. Anhand des ermittelten Einkommens und Bildungsstandes der Männer setzten Mazur und Booth voraus, dass schwarze Männer mit höherem Einkommen und Bildungsstand sich Wohngebiete außerhalb der Städte suchten. Außerdem legten sie die Annahme zugrunde, junge Schwarze in innerstädtischen Wohnvierteln seien »höchstwahrscheinlich Angehörige der Ehren-Subkultur«. Nach den Ausführungen von Mazur und Booth, die sich eher auf eine Reihe von Schlussfolgerungen als auf Daten stützen, handelt es sich bei der »Ehrenkultur« um ein Phänomen, das ausschließlich bei schwarzen Männern anzutreffen sei. Die Verweise auf T erwecken den Anschein, dass wir es hier mit mehr als nur den üblichen ethnolastigen Verallgemeinerungen zu tun haben.[34]

Es stellt sich die interessante Frage, warum die eklatante Rassifizierung in diesem Artikel und den anderen Papieren von Mazur nie offen angesprochen worden ist. Möglicherweise liegt es daran, dass das biosoziale Modell als eine Art Tarnung diente, indem es die ethnischen

Unterschiede der T-Werte durch eine Wechselbeziehung zwischen Individuen und ihren Umwelten erklärte und nicht durch einen ethnisch bedingten Unterschied der Biologie. Aber das biosoziale Modell weist eine verdächtige Übereinstimmung mit dem herrschenden rassifizierenden Diskurs auf. So vertreten die Autoren beispielsweise die Ansicht: »Antisoziale Handlungen sind häufig Versuche, gegen Autoritätsfiguren (Lehrer, Polizisten) aufzubegehren oder, abstrakter, sich gegen einen einengenden sozialen Kontext durchzusetzen«, wobei ihnen Schulen, Militär, Strafanstalten und sogar Familien als Beispiele dienen. Es dürfte klar sein, dass jede Person, die man in einen solchen Kontext setzte, die gleichen Beziehungen zu ihm entwickeln würde, unabhängig von ihrem Geschlecht oder ihrer Ethnizität. Doch die ausführlichen Beispiele von Mazur und Booth betreffen immer nur schwarze Männer.[35]

Unter dem Strich handelt es sich um Lockvogeltaktik: Der Text liest sich, als wäre von Umwelten und sozialen Kontexten die Rede, doch tatsächlich beruht die Erörterung auf einer essenzialistischen Vorstellung von ethnischen oder »Rassenunterschieden«. Ehrenkulturen liefern ein Bezugssystem, das schwarze Wohnviertel als Orte tiefsten Chaos und schwarze Männer als extrem unzivilisiert darstellt.

Dieser einflussreiche Artikel hatte zwei Autoren, doch wenn man sich die rassifizierende Erzählung etwas genauer anschaut, zeigt sich, dass der stärkere Einfluss in dieser Hinsicht von Mazur und nicht von Booth ausgeht. Bereits 1995 hatte Mazur in einem Artikel über den Zusammenhang von Hormonen und »Devianz« bei US-amerikanischen Veteranen den Keim für die Hypothese von der schwarzen »Ehrenkultur« gelegt, wobei er sich auf den bereits erwähnten umfangreichen und in mehreren Studien verwendeten Datensatz der Centers for Disease Control stützte. Dort erklärte er, Devianz, definiert als Verletzung konventioneller Normen, sei eine wichtige Form menschlicher Aggression, die »bei einem Mangel an effektiven sozialen Kontrollen und bei Individuen, die in die Mehrheitsgesellschaft schlecht integriert sind, besonders wahrscheinlich ist«. Der Verweis auf den »Mangel an effektiven sozialen Kontrollen« ist in diesem Kapitel nicht explizit rassifiziert, wird aber an anderer Stelle in einen direkten Zusammenhang mit schwarzen Wohnvierteln gebracht, insbesondere durch die Pathologisierung von Familien mit weiblichen Haushaltsvorständen. Besonderes Gewicht legt Mazur auf eine der etwa ein Dutzend Analysen, die er an den Daten durchgeführt hat, nämlich auf jene, in der er den gleichzeitigen Effekt von Bildungsstand, Alter und Ethnizität auf die T-Werte untersucht und nachweist, dass junge schwarze Männer mit niedrigem Bildungsstand die höchsten T-Werte aller Gruppen hatten. Nachdem er außerdem festgestellt hatte, dass Schwarze höhere Werte bei mehreren Devianz-Indikatoren aufwiesen, gelangte Mazur zu dem Schluss: »Möglicherweise tragen die extrem hohen Testosteronwerte junger Schwarzer mit geringem Bildungsstand zur Devianz in dieser Gruppe bei.« Doch er legt keine Daten vor, die zeigen, dass junge schwarze Männer »devianter« sind als ältere schwarze Männer, die von allen vier Gruppen die niedrigsten T-Werte aufweisen. Dieses »möglicherweise« ist wichtig, weil Mazur in diesem Artikel hinsichtlich der kausalen Richtung zwischen Hormonen und den devianten Verhaltensweisen einen sehr neutralen Ton anschlägt: Als er die Untersuchung von ihm und Booth über Sport und andere kompetitive Aktivitäten anführte, erklärte er mit Entschiedenheit, die Einflüsse zwischen Hormonen auf der einen Seite und Verhaltensweisen und Situationen auf der anderen würden in beide Richtungen wirken. Doch mithilfe zahlreicher statistischer Modelle gelangte er schließlich zu dem Schluss, die Ergebnisse deckten sich mit der Hypothese, dass hohe T-Werte ursächlich für »deviante Handlungen« seien – und nicht umgekehrt. Für diese Schlussfolgerung entscheidet er sich, obwohl er mitten im Artikel statistische Daten vorlegt, die zeigen, dass Bildungsstand und Einkommen diejenigen Faktoren sind, die deviantes Verhalten am besten zu erklären scheinen, während »das deviante Verhalten junger schwarzer Männer nicht wesentlich durch Hormone erhellt werden kann«.[36]

Obwohl Mazur bekanntermaßen ein Vertreter biosozialer Modelle ist, bastelt er seit mehr als zwei Jahrzehnten an einem essenzialistischen Narrativ über die Aggression von jungen schwarzen Männern, vor allem solchen mit niedrigem Bildungsstand. Während in Mazurs Forschung die Rassifizierung offensichtlich ist, gehen die meisten Studien über menschliche Aggression oder Gewalt überhaupt nicht auf Ethnizität ein. Woraus nicht folgt, dass die ethnische Zugehörigkeit in diesen Studien keine Rolle spielte, doch um sich ein Bild davon zu machen, wie dort rassifizierende Assoziationen entstehen, muss man sich die einzelnen Studien ansehen und Vergleiche ziehen. Wenn beispielsweise bei der Untersuchung von Aggression und Gewalt hauptsächlich Stichproben aus der Unterschicht und/oder von People of Color herangezogen werden, während die aggressionsfreien Dominanzformen, die die Forscher bei Menschen für häufiger halten, vorwiegend an Stichproben von Weißen mit hohem Bildungsstand erforscht werden, aktivieren die Wissenschaftler, möglicherweise ohne es zu bemerken, die ethnolastigen Topoi von aggressiven schwarzen Männern und Jugendlichen.[37]

Im Laufe der Zeit ist die Rassifizierung in Mazurs Werk noch expliziter geworden. 2016 kam Mazur in einem Artikel auf die Hypothese zurück, die er in dem Aufsatz aus dem Jahr 1995 über Veteranen aufstellte, und behauptete erneut, schwarze Männer in ihren Zwanzigern mit einem Highschool- oder niedrigerem Abschluss wiesen »ungewöhnlich hohe T-Werte« auf. Mazur macht zwei riesige Gedankensprünge, um mit diesen Daten die offensichtliche Neigung schwarzer Männer zur Gewalt zu belegen. Erstens stellt er erneut die »Innenstädte« und »Ehrenkulturen« in den Mittelpunkt seiner Analyse, obwohl er keine Daten hat, die Aufschluss darüber geben, wo die Männer wohnen – mehr noch, er verweist sogar auf Daten, nach denen nur die Hälfte der US-amerikanischen Schwarzen mit einem Highschool- oder niedrigerem Abschluss in Großstädten leben. Zweitens, ohne Informationen über das Verhalten der Männer in dieser Studie zu besitzen, behauptet er trotzdem, sie neigten zu körperlicher Aggression, wobei er sich abermals auf Elijah Andersons mehr als 20 Jahre alte Ethnografie beruft. Die starken Zusammenhänge, die er zwischen »innerstädtischer« Gewalt und hohen T-Werten bei schwarzen Männern herstellt, sind umso problematischer, als er immer wieder versichert, es gebe keine direkte Beziehung zwischen T und Aggression oder Gewalt.[38]

ZOMBIE-FAKTEN

Seit den Anfängen der Testosteronforschung sind die verantwortlichen Wissenschaftler um den Nachweis bemüht, dass T menschliche Aggressionen verursacht. Doch der methodisch sauberste Umgang mit diesen Daten stammt aus dem Jahr 1991, als James Dabbs und John Archer sie als »uneindeutig« bezeichneten. Wie kann also dieses tote Faktum weiterleben?

Das nicht totzukriegende Zombie-Faktum, das besagt, T verursache menschliche Aggression, wird durch eine Reihe von Strategien reanimiert und beatmet – beispielsweise indem man zu raffinierteren und komplexeren Forschungsmodellen übergeht. Neuere Modelle wie etwa die Challenge-Hypothese führen zu einer größeren Annäherung zwischen Humanforschung und Experimenten an anderen Tierarten, bewirken aber auch eine größere Flexibilität der Interpretation.

Statt bei einem der neueren Modelle gehäuft aufzutreten, sind positive Ergebnisse weiterhin über eine Vielzahl spezifischer Hypothesen verteilt. Beispielsweise sucht man in der Forschung noch immer verzweifelt nach einer Möglichkeit, Cortison in die Modelle einzubauen, wobei einige Wissenschaftler behaupten, T sei nur dann mit Aggression verknüpft, wenn der Cortisonwert niedrig sei, während andere dieses Modell ablehnen und wieder andere meinen, zusätzliche chemische Stoffe wie Serotonin oder Faktoren wie frühere Erfahrungen mit Gewalt müssten beteiligt sein, damit man den Einfluss von T erkennen könne. Wir sind auf den Effekt dieser wechselnden Enactments und Gesichter von Testosteron nicht weiter eingegangen. Zeigt sich das T, das für Aggression eine Rolle spielt, etwa nur in Gesellschaft anderer Hormone oder Neurotransmitter wie Serotonin? Erreicht es seine entscheidende Wirkung vielleicht in einer bestimmten pränatalen Phase? Ist es im Erwachsenenalter aktiv und sollte daher am besten als T in der Blutbahn untersucht werden? Die Fragen nehmen kein Ende. Würde man die vielfältigen, nicht ins Bild passenden Gesichter von T in diesen Studien berücksichtigen, würde die klaffende Lücke zwischen der Hypothese, dass T Aggression bewirkt, und der Evidenz für die Behauptung noch größer werden. Wechselnde Ts, methodologische Manöver und einander widersprechende Modelle bleiben ausgeklammert, weil die Ergebnisse so unwiderstehlich sind. [39]

Das Zombie-Faktum, nach dem T ursächlich für menschliche Aggression, besonders für kriminelle Aggression, verantwortlich ist, wird auch durch fesselnde Geschichten am Leben erhalten. Die Suche nach dem Zusammenhang zwischen T und Kriminalität oder Aggression verweist ständig auf allgemeine, wichtige gesellschaftliche Probleme als letzten Grund für diese Forschungsarbeiten und garantiert eine über die Wissenschaft hinausgehende Bedeutung der Arbeiten, da sie die Lösung dieser Probleme versprechen. Die Studien und die einschlägige Literatur verwenden vorhersagbare narrative Strukturen und bestimmte Begriffe, um Authentizität und genaue Kenntnis der untersuchten Lebenswelten zu signalisieren, die außerhalb des Erfahrungshorizonts ihrer vermeintlich elitären und weißen Zielgruppe liegen: Denken Sie an die »Brutalos und Opfer« in Dabbs' Gefängnisstudie oder Mazurs wiederholte Rückgriffe auf Andersons junge Schwarze, die um *juice* – Respekt – ringen. In beiden Fällen stellt die Erzählweise Beziehungen her, die die Daten nicht bestätigen, sodass ein Pastiche entsteht, das sich wie ein Gefüge aus kausalen Zusammenhängen liest. Wie Mazur »innenstädtischen« Status und Mitgliedschaft in einer »Ehrenkultur« auf junge Männer mit hohen T-Werten projiziert, so projizieren Dabbs' Geschichten hohe T-Werte auf jede – reale, historische oder fiktionale – Figur mit Attributen, die traditionell mit hohem T in Verbindung gebracht werden. Einige dieser Charaktere gibt es noch nicht einmal, und selbst für die realen Personen, auf die er verweist, finden sich keine Belege für ihre Testosteronwerte – aber die Fiktionen werden nie dokumentiert.

Neuere Geschichten in der T-Forschung gewinnen einen erheblichen Teil ihrer Überzeugungskraft durch die Berufung auf jene bislang jeder Kritik enthobenen klassischen Studien, die wir in diesem Kapitel beschrieben haben. Durch »*p*-Hacking«* – statistische Manipulationen –, durch Hypothesen, die mitten in der Datenanalyse verändert werden, durch Messungen von geringer wissenschaftlicher Zuverlässigkeit (wie die Robustheits-Einstufungen in Dabbs' Gefängnisstudien), durch unzulängliche Validität (etwa der Wertung der Flucht aus Jugendstrafanstalten als Gewaltverbrechen) und durch Dutzende von Analysen an (zu) kleinen Stichproben gelingt es den Forschern, Zusammenhänge zwischen T und gewaltsamer Aggression herzustellen. Die Behauptung, T verursache menschliche Aggression, verlässt den Bereich reiner Aggressionsforschung und greift auf jeden anderen Bereich der T-Forschung über. Getrennt von den speziellen, häufig zweifelhaften Kontexten, in denen sie gewonnen wurde, kann die These von der »Aggressionsverstärkung durch T« zur Verankerung anderer Hypothesen dienen, etwa der Aussage, T erhöhe die Risikobereitschaft, oder umgekehrt, niedrige T-Werte wirkten sich positiv auf junge Väter aus. Wir werden uns beide Behauptungen in späteren Kapiteln genauer ansehen.

Der Umstand, dass die These von Ts Verantwortung für Aggression weiterhin in Umlauf bleibt, sollte in seiner Bedeutung nicht unterschätzt werden. Sie trägt zu einem überindividualisierten Verständnis von Aggression und Straffälligkeit bei, während sie gleichzeitig vereinfachende Deutungsmuster verstärkt, die Aggression bestimmten Menschengruppen zuschreiben: Männern im Allgemeinen, Angehörigen der Arbeiterklasse und People of Color. Zwar hat sich die Art und Weise, wie diese Verbindungen hergestellt werden, im Laufe der Zeit verändert. Die Studie von Kreuz und Rose und die Rolle, die ihr im öffentlichen Diskurs zufiel, ließ die These, dass die Gewalt nicht mehr als soziales Problem, sondern als das individueller Körper angesehen wurde, einfach und einleuchtend erscheinen. Sie förderte ein Narrativ, nach dem Gewalt, selbst im Kontext von Kriegsverbrechen, nicht das Produkt eines Einflussfaktors ist, der der Kultur, ihren Institutionen, dem Militär oder

* Der p-Wert wird gehackt, mit anderen Worten so frisiert, dass er unter die 5-Prozent-Grenze fällt.

sogar dem Krieg selbst innewohnt. Vielmehr sind sie das Problem gewalttätiger Männer, vor allem junger Männer, die sich nicht beherrschen können, weil sie zu viel Testosteron haben.

Lassen wir 50 Jahre im Zeitraffer durchlaufen, und wir stellen fest, dass heute viel schwerer zu erkennen ist, welche Wirkung die wissenschaftliche Forschung über den Zusammenhang von Testosteron und Gewalt in unseren kulturellen Narrativen entfaltet. Heute sieht es so aus, als klaffe ein tiefer Graben zwischen der populärwissenschaftlichen Idee, dass T Gewalt verursache, und den scheinbar komplexeren und differenzierteren wissenschaftlichen Vorstellungen über T. Ein Hauptgrund dafür ist das Aufkommen der biosozialen Modelle. Doch biosoziale Forscher bevorzugen in der Regel die Mikrokontexte der Face-to-Face-Kommunikation, die den Eindruck erwecken, als wären diese von den allgemeineren sozialen Prozessen und Institutionen abgeschottet. Keine der betrachteten T-Studien berücksichtigt die Beziehung zwischen der Zusammensetzung ihrer Stichproben und dem Einfluss, den die sozialen Institutionen und die Machtverhältnisse auf ihre Versuchsteilnehmer ausüben – egal ob es sich um Strafgefangene, Kriegsveteranen, Schulkinder oder BWL-Studenten handelt. Stattdessen reproduzierten die Studien populärwissenschaftliche Vorstellungen und verstärkten die gesellschaftliche Kanalisierung der Macht.

In der Forschung des 21. Jahrhunderts steht Testosteron immer noch zur Verfügung, um eine strukturelle, institutionelle Analyse zugunsten eines individual-biologischen Ansatzes umzubiegen, doch jetzt stützen sich die Studien nicht mehr auf das einfache Modell vom gestörten einsamen Wolf, der »nicht gelernt hat, seine Aggression in den Griff zu bekommen«. Vielmehr bemühen zeitgenössische Studien komplexere Modelle, die T in ein vielfältiges Gebräu von chemischen Stoffen mischen, und berufen sich auf Modelle, nach denen Aggressionen sich in der frühen Evolution des Menschen als »adaptive« Reaktion auf die Herausforderungen der Umwelt entwickelten, aber im Laufe der Zeit für die modernen Menschen ihren Anpassungswert verloren haben. Dieses Narrativ hat zu verschiedenen Überlegungen geführt, wie sich dieses menschliche

Verhalten »wiederbeleben könne«, damit »ältere aggressive Verhaltensdispositionen erneut adaptiv werden können«. So argumentieren beispielsweise der Sozialneurowissenschaftler Jack van Honk und Kollegen, wenn sie erklären, warum Aggression im Krieg etwas anderes ist als Aggression unter »Friedensbedingungen«. Das Modell dieser Forscher wirkt besonders aktuell, denn sie stellen das »emotionale Gehirn« in den Mittelpunkt ihrer Betrachtungen und erklären Testosteron, Cortisol und den Neurotransmitter Serotonin zu den »chemischen Stoffen des Gehirns, die für die reaktive Aggression zuständig sind«. Doch wenn wir uns die Konstruktion dieses neurofreundlichen Modells etwas genauer anschauen, stoßen wir auf einen entscheidenden Stützpfeiler der alten Dabbs'schen Studien. Indem sie nur die oben erörterten Gefängnisdaten zitieren, umgehen van Honk und Kollegen das alte Problem, dass man in den meisten Forschungsarbeiten keinen oder nur einen geringen Zusammenhang zwischen T und der menschlichen Aggression gefunden hat, aber so können sie konstatieren: »Testosteronwerte zeigten sich wiederholt in Verbindung mit kontrolliert beobachteten Verhaltensstörungen durch gewalttätig-reaktive Aggression in umfangreichen männlichen und weiblichen Populationen.« Denn »die Studien von James Dabbs sprechen eindeutig für die Beteiligung von Testosteron an der reaktiven Aggression des Menschen«. Auch scheint es van Honk und Kollegen nicht sonderlich zu stören, dass Dabbs sich in seinen Studien nicht mit der spezifischen Version von T beschäftigte, die sie selbst zugrunde legten, nämlich hohes T im Kontext von niedrigem Cortison – ein weiterer Beleg dafür, dass Ts Multiplizität und Vielgestaltigkeit manchmal genutzt wird, um den Daten mehr Bedeutung abzugewinnen –, und manchmal unter den Teppich gekehrt wird, wenn es nützlicher ist, T isoliert zu betrachten.[40]

Die Soziologen Steven Barkan und Michael Rocque haben kürzlich darauf hingewiesen, dass heute biologische und biosoziale Modelle die Kriminologie beherrschen. Sie nennen es eine »beunruhigende« Tatsache, dass »in den letzten Jahrzehnten eine Vielzahl individuell orientierter kriminologischer Theorien entstanden sind«, und vertreten die Ansicht, die Fixierung auf die »direkten Ursachen antisozialen Verhaltens« mache die Kriminologen blind für Faktoren wie Armut und Rassismus. Testosteron spielt eine wichtige Rolle in den Forschungsansätzen, die sich auf biosoziale und kulturelle Faktoren stützen. Als Beispiel für den biosozialen Trend verweisen Barkan und Rocque auf einen Forschungsüberblick zum Thema »Nexus von Rasse, Armut und Kriminalität«, der Ende 2018 erschien und das Ziel hatte, »mit dem politisch korrekten Mantra Schluss zu machen, nach dem schwarze Kriminalität das Ergebnis von weißem Rassismus ist«. In diesem Aufsatz, der in dem hoch angesehenen *Journal of Criminal Justice* erschien, widmen die Soziologen Anthony Walsh und Ilhong Yun einen erheblichen Teil ihres Textes der sogenannten *Triple Imbalance Theory* (van Honk und Kollegen) und verbinden sie mit der »Ehrenkultur-Hypothese« über die Kriminalität junger schwarzer Männer (Mazur und Booth) sowie dem Bericht, dass schwarze Männer höhere T-Werte haben als weiße Männer (Lee Ellis und Helmuth Nyborg). Mit erzählerischen Strategien, die an die opportunistische Verwendung von Andersons Artikel durch Mazur und Booth erinnern, entkräften Walsh und Yun alle strukturellen Erklärungen der Kriminalität, indem sie asiatische Amerikaner einbeziehen und diesen Schritt einfach damit begründen, dass alle nicht-weißen Gruppen gleichermaßen vom Rassismus betroffen seien, obwohl längst erwiesen ist, dass verschiedene ethnische Minderheiten unterschiedlich rassifiziert und diskriminiert werden. Letztlich lautet ihr Argument folgendermaßen: Asiaten seien ebenfalls Opfer von Diskriminierung und Rassismus, speziell gegen Schwarze gerichteter Rassismus in Amerika sei *Jim Crow* gewesen, aber der sei seit mehr als 50 Jahren »vorbei«, während der »gegen Weiße gerichtete Rassismus« von Schwarzen heute viel ernster und verbreiteter sei; Asiaten wiesen geringere Kriminalitätsraten als Weiße auf, während Schwarze höhere Raten hätten. Wenn also Rassismus eine Erklärung für Kriminalität sei, so Walsh und Yun, »müssten die Anhänger dieser These die Erfolge und geringen Kriminalitätsraten der asiatischen Amerikaner proasiatischen Vorurteilen zuschreiben, die Weiße zu ihrem eigenen Nachteil hegen«. Zu den vielen erstaunlichen Aspekten dieses Aufsatzes gehört zweifellos die Tatsache, dass eine angesehene soziologische Zeitschrift eine derart engstirnige und einseitige Rassismusanalyse veröffentlicht, die sich auf eine selektive und legalistische Lektüre ethnischer Statistiken stützt – politische Repräsentation, außereheliche Geburten und vieles mehr –, aber alle Daten ignoriert, die zeigen, dass rassistische Strukturen weit über gesetzliche Diskriminierung hinausgehen. Zuallermindest müsste sie die vielen gesellschaftlichen und wirtschaftlichen Praktiken einbeziehen, die Weiße privilegieren. Besonders skandalös ist der Umstand, dass ein Artikel über Ethnizität und Kriminalität aus dem Jahr 2018 einfach totschweigt, in welchem Maße schwarze Wohnviertel seit Jahrzehnten überharten polizeilichen Maßnahmen ausgesetzt sind und Schwarze auf allen Ebenen der Gerichtsbarkeit benachteiligt werden. Die Zeit wird zeigen, ob dieser spezielle Artikel größere Wirkung entfaltet, aber wir müssen uns klarmachen, welche politische und rhetorische Bedeutung die weit zurückreichende Kette von Studien über den Zusammenhang von T und Kriminalität für die scheinbare Verwissenschaftlichung des weißen Rassismus und der *white supremacy* hat.[41]

Zwar wurden spezifische Hypothesen im Laufe der Zeit verändert und Probandengruppen in der Forschung angepasst, doch die starke Verknüpfung von Testosteron mit Männlichkeit ist geblieben. Die Frage, was unter die Kategorie »männlich« fällt, hat sich allerdings als flexibler erwiesen. Aus den Aggressionsstudien geht deutlich hervor, dass T bestimmte als gefährlich eingestufte Formen der Männlichkeit fördert, aber auch gesunden, positiv beurteilten Formen Vorschub leistet. T ist flexibel genug, um sich verschiedenen Manifestationen von Männlichkeit anzupassen. Diese Flexibilität wurde wissenschaftlich erfasst, als man die Theorie entwickelte, T fördere Dominanz, und Dominanz könne verschiedene Formen in spezifischen Kontexten annehmen. Von diesem Punkt an wurden Ethnizität und Schicht als »Ghost-Variablen« in die Literatur aufgenommen – Variablen, die nicht offen benannt werden, aber durch bestimmte Maßnahmen Bedeutungen transportieren –, etwa durch die Verwendung kulturell besetzter Begriffe, die Bildung von Stichproben, die schichtspezifische und ethnische Stereotype verstärken, und durch logische Sprünge, die unbemerkt bleiben, weil sie den kulturellen Erwartungen entsprechen. Bei dieser Pastiche-Bildung werden die Variablen in der Kausalkette selten gemeinsam gemessen. Stattdessen wird die Beziehung zwischen Testosteron und gewaltsamer Aggression hergestellt, indem man verschiedene Teilgeschichten nebeneinanderstellt, die bestimmte Assoziationen enthalten: Hier wird T mit jungen schwarzen Männern verknüpft; dort bilden junge schwarze Männer eine »Ehrenkultur«; auf der Populationsebene werden Gewaltverbrechen mit jungen schwarzen Männern gepaart. Nur indem man ein Netz von materiellen und symbolischen Assoziationen knüpft, wird das Ganze zu einer einzigen, zusammenhängenden Geschichte über Testosteron, Gewalt und Ethnizität. Entsprechend haben die Klempner, Fußballfans und Bauarbeiter, die James Dabbs' Werk bevölkern, die Aufgabe, der kühnen Behauptung, Menschen aus der Arbeiterklasse hätten halt die Berufe, die ihrer Eignung entsprächen, warmes Leben einzuhauchen, aber in seinem Narrativ gibt es keinen Hinweis auf die größeren kulturellen, wirtschaftlichen und gesellschaftlichen Kräfte, die diese Menschen in ihre Berufe gebracht haben. Wie Amade M'charek in Hinblick auf Genetik und Ethnizität gesagt hat, sind Fakt und Fiktion aus demselben »Stoff« gemacht. In dieser Literatur sehen wir alle drei Funktionen der »Rasse« oder Ethnizität, die M'charek ausgemacht hat: Sie ist zugleich ein Forschungsobjekt, eine Methode zur Kategorisierung und eine Theorie über Unterschiede und wie sie zustande kommen.[42]

◂ ▸

Die kritische Analyse der Hormonforschung hat Hormone meist als ein willkommenes Hilfsmittel zur Konstruktion von Gender betrachtet, aber hier haben wir gezeigt, dass Hormone auch Ethnizität bzw. »Rasse« und soziale Schicht hervorbringen. Die Rückkehr der Ethnizität als biologisches Konstrukt lastet man gewöhnlich dem Aufstieg der Genetik und Genomik an und dem gewohnheitsmäßigen Wechsel zwischen ethnischen Kategorien und anderen Formen der Zusammenfassung genetischer Information, etwa durch Haplotyp oder Population. Doch auch die Hormonforschung fördert diesen Wiederaufstieg biologistischen Denkens. Und die Rassifizierung durch den Verweis auf Hormone und ihre Wirkung ist möglicherweise noch fataler, weil sie schwer nachzuweisen ist – wie unsere Untersuchung in diesem Kapitel gezeigt hat, muss man dazu tief graben und unter der Oberfläche der Studien forschen. Das Modell, das gegenwärtig in der Verhaltensendokrinologie vorherrscht, die Challenge-Hypothese, spielt eine zentrale Rolle dabei, zu verschleiern, in welchem Maße die Ethnizität in diesen Studien essenzialisiert und der Biologie zugeschlagen wird. Die Forscher scheinen mit der – ethnisch neutralen – Idee zu beginnen, dass Menschen wie andere Tiere auf eine soziale Herausforderung mit einer erhöhten Ausschüttung von T reagieren und dass dieser T-Schub die Wahrscheinlichkeit aggressiven Verhaltens erhöht. Abstrakt betrachtet, scheint das Modell die Möglichkeit zu verheißen, die enge Verflechtung von Körpern mit ihren sozialen Welten empirisch nachzuweisen und auf diese Weise so unterschiedliche Gebiete wie Verhaltensendokrinologie, Sozialepidemiologie, feministische Wissenschaft und Techniksoziologie miteinander zu verbinden. Tatsächlich aber ist der Verkörperungsprozess – der Augenblick, in dem das Soziale von dem Biologischen verwandelt und vereinnahmt wird – kein Gegenstand der Forschung. Stattdessen findet eine dünne, oberflächliche Konzeptualisierung des Sozialen statt, die in der Forschung als homogener Hintergrund der Versuchspersonen vorausgesetzt wird, die durch ihre ethnische oder soziale Zugehörigkeit kategorisiert wurden; Ethnizität wird nicht mit sozialen Institutionen und Geschichte verknüpft, sondern ist eine Ansammlung von Gewohnheiten. In dieser biosozialen Theorie wird Schwarzsein zur Mitgliedschaft in einer zügellosen »Subkultur«, die spezielle Herausforderungen an ihre Mitglieder stellt. Schwarzsein ist in der Challenge-Hypothese der Ursprung der Herausforderung (*challenge*).

Was Hormone mit der Entstehung sozialer Schichten zu tun haben, dürfte die größte Überraschung sein, die sich aus dieser Analyse ergeben hat, und möglicherweise der wichtigste Befund. Heute haben wir in der Wissenschaft keine angemessenen Werkzeuge, um die soziale Schichtung zu bestimmen und um zu verstehen, wie Schichtunterschiede hervorgerufen, gerechtfertigt und aufrechterhalten werden. Eine eingehende Auseinandersetzung mit der Frage, inwiefern Studien in der Verhaltensbiologie, egal ob sie hormonelle, genetische oder andere Modelle zugrunde legen, von schichtbasiertem Elitismus geprägt sind, ist längst überfällig. Untersuchungen über den Zusammenhang von Testosteron und Aggression erwecken den Anschein, T wechselwirke in einer Weise mit der sozialen Position, die einige unfähig macht, ihre Verantwortung als »biologische Bürger« wahrzunehmen. Das ist zwar eine neue Verpackung, aber spricht den Armen und den Arbeitern in ähnlicher Weise die biologische Fähigkeit zum Leben in einer Zivilisation ab, wie es im 19. Jahrhundert die Theorien über den Atavismus der Arbeiterklassen taten. In diesem historischen Moment, da die Bedeutung und die Ungewissheit der Klassenbeziehungen in der Politik solche Bedeutung gewonnen haben, ist es besonders dringlich, die beiläufige Verachtung für Arme und Arbeiter hervorzuheben, mit der man die »Fakten« über Testosteron und Gewalt fabriziert.

Wenn Verurteilungen wegen Gewaltverbrechen, Einschätzungen des Wachpersonals, Verhalten gegenüber Mitgefangenen und Entscheidungen von Bewährungskomitees in die Forschung einbezogen werden, wirken Verbrechen und Strafe wie ein objektives Phänomen, das in erster Linie von den Merkmalen und Verhaltensweisen individueller Menschen bestimmt wird, die zu Haftstrafen verurteilt werden. Doch das ist keineswegs so. In den Vereinigten Staaten sind Haftstrafen unauflöslich verknüpft mit der sozialen Schicht und besonders mit der Ethnizität. Ethnisch (und letztlich rassistisch) bedingte Ungleichheiten in der Strafverfolgung und der Rechtspraxis sind der wichtigste institutionelle Einzelfaktor, der People of Color im heutigen Amerika benachteiligt.[43]

Es mag unwichtig erscheinen, diese Argumente bei der Beurteilung der zeitgenössischen T-Forschung zu berücksichtigen, wenn keiner der maßgeblichen Forscher gegenwärtig die Verknüpfung von Testosteron und Gewaltkriminalität untersucht. In ihrem Buch *Ghost Stories for Darwin* hat die Botanikerin Banu Subramaniam elegant nachgewiesen, wie die Evolutionstheorie und die Evolutionsforschung von Anfang an die Eugenik einbezogen haben. Im Rückblick auf ihre eigenen frühen Studien analysiert sie, wie dieser Bodensatz ihre Forschung gelenkt und eingeschränkt hat, und im Zuge dieser Rückschau entwirft sie auch, welche radikal neuen Ansätze in der Forschung erforderlich sind, damit die wissenschaftliche Gemeinschaft dieses Erbe nicht weiter mit sich herumschleppt oder sogar vergrößert. Subramaniams Beispiel zeigt, dass es notwendig und möglich ist, die gleiche Aufarbeitung für die Forschung über Testosteron und Gewalt zu leisten.[44]

4

MACHT

Der am zweithäufigsten abgerufene TED-Talk stammt von Amy Cuddy, zur Zeit des Vortrags Sozialpsychologin an der Harvard Business School, und behandelt das sogenannte Power-Posing, die Kunst der Machtposen. Der Vortrag »Your Body Language May Shape Who You Are« – »Ihre Körpersprache kann bestimmen, wer Sie sind« – hatte bis zum Zeitpunkt unserer Recherche über 52 Millionen Views. Fesselnd und energisch verspricht Cuddy dem Publikum einen »kostenlosen, technikfreien Lifehack, der von Ihnen lediglich eines verlangt: Sie müssen ihre Haltung zwei Minuten lang verändern.« Nehmen Sie ein paar machtvolle Posen ein, und Sie werden sich mächtig fühlen, erklärt sie mit strahlendem Lächeln und beschreibt, wie sie und ihre Kollegen Dana Carney und Andy Yap diesen überraschenden Effekt in ihrem Labor entdeckten. Cuddy hat ihre Ergebnisse seither erfolgreich unter die Leute gebracht, sie erregte internationales Aufsehen, trat in den Medien auf, erhielt Einladungen zu Vorträgen und führte Schulungen in Unternehmen durch.[1]

Schon seit Langem wissen Sozialwissenschaftler, dass wir auf der Basis unserer Körpersprache – Cuddy nennt sie »Nonverbalien« (*nonverbals*) – rasche Urteile übereinander fällen. »Und diese Urteile«, sagt sie, »können für unser Leben höchst bedeutungsvolle Entscheidungen enthalten, etwa wen wir einstellen oder befördern.« Aber unsere Körpersprache beeinflusst nicht nur andere, Cuddy erklärt zudem: Nonverbalien prägen auch unsere eigenen Gedanken, Gefühle und physiologischen Prozesse. Die Forschungen zum Thema Macht und Dominanz, egal ob an Tieren oder Menschen, zeigten, dass mächtige, schlagkräftige

Menschen »ausdrucksvolle Posen« verwendeten – expansive, gliederstreckende, brustwölbende Körperhaltungen. Diesen Punkt illustriert sie mit einer Reihe von Fotografien: einem grimmig dreinblickenden Gorilla, einem durch die Luft schwingenden Orang-Utan, der einen Fuß in die Höhe hält, einer Kobra mit aufgestelltem Nackenschild, einem Schwan mit ausgebreiteten Flügeln, Oprah Winfrey am Schreibtisch, die Hände im Nacken gefaltet, Mick Jagger mit emporgereckten Armen. Das letzte Foto zeigt Usain Bolt, seine langen Arme über dem Kopf zu einem V geformt, als er die Ziellinie überquert.

Mächtige Menschen, erläutert Cuddy ihrem Publikum, seien zuversichtlicher, selbstbewusster und risikobereiter als machtlose Menschen. Außerdem hätten sie – und das ist der Grund, warum Cuddy für uns interessant ist – höhere Werte an Testosteron, das sie zum »Dominanzhormon« erklärt, und niedrigere Werte an Cortison, das sie das »Stresshormon« nennt. Im Tierreich, bei den Primaten, habe das mächtigste Tier, das Alphamännchen, hohe T- und niedrige Cortisolwerte. Mehr noch, wenn an der Spitze der Schimpansen-Hierarchie ein Machtvakuum entsteht und eines der bislang untergeordneten Männchen die Führung übernimmt, weist dieser neue Alpha-Schimpanse signifikante Anstiege von Testosteron und Rückgänge von Cortisol auf. Was bedeutet das?, fragt Cuddy. Könnten Menschen also einen Rollenwechsel vortäuschen, um sich anschließend mächtiger zu fühlen? Könnte unsere Körperhaltung unser Denken und Fühlen verändern, einschließlich der physiologischen Faktoren wie der verantwortlichen Hormone, und am Ende sogar unser Handeln bestimmen? Cuddy und Kollegen führten eine Studie durch und gelangten zu dem Ergebnis *Yes, we can*. Sie animiert die Zuschauer mit ihrer Forschungsfrage und veranlasst sie, eine »winzige Intervention« vorzunehmen. »Zwei Minuten lang … Ich möchte, dass Sie sich so hinstellen, das wird Ihnen ein Gefühl der Macht und Stärke vermitteln.« Cuddy nimmt die bekannte Power-Pose von Wonder Woman ein – Brust raus, Hände auf die Hüften, Füße weit auseinander fest auf dem Boden. Bleiben Sie zwei Minuten lang in dieser Haltung, und Ihr Testosteron wird steigen und Ihnen ein Gefühl der Macht geben, erklärt sie; Ihr Cortison wird sinken, woraufhin Sie eher bereit sind, Risiken einzugehen. Power-Posen, so das Ergebnis ihrer Forschung, »bestimmen, wie wir denken und uns fühlen«. Das helfe uns, das Selbstvertrauen zu mobilisieren, das wir beispielsweise in einem Vorstellungsgespräch oder bei einer schwierigen Präsentation brauchten. Unwillkürlich hat man das Bild von unzähligen Toilettenkabinen vor Augen, hinter deren geschlossenen Türen sich eine verborgene Armee von Managern auf ihr Jahresgespräch vorbereitet, Hände auf den Hüften, Brust raus und auf das Beste hoffend.

Auf dem emotionalen Höhepunkt ihres Vortrags verrät Cuddy, was sie persönlich zu ihrer Forschung inspirierte. Mit 19 wurde sie bei einem Autounfall schwer verletzt. Nach dem Unfall, so sagte man ihr, werde sie infolge der kognitiven Beeinträchtigung durch die Verletzung ihr Studium nicht beenden können. Doch sie beendete das College, studierte weiter – und kam sich wie eine Hochstaplerin vor. Als sie den Wunsch äußerte, das Studium zu schmeißen, erhielt sie Zuspruch von ihrer Mentorin. »*Fake it till you make it*« (Tu so, als ob, bis du es kannst), sagte sie zu Cuddy, die ihrem Rat folgte und ihre Studien fortsetzte, bis sie eine Anstellung als Professorin an der Harvard Business School bekam. Dort erkannte sie ihre eigene frühere Unsicherheit im Verhalten ihrer Studentinnen wieder, die sich, insgesamt betrachtet, weit weniger beteiligten als die männlichen Studenten, obwohl die Hälfte der Kursteilnehmer weiblich war. Besonders erinnert sie sich an eine bestimmte Studentin, die das ganze Semester hindurch kein einziges Wort gesagt hatte. Cuddy erklärte ihr, sie müsse sich beteiligen oder sie würde durchfallen, woraufhin die Studentin sagte: »Ich gehöre hier gar nicht hin.« Das war Cuddys Aha-Erlebnis. Obwohl sie selbst das Gefühl längst abgeschüttelt hatte, war ihr diese besondere Scham nur allzu bekannt, und sie ermahnte ihre Studentin mit Nachdruck: »Sie *gehören* hierher! Und morgen werden Sie so tun, als ob, und sich selbst ein Gefühl der Macht und Stärke vermitteln.« Die Zuhörer spendeten tosenden Beifall.

Cuddys Ratschlag fruchtete. »Einen Monat später kam sie zu mir«, berichtet sie, »und ich erkannte, dass sie nicht nur so getan hatte, als ob, bis sie die aktuelle Herausforderung meisterte, sondern bis sie tatsächlich wurde, was sie zunächst nur gefakt hatte.« Dann wendet sie sich mit den mittlerweile bekannten Aufmunterungssprüchen an die Zuhörer und fügt hinzu: »Machen Sie das, bis Sie es tatsächlich werden und verinnerlichen.« Dann erscheint das Fazit auf dem Bildschirm: *winzige Korrekturen → GROSSE VERÄNDERUNGEN.* Ihr letzter Auftrag an die Zuhörer ist knapp und klar: »Rauf mit Ihrem Testosteron. Runter mit Ihrem Cortison.« Nehmen Sie eine Pose ein und beherrschen Sie die Welt. Oder zumindest Ihre Welt.

Anschließend schlug Cuddy Kapital aus ihrem TED-Talk, indem sie ihn zu einem Bestseller verarbeitete und später zu ihrer wichtigsten Botschaft in ihren Motivationskursen machte. Sie verkaufte die »Power-Pose« buchstäblich als wissenschaftlich untermauerte Technik im Dienst sozialer Gerechtigkeit. Sie drängte jeden, der in einer beliebigen Situation einen Mangel an Macht verspürte, die Methode anzuwenden: im Klassenzimmer oder im Vorstellungsgespräch oder auch im Club. »Am dringendsten brauchen sie die Menschen«, sagt sie, »die keine Ressourcen, keine Technik, keinen Status und keine Macht haben … Die Methode kann ihren Lebensweg entscheidend verändern.«[2]

Cuddy hat Berichte von dankbaren Menschen zusammengetragen, die versichern, die Power-Pose habe ihnen ein Gefühl größerer Macht und Stärke verliehen. Wir stellen die Gefühle der Menschen oder ihr Urteil über die Power-Pose nicht infrage. Doch wenn man die Erfahrungsberichte gemeinsam mit der Studie und deren Kritikern betrachtet, stellt sich eine interessante Frage: Wie viel von der Macht der Power-Pose beruht auf dem »Rauf mit dem Testosteron!« und »Runter mit Ihrem Cortison!«? Unsere Schlussfolgerung wird Sie vielleicht nicht überraschen: gar nichts. Doch wie immer ist die Geschichte nicht so einfach, daher lohnt es sich, das »Versteckspiel« von T in diesem Prozess sorgfältig zu untersuchen – einschließlich der Frage, welche Rolle die Hormone in der vernichtenden Kritik spielen (oder nicht spielen), die andere Wissenschaftler gegen Cuddys Forschungsarbeit vorgebracht haben.

DIE KLEINE STUDIE, DIE ES SCHAFFTE

Auf den ersten Blick erscheint die Studie von Carney, Cuddy und Yap einfach und geradlinig, wenn sie von der Frage ausgeht: Ist es möglich, dass eine absichtliche Veränderung der Körperhaltung das Hormonprofil konsistent anregt, sodass dieses dann Selbstsicherheit und »machtvolles« Auftreten hervorruft? Und würden solche Gefühle und Verhaltensweisen ihrerseits zu einer Veränderung des Status führen? Obwohl einfach gestellt, lösen diese Fragen eine komplexe Kette von Assoziationen zwischen verschiedenen Faktoren aus, nämlich zwischen den Hormonen Testosteron und Cortisol, individuellen Merkmalen, Verhaltensweisen und dem Sozialstatus, um dann wieder zu den Hormonen zurückzukehren, sodass sich eine endlose Rückkopplungsschleife bildet. »Bei Menschen und anderen Tieren«, sagen die Forscherinnen, »reflektieren und erhöhen die Testosteronwerte den dispositionellen und situativen Status und die Dominanz; interne und externe Reize bewirken einen Testosteronanstieg, dadurch wird das Dominanzverhalten verstärkt, und dieses Verhalten kann wiederum den Testosteronwert weiter anheben.« Die Cortisolwerte sind anscheinend zweitrangig in ihren Beispielen, aber die Autorinnen behaupten doch, niedriges oder sinkendes Cortisol könne ein weiterer Faktor für hohen Status sein. Nichts von alledem ist neu oder strittig, sondern gibt im Prinzip nur den herrschenden Konsens über Rückkopplungsschleifen zwischen Hormonen und Dominanzverhalten wieder. Cuddy und ihre Kolleginnen gehen jedoch noch einen Schritt weiter, indem sie behaupten, da dominante Tiere aller Arten zu imposanten Körperhaltungen neigten, seien diese Haltungen ein aufschlussreicher artübergreifender Hinweis auf den Sozialstatus, den sie auch als Macht bezeichnen: »Der stolze Pfauhahn fächert seine Schwanzfedern auf, um eine Partnerin zu gewinnen. Durch Seitwärtssprünge vermittelt der Kater dem Eindringling ein falsches Bild von seiner Größe. Der Schimpanse, der seinen Rangplatz in der Hierarchie verteidigt, hält die Luft an, bis sich seine Brust vorwölbt. Der

Vorsitzende im Sitzungssaal legt die Füße auf den Tisch, verschränkt die Finger im Nacken und spreizt die Ellenbogen nach außen.« Dieses Imponiergehabe wird mit Macht assoziiert, die die Forscherinnen definieren als »erhöhten Zugang zu Ressourcen; größere Handlungsfreiheit und Kontrolle über Körper, Geist und positive Gefühle; verstärkte kognitive Funktionen; erhöhte Handlungs- und Risikobereitschaft«. In diesem Abschnitt der Studie, in der die Autorinnen die Grundlagen darstellen, wird das Dominanzverhalten in einer gegebenen sozialen Hierarchie mit dem Status gleichgesetzt. Das Schlussglied in der Assoziationskette bilden die Hormone, die die Forscherinnen zu einer der größten Errungenschaft in der Verhaltensforschung über Testosteron hochjubeln, speziell in den Studien zu Dominanz und Status. Die Autorinnen zitieren die Überblicke von John Archer sowie Allan Mazur und Alan Booth, die wir ausführlich in Kapitel 3 erörtert haben, und gelangen zu der Auffassung, dass »die Mächtigen sich durch ihre hormonellen Profile von den Ohnmächtigen abgrenzen«, wobei sie auf die Unterschiede in den Testosteron- wie Cortisolwerten verweisen. Das führt sie zu ihrer Hypothese: Da T und Macht gemeinsam ansteigen, könnte es möglich sein, den T-Wert mithilfe imposanter Gesten willkürlich zu steigern und dadurch eine tatsächliche Veränderung des Sozialstatus herbeizuführen.[3]

So universell dargestellt, ist die Erzählung vom Pfau bis zum Vorstandsvorsitzenden scheinbar ohne Brüche – doch lassen Sie uns die Sache ein wenig langsamer angehen und uns die Versatzstücke einzeln ansehen. Power-Posen könnten erklären, warum einige Pfauhähne an die Spitze der Hierarchie aufsteigen, aber könnten Pfauhennen durch Power-Posen den Weg aus dem Patriarchat erzwingen? Sind der Schimpanse und der Vorstandsvorsitzende an die Spitze gelangt, indem sie ihre Brust gewölbt und die Füße auf den Tisch gelegt haben, oder tun sie das erst, nachdem sie die Macht übernommen haben? Das Katzenbeispiel ist besonders seltsam: Statt ein Dominanzverhalten in einer artspezifischen (intraspezifischen) Hierarchie zu beschreiben, wird hier das Beispiel einer artübergreifenden (interspezifischen) Interaktion gewählt. Hinzu kommt, dass die Bewegungen des Katers weniger eine Zurschaustellung von Dominanz als von Schutzlosigkeit zu sein scheinen.

Die reziproken Effekte zwischen Testosteron und Dominanz sind gut belegt. Diese komplexen und in viele Richtungen verlaufenden Effekte von T sind verantwortlich für den »Ärger mit Testosteron«, wie ein viel zitierter Ausspruch von Robert Sapolsky lautet. Die alte Annahme, Tiere mit höherem T würden in die Spitze der Dominanzhierarchien aufsteigen, zäumt das Pferd von hinten auf: Die Evidenz spricht eher dafür, dass der Aufstieg in der Dominanzhierarchie die T-Produktion ankurbelt.[4]

In ihrer ursprünglichen Studie haben Carney und Kollegen eine etwas andere Ansicht vertreten. Ihre These: Statt eine existierende Hierarchie tatsächlich umzustürzen, genüge es möglicherweise, sich die Gesten der Mächtigen anzueignen. Mit anderen Worten, »einfache Verhaltensweisen, ein Kopfnicken oder ein Lächeln, könnten ebenfalls physiologische Veränderungen verursachen, die eine ganze Kette psychologischer, physiologischer und behavioraler Veränderungen aktiviert – also das Leben des Individuums mehr oder weniger verändert«. Carney und Kollegen interessierten sich für die Frage, ob die Verknüpfungen zwischen Macht, Gestik und Hormonen ebenfalls vorlägen, wenn es sich bei der Zurschaustellung von Macht nur um Posen und nicht um den Ausdruck echter Macht handle. Vor allem wollten sie wissen, »ob Posen höherer Macht (im Gegensatz zu Posen geringerer Macht) tatsächlich Macht erzeugen«.[5]

Nachdem sie 26 Frauen und 16 Männer zufällig auf eine Gruppe mit großer Macht und eine Gruppe mit geringer Macht verteilt hatten, untersuchten die Forscher, ob deren experimentelle Zuordnung zu Dominanzverhalten bzw. Unterwerfungsverhalten ein entsprechendes endokrines Profil in den Probanden hervorrufen konnte. Waren vor allem kurze Power-Posen in der Lage, T zu erhöhen und Cortisol zu unterdrücken? Außerdem fragten sich die Versuchsleiter, ob die Einnahme einer solchen Pose einen Menschen dazu veranlassen konnte, »machtvoller« zu handeln. Um diese Hypothese zu testen, forderten sie die Teilnehmer in jeder Gruppe auf, zwei verschiedene Posen einzunehmen, jede Haltung eine Minute lang beizubehalten, und boten ihnen dann eine Wette an. Bei der Wahl dieser Wettsituation orientierten sich die Forscher an der Literatur, in der die Auffassung vertreten wird, Menschen, die Macht hätten, zeigten eine größere Bereitschaft, bestimmte Risiken einzugehen.

Die Posen wurden in zwei Dimensionen entworfen, die »generell mit Macht in Verbindung gebracht werden: expansiv (das heißt, mehr oder weniger Raum in Anspruch nehmend) und offen (das heißt, die Glieder offen oder geschlossen haltend)«.[6] Um zu erfassen, was sie für allgemeine Formen expansiver und offener Körperhaltung hielten, schienen die Forscher die kulturelle Besonderheit ihrer Entscheidung für einen Schreibtisch als Requisite zu übersehen, den sie im Übrigen nur für Power-Posen verwendeten. Die erste Power-Pose sah vor, dass die Versuchspersonen den Stuhl nach hinten kippten, die Füße auf die Schreibtischplatte legten und die Hände im Nacken verschränkten. Bei der zweiten standen sie und stützten sich mit den Händen auf den Tisch. Die Teilnehmer mit geringer Macht saßen bei der ersten Pose in einem Stuhl, die Arme fest an den Körper gepresst und die Hände im Schoß gefaltet; bei der zweiten hatten sie Arme und Beine fest gekreuzt. Vor und nach den Posen entnahmen die Forscher Speichelproben, mit denen sie Veränderungen der Testosteron- und Cortisolwerte maßen. Um die Auswirkungen der Posen auf die Risikobereitschaft zu erfassen, gaben die Forscher den Teilnehmern zwei Dollar, die sie entweder behalten oder bei einer Doppelt-oder-nichts-Wette einsetzen konnten. Schließlich mussten die Versuchspersonen auf einer Skala von 1 bis 4 angeben, wie »mächtig« oder »verantwortlich« sie sich gefühlt hatten.

Sowohl in der Gruppe mit Power-Posing wie in der mit Ohnmachtspose war ein Anstieg von T und ein Rückgang von Cortisol zu verzeichnen, aber in der Machtgruppe waren die Veränderungen größer, was für Männer und Frauen gleichermaßen galt. Die Teilnehmer in der Dominanzgruppe berichteten außerdem, sie hätten sich »mächtig und verantwortlich« gefühlt und waren eher zum Glücksspiel bereit. Die Autoren kamen zu dem Ergebnis, ihre Studie habe bewiesen, dass Power-Posen T-Werte erhöhen (und Cortisolwerte drücken), und bestätige die ältere

Theorie, nach der eine entsprechende neuroendokrine Veränderung das Machtgefühl und die Risikobereitschaft steigere. Ihre Schlussfolgerungen sind dramatisch:

> Allein durch Veränderung der Körperhaltung bereitet ein Individuum seine mentalen und physiologischen Systeme auf schwierige und belastende Situationen vor und erhöht vielleicht tatsächlich Selbstvertrauen und Leistungsfähigkeit in Situationen wie Vorstellungsgesprächen, öffentlichen Vorträgen, Konflikten mit Vorgesetzten oder dem Umgang mit gewinnversprechenden Risiken … Im Laufe der Zeit und in ihrer Gesamtheit können diese minimalen Haltungsveränderungen und ihre Folgen möglicherweise den allgemeinen Gesundheitszustand und das Wohlbefinden eines Menschen verändern. Dieser potenzielle Nutzen ist besonders wichtig für Menschen, die sich als chronisch machtlos erleben, weil sie unter einem Mangel an Ressourcen leiden, in der Hierarchie einer Organisation ganz unten angesiedelt sind oder einer machtlosen sozialen Gruppe angehören.[7]

Eigentlich hätte man erwarten können, dass diese unerhebliche Studie stumm in der Versenkung verschwindet. Stattdessen wurde sie das Thema eines TED-Talks, der Cuddy einen meteorhaften Aufstieg zu öffentlichem Ruhm bescherte und seinen Höhepunkt in einer regelrechten kleinen Power-Posing-Industrie fand. Die ursprüngliche Studie, eine sogenannte »oft zitierte Arbeit«, gehört laut Web of Science zu dem einen Prozent der Psychologieartikel, auf die am häufigsten verwiesen wurde.

Derweilen begann das Franchise-Unternehmen Power-Posing in der akademischen Welt unter dem Gewicht der herben Kritik erste Risse zu zeigen. Kurz nach der Veröffentlichung des Artikels vertrat der Psychologe Steven Stanton die Ansicht, durch die Zusammenfassung von Frauen und Männern seien die statistischen Analysen entwertet: Carney und Kolleginnen hätten die Daten der Männer und der Frauen getrennt analysieren müssen, da man aus früheren Studien wisse, dass Männer und Frauen nicht nur unterschiedliche T-Reaktionen auf Dominanzsituationen zeigten, sondern auch große durchschnittliche Unterschiede in den T-Werten hätten.[8] Stantons Vorbehalte fanden wenig Resonanz, und die Autorinnen der Studie würdigten seine Kritik keiner Antwort. Andere Psychologen versuchten die Ergebnisse der Studie zu wiederholen und stellten fest, dass es ihnen nicht gelang. Mit der gleichen Versuchsanordnung führten Eva Ranehill und Kollegen an der Universität Zürich die Studie an einer Stichprobe durch, die fast fünfmal so groß war wie Carneys Gruppe, gelangten aber zu ganz anderen Ergebnissen. Zwar stellten auch sie fest, dass Power-Posen Menschen dazu bringen, sich mächtiger und selbstbewusster zu fühlen, konnten aber nicht bestätigen, dass das Gefühl der Macht ihre Teilnehmer veranlasste, größere Risiken einzugehen, und die geringen Effekte, die sie bei den Hormonwerten maßen, waren das genaue Gegenteil der Ergebnisse von Carney, Cuddy und Yap: Das Testosteron war in der Gruppe mit machtlosen Posen höher als in der Gruppe mit machtvollen Posen.[9] Ihre Schlussfolgerung war unmissverständlich: »Es gelang uns nicht, den Effekt von Power-Posing auf Testosteron, Cortisol und finanzielle Risikobereitschaft zu bestätigen. Zwar stellten wir fest, dass Power-Posing sich auf selbst berichtete Machtgefühle auswirkte, aber das wiederum hatte keine Auswirkungen auf das Verhalten.«

Carney und Kolleginnen, die gebeten wurden, für dieselbe Ausgabe von *Psychological Science,* in der Ranehills Studie erschienen war, einen Kommentar zu schreiben, wiesen die Behauptung zurück, dass es sich um eine fehlgeschlagene Replikation handle. Sie hielten die Studie für eine »konzeptuelle Replikation«, das heißt, sie vertraten die Ansicht, Ranehills Studie unterscheide sich von ihrem eigenen Versuchsaufbau in wichtigen Aspekten, die die Abweichungen erklärten. Interessanter in unserem Zusammenhang ist die Tatsache, dass Carneys Gruppe diese Gelegenheit nutzte, um 32 neue »Verbündete« zu präsentieren – Studien, von denen sie behaupteten, sie hätten die Effekte der Machtposen bestätigt. Seltsamerweise gab es in keiner dieser Studien, von ihrer eigenen Untersuchung aus dem Jahr 2010 und Ranehills Studie von 2015 abgesehen, irgendwelche Hormonmessungen. Testosteron, das von so zentraler Bedeutung für die ursprüngliche Hypothese und für die Story des TED-Talks war, war zu diesem Zeitpunkt praktisch kein Bestandteil des Arguments mehr. Kein Wort mehr über die spezifische Hypothese, dass expansive Körperhaltungen zu einem Anstieg von T, einem Rückgang von Cortisol, einer Zunahme von risikobehaftetem Verhalten und Machtgefühl führten. Stattdessen sollten die Studien auf eine sehr einfache Beziehung verweisen: »nonverbale Expansivität« bewirkt »verkörperlichte psychische Veränderungen«. Das ist ein buntes Sammelsurium, das vermeintlich unterschiedliche Verhaltensweisen beeinflusst: vom Schummeln bei einem Test und einer größeren Zahl von Verkehrssünden bis hin zu verbesserter Stimmung und sogar Genauigkeit, etwa beim Schätzen des Gewichts einer Kiste. Testosteron aber ist aus dem Sammelsurium verschwunden.[10]

TS VERSTECKSPIELE

Als sich die Debatte zwischen den Kritikern und den Verteidigern des Power-Posing zuspitzte, schien sich Ts Rolle in dem Stück gänzlich in Luft aufzulösen. Selbst Stantons Kritik an den Geschlechter- und Gender-Unterschieden bei T griff nicht alle widersprüchlichen Daten über Testosteron in der ursprünglichen Studie auf. Doch durch die Ausklammerung von T wurden die meisten narrativen und praktisch alle artenübergreifenden Belege für die dem Power-Posing angeblich zugrunde liegenden Prozesse zur Bedeutungslosigkeit verurteilt.

Möglicherweise ist T unter den Tisch gefallen, weil sich die Kritiker auf die offenkundigeren Probleme mit den statistischen Methoden konzentriert haben und letztlich zu dem Schluss kamen, Carney und Kollegen hätten das Buch auf ihre Hypothese »zurechtgeschnitten«. Nach einer Analyse der 32 Studien, die zur Unterstützung aufgeboten wurden, lautete das Ergebnis der Psychologen Joe Simmons und Uri Simonsohn, die Resultate von Carney, Cuddy und Yap seien durch sogenanntes

»*p*-Hacking« entstanden. Da *p*-Werte über die statistische Signifikanz eines Ergebnisses Auskunft geben, signalisieren niedrige *p*-Werte in der Regel Beziehungen, die nicht nur rein zufällig sind. Cuddy und ihre Kolleginnen hatten bei der Untersuchung der Daten zunächst geprüft, welche Analysen *p*-Werte aufwiesen, die für ihre Theorien sprachen und sich dann strategisch auf die Variablen in diesen Analysen konzentriert, während sie andere Variablen unter den Tisch fallen ließen. Simmons und Simonsohn wiesen darauf hin, dass *p*-Hacking Teil eines größeren wissenschaftlichen Problems ist, und rügten Cuddys Team, weil sie an ihren Power-Posing-Ergebnissen auch dann noch festhielten, als sich immer mehr Belege dafür fanden, dass ihre Resultate Glückstreffer waren.[11]

2016 veröffentlichte Dana Carney selbst ein Statement, das eigentlich ein Todesstoß für die These der Power-Pose hätte sein müssen. »Die Evidenz gegen die Existenz der Power-Posen ist unwiderleglich«, schrieb sie und fügte hinzu, dass jede weitere Forschung über das Thema »eine Verschwendung an Zeit und Ressourcen wäre«. Carneys Kehrtwende legte offen, wie es in einem Forschungsinstitut zum *p*-Hacking kommt, wenn die Wissenschaftler mit begrenzten Mitteln und einem Übermaß an Begeisterung für ihre Hypothese arbeiten: Mithilfe einer Vielzahl von Messgrößen zur Erfassung ihrer Variablen können sie sich auf bestimmte Messgrößen konzentrieren, nachdem die Ergebnisse bereits eintrudeln. Ursprünglich lautete die Leithypothese der Studie, dass Power-Posing Probanden veranlasse, bei einer Glücksspielaufgabe größere Risiken einzugehen. Der Gedanke, es würde jemandem zu mehr Macht verhelfen, kam erst später hinzu. »Die unabhängige Variable ›Selbsteinschätzung‹ war *p*-gehackt«, bestätigte sie, »wir haben viele verschiedene Fragen zum Machterleben gestellt, und ausgewählt wurden nur diejenigen, die ›funktionierten‹.«[12]

Einige Tage später veröffentlichte Cuddy über ihren Verleger eine heftige Gegendarstellung, in der sie die Zielsetzung der Studie einer Revision unterzog. In ihrem Brief streicht sie Testosteron ein für alle Mal aus der Power-Posing-Gleichung: »*Das entscheidende Resultat, dasjenige, das ich den ›Power-Posing-Effekt‹ nennen möchte, ist einfach: Wenn*

Menschen expansive Haltungen einnehmen, fühlen sie sich mächtiger. Die anderen Ergebnisse (Verhalten, Physiologie etc.) sind sekundär zum Schlüsseleffekt.« In der ursprünglichen Studie wollte man nach dem Bekunden der Forscherinnen überprüfen, »ob machtvolle Posen ... tatsächlich Macht produzieren«. Der Verzicht auf T als »Schlüsseleffekt« dekonstruierte den theoretischen Apparat, der ursprünglich zur Rechtfertigung der Studie diente, indem er das Power-Posing von der Literatur über tierische Körperhaltungen und Studien menschlichen Konkurrenzverhaltens ablöste. In der Neufassung von Cuddy geht es bei den Power-Posen nicht um die Erhöhung der T-Werte oder auch nur die Beeinflussung des Verhaltens, sondern nur um das *Gefühl*, Macht zu haben. Von der ursprünglichen Hypothese, die auf dem Entwurf einer eleganten symbiotischen Rückkopplungsschleife zwischen Status, Verhalten und Physiologie beruhte, zog sich Cuddy durch die Revision auf eine weit begrenztere Position zurück, nämlich eine Aussage über Verhaltensweisen und die Gefühle, die sie hervorrufen.[13]

Der Streit um diese Studie griff weit über die wissenschaftlichen Kreise hinaus und führte schließlich zu einer Titelgeschichte im *New York Times Magazine*: »Als die Revolution Amy Cuddy einholte«. Der Teaser signalisierte, worum es in dem Artikel ging: »Als junge Sozialpädagogin spielte [Cuddy] nach den Regeln und fuhr einen großen Gewinn ein: eine einflussreiche Studie, einen TED-Talk, der wie eine Bombe einschlug, eine prestigeträchtige Stellung an der Harvard University. Dann veränderten sich die Regeln plötzlich.« Laut der Journalistin Susan Dominus wurde Cuddy zu einem »einzigartigen Objekt« der neuen Kritiksucht in der Sozialpsychologie, wobei sich die Kritik der Zunft nicht nur gegen Cuddys Arbeit, sondern auch gegen Cuddy selbst richtete: »Auf Konferenzen, in Hörsälen und in den sozialen Medien sind Kollegen und Kolleginnen (oder Leute, die auf ihren Webseiten kommentierten) nicht nur über Cuddys Arbeit hergezogen, sondern auch über ihre Karriere, ihr Einkommen, ihre Ambitionen, sogar über ihre Intelligenz, und das manchmal mit unverhohlener Bosheit.« Dominus machte daraus ein sexistisches Problem, woraufhin ihr Bericht leidenschaftliche Unterstützung bei einer Vielzahl von Online-Kommentierern fand. In einem Kommentar hieß es, der Fall sei »ein Lehrstück über Männer, die sich miteinander verbünden, um eine Frau zu mobben, die mehr Erfolg hat als sie«. T spielte in der Diskussion überhaupt keine Rolle mehr.[14]

Zweifellos hat die Kritik an Cuddy teilweise einen hässlichen, sexistischen und persönlichen Unterton angenommen, der charakteristisch für die Frauenfeindlichkeit in den sozialen Medien und der Wissenschaft ist. Aber die Behauptung, Cuddys Studie sei nach alten Regeln unangreifbar gewesen und man habe sie unfairerweise im Nachhinein an den neuen gemessen, ist falsch. Es entsprach nie den Regeln wissenschaftlicher Praxis, sich nach Beginn der statistischen Analyse die passenden Variablen herauszupicken.

Während Cuddy Testosteron bereits aus dem Kernnarrativ über Power-Posing herausgenommen hatte, rückten andere Forscher es wieder ins Rampenlicht. Die Psychologen Kristopher Smith und Coren Apicella vertraten die Ansicht, die ursprüngliche Arbeit habe nicht nur unter zu geringem Stichprobenumfang, sondern auch unter ihrer Künstlichkeit gelitten. Mit anderen Worten, der größte Fehler von Carney, Cuddy und Yap war nach Meinung der beiden Psychologen nicht nur die Stichprobengröße oder das *p*-Hacking, sondern ihr Versäumnis, das untersuchte Verhalten in eine »natürliche« Konkurrenzsituation einzubetten. Der theoretische Hintergrund des Power-Posing waren Tierstudien, die zeigten, das machtvolle Gesten in der Wirklichkeit mit steigenden T-Werten und Siegen einhergehen, und das oft in Konkurrenzsituationen, in denen viel auf dem Spiel steht. Anders als viele Forscher, die Siegen, Verlieren und T untersuchten, argumentierten Smith und Apicella, Carney und Kolleginnen hätten den Fehler begangen, die Konkurrenz aus der Gleichung zu streichen. Nach ihrer Ansicht hätte die Studie eine reale Konkurrenzsituation anstelle der von ihnen gewählten künstlichen Glücksspielaufgabe haben müssen.[15]

In ihrer eigenen Studie an 247 Männern bildeten Smith und Apicella aus je zwei Männern ein Paar, das sich im Tauziehen gegeneinander messen musste. Die Ergebnisse dieses Wettstreits unterteilte die Gruppe in Sieger und Verlierer. Anschließend wurden Teilnehmer aus der Sieger- und der Verlierergruppe angewiesen, Posen einzunehmen, die große Macht oder geringe Macht zum Ausdruck brachten. Während Sieger in einer expansiven Power-Pose im Vergleich zu Siegern in einer verhaltenen Power-Pose einen relativ kleinen T-Anstieg aufwiesen, fiel der T-Wert bei Verlierern in einer expansiven Power-Pose ab. Zur Erklärung dieses Resultats griffen Smith und Apicella auf evolutionäre Adaptationen (Anpassungen an die Umwelt) zurück, bei denen, so die Theorie, raumgreifende Körperhaltungen mit Sieg und T-Anstieg verknüpft wurden, was dann den Weg zu weiteren Siegen bahnte. »Wenn Veränderungen des Testosteronwertes soziale Verhaltensweisen adaptiv verändern, könnte der bei Verlierern in raumgreifenden Posen beobachtete Testosteronrückgang die Funktion haben, künftige ›sieghafte‹ Verhaltensweisen zu hemmen, die zu fortwährenden Niederlagen und Beeinträchtigungen führen könnten.« Nach dieser Auffassung bieten Power-Posen keine Möglichkeit mehr, sich aus den unteren Rängen der sozialen Hierarchie zu befreien. Stattdessen führt die evolutionäre Verknüpfung von Hormonen und Körperhaltungen eher dazu, Verlierer an ihre Rangstufe zu fesseln.[16]

Inzwischen hatte Cuddy endgültig einen Weg gefunden, der Tatsache auszuweichen, dass T ein widerspenstiges Hormon ist und keine jener Verhaltensweisen zeigt, mit denen sich die Behauptungen der Studie von 2010 oder des TED-Talks belegen ließen. Im April 2016, auf der *Misconceptions of the Mind Conference* (MoMiCon), offenbarte Cuddy eine neue und ausführlichere Definition von »Macht«. In ihrem Referat »Sich machtlos fühlen bedeutet nicht, machtlos zu sein« beschrieb Cuddy zunächst die »soziale Macht [oder] die Macht über andere«, bevor sie erklärte, dies sei nicht die Macht, um die es bei den Power-Posen tatsächlich gehe. Der eigentliche Gegenstand sei die »persönliche Macht«, nach ihrer Definition die »Macht über die eigenen Ressourcen wie etwa unser Wissen, unsere Kernwerte … die Liste ließe sich endlos fortsetzen«. Dabei spricht sie nie aus, dass diese Art Macht etwas anderes ist als der Machttypus, den sie im TED-Talk oder in der Studie beschrieben hatte. Stattdessen berichtet sie, wie sehr es sie berührt habe, als sich die vielen Menschen nach ihrem TED-Talk an sie gewandt hätten, um ihre eigenen Erfahrungen mit den Power-Posen zu beschreiben. Für diese Menschen sei es nicht um irgendein bestimmtes Ergebnis gegangen, etwa einen Job zu bekommen oder in einem Test gut abzuschneiden, sondern um ihr Empfinden nach der Bewältigung einer Herausforderung. Die Menschen, die sich gut gefühlt hätten, seien diejenigen gewesen, die ihr »authentisches Selbst« präsentiert hätten.[17]

Von ihrer Definition der persönlichen Macht geht sie rasch zu einer verkürzten Neuauflage der Bilder und Themen aus dem TED-Talk über: »Macht veranlasst uns, auf viele verschiedene Weisen mehr Raum einzunehmen, das steht in Beziehung zu unserem Annäherungssystem. Wir öffnen uns. Das Gleiche macht sie auch mit anderen Systemen. Wenn also Individuen Macht haben, expandieren sie, sie machen sich größer, sie nehmen mehr Raum in Anspruch.« Hinter ihr sehen wir die inzwischen vertraut gewordenen Bilder eines Schimpansen, eines Gorillas, von Wildhunden, Schwänen und einem Pfau. Die meisten Zuschauer, die beide Vorträge gesehen haben, werden nicht sofort ein Problem erkennen, aber es ist definitiv vorhanden: Während Cuddy über »persönliche Macht« spricht, geht es in der Forschung, die einen artübergreifenden Zusammenhang zwischen expansiven Haltungen herstellt, um soziale Macht oder Rangfolgen in Hierarchien. T ist natürlich ein integraler Bestandteil dieser Forschung, woraus folgt, dass das Testosteron Cuddys Bezugssystem noch nicht wirklich verlassen hat; es ist nur zu einer Hintergrundgeschichte geworden.

Egal, ob Smith und Apicella recht haben, wenn sie die Ansicht vertreten, Gewinnen und Verlieren müsse verdient sein (oder »naturalistisch«, wie sie es nennen), um Beziehungen zwischen Konkurrenz, Körperhaltungen und Hormonen hervorzurufen, sie stehen jedenfalls zu ihrer Verantwortung gegenüber der umfangreicheren Literatur über expansive Haltungen und Macht, indem sie T als Schlüsselvariable beibehalten. Nach Cuddys Version braucht T nicht gemessen zu werden, denn es kann danach keine Störung hervorrufen, wenn es nicht erwartungsgemäß wirkt. Persönliche Macht kann durchaus interessant und wichtig sein, aber man kann nicht beides haben. Man kann dieses Machtkonzept nicht dazu verwenden, um Power-Posing in die generelle Literatur einzubeziehen, die beschreibt, wie Tiere mit »Macht« den Raum in Anspruch nehmen.

Die These, dass ausgerechnet T in der Lage sein soll, Frauen – oder andere Mitglieder »sozialer Gruppen mit geringer Macht« – aus ihrer untergeordneten Position zu befreien, entbehrt nicht einer gewissen Ironie. Doch T erweist sich als unzuverlässiger Verbündeter in diesem Kampf. Daten aus verschiedenen Forschungsgebieten sprechen entschieden dafür, dass T zwar auf soziale Situationen und körperliche Aktivität reagiert, aber kein simpler Schalter ist, den wir nach Belieben an- und ausstellen können. In keiner der oben beschriebenen Kritiken wurde genauer untersucht, welche Wirkung Testosteron im Rahmen dieses Prozesses ausüben soll. Vielleicht liegt es daran, dass Ts Rolle simpel zu sein scheint. Vielleicht haben die KritikerInnen die Literatur über T nicht genügend verstanden, um sich mit diesem Teil der Geschichte zu beschäftigen. Vielleicht hingen die Früchte in der Studie auch so tief (wie etwa das *p*-Hacking), dass niemand sich die Mühe machte, genauer zu überprüfen, wie T in dieses Modell passt. Wir wissen nicht, wie es dazu kam, aber fest steht, dass trotz der umfangreichen Kritik eines der zentralen T-Narrative – »Macht hat mit Testosteron zu tun« – unversehrt der Asche der Debatten entstieg.

Aus alldem können wir jedoch noch eine weitere Lehre ziehen, die über T und Macht hinausreicht. Es zeigt uns, wie man Theorien auf die Beine helfen kann, indem man Daten unter den Tisch fallen lässt, und wie man Daten auf die Beine helfen kann, indem man den Schwerpunkt von Theorien verschiebt. Was erkennt man, wenn man T im Auge behält? Zum einen verliert die ursprüngliche Studie von Carney, Cuddy und Yap früher oder später an Schlüssigkeit. Man muss keine raffinierte *p*-Kurvenanalyse vornehmen, um zu erkennen, dass die T-Daten keinen Sinn ergeben. Wie Ranehill und Kollegen in einem Brief darlegten, den sie im *Data Colada Blog* veröffentlichten, berichteten Carney und Kolleginnen in ihrer ursprünglichen Studie von einem durchschnittlichen *T-Rückgang*, während die Zahlen einer wichtigen Abbildung auf eine durchschnittliche *Zunahme* in der Stichprobe schließen ließen. Hinzu kam, dass in keiner der Studien, mit denen Carney und Kolleginnen später die Auswirkungen des Power-Posing zu belegen versuchten, T-Werte auch nur erwähnt wurden, was sie für die Behauptung praktisch bedeutungslos machte. Doch im letzten Punkt dieses Forschungsüberblicks kamen Carney, Cuddy und Yap noch einmal auf T zurück, um das Power-Posing in der allgemeineren Literatur zu verankern. Sie behandeln T also als eine flexible Erklärungsressource, die man verwenden oder ausklammern kann, je nachdem, ob sie das eigene Narrativ unterstützt oder nicht.[18]

Wenn man T im Auge behält, treten auch Gender-Aspekte in den Vordergrund. Schon früh äußerte Steven Stanton die einzige veröffentlichte Kritik in einem Aufsatz aus dem Jahr 2010, in dem er darlegte, wie Carney und Kolleginnen sich T als Variable zurechtbogen. Die beiden Hauptbeschwerden von Stanton betrafen das Thema Gender. Ausgehend von der Auffassung, dass die Verknüpfung zwischen Power-Posen und T mit Dominanz zu tun hätte, erklärte Stanton, die Daten über T und Dominanz besagten, dass T ansteige, wenn Männer einen Wettbewerb gewännen, aber dass es keinen ähnlichen beobachtbaren T-Effekt bei Frauen gebe. Folglich hätten Carney, Cuddy und Yap nach Geschlecht getrennte Analysen vornehmen müssen. Sein zweiter Kritikpunkt ist von grundlegender Natur und daher weniger abhängig von Interpretationen der allgemeineren Literatur über T und Dominanz. Er unterstreicht, dass im Datensatz Äpfel und Birnen zusammengeworfen werden, und weist darauf hin, das T keine normal verteilte Variable in einer gemischten Stichprobe von Männern und Frauen sei. Da Männer im Durchschnitt viel höhere T-Werte haben als Frauen, weist ein Graph der T-Werte zwei unterschiedliche Gipfel auf, statt die Form einer einzigen Glockenkurve anzunehmen. Da die Forscherinnen ihre Daten analysierten, als sei T zwischen Männern und Frauen normal verteilt, könnten ihre Ergebnisse das Artefakt einer unzulässigen Zusammenfassung der Daten von Frauen und Männern sein.[19]

Die Fokussierung auf Testosteron führt uns auch zu den Annahmen über Machtbeziehungen zurück, die in den verschiedenen Studien vertreten werden. Das Modell von Carney, Cuddy und Yap orientiert sich an den vertrauten volumenbasierten Thesen über T: Mehr T heißt mehr Macht. Sobald diese Prämisse akzeptiert ist, wollen alle mitmachen; mehr noch, alle glauben, sie hätten es verdient mitzumachen. Doch die Möglichkeiten bleiben begrenzt. Innerhalb dieser Parameter kann man sich mehr Macht verschaffen, Frauen können ein paar Ränge aufsteigen, aber die natürliche Ordnung der Dinge wird immer eine Hierarchie bleiben, in der Männer den Frauen überlegen sind, weil sie von Natur aus die durchschnittlich höheren T-Werte aufweisen. Im Endeffekt ist der Unterschied zum Modell von Smith and Apicella gar nicht so groß. Dort ist Macht eine ontologische Eigenschaft von »Gewinnern« und »Verlierern«, und die Basis der Macht ist der physische Wettbewerb. Dieser Fokus auf die physische Konkurrenzsituation ist sehr vernünftig, wenn man die Absicht hat, die Studien am Menschen mit der Tierforschung zu verbinden. Aber sie werden auch mit dem biosozialen Statusmodell von Mazur und Booth verknüpft, nach dem Dominanz bei Menschen gewöhnlich nicht physischer Natur ist, sondern auf menschlichen Statushierarchien und Ressourcenakkumulation beruht. Wie man es auch betrachtet, wenn man der wissenschaftlichen Machttheorie weit genug folgt, beginnen sich die Verbindungen aufzulösen.

T FÜR FRAUEN

Carney und Kolleginnen zimmerten ihre Hypothese zurecht, indem sie zwei verschiedene Evidenzstränge miteinander verflochten: erstens, dass Veränderungen des Sozialstatus das endokrine Profil verändern (T steigt, Cortison fällt); zweitens, dass Tiere mit höherem Status expansive Posen annehmen. Die Frage, ob das Vortäuschen einer Statusveränderung durch eine Power-Pose ebenfalls eine Veränderung des endokrinen Profils bewirken könne, wäre durchaus berechtigt gewesen. Doch sie begingen zwei grundlegende Fehler, wobei die Kritiker sich nur auf einen davon einschossen, der in gewisser Weise trivialer ist. Diese Fehler gehören zur Kategorie der fragwürdigen wissenschaftlichen Praktiken, die den falschen Eindruck erwecken, die Hypothese wäre erwiesen – *p*-Hacking, fehlerhafter Umgang mit T, als spiele die unterschiedliche Verteilung bei Männern und Frauen keine Rolle und so fort. Diese Fehler lassen sich durch eine bessere Handhabung der Statistik beseitigen.

Die zweite Fehlerart ist von grundlegender Bedeutung, weil sie das ganze konzeptuelle Modell betrifft. Selbst wenn die Forscherinnen tatsächlich festgestellt hätten, dass expansive Gesten die T-Werte der Versuchsteilnehmer erhöhten und ihr Cortisol absenkten, und wenn Power-Posen die Teilnehmer veranlasst hätten, risikobereiter bei Glücksspiel-Aufgaben zu agieren, wäre es immer noch ein fundamentaler Fehler zu behaupten, solche Effekte ließen sich eins zu eins auf die sozialen Machtverhältnisse in der Wirklichkeit übertragen.

Stellt man die Kontroverse um die Power-Posen in erster Linie als ein Problem mangelhafter wissenschaftlicher Methodik oder als Mobbing einer Wissenschaftlerin dar, verschleiert man die tiefer liegenden Gründe, warum diese These so erfolgreich ist, warum sie so rasch bekannt wurde und warum sie sich trotz aller wissenschaftlichen Kritik so hartnäckig hält. Das Phänomen des Power-Posing hat sich inmitten einer jahrzehntelangen landesweiten Debatte über die ewig zweitrangige Rolle der Frauen entwickelt, die trotz aller politischer Bemühungen, die Lücken zu schließen, fortdauerte. Power-Posing vermittelt einen Eindruck von Fortschritt: Angeblich können Frauen auf diese simple Weise Macht ausüben und spüren, sogar jene Art von Macht, die durch Testosteronausschüttung beglaubigt wird. Es ist die bio-psycho-soziale Version von Sheryl Sandbergs Bestseller *Lean In: Frauen und der Wille zum Erfolg.* Sandberg und die von ihrem Buch ausgelöste Bewegung wollen das Verhalten von Frauen verändern; Cuddy sagt, Power-Posing helfe ihnen, diese Veränderung vorzunehmen. Sandberg fordert die Frauen auf, die Ärmel aufzukrempeln und sich reinzuhängen (*to lean in*); Cuddy möchte, dass sie sich breit aufbauen wie Männer. Sandberg spielt sogar direkt auf das Power-Posing an, wenn sie schreibt: »Die Forschung bestätigt diese ›Vom Schein zum Sein‹-Strategie. Eine einfache Veränderung in der Körperhaltung kann zu einem beträchtlichen Wandel in der Einstellung führen.« Doch Michelle Obama hatte völlig recht, als sie auf der Werbetour für ihre Autobiografie sagte: »Es reicht nicht immer, sich reinzuhängen, weil der Mist nicht funktioniert.«[20]

Wie bei den Studien über Aggression und T, in denen behauptet wird, Gewalt- und Kriminalitätsmuster könnten durch zu hohe T-Werte erklärt werden, nutzt das Narrativ des Power-Posing den T-Talk, um ein riesiges soziales Problem auf die Mikrowelt eines individuellen Körpers zu beschränken. Wenn Power-Posing in der Lage ist, wie Cuddy sagt, »die weitere Entwicklung unseres Lebens entscheidend zu verändern«, warum sollten wir uns dann die Mühe machen, etwas direkt gegen die strukturelle Ungleichheit zu unternehmen? Sich mit den Händen in den Hüften hinzustellen bietet eine rasche, individualisierte Lösung, die viel leichter zu bewerkstelligen ist, als tief verwurzelte Systeme zu verändern. Das gehört zu jenen Argumenten, die eine liberale feministische Befindlichkeit besonders ansprechen, selbst wenn es die radikal verschiedenen Einstellungen zur Macht in der homogenisierten Kategorie der »Frauen« verschleiert. Trotz des feministischen Anstrichs stellt der Power-Posing-Ansatz eine der fundamentalen Thesen feministischer Analyse und Aktivität infrage: Geschlechterungleichheit hat ihren Ursprung in sozialen Formationen, nicht in der Biologie. Für alle, die auf Power-Posing setzen, ist Macht hingegen innerlich: Körperhaltungen verändern Geisteshaltungen und Hormone, die ihrerseits Verhaltensweisen modifizieren und dadurch Macht in reiner Form erzeugen.

Power-Posing ist zugleich ein Aufruf zur Stärkung der Frauen und ein Ausdruck des uralten Verlangens nach Selbstvervollkommnung, das im US-amerikanischen Kontext immer besonders virulent war. Ihren Fachkollegen David Serlin zitierend, dokumentieren die Historikerinnen Evelynn Hammonds und Rebecca Herzig, dass mit der hormonalen Selbstvervollkommnung die Tendenz begann, »in der medizinischen Neuerfindung des Selbst eine käufliche Annehmlichkeit zu sehen. Wie ein neuer vereisungsfreier Kühlschrank wurde die hormonale Intervention zu einer Ware wie andere auch, ein Werkzeug zur Erneuerung des proteischen amerikanischen Selbst.«[21]

Es geht nicht nur darum, dass Hormone sich verändern können, sondern auch darum, dass Frauen sie verändern sollen. Formbarkeit spielt eine entscheidende Rolle bei den biologischen Bürgerpflichten unserer Zeit, und die Verantwortung für die eigenen Hormone zu übernehmen ist nur ein Beispiel dafür, wie eine Person sich selbst und damit ihr Leben verwandeln kann. Power-Posing wird von einer verantwortungsbewussten Frau erwartet, die sich am Arbeitsplatz oder in der Welt überhaupt beweisen will. Das ist ein Prozess, den wir bereits von der Popularisierung anderer wissenschaftlicher Disziplinen kennen, vor allem der Neurowissenschaft mit ihrem zweischneidigen Konzept der Hirnplastizität. Die Soziologin Victoria Pitts-Taylor meinte dazu, der Plastizitätsdiskurs »macht das Gehirn zugänglich für persönliche Techniken der Perfektionierung und Risikovermeidung ... wobei die Steuerung und Modifizierung des biologischen Lebens als wesentlicher Aspekt der Rolle von Mensch und Bürger angesehen wird«. Nach einer Ära, in der die staatliche Regulierung zur Sicherung von Gesundheit und Wohlergehen der Bürger – etwa durch die Kontrolle von Umweltgiften, durch Arbeitsplatzverordnungen und staatliche Beaufsichtigung der Arzneimittelentwicklung – massiv vorangetrieben wurde, hat man jetzt mehr Verantwortung an den Einzelnen delegiert. Entsprechend sind die Jahrzehnte nach dem Zweiten Weltkrieg mit ihrem offiziellen Ethos der Unternehmensverantwortung von einer Ära abgelöst worden, in der abgespeckte, dynamische Unternehmen nicht den Arbeitnehmern oder der Gemeinschaft verpflichtet sind, sondern in erster Linie den Aktionären. Flexibilität heißt, Arbeitnehmer müssen verfügbarer, fleißiger und intelligenter sein und trotzdem begreifen, dass ihr Arbeitsplatz nicht garantiert, sondern – unabhängig von ihrer Leistung – »jederzeit kündbar« ist. Dieser Mangel an Sicherheit wird dann auch noch als Chance hingestellt: Arbeitnehmer müssen bereit sein, sich neu zu konzipieren, und die besten von ihnen machen sich einfach selbstständig. Könnte Power-Posing auch dabei helfen?[22]

Hammonds und Herzig zeigen, dass Hormone in Debatten über Unterschiede zwischen Menschen lange Zeit »auf gegensätzliche Weise verwendet wurden: entweder um absolute typologische Differenzen zwischen Körpern zu unterstreichen oder um die Plastizität und Kontinuität eines mehrdeutigen Spektrums zu beweisen«. Wenn T zu Risikobereitschaft führt und wenn Risikobereitschaft der Weg an die Spitze ist, dann sind Männer (mit ihren höheren T-Werten) für Spitzenpositionen bestimmt, während der natürliche Platz der Frauen weiter unten auf der sozialen Leiter ist. Aber da Testosteron wandelbar ist, könnte auch die Gender-Hierarchie veränderlich sein. Ähnlich wie es die Anthropologin Emilia Sanabria für die pharmazeutische Verwendung von Hormonen dokumentiert hat, könnte die vermeintlich solide maskuline Identität von T einer Korrektur bedürfen. Sanabria zeigt, dass Frauen unter bestimmten Umständen und zu bestimmten Zwecken gern zu Testosteron greifen, weil sie (und ihre Ärzte) überzeugt sind, dass es ihnen einige der Annehmlichkeiten und Vorteile der Männlichkeit vermittelt, ohne ihrer Weiblichkeit Abbruch zu tun: »Androgene (wie Testosteron) können jetzt ohne erkennbaren Widerspruch für die Patientinnen oder Ärzte herangezogen werden, um neue Formen der Weiblichkeit hervorzubringen. Es heißt, mit Testosteron könnten wir alle zu Superfrauen werden.« Sanabria bezeichnete die Verabreichung sogenannter Sexualhormone, unter anderem von Testosteron für Cisgender-Frauen und Östrogen für Transfrauen, als »exogenes Geschlecht«.[23]

Egal ob wir endogenes oder exogenes Testosteron betrachten, es sieht so aus, als gerate die alte Verbindung zwischen T und Männlichkeit unter Druck, was Ts Multiplizität und Vielgestaltigkeit um neue Elemente bereichern und neue Fragen aufwerfen könnte. Heißt »T für Damen«, dass sich Frauen eine allgemeine Ressource zunutze machen, dadurch T als universell entlarven und seine Identität als männliches Geschlechtshormon infrage stellen? Oder verhält es sich vielmehr so, dass Frauen sich, wenn sie ihren T-Wert steigern, ein wenig Männlichkeit aneignen und damit Ts Identität als Geschlechtshormon gerade zementieren? Zwar lässt die pharmakologische Steigerung der T-Werte beide Interpretationen zu, doch die Vorstellung, dass Frauenkörper in der Lage sind, auf bestimmte Interventionen mit erhöhter T-Produktion zu reagieren, stellt das Konzept des Sexualhormons infrage und entspricht damit der Kritik, die von Feministinnen und Queer-ForscherInnen vorgebracht wird: Wenn T als »das männliche Hormon« bezeichnet wird, geht es mehr um Machthierarchien und Gender-Ideologie als um tatsächliche Physiologie oder Biochemie.[24]

Wenn der eiserne Griff gebrochen wird, mit dem die Maskulinität T umklammert, könnte der Eindruck entstehen, dass auch die männliche Macht beeinträchtigt würde. Während Sanabria zeigt, dass in manchen Formen des weiblichen Genders Raum für Testosteron ist, vertritt Paul Preciado, ein Experte für Gender und Sexualität, der in seinem Buch *Testo Junkie* einen einjährigen Selbstversuch mit T dokumentiert, die Ansicht, T könne (und werde) dazu benutzt, um Gender auszuhebeln. Wenn Testosteron bei Menschen gezielt erhöht wird, bei denen man eigentlich ein niedriges T erwartet, beispielsweise bei Personen, die seit ihrer Geburt als weiblich bezeichnet werden, aber sich einige der maskulinisierenden Effekte von T verschaffen wollen, ohne sich auf die Transition oder ein medizinisches Protokoll einzulassen, wird Gender destabilisiert. Preciado vertritt die Ansicht, dass die Einnahme von pharmazeutischem T außerhalb des offiziellen medizinischen Apparats ermöglicht, »die Codes zu verschieben, die politischen Praktiken auf multiple Möglichkeiten hin zu öffnen«.[25]

Die dem Power-Posing zugrunde liegende Idee enthält sogar eine noch revolutionärere Botschaft: T ist *bereits jetzt* so feminin wie maskulin, eine Ressource, die jeder im eigenen Körper abrufen kann. Die Fantasieversion des Power-Posing verwandelt Testosteron also in ein Queer-Phänomen und macht aus endogenem und pharmazeutischem T eine Technologie, die die Möglichkeit schafft, neue Konstellationen und Beziehungen zwischen den Kategorien von »Maskulinität« und »Feminität«, zwischen Sozialstatus und Macht und zwischen den Körpern selbst herzustellen. Aber diese Fantasie verlangt eine vorhersagbare Reaktionskette – von einer machtvollen Pose zu einem Anstieg von T zu einer Reihe von Effekten, die dieser Anstieg vermeintlich bewirkt –, aber das entspricht leider nicht der Wirklichkeit von T. Testosteron ist reaktiv, aber kein einfacher Schalter. Außerdem deckt sich der letzte Schritt in der Kette, bei dem T angeblich die Machtposition zementiert, kaum mit dem, was wir vom Menschen wissen.

Vermittelt dieses Gedankenexperiment irgendwelche Einsichten, denen wir entnehmen können, wie exogenes T zur Dekonstruktion von Gender verwendet werden kann? Vielleicht. Es ist relativ einfach, mithilfe von Testosteron bestimmte Veränderungen an der Körperoberfläche hervorzurufen, die als Maskulinisierung wahrgenommen werden: vermehrte Gesichts- und Körperbehaarung, veränderte Hautbeschaffenheit, zurückweichender Haaransatz, eine Stimme, die rauer oder tiefer wird. Ist exogenes T also eine Technologie, die sich zuverlässig für die Dekonstruktion von Gender nutzen lässt? In dem Maße, wie Menschen Macht gewinnen können, indem sie als maskuliner wahrgenommen werden, kann T beeinflussen, wer Macht besitzt, aber das ändert nichts an dem Machtsystem an sich. Die einzige verlässliche Möglichkeit, um durch T Macht zu gewinnen, besteht darin, als maskuliner wahrgenommen zu werden: Die meisten Erkenntnisse über Ts materielle Effekte lassen mit hoher Wahrscheinlichkeit darauf schließen, dass Testosteron keine nennenswerten Auswirkungen auf unsere Verhaltensweisen und psychologischen Merkmale hat.

◂ ▸

Zwar schlagen die Verfechter des Power-Posing nicht vor, man solle vor seinem Boss tatsächlich »Wonder Woman« geben, während man mit ihm um sein Gehalt feilscht; sie sagen auch nicht direkt, dass man sich draußen in der Welt machtvoller fühlt und agiert, wenn man auf der Toilette hinter verschlossener Tür eine entsprechende Pose einübt. Carney, Cuddy und Yap behaupten, Power-Posing könne für Menschen mit den wenigsten Ressourcen besonders nützlich sein, wobei sie davon ausgehen, dass die Posen bei jedem Menschen ähnlich wirken. Die Theorie des Power-Posing geht davon aus, dass so etwas wie »arttypische Individuen« existieren, ohne Besonderheiten in Hinblick auf ethnische Identität, Sexualität, Religion, Gender-Präsentation, Schicht, Ausbildung, Fähigkeiten oder Körpertyp. Die Macht, die ein Individuum ausübt, gilt als übertragbar, austauschbar und ist in dieser Vorstellung in keiner Weise verknüpft mit Geschichte, allgemeineren sozialen Verabredungen oder den spezifischen Kontexten, aus denen die typischen »machtvollen« Gesten oder Verhaltensweisen üblicherweise stammen. Doch die Bedeutung verändert sich abhängig von der Person und dem Umfeld: Ein Gemeindetreffen, die Lobby einer Investmentfirma und eine queere Dienstleistungsorganisation – sie alle haben unterschiedliche Codes für das Erscheinungsbild von Macht, für die Menschen, die sie ausüben, und für Verhaltensweisen, die als Verstöße gewertet werden. Es gibt keine einfache Formel, mit der sich Haltungen und Macht auf Körper abbilden lassen. Im Übrigen sind Diskriminierungen nicht additiv, sondern qualitativ unterschiedlich: Spezifische soziale Regeln und die Konsequenzen für ihre Übertretungen werden durch Interaktionen zwischen mehreren Machtachsen dynamisch ermittelt.[26]

Joan Williams, Professorin am juristischen Hastings-College der University of California, untersucht Vorurteile gegenüber Women of Color in den traditionell männlich dominierten MINT-Fächern, die eine »Gratwanderung« vollführen müssen: Auf der einen Seite dürfen sie nicht zu weiblich erscheinen, um kompetent zu sein, auf der anderen nicht zu maskulin, um liebenswert zu sein. Williams' Daten zeigen, wie Gender-Stereotype rassifiziert werden. Von den asiatischen Frauen, die sie interviewte, gab fast die Hälfte an, sie fühlten sich dem Zwang ausgesetzt, sich »weiblich« zu verhalten, während es bei den schwarzen Frauen nur acht Prozent waren. Wenn das Verhalten von Frauen nicht den Vorstellungen von Weiblichkeit entspricht, lösen sie ethnische Stereotype aus, etwa den Gemeinplatz von der »feurigen Latina« als »heißblütig«, »irrational«, »verrückt« oder »zu emotional«. 60 Prozent der von ihr interviewten Latinas gaben an, wenn sie Ärger oder nicht genügend Respekt zeigten, wirke sich das nachteilig für sie aus. Power-Posen, oder gar die »forschen« Verhaltensweisen, die Cuddy empfiehlt, seien für ihr Fortkommen eher hinderlich als förderlich.[27]

Wenn Menschen mit einem geringen Status machtvoll agieren, übertreten sie damit die Regeln der sozialen Hierarchie und laufen Gefahr als schwierig, streitsüchtig, negativ, aggressiv oder schlimmer eingestuft zu werden. Es geht nicht nur darum, dass Power-Posing nichts an den systemischen Wurzeln der Ungleichheit verändern kann, sondern darum, dass sich Power-Posing möglicherweise als kontraproduktiv oder sogar gefährlich für Menschen erweist, denn sie werden als eine Bedrohung für die Systeme angesehen, in die sie aufgenommen werden oder die sie ändern wollen. Nehmen wir beispielsweise den US-Football-Quarterback Colin Kaepernick, der die National Football League verklagt hat, weil sie sich heimlich an dem Bestreben beteiligte, ihn wegen seines friedlichen Protestes gegen die Polizeigewalt gegenüber People of Color vom Football-Feld zu verbannen. Seine Proteste – unter anderem ließ er sich auf ein Knie nieder, während die Nationalhymne vor dem Match gespielt wurde – führten zu internationalem Aufsehen und zu Gegenreaktionen, die im Fernsehen, in Konferenzräumen, vor Gerichten und im Twitterfeed des Präsidenten gezeigt wurden. Dieses Beispiel zeigt uns zwei Dinge. Erstens, Macht wohnt nicht bestimmten Körperhaltungen inne: Kaepernicks kniende Haltung würde abstrakt als nicht bedrohlich, sondern eher als unterwürfig empfunden werden, aber im Kontext des politischen Engagements, das diese Pose motiviert, wurde es als extrem herausfordernd gewertet. Zweitens, diese Herausforderung beförderte Kaepernick nicht in eine mächtigere Position, sondern schloss ihn ganz im Gegenteil vom professionellen Football aus und machte ihn zur Zielscheibe von Hohn, Protesten und Drohungen des Präsidenten.

Soziale Hierarchien sind keine passiven Phänomene: Sie werden konstruiert und verstärkt. In einer Online-Antwort auf eine öffentliche Radiosendung über Power-Posing fragte Beverly Smith, eine schwarze Feministin, Gesundheitsberaterin und Autorin, die eine körperliche Behinderung hat: »Wie soll das für Schwarze funktionieren? Was ist mit schwarzen Frauen wie Sandra Bland und mir?«[28] Smith bezog sich auf eine 28-jährige Frau, die 2015 in Polizeigewahrsam starb, angeblich indem sie sich in einer texanischen Gefängniszelle mit einem Müllbeutel erhängte. Drei Tage zuvor war Bland in ihrem Wagen von dem Polizeibeamten Brian Encinia herausgewinkt worden, der angab, sie habe die Fahrbahn ohne Blinkzeichen gewechselt. Bei ihrem Wortwechsel, der teilweise, aber nicht ganz von der Bordkamera aufgezeichnet wurde, pochte Bland wiederholt auf ihre Rechte, indem sie die Handlungsgrundlage des Polizisten infrage stellt. Dazu schrieb ein Journalist der *Huffington Post*: »Bei genauerer Betrachtung des Videos, das die Bordkamera des Polizeiwagens aufgenommen hat, zeigt das Gespräch, dass die Fragen von Bland berechtigt waren: Encinia legt es von Anfang an darauf an, die Spannung eskalieren zu lassen. Er verkündet Bland, einer Aktivistin von Black Lives Matter, dass sie verhaftet sei, bevor sie noch das Auto verlassen hat, schnauzt sie an, weil sie sich bewegt hat, nachdem er sie aufgefordert hat, sich zu bewegen, weigert sich, ihre Frage nach dem Grund ihrer Festnahme zu beantworten, und wirft sie offenbar außer Sichtweite der Kamera zu Boden. Er reagierte gereizt auf sie – ›Bist du jetzt fertig?‹ –, als sie versucht, auf seinen Vorwurf, sie wirke wütend, mit einer Erklärung zu antworten. Und entgegen einer kürzlichen höchstrichterlichen Entscheidung dehnt er die Verkehrskontrolle verfassungswidrig aus, augenscheinlich aus reiner Gehässigkeit.«[29]

In der Machtdynamik zwischen den beiden ist ein entscheidender Moment erkennbar: Als Bland noch in ihrem Auto sitzt, fordert Encinia sie auf, ihre Zigarette auszudrücken, und sie erklärt (zu Recht), sie sei dazu nicht verpflichtet, weil sie sich in ihrem eigenen Fahrzeug befinde. Encinias Verhalten verändert sich, von diesem Augenblick an ist er sichtlich verärgert und fordert Bland auf, aus dem Auto zu steigen. Als sie im Auto sitzen bleibt, streckt Encinia den Arm aus und schlägt sie, dann holt er einen Elektroschocker heraus und sagt zu ihr: »Ich werde dir Feuer machen.« Bland steigt von allein aus dem Auto, aber Encinia führt sie aus dem Sichtfeld der Bordkamera. Zwölf Minuten später hören wir Bland wiederholt sagen: »Sie brechen mir das Handgelenk.« Dann schreit sie: »Aufhören!« Später warf Encinia ihr Widerstand gegen die

Staatsgewalt vor und brachte sie ins Gefängnis, wo sie in Einzelhaft kam. 72 Stunden später war sie tot.

Hat sich Sandra Bland erhängt oder wurde sie umgebracht? Die Polizei behauptet, sie habe sich selbst getötet, aber die Autopsieergebnisse waren uneindeutig. Ausgehend von Freunden und Verwandten in Chicago, die entsetzt über die rasche Folge der Ereignisse waren und nicht glaubten, dass sie sich das Leben genommen hatte, wurden Proteste im ganzen Land organisiert und die Umstände ihres Todes infrage gestellt. »›Eine geringfügige Verkehrsübertretung darf nicht mit einem Todesfall enden‹, sagte einer der Veranstalter bei einem Protest am Gerichtsgebäude [des Waller County].« Eine der Protestteilnehmerinnen befürchtete offenbar ähnliche Risiken wie Beverly Smith für schwarze Frauen, die selbstbewusst auftraten (in Blands Fall nur verbal), denn sie hielt ein Schild in die Höhe, auf dem stand: »Ich bin eine schwarze Frau, die sagt, was sie denkt, und ihre Rechte kennt!! Es könnte mir genauso passieren. #IamSandraBland.«[30]

Das Konzept des Power-Posing verstärkt weitverbreitete Vereinfachungen über menschliche Machtbeziehungen. Damit wollen wir nicht sagen, dass jemand, der Power-Posing befürwortet, den Menschen grundsätzlich etwas Schädliches empfiehlt. Aber da ausgeklammert wird, dass individuelle Menschen manchmal wenig Spielraum für solche Manöver haben und mit ernsten Konsequenzen rechnen müssen, wenn sie es versuchen, reproduziert dieses radikal individualisierte Machtmodell Hierarchien, indem es sie leugnet.

Soweit es die Wissenschaft betrifft, ist die Theorie, man könne durch Posing zu Macht gelangen, längst tot. Doch in der breiten Öffentlichkeit gehört das Power-Posing immer noch zu den Untoten: Cuddys TED-Talk bekam noch Millionen Views, als er längst widerlegt war, und er findet immer noch viel Zuspruch. Cuddys Power-Posing-Forschung weist alle Zutaten auf, die man für die Herstellung eines Zombie-Faktums braucht: große Übereinstimmung zwischen einem wissenschaftlichen Ergebnis und vertrauten kulturellen Geschichten, genau zu dem Zeitpunkt, da dieses neue Ergebnis eine wichtige soziale Frage zu beantworten scheint (in diesem Fall, was wir gegen die Machtungleichgewichte in unserer gesamten Kultur zu tun gedenken). Testosteron kommt und geht, aber das scheint keine Rolle zu spielen, vielleicht weil es bei diesem Phänomen nie vorrangig um das Molekül T ging. Doch wenn T stattdessen als Synonym für die Macht selbst dient, ergibt das Power-Posing-Narrativ mehr Sinn. Das zeigt auf anschauliche Weise, wie das logische Dreieck mit T funktioniert: Wenn T männlich ist und wenn Macht männlich ist, dann lässt sich T leicht mit Macht verknüpfen, egal ob es eine direkte Beziehung zwischen den beiden gibt oder nicht.

Die Power-Posing-Forschung begann als ein Knoten in einem wissenschaftlichen Netzwerk über soziale Hierarchien und die in diesen Hierarchien verkörperten Veränderungseffekte. Doch es gibt ein Problem mit den theoretischen Verknüpfungen in diesem Netzwerk: Sobald sich die Forscher auf die Macht von Individuen konzentrierten, löste sich die Hierarchie auf. In dem revidierten Bezugsrahmen gleichen die Machtzüge den Zügen eines Schachspielers, der ohne Gegner vor einem leeren Brett sitzt. Es gibt keine Gelegenheit für Beziehungseffekte und gewiss keine Möglichkeit für Gegenreaktionen. Doch soziale Hierarchien sind dynamische Systeme: Wenn eine Person aufsteigt, kommt es zu Reaktionen der Leute, die vorher an der Spitze waren. Es gibt auch ein Datenproblem beim revidierten Modell: Die Power-Posing-Studien über die Effekte von raumgreifenden Körperhaltungen zeigen keine schlüssigen Auswirkungen auf Testosteron. Eigentlich sollte es in dem Modell um »Verkörperungsprozesse« gehen, das heißt die konkreten Mechanismen, durch die Macht und Körper verknüpft sind, aber im Endeffekt sind keine inneren Körperkomponenten beteiligt, sondern es handelt sich einfach um eine Behauptung über die Verbindung von Oberflächengesten und Affekt.

Die Geschichte des Power-Posing verrät uns eine Menge über die merkwürdigen Wege der Populärwissenschaft und über die Wirkung, die T entfaltet, indem es sich leichtfüßig von der Hauptperson zum anonymen Mitglied im Chor verwandelt und hinter den Kulissen wartet, um im richtigen Moment zu einem weiteren eindrucksvollen Kurzauftritt zu erscheinen. So hält sich Power-Posing hartnäckig und befindet sich immer noch ohne Disclaimer auf der TED-Webseite. In diesem sozialen Bereich, in dem T in vielen Verkleidungen unterwegs ist, unter anderem als Männlichkeit, Macht, Biologie und Wissenschaft, gewinnt das kulturelle Narrativ, nach dem T Macht verleiht und soziale Hierarchien natürlichen Ursprungs sind, durch Ts ursprünglichen Auftritt in der Power-Posing-Geschichte den Anschein von »Wahrhaftigkeit«. In dem wissenschaftlichen Bereich, in dem T nichts anderes ist als ein Hormon in einem biologischen Prozess, an dem Rückkopplungsschleifen zwischen neuronaler Signalgebung, Körperhaltungen, sozialem Feedback und vielem mehr beteiligt sind, hat die überarbeitete Power-Posing-Hypothese keinerlei Verbindung mehr zur theoretischen Literatur, in der T von zentraler Bedeutung ist. Doch wenn T erst einmal Teil der Machtgeschichte ist, kann man es nicht einfach herausschneiden, weil der wissenschaftliche und der soziale Bereich ihre Wirkung gleichzeitig entfalten. Elemente können in Theorien ein- und ausgegliedert werden, Definitionen können sich verändern, Evidenz kann fehlen, aber es ist sehr schwer, all diesen Fäden zu folgen, und am Ende scheint es keine große Rolle zu spielen, dass die Wissenschaft von T das Power-Posing-Narrativ nicht mehr unterstützt.

Die Fantasieversion des Power-Posing, in der wir flexible biologische Mechanismen abrufen können, um Machtstrukturen zu verändern, scheint sich grundlegend von der altmodischen Biologisierung zu unterscheiden, in der stabile Biologien für den unantastbaren Fortbestand sozialer Strukturen sorgen. Das traditionelle T war männlich, es jagte Männer auf der Überholspur die Einbahnstraße der Macht hinauf. Die Power-Posing-Geschichte macht sich ein neueres Verständnis von T zunutze, einem Testosteron, das auf soziale Einflüsse reagiert. Dieses flexible T scheint die Möglichkeit zu bieten, Macht zu demokratisieren: Es ist eine frei verfügbare Ressource, deren sich selbst die machtlosesten Menschen bedienen können, um ihre sozialen Positionen zu verbessern. Vielleicht ist es sogar queer, indem es die Grenzen zwischen Männlichkeit und Weiblichkeit durchlässig macht und die Beziehungen zwischen Körpern, Hormonen und sozialem Status verändert. In den zeitgenössischen wissenschaftlichen Erzählungen ist der Körper nicht mehr ein streng begrenztes Individuum, sondern durchlässig. Der soziale Kontext dringt in die Körper ein und verändert sie, wenn sich sozialer Status und Hormone gemeinsam wandeln. Aber soziale Formationen sind nicht einfach vergrößerte Versionen der Interaktionen zwischen einem individuellen Körper und seiner Umgebung. Egal, ob es sich um die gestylte Pop-Version der T-Wissenschaft handelt, die im TED-Talk aufgeboten wird, oder um die sachlicheren und wissenschaftlich sorgfältigeren Versionen, in denen T tatsächlich in Körpern gemessen wird – das Wesen der Macht wird verschleiert, wenn wir ignorieren, wie Macht reproduziert wird, wie sie mit der materiellen Welt außerhalb von Körpern verknüpft ist und so fort. Gegen das Unbehagen über die fortbestehenden Ungleichheiten, das offenbar der Grund für den Erfolg des Power-Posing war, lässt sich mit einer Intervention oder einer Wissenschaft, deren Machtkonzept sich an gesamtgesellschaftlichen Prozessen und dem materiellen Unterbau orientiert, nichts ausrichten. Wenn wir aus der seltsamen und seltsam untoten Idee, Testosteron könne uns helfen, durch Posen an Macht zu gelangen, eines gelernt haben, dann dieses: dass sich »flexible Ideologien« nicht besser zum Verständnis und zur (Um-)Gestaltung der sozialen Welt eignen als die essenzialistischen Biologien.

5

RISIKOBEREITSCHAFT

An ihrem Geburtstag im Herbst 1901 ruderte Annie Edson Taylor bis in die Mitte des Niagara River und betrachtete die wild tobenden Horseshoe Falls mit ihrer berüchtigten senkrechten Fallhöhe von 51 Metern. Von zwei Männern ließ sie sich in einem hölzernen Gurkenfass festbinden, das mit einem 100-Kilo-Amboss beschwert und mit einigen Kissen ausgepolstert war. Sie nahm einen Plastikschlauch zwischen die Lippen, während das Fass mittels einer Luftpumpe einen leichten Überdruck erhielt und dann versiegelt wurde. Mit 63 Jahren, ihrem schwarzen Seidenkleid, dem juwelenbesetzten Kropfband um den Hals, dem hochgekämmten Haar und der Straußenfeder darauf sah Taylor ohne jeden Zweifel eher elegant als tollkühn aus.[1]

Um 16:05 Uhr wurde Taylor in den Niagara River hinabgelassen und augenblicklich von einer »entsetzlich schnellen« Strömung erfasst, wie die *New York Times* schrieb: Fast 20 Milliarden Liter Wasser fließen pro Stunde über die Fälle nach Grass Island. Auf ihrer anderthalb Kilometer langen Reise den Fluss hinunter zu den Fällen tauchte Taylor mehrfach unter, erschien aber immer wieder an der Oberfläche. Um 16:23 Uhr torkelte sie über die Kante des Flusses und verschwand in den stürzenden Wassern. In weniger als einer Minute schlug sie unten auf und war damit der erste Mensch, der die Niagarafälle in einer Tonne bezwang und überlebte. Noch eine weitere Viertelstunde tanzte sie in den Wasserwirbeln, bevor sie in Sicherheit gebracht wurde, doch schließlich tauchte sie über dem Rand des Fasses auf. Vermutlich hatten die Gurte sie davor bewahrt, sich beim Aufprall das Genick zu brechen. Am folgenden Tag verkündete die *New York Times* triumphierend: »Frau überwindet Niagara in einem Fass. Sie lebt, hat aber einen schweren Schock.«

Als man sie bat, einen öffentlichen Kommentar zu ihrem Erlebnis abzugeben, riet sie ihren unvermeidlichen künftigen Nachahmern: »Versucht es nicht!«[2]

◂ ▸

Taylor wurde in Auburn im Staat New York als Kind wohlhabender Eltern geboren. Während ihrer vierjährigen Lehrerausbildung in Charlottesville lernte sie David Taylor kennen und heiratete ihn bald darauf. Nach fast 20-jähriger Ehe wurde David im Bürgerkrieg getötet, was seine Witwe zu einem Wanderleben in Not und Armut zwang. An einen gewissen Lebensstandard gewöhnt und ohne Verdienstmöglichkeiten lebte sie eine Zeit lang von dem Erbe ihrer Eltern. 1898 hatte sie den Kontinent auf der Suche nach einer Anstellung als Tanzlehrerin achtmal durchquert und ließ sich schließlich in der Kleinstadt Bay City in Michigan nieder, um ihre eigene Schule zu gründen. Als diese nicht genügend Geld abwarf, begab sie sich auf Arbeitssuche nach Texas und Mexico City, doch vergebens.

1901 war Annie Taylor wieder in Bay City und lebte verarmt in einer Pension, als sie auf einen Artikel über die Pan-American Exposition in Buffalo stieß, in dem zwei riesige Wasserfälle im Staat New York beschrieben wurden. »Ich legte die Zeitung nieder«, sagte sie, »und dachte nach, als mir plötzlich die Erleuchtung kam: ›Lass dich in einem Fass die Niagarafälle hinuntertreiben. Das hat noch niemand geschafft.‹« Obwohl die kühne Tat Taylor berühmt machte, erwies sie sich keineswegs als einträglich: 20 Jahre lang arbeitete sie als Straßenverkäuferin an den Fällen, bis sie 1921 mittellos starb.[3]

◂ ▸

Hochrisikoverhalten – etwa in ein Fass zu steigen und sich damit die größten Wasserfälle der Welt hinabzustürzen – lässt sich nicht leicht untersuchen. Es gibt jedoch eine Fülle von Studien, die sich mit Risikobereitschaft beschäftigen, und in vielen dieser Forschungsarbeiten wird der Versuch unternommen, das Verhalten mit Testosteron zu verknüpfen. An diesem Punkt des Buches werden Sie die Kernhypothese schon mitsingen können: Männer gehen größere Risiken ein, weil sie im Durchschnitt höhere T-Werte haben als Frauen, und höhere T-Werte machen sie geneigter für risikobehaftetes Verhalten. Das sei so seit unvordenklichen Zeiten, lautet die These, da T, das männliche Hormon, in der frühen Evolution der Menschheit mit Eigenschaften und Verhaltensweisen gepaart war, die ausgeprägten T-Männern einen Überlebens- und Reproduktionsvorteil verschafften.

Vielleicht dachten Sie, dass die mutigen Teufelsfrauen bisher von der Geschichte übersehen wurden, oder allgemeiner, dass auch Frauen Risiken eingehen. Doch darum geht es uns nicht. Wir interessieren uns für Taylors Geschichte, weil sie den Blick von T fortlenkt und stattdessen verdeutlicht, dass Gender, Armut und andere Formen des sozialen Status sich gemeinsam auf die Lebenschancen und -entscheidungen eines Menschen auswirken und dass diese Faktoren bestimmen, wie jemand die Risiken und Vorteile einschätzt. Annie Taylor mag vor allem wagemutig und kreativ gewesen sein, als sie glaubte, sie könne ihrer Armut entfliehen, indem sie sich in ein Fass quetschte und damit die größten Wasserfälle der Welt bezwang, aber auch Verzweiflung kann Menschen dazu treiben, extreme Risiken in Kauf zu nehmen.

RISKANTE GESCHÄFTE

Risikobereitschaft ist Teil einer Reihe von Verhaltensweisen, die mit Testosteron durch populärwissenschaftliche Versionen der seriösen Theorie der sexuellen Selektion verknüpft sind. T ist der proximate, das heißt der unmittelbare Mechanismus, der vermeintlich direkt dafür verantwortlich ist, dass männliche Individuen konkurrieren, Risiken eingehen, viel Sex wollen und überhaupt ihr evolutionäres Schicksal erfüllen. In ihrem jüngst erschienenen Buch *Testosterone Rex* macht die Psychologin Cordelia Fine kurzen Prozess mit der Vorstellung, die modernen Geschlechterunterschiede in Verhalten und Lebensumständen seien größtenteils auf eine evolutionäre Vergangenheit zurückzuführen, die kühnes, kompetitives Verhalten bei Männern und vorsichtiges, fürsorgliches Verhalten bei Frauen fördere. Nach einer tief verwurzelten Überzeugung haben weibliche und männliche Individuen ungleiche Chancen beim Reproduktionserfolg, der gemeinhin daran gemessen wird, wie viele Nachkommen lange genug leben, um sich fortzupflanzen. Frauen, denen bei der Reproduktion eine größere physische Last zufällt, können nur einen Bruchteil der Nachkommen produzieren, die der Mann in die Welt setzen kann. Diese begrenzte Zahl potenzieller Nachkommen, so diese Auffassung, zwingt Frauen dazu, vorsichtig und wählerisch bei der Wahl von Partnern vorzugehen und Qualität über Quantität zu stellen. Für Männer ist es ein einfaches Zahlenspiel: Angesichts der niedrigen Reproduktionskosten gilt, je mehr Partnerinnen und je mehr Kontakte, umso besser. Doch damit Männer das glorreiche Ziel von Hunderten Nachkommen erreichen können, müssen sie die Frauen, die für sie erreichbar sind, monopolisieren, was zur Folge hat, dass einige Männer sich überhaupt nicht fortpflanzen werden. Männer müssen miteinander konkurrieren, um zu den Glücklichen zu gehören, die sich reproduzieren dürfen, während Frauen dieser Druck erspart bleibt. Nach dieser Theorie ist die Evolution dafür verantwortlich, dass Männer risikobereit, promiskuitiv und kompetitiv sind, während Frauen evolutionär bedingt dazu neigen, »nach größerer Sicherheit zu suchen, und stärker darauf konzentriert sind, für ihre kostbaren Nachkommen zu sorgen, als ihre Energie mit der Jagd nach möglichst vielen Liebhabern oder nach Reichtum und Ruhm zu verschwenden«. Fine zeigt, dass die Daten aus der Human- und Tierforschung eine Vielzahl von Löchern in dieser Theorie offenbaren. Aber ihre Analyse lässt auch erkennen, wie viele Hürden zu überwinden sind, bevor man die Männlichkeit von ihrer Risikobereitschaft befreien kann.[4]

Wieder spielt Testosteron die Hauptrolle in der grandiosen Geschichte, die die Evolution mit den Genderdifferenzen unserer Tage verbindet. In diesem Entwurf ist T für das ganze Paket der körperlichen, psychologischen und behavioralen Männlichkeit verantwortlich, daher muss auch Risikobereitschaft ein Teil von Ts Portfolio sein. Doch »muss sein« und »ist« sind zwei verschiedene Paar Schuhe.

◂▸

Ein Blick auf die Literatur zeigt, wie der Begriff des Risikos Phänomene abdeckt, die sehr nahe beieinander- und sehr weit auseinanderliegen; es reicht vom Motorradfahren ohne Helm bis zum Einsatz eines Wochenlohns bei einem Pokerspiel. Aber es ist kaum zu übersehen, dass viele der Studien, vor allem die meistzitierten, mit Geld zu tun haben. Die Forscher untersuchen Hormone und Verhaltensweisen bei Unternehmern und Börsenhändlern, und sie verwenden eine Vielzahl von Glücksspielen, um die finanzielle Risikobereitschaft, besonders von Studierenden, zu analysieren.[5] Risikobereitschaft und Geschäftsleben sind zwei kulturelle Orientierungspunkte, die bei Internetsuchen zu Treffern führen wie »5 Dinge, die man als intelligente Führungspersönlichkeit über Risikobereitschaft wissen muss« und die in Online-Definitionen von BusinessDictionary.com und Forbes.com ständig eine Rolle spielen. Selbst in dem einzigen Anwendungsbeispiel, das der Merriam-Webster für den Begriff »Risikobereitschaft« liefert, heißt es: »Ein Geschäftsunternehmen zu gründen verlangt eine gewisse Risikobereitschaft.« In

Übereinstimmung mit dieser kulturellen Angewohnheit, sich Risiko immer als das Riskieren von Geld vorzustellen, ist für die meisten Forscher, die sich mit Risikobereitschaft beschäftigen, finanzielles Verhalten der Inbegriff der Risikobereitschaft beim Menschen. Natürlich werden dabei offenkundige Probleme unter den Teppich gekehrt, etwa dass man Geld haben muss, um Geld riskieren zu können, und dass der Umstand, Geld zu haben, durch alle möglichen äußeren Faktoren bestimmt wird, wie zum Beispiel Gendersysteme, soziale Schicht und globale Wirtschaftsbeziehungen, aber auch spezifische Lebensereignisse. In diesem Kapitel beschränken wir uns auf Studien, die Testosteron mit finanziellem Risiko verbinden, um zu zeigen, in welchem Maße sie durch Vermutungen über Schicht und Gender beeinflusst werden und wie die Studien ins Wanken geraten, wenn diese Vermutungen offengelegt werden.[6]

Unternehmer

Eine Möglichkeit, finanzielle Risikobereitschaft mit Testosteron zu verknüpfen, besteht darin, die vertraute evolutionäre Erzählung über Männer und Risikobereitschaft so auszuweiten, dass Risikoverhalten auch »Geschäftsverhalten« als eine jener Aktivitäten einbezieht, die Reproduktionsvorteile vermitteln. Die Psychologin Coren Apicella und ihre Kolleginnen scheinen Geld und Finanzen – tatsächlich jeden Ressourcenerwerb – als das rechtmäßige evolutionäre Erbe von Männern zu betrachten. »Monetäre Transaktionen sind ein jüngeres Phänomen in der Menschheitsgeschichte, nicht aber der Erwerb und die Akkumulation von Ressourcen durch Männer. In diesem Sinne ist Geld eine proximate Währung, die dazu verwendet wird, die Erträge in anderen Währungen wie Nützlichkeit und evolutionärer Fitness oder Tauglichkeit zu erhöhen. Männer haben im Zuge der Evolution eine größere Bereitschaft zu risikobehaftetem Verhalten entwickelt als Frauen, weil die potenziellen Erträge in Form von Fitness größer sein können.«[7]

Entsprechend verfasste der Managementprofessor Roderick White 2006 zusammen mit den Evolutionspsychologen Stewart Thornhill und Elizabeth Hampson einen viel zitierten Artikel, dessen erklärtes Ziel es war, »mit der Evolutionspsychologie als theoretischer Perspektive die Beziehung zwischen einem erblichen biologischen Merkmal (Testosteronwert) und einem wichtigen Geschäftsverhalten (Unternehmensgründungen) zu untersuchen«. In einer Studie an BWL-Studenten suchten sie nach Korrelationen zwischen einer Messung von Risikobereitschaft, einer einzigen Messung von Speichel-T und den Antworten auf eine Frage nach den Erfahrungen als »Unternehmer«. Sie fanden positive Beziehung zwischen T, Risikobereitschaft und Unternehmermentalität, was sie zu dem Schluss führte: »Unternehmensgründungen sind wahrscheinlicher bei Individuen, die einen höheren Testosteronwert sowie einen wirtschaftlich geprägten familiären Hintergrund aufweisen.« In welchem Maße White und Kollegen der Evolutionspsychologie verpflichtet sind, lässt sich an ihrer Hypothese nicht so recht erkennen, wird aber ersichtlich bei ihrem Literaturüberblick, der sich wie eine Sammlung von »Greatest Hits« der Studien über sexuelle Selektion, Testosteron und zeitgenössische Geschlechterdifferenz des Verhaltens liest. Sie haben ein bisschen Mühe, die Unternehmer in der klassischen Evolutionsgeschichte unterzubringen, die erzählt, wie Männer auf dem Weg an die Spitze der sozialen Leiter ihr Leben riskieren mussten, wobei sie einander verwundeten oder sogar umbrachten, um Zugang zu Frauen zu bekommen. Aber sie schafften es. »In der Umwelt unserer Vorfahren«, schreiben sie, insbesondere auf das Pliozän abhebend, brauchten die aufstiegsorientierten Alpha-Männchen »Initiative, Ausdauer und Durchsetzungsvermögen«, um den »Platzhirsch« herauszufordern. »Definitionsgemäß«, heißt es weiter, »zeigen Unternehmer riskantes Verhalten (Unternehmensgründungen) und haben generell eine höhere Risikobereitschaft als Nicht-Unternehmer.« Um das Territorium der empirischen Unterstützung für ihre Idee zu erweitern, verbinden sie die Verhaltensforschung über T mit Studien über Unternehmerverhalten und merken dazu an: »Risiko ist ein zentraler Begriff in beiden Literaturen.«[8]

Doch was für ein Risikobegriff zieht sich durch diese Literaturen? Stark an frühere Studien von James Dabbs angelehnt, vor allem die Studie über Militärveteranen, die Dabbs verwendete, um höhere T-Werte mit niedrigen sozialen Schichten zu verknüpfen, behaupten White und Kollegen, dass »die Evidenz überwiegend für eine Beziehung zwischen T und Beruf spricht«. Ihr oberflächlicher Beutezug in Dabbs' Ergebnissen bestätigt die These, dass höhere T-Werte zu »handarbeitenden« Beschäftigungen führten, niedrigere T-Werte dagegen zu »höher qualifizierten Berufen«. Außerdem weisen White und Kollegen auf einige interessante Gegensätze aus dieser Studie hin, etwa zwischen »männlichen Schauspielern und Profisportlern«, die höhere T-Werte haben als »Geistliche und Landwirte«. Auch uns faszinierten diese Gruppierungen und wir beschlossen, uns die Studie noch einmal anzusehen, aus der sie stammten. Wie sich herausstellt, waren auch Dabbs und Kollegen anfangs unsicher, was sie damit anfangen sollten, und schrieben: »Wir wissen nicht, was Schauspieler und Football-Spieler gemeinsam haben und was sie von Geistlichen unterscheidet. Genauso wenig wissen wir, warum das forsche Auftreten von Verkäufern, der hohe Sozialstatus von Ärzten und das *Sensation-Seeking* von Feuerwehrleuten sich nicht in höheren Testosteronspiegeln niederschlägt.« Doch wie gewöhnlich stellten diese verwirrenden Ergebnisse keine Schwierigkeit für Dabbs und seine Mannschaft dar, die rasch mehrere mögliche Erklärungen für ihre »negativen Resultate« parat hatten: Immer wenn Männer in typisch aggressiven, prestigeträchtigen und adrenalinhaltigen Berufen relativ niedrige T-Werte aufwiesen, rationalisierten die Forscher ihre unlogischen Ergebnisse. Die Verkäufer waren beispielsweise »nicht mit aggressiven ›Kaltanrufen‹ befasst, die Ärzte befanden sich noch in ihrer Assistenzzeit und die ›sensationssuchenden‹ Feuerwehrleute verbrachten mehr Zeit mit Warten als mit Brandbekämpfung«. Warum wir uns damit befassen, nach logischen Sprüngen in einer 30 Jahre alten Studie zu suchen? Weil sie immer noch Ballast für eine sehr viel neuere und häufig zitierte Untersuchung liefert.[9]

In Dabbs' Studien über den Zusammenhang zwischen Berufszugehörigkeit und T gibt es kein eindeutiges Konzept der Risikobereitschaft, aber was ist mit dem Risikokonzept in Whites Studie an Unternehmern? White und Kollegen definierten unternehmerisches Verhalten als »Vollzeit-Engagement für eine Unternehmensgründung«, ein Maß, das, wie sie sagen, »häufig als einfache, funktionale und operationale Messgröße verwendet wird«. Zunächst führten sie ihre Studie an BWL-Studenten im ersten Jahr durch und klassifizierten sie als »Unternehmer« oder »Nicht-Unternehmer«, je nachdem, ob die Studenten selbst angaben, vor dem Studium »an der Gründung eines Start-ups beteiligt« gewesen zu sein oder nicht. Dann untersuchten die Forscher die Selbstbeschreibungen der Studenten, um herauszufinden, wie stark deren Engagement für das Start-up gewesen war. Auf der Basis dieser Ergebnisse schieden sie die echten Unternehmer von den Versuchsteilnehmern, die sie als »mögliche« oder »Nicht-«Unternehmer einstuften. Auf den ersten Blick sieht das Verfahren durchaus vernünftig aus: Sie sortierten die Teilnehmer aus, »die sich nicht zeitlich unbegrenzt in das neue Unternehmen einbrachten; häufig waren sie Teilzeitangestellte, passive Investoren oder Vorstandsmitglieder«. Doch bei näherer Prüfung berücksichtigt die Sortiermethode nicht ausreichend, wie groß das Risiko für die verschiedenen Teilnehmer ist. Wer riskiert mehr, ein Vollzeitangestellter, der 10 000 $ in ein Projekt steckt, aber ein finanzielles Polster von 50 000 $ besitzt, oder ein Teilzeitangestellter, der seine gesamten Lebensersparnisse von 10 000 $ einbringt? Wie »neu« muss das neue Unternehmen sein? Wenn Ihre Familie im Immobiliengeschäft ist und Sie deren Kontakte nutzen, um ein Unternehmen in der Nachbarschaft zu gründen, in die die Familie noch nicht investiert hat, handelt es sich dann um ein Start-up? Ist dieser Unternehmer ebenso risikofreudig wie der passive Investor, der eine Hypothek auf sein Haus aufnimmt, um ein brillantes neues Technologieunternehmen zu unterstützen? Spielen diese Unterschiede eine Rolle?

Lassen Sie uns einen Schritt zurücktreten, damit wir das größere Bild in den Blick bekommen. Risikotoleranz und Risikoscheu sind zwei Merkmale, die vermeintlich eine Verbindung zwischen T-Wert und Berufstätigkeit herstellen, ein drittes ist der Status. Erinnern wir uns an die

Evolutionserzählung, die White liefert: Die menschlichen Vorfahren im Pliozän – zumindest die männlichen Individuen, die allein es lohnend machen, eine ganze Theorie dazu zu entwickeln – eigneten sich Status durch Risikobereitschaft an. Heute ist Testosteron der Faktor, der Männer weiterhin veranlasst, Risiken einzugehen, weil sich die Evolution laut White »selten von einer ihrer Errungenschaften trennt«.[10]

Wieder ist Dabbs' Forschung für White die Datenquelle für die Beziehung zwischen Status und T, und in der größten verfügbaren Studie an über 4000 Männern fand Dabbs ein umgekehrtes Verhältnis: höhere T-Werte korrelierten mit niedrigerem Status. Wie nicht anders zu erwarten, gibt es hier ein Problem mit der Kausalkette. In Dabbs' Studie haben arbeitslose Männer eindeutig die höchsten T-Werte, gefolgt von Arbeitern mit niedrigem Status; Angestellte erzielten den dritthöchsten Wert und Landwirte mussten sich mit dem vierten Rang zufriedengeben.

Nun besagt aber Whites Theorie, dass höheres T das Ergebnis des anzestralen Verhaltens von Männern ist: Männer gehen größere Risiken ein, um höheren Status zu erwerben und genügend Ressourcen anzuhäufen, die ihnen ermöglichen, sich erfolgreicher fortzupflanzen als weniger wagemutige Männer mit geringeren T-Werten. Angeblich haben die Studien eine gemeinsame theoretische Basis, aber diese besondere Theorie kann nicht auf zwei Hochzeiten gleichzeitig tanzen, das heißt beiden Studien als Begründung dienen.

Indem White sich auf Risikobereitschaft konzentriert und Status ausblendet, kann er Dabbs' Arbeit für ein Narrativ vereinnahmen, nach dem Industrietitanen in gewisser Hinsicht sind, was sie sind, weil sie »eine Neigung zu riskantem Verhalten« haben, die aus dem erblichen Merkmal höherer T-Werte resultiert. Tatsächlich zeigt die größte uns bekannte Studie über finanzielle Risikobereitschaft »keinerlei Evidenz für irgendwelche biologischen Effekte«. Dort wurden die biologischen und umweltbedingten Faktoren, die zu risikobehaftetem Investmentverhalten beitragen, sorgfältig getrennt. Die Forscher verwendeten die Daten von zwei Millionen schwedischen Männern und Frauen, die bei ihren leiblichen Eltern aufwuchsen, und von 3275 adoptierten Teilnehmern, bei denen die demografischen und finanziellen Daten sowohl der leiblichen Eltern wie der Adoptiveltern vorlagen. Die Prüfung des Finanzverhaltens in der Gesamtstichprobe ergab, dass zwei Drittel der Variationen im Investmentverhalten zwischen den adoptierten und den nicht-adoptierten Teilnehmern durch Merkmale der Adoptivfamilie erklärbar waren, was Raum für einen erheblichen Beitrag der Genetik zu lassen schien. Aber es gab ein Problem: Der komplette Datensatz bezog auch Menschen ohne Geldmittel für Investitionen ein. Natürlich lässt bei diesen Personen der Umstand, dass sie nicht in Aktien investieren, keine Rückschlüsse auf ihre »tatsächlichen Risikopräferenzen« zu. Als man die Analyse auf Teilnehmer einschränkte, die genügend Vermögen für Investitionen hatten, ergab sich, dass »generationsübergreifende Korrelationen bei Börsenspekulationen nur für Adoptiveltern signifikant sind, woraus folgt, dass Risikoverhalten eher durch umweltbedingte als durch genetische Faktoren bestimmt wird«. Oder schlichter: »Sobald man das finanzielle Vermögen von Eltern und Kindern statistisch berücksichtigt, gibt es keinen Hinweis auf irgendwelche biologischen Effekte.«[11]

Iowa Gambling Task

Um Risikobereitschaft zu untersuchen, kann man eine Reihe realer Verhaltensweisen auswählen und mit ihrer Hilfe Menschen vergleichen, die unterschiedliche Entscheidungen über Risiken treffen. Das geschieht beispielsweise in Unternehmerstudien. Doch der entscheidende Mangel dieser Studien liegt darin, dass man die sozialen und wirtschaftlichen Verhältnisse der Versuchsteilnehmer, einschließlich der Strukturen und zufälligen Möglichkeiten, nie ganz erfassen oder messen kann. Es ist stets möglich, dass die Forscher einzelne wichtige Unterschiede zwischen risikobereiten und risikoscheuen Versuchsteilnehmern übersehen, wie die schwedische Studie zeigte, deren Teilnehmer teils Geld zu investieren hatten und teils eben nicht.

Laborstudien über Risikobereitschaft umgehen dieses Problem, indem sie jedem Probanden eine identische Menge von Ressourcen an die Hand geben, die sie in einer identischen Menge von Handlungen riskieren können. Ein schönes Beispiel dafür ist die sogenannte Iowa Gambling Task (IGT), die in zahlreichen einflussreichen Studien über den Zusammenhang von Risikobereitschaft und T verwendet wurde.[12] Jeder Teilnehmer erhält vier Kartenstapel, die gleiche Geldsumme und die Anweisung, möglichst viel Geld zu gewinnen. Die Karten werden einzeln umgedreht, und jede enthält entweder eine Belohnung oder eine Bestrafung. Die Stapel sind so zusammengestellt, dass zwei der Stapel höhere unmittelbare Belohnungen liefern, aber auch mehr Strafkarten enthalten. Auf lange Sicht besteht die Gewinnstrategie darin, die Stapel zu wählen, die bescheidenere Gewinne, aber auch weniger Strafen enthalten. Derzeit verwenden sechs Studien über Testosteron und Risikobereitschaft die IGT.[13]

Wie die IGT Risiko mit T verknüpft, ist insofern überraschend, als sie den Schluss nahelegt, dass höheres T einen Zusammenhang mit irrationalen und sogar pathologischen Entscheidungsmustern aufweist. Ursprünglich wurde die IGT entwickelt, um die Entscheidungsfindung und die Verarbeitung von Emotionen bei Patienten mit Hirnschädigungen zu bewerten; man verwendete sie dann aber auch bei Patienten mit psychiatrischen Diagnosen wie Schizophrenie und Drogenabhängigkeit. Der Test gilt als nützlich, weil er zwischen »gesunden« und »pathologischen« Entscheidungsprozessen unterscheidet: Die Entscheidung für die langfristige Strategie gilt als gesund, die Entscheidung für die kurzfristige Belohnung nebst den mit ihnen verknüpften größeren Strafen gilt als krank. Hier entfallen einige der üblichen Elemente des Risikobegriffs wie Neuartigkeit und Sensation-Seeking; »Risiko« betrachtet man als fehlerhafte Risiko-Nutzen-Rechnung, als irrationale Fixierung auf den Nervenkitzel eines möglichen Großgewinns. Aus Sicht der IGT ist Risikobereitschaft nicht grandiose Kühnheit, mit der man seinen Status erhöhen und letztlich die Ressourcen erwerben kann, die zum Reproduktionserfolg führen. Stattdessen ist sie ein Defizit der Entscheidungsfindung, die einen ans unterste Ende der Leiter befördert. Wenn höhere T-Werte zu »riskanteren« Strategien bei der IGT führen, gibt es ein Problem mit dem Gesamtbild der evolutionären Theorie, die eigentlich alle Elemente zusammenhalten soll.

Viele Forscher scheinen dieses Problem nicht zu bemerken. Jack van Honk und Kollegen an der Universität Utrecht in den Niederlanden haben als Erste die Beziehung zwischen Testosteron und der Empfänglichkeit für Strafe und Belohnung mithilfe der IGT untersucht. Die Forscher siedelten ihre Studie in der Literatur über T und Dominanzverhalten an und untersuchten den Effekt von exogenem T einerseits und von einem Placebo andererseits, und zwar auf Frauen, die sich der IGT unterzogen. Für eine reine Frauenstichprobe entschieden sich die Wissenschaftler, weil sie behaupteten, man könne unmöglich wissen, wie viel T man brauche, um bei Männern einen Effekt zu erzielen, womit sie implizierten, dass man mehr über die Dynamik von T bei Frauen wisse. Dabei verwendeten sie ein doppelblindes placebokontrolliertes Cross-over-Design, das heißt, die Frauen, die ursprünglich vor der Glücksspielaufgabe T erhielten, wurden später noch einmal nach Einnahme eines Placebos getestet und umgekehrt. Die Resultate zeigten, dass T das Entscheidungsmuster der Frauen in Richtung der nachteiligen Strategie veränderte. Nach der Interpretation des Forscherteams deckte sich das vollkommen mit der allgemeinen Literatur über T und Dominanz, wo Testosteron mit risikoreichen, aggressiven und antisozialen Verhaltensweisen verknüpft wird, die letztlich zu größeren Ressourcen führen. Doch wenn wir unserer oben skizzierten Logik folgen, legen die Ergebnisse einen ganz anderen Schluss nahe: dass nämlich diese T-gesteuerten Verhaltensweisen Menschen veranlassen, ihre Ressourcen zu verschwenden – was auf lange Sicht auf einen Reproduktionsnachteil hinausläuft.[14]

Die IGT ist eines der sehr wenigen Messinstrumente, das in mehr als einer Studie über Risikobereitschaft und T verwendet wurde, was sie zu einem besonders interessanten Knotenpunkt der Forschung macht. Überraschenderweise wiederholt sich in ihnen allen der eben beschriebene Widerspruch. Abermals muss die Evolutionsgeschichte die logische Lücke überbrücken, so schreiben van Honk und Kollegen: »Testosteroneffekte sind situations- und umgebungsabhängig, daher hat sich das Hormon bei dem Streben nach höherem Status in unserer kapitalistischen Gesellschaft möglicherweise dem Materialismus und der Gier zugewandt. Tatsächlich korrelieren Proxys oder Stellvertreter des aktuellen und pränatalen Testosterons mit den finanziellen Erfolgen von Börsenmaklern, woraus man schlussfolgert, dass die Hormone menschliches Verhalten instrumental an die Maximierung des persönlichen Profits anpassen.«[15] Zu dieser Feststellung gelangen sie, obwohl T in IGT-Studien meist mit einem »nachteiligen Entscheidungsmuster« gepaart ist, das eher zu Verlusten an persönlichen »Vermögen« als zu Gewinnen führt.[16]

Und wenn Ihnen jetzt noch keine Zweifel gekommen sind, ob Studien, die die IGT verwenden, tatsächlich die Theorie belegen, dass T der proximate, also unmittelbare Mechanismus sei, der letztlich die sexuell selektierten Verhaltensmuster größerer Risikobereitschaft bei Männern bewirke, bedenken Sie Folgendes: In der Regel verhalten sich Frauen bei der Kartenauswahl in der IGT »riskanter«. Möglicherweise ist die Überzeugung, Risikobereitschaft sei männlich, so tief verwurzelt, dass bei der Entdeckung einer Verbindung zwischen T und einem Messergebnis, das für Risikobereitschaft spricht, die Versuchung unwiderstehlich ist, dieses Resultat in die große evolutionäre Erzählung aufzunehmen, selbst wenn dazu die Quadratur des Kreises erforderlich ist.

Das Geld anderer Leute

Trotz dieser störenden Einzelheiten halten die Forscher an der Überzeugung fest, die IGT sei ein nützliches Werkzeug zur Vorhersage von Risikoverhalten in der Wirklichkeit, besonders wenn es um finanzielle Entscheidungen gehe. Laut dem Psychologen Steven Stanton haben IGT-Studien eine Fülle wichtiger Forschungsarbeiten angestoßen, die eine neue Spezies von Glücksspielern in den Blick rücken: »professionelle Investoren, [die] trotz potenziell großer Verluste erhebliche Risiken eingehen«.[17]

Die vielversprechende Studie, auf die sich Stanton bezieht, wurde von den Neurowissenschaftlern John Coates und Joe Herbert 2008 veröffentlicht, unmittelbar vor der schwersten Finanzkrise, die die Vereinigten Staaten und Europa seit 75 Jahren erlebt hatten. Der Bankrott von Lehman Brothers, einer globalen Großbank, im September dieses Jahres zwang die Vereinigten Staaten und andere Länder zu riesigen, mit Steuergeldern finanzierten Rettungsaktionen, als die Aktienmärkte weltweit zusammenbrachen: Am 29. September wurden 1,2 Billionen Dollar an Marktwerten vernichtet, der größte Verlust, der bis dahin an einem einzigen Tag je verzeichnet worden war. Von Panik ergriffen, schlossen viele Länder zeitweilig ihre Märkte. Die meisten Kommentatoren machten strukturelle Ursachen für die Krise verantwortlich, etwa die Unfähigkeit der Regulatoren, der Wall-Street-Korruption Einhalt zu gebieten, hochriskante Finanzprodukte, exzessive Fremdfinanzierung und verdeckte Interessenkonflikte.[18]

Doch einige nannten eine andere mögliche Ursache: die Chemie der Börsenmakler. Auf dem Weltwirtschaftsforum Anfang 2009 stellte der Moderator einer Gesprächsrunde eine eigenartige Frage: Wäre die Welt in der gleichen finanziellen Schieflage, wenn Lehman Brothers die Lehman Sisters gewesen wären? Laut einem Journalisten der *New York Times* waren sich die weiblichen Podiumsgäste darüber einig, dass Frauen, hätten sie das Börsenuniversum beherrscht, »die Welt vor der zerstörerischen Glücksspielkultur bewahrt, die so manchen Handelsraum prägt«. Muhammad Yunus, der Gründer der Grameen Bank, der den Friedensnobelpreis für seine Mikrokredit-Initiativen in Bangladesch und andernorts bekam, bei denen Kredite überwiegend an arme Frauen in der Landwirtschaft vergeben werden, stimmte dem zu: »Frauen sind vorsichtiger«, sagte er. »Sie wären niemals die ungeheuren Risiken eingegangen, die das System zum Zusammenbruch brachte.« Ein EU-Kommissar war sich »›absolut sicher‹, dass Testosteron das Finanzsystem in die Knie gezwungen habe«.[19]

Diese Idee kommt nicht von ungefähr. Ein Jahr zuvor hatten John Coates, ein ehemaliger Wall-Street-Makler, der sich mittlerweile den Neurowissenschaften gewidmet hatte, und sein Kollege Joe Herbert eine Studie in der hoch angesehenen Fachzeitschrift *Proceedings of the National Academy of Sciences of the United States of America* veröffentlicht. »Wenig ist über die Rolle des endokrinen Systems bei finanzieller Risikobereitschaft bekannt …«, beginnt der Aufsatz. Das Forscherteam hatte sich vorgenommen, diese Lücke zu schließen, indem es männliche Börsenhändler in London untersuchte, wobei es von der Hypothese ausging, dass ein Börsenhändler an Tagen, die ihm überdurchschnittliche Gewinne gebracht hatten, erhöhte T-Werte habe, die ihn nun veranlassten, größere Risiken einzugehen. In einer der meistzitierten Studien der Literatur über Risikobereitschaft behaupteten sie, genau das gefunden zu haben.[20]

2012 beschrieb Coates dann in seinem viel gepriesenen Buch *The Hour between Dog and Wolf: Risk Taking, Gut Feelings and the Biology of Boom and Bust [Die Stunde zwischen Hund und Wolf: Risikobereitschaft, Bauchgefühl und die Biologie von Boom und Flaute]* »eine universelle Biologie der Risikobereitschaft«. Die Theorie beruht auf Studien über so verschiedene Tierarten wie Hunde und Fliegen, an denen Forscher nachgewiesen haben, dass Tiere, die ein Gerangel oder einen Kampf um die Rangordnung gewonnen haben, größere Chancen besitzen, auch den nächsten zu gewinnen, ein Phänomen, das als »Siegereffekt« bezeichnet wird. Coates: »Das Leben für den Sieger ist ruhmreicher. Er beginnt die nächste Konkurrenzrunde mit einem bereits erhöhten Testosteronspiegel, und sein androgenes Priming verschafft ihm einen Vorteil, der seine Aussichten erhöht, auch den nächsten Kampf zu gewinnen. Durch diesen Prozess kann das Tier in eine positive Rückkopplungsschleife geraten, in der ein Sieg den Testosteronwert anhebt, der wiederum zum nächsten Sieg beiträgt.« Dieses Ergebnis kann man natürlich als positiv ansehen, aber Selbstvertrauen, Euphorie, größere Risikobereitschaft können auch Selbstüberschätzung oder zu große Risikobereitschaft bewirken. Die »Stunde« in Coates' Buchtitel verweist auf den Prozess, den er als Jekyll-und-Hyde-Verwandlung bezeichnet: Die Händler »wurden übermütig und irrational risikoorientiert, wenn sie eine Gewinnsträhne hatten, zögerlich und risikoscheu, wenn sie Verluste befürchteten«. T sei »das Hormon des wirtschaftlichen Booms«, Cortisol »das Hormon der wirtschaftlichen Pleite«.[21]

Für die *PNAS*-Studie stellten Coates und Herbert eine Gruppe von 17 männlichen Händlern im Alter von 18 bis 38 zusammen, die in einer einzigen Londoner Firma beschäftigt waren. Um die Chancen zu erhöhen, eine Beziehung zwischen Hormonen und Handelsverhalten zu finden, führten sie die Studie zu einer Zeit durch, als die wichtigsten Wirtschaftsberichte erschienen, und begründeten das mit der Hoffnung, »den Zeitpunkt der größten Volatilität« im Markt zu erwischen. Das Team nahm Speichelproben der Händler an acht Tagen um 11:00 Uhr und um 16:00 Uhr, wenn der Handel endete. Wie die Forscher angaben, war das Testosteron der Händler höher an Tagen, an denen sie größere Tagesgewinne erzielten als gewöhnlich. Außerdem erklärten sie, höhere T-Werte am Morgen korrelierten mit größeren Gewinnen am Nachmittag, während höheres Cortisol mit größeren Verlusten korreliere.[22]

Sie sagten, die Ergebnisse hätten ihre Hypothesen über T und Cortisol bestätigt – obwohl sich erwies, dass dazu eine nicht unerhebliche Veränderung vorgenommen werden musste. Tatsächlich brachten ihre Daten keine Bestätigung der Vorhersage, dass größere Gewinne zu erhöhten T-Werten führten. Sie berichteten noch nicht einmal von irgendwelchen Analysen, die diese Hypothese betrafen. Das ist der erste Hinweis auf ein *p*-Hacking der Studie.

Überlegen wir, wonach sie angesichts der Hypothese, Testosteron nehme mit den Gewinnen zu, hätten suchen müssen. Dafür hätten sie zunächst ein Maß für die T-Veränderung von morgens bis nachmittags gebraucht; es hätte genügt, einfach den Morgenwert vom Nachmittagswert abzuziehen. Dann hätten sie überprüfen müssen, ob diese täglichen Veränderungen von T mit den täglichen Gewinnen der Händler verknüpft waren. Doch sie berichten an keiner Stelle, dass sie Daten für die Veränderung von T berechnet hätten. Möglicherweise haben sie diese Daten ermittelt und nichts Interessantes gefunden – mit anderen Worten nichts, was darauf hindeutete, dass die Veränderung von T mit einer Veränderung der Gewinne verknüpft war. In diesem Falle wäre die Studie zu Ende gewesen.

Stattdessen berechneten sie für jedes Individuum den Durchschnitt der nachmittäglichen und der morgendlichen T-Werte aller Tage. Dann untersuchten sie, ob der Tagesdurchschnitt von T mit den Tagesgewinnen gepaart war. Zwar fanden sie eine statistische Korrelation, doch der Vergleich ist einfach falsch. Gehen wir zu ihren Gunsten von der Annahme aus, dass sie eine interessante Beziehung zwischen Tagesgewinnen und durchschnittlichem Tages-T gefunden hätten. Wie sie anmerken, sagt uns das nicht, ob T die Gewinne beeinflusst oder ob, umgekehrt, die Gewinne T beeinflussen. Um die Richtung der Beziehung zu bestimmen, teilten sie die Tage der Händler in zwei Gruppen auf: zum einen in die Tage, an denen der morgendliche T-Wert des Teilnehmers über seinem Tagesdurchschnitt lag, zum anderen in die Tage, an denen der morgendliche T-Wert den Tagesdurchschnitt nicht erreichte. Wie sie feststellten, waren die Gewinne größer an Tagen, deren Morgen-T hoch war, als an Tagen, deren Morgen-T gering war.

Abermals haben die Autoren das Thema gewechselt. Erinnern wir uns, dass ihre ursprüngliche Hypothese besagte, dass höhere Gewinne zu höherem T führen. Wenn sie vorhatten, Tage anhand eines einzigen Zeitpunkts als »Hoch-T« und »Tief-T« zu kategorisieren, hätten sie den nachmittäglichen T-Wert verwenden müssen, der nach der Gewinnerzielung gemessen wurde, nicht den Morgenwert.

An dieser Stelle des Artikels wird klar, dass Coates und Herbert ihre Hypothese aufgegeben haben. Als bei ihrer Suche nach Korrelationen zwischen täglichen Verlusten und Cortisolwerten nichts Brauchbares herauskam, folterten sie ihre Daten so lange, bis sie endlich sprachen. Nach drei vergeblichen Versuchen mit ihren geplanten Vergleichen wandten sie sich anderen Messgrößen zu, in der Hoffnung, hier eine Beziehung zwischen Cortisol und Verlusten zu finden. Dieser Teil ihres Artikels liest sich fast wie eine Detektivgeschichte. Eingehend beschreiben die Forscher ihre Suche nach Korrelationen, wobei sie die exploratorische Natur dieses Prozesses mit Formulierungen verraten wie »daher suchten wir«, »wir vermuteten, dass« und »infolgedessen überprüften wir, ob«. Man kann fast hören, wie das Schiff in allen Fugen kracht, als sie das Ruder herumreißen, um Analyse und Daten auf einen Kurs zu bringen. Das ist *p*-Hacking in Reinkultur.

Doch der beeindruckendste Teil des Artikels ist die Diskussion, in der es Coates und Herbert gelingt, ihre Analyse und Ergebnisse so zu präsentieren, als griffen sie nahtlos ineinander. Obwohl sie die Frage, ob T nach der Zunahme der Gewinne steigt, keines Blickes würdigten, führen ihre Schlussfolgerungen zum Siegereffekt zurück. Sie sammelten die zeitlichen Daten, mit deren Hilfe sie die Hypothese, dass größere Gewinne am nächsten Tag zu einem höheren T führten, untersuchen wollten, doch stattdessen prüften sie, ob höheres T des einen Tages mit den Gewinnen des nächsten Tages korrelierten (tat es nicht). Trotzdem äußerten sie die spekulative Vermutung, dass die von ihnen gefundenen Korrelationen zwischen hohem Morgen-T und dem Gewinn dieses Tages darauf hinweisen könnten, dass höhere Gewinne zu einem langfristigen Anstieg der T-Werte führten, was seinerseits ein Übermaß an Selbstvertrauen bewirke. Voilà! Die Finanzkrise war erklärt.[23]

Trotz aller Widersprüche gilt die Arbeit von Coates und Herbert vielfach als eine Studie, die nicht nur den großen Zusammenbruch von 2008 erklärt, sondern auch grundlegende Einsichten über die Verkörperung von risikoorientiertem Verhalten vermittelt, das uns mit anderen Tieren und einer universellen, artübergreifenden Maskulinität verbindet. »Risiko ist mehr als intellektuelles Rätselraten«, schrieb Coates 2014 in einem Essay für die *New York Times* mit dem Titel »Die Biologie des Risikos«: »Es ist eine zutiefst physische Erfahrung, die Ihren Körper einbezieht. Zum Wesen des Risikos gehört, dass es Sie zu verletzen droht, daher reagieren Körper und Gehirn, wenn sie mit dem Risiko konfrontiert sind, unter dem Einfluss der Stressreaktion als eine einzige Funktionseinheit. Das geschieht bei Sportlern und Soldaten, und das geschieht auch bei Börsenhändlern und Privatinvestoren. Der Zustand Ihres Körpers sagt vorher, wie viel Lust sie auf finanzielle Risiken haben, so wie er die Leistung eines Sportlers vorhersagt.« In einem Interview zog Coates eine Parallele zwischen Finanzgebaren und dem Prozess, in dessen Verlauf sich männliche Individuen anderer Tierarten aus souveränen Herren über ihr Revier in wild gewordene Raubtiere verwandeln: »Tiere gehen über die Grenzen ihres Reviers hinaus, führen zu viele Kämpfe, kontrollieren Gebiete, die zu groß sind, und müssen zu viele Übergriffe hinnehmen. Aus Risikobereitschaft wird riskantes Verhalten. Genau das passiert an der Wall Street.« T ist das Zaubermittel, das diese natürlichen Verknüpfungen stärkt.[24]

Coates und Kollegen liefern eines der schönsten Beispiele für die Art und Weise, wie die hochspezifische Weltsicht von Menschen, die frei verfügbares Einkommen gewinnbringend investieren können, mithilfe von Studien über die Beziehung von Testosteron und Risikobereitschaft zur »menschlichen Natur« verallgemeinert wird. In einem Artikel aus dem Jahr 2010 erklären Coates und seine Co-Autoren zunächst, dass Studien, die sich der Challenge-Hypothese und anderer Erkenntnisse aus Tierstudien über Hormone und Verhaltensweisen bedienen, »fragwürdigen Erfolg« gehabt hätten. Das liege erstens daran, dass höhere kognitive Funktionen bei Menschen »die Testosteroneffekte stark modifizieren«, und zweitens daran, »dass die abhängigen Variablen in diesen Studien wie etwa Aggression, Dominanz oder Statusstreben häufig am Menschen nicht objektiv definiert oder gemessen werden können«. Hier kommen die Studien über Marktaktivitäten ins Spiel. Solche Studien seien, so sagen die Autoren, in doppelter Hinsicht verheißungsvoll. Erstens, »Finanzvariablen wie Gewinn, Ertragsvarianz, Marktvolatilität lassen sich objektiv definieren und exakt messen«. Zweitens, das beste menschliche Analogon für das kompetitive und aggressive Tierverhalten dürfte »das kompetitive Wirtschaftsverhalten sein. Durch die bekannten Effekte auf die Dopaminübertragung im Nucleus accumbens kann das Testosteron möglicherweise seine größte Wirkung im Menschen entfalten, indem es bei ihm Nutzenfunktionen, Selbstvertrauen oder Risikopräferenzen verändert.« Nach Ansicht der Autoren ist Finanzverhalten die höchste Verkörperung der Risikobereitschaft des Menschen, und bequemerweise lässt es sich mit objektiven Indikatoren erforschen, die in der Wirklichkeit mühelos zu beschaffen sind.[25]

Coates und Kollegen behaupten, die verfügbaren Messgrößen seien inhärent objektiv, weil sie quantifizierbar seien, da sie auf Zahlen beruhten. Doch das vermittelt einen Eindruck von einer Klarheit, die gar nicht vorliegt. Als Forscher muss man sich durch das fast unendliche Feld der Finanzmetriken durcharbeiten und jene aussuchen, in der das Risiko am besten zum Ausdruck kommt. Und selbst dann geht es nicht einfach darum, diese Zahl einzugeben. Betrachten wir zum Beispiel die Annahme, eine Dollarsumme sei ein einfacher und objektiver Anhaltspunkt für das Maß an Risiko, das einer Transaktion innewohne. Die Transaktionen in der Studie von Coates und Herbert reichten von 100 000 bis 500 000 000 Pfund, da scheint es nahezuliegen, diese Beträge in eine Rangfolge zu bringen und das Geld, das auf dem Spiel steht, als das Risiko zu bezeichnen. Aber wer trägt das Risiko? Ist es der Händler? Der Fonds, für den er arbeitet? Die individuellen Investoren, deren Geld der Fonds verwaltet? Die Summen, die auf dem Spiel stehen, mögen relativ groß sein, doch das Risiko ist immer geteilt. Coates und Herbert sammelten ihre Daten in der völlig ungeregelten Spekulationsphase vor der globalen Finanzkrise. Im Anschluss an dieses überhitzte Börsengeschehen verloren Menschen auf der ganzen Welt ihre Häuser, Ersparnisse und Lebensgrundlagen. In den meisten Fällen hatten die Händler unter den Folgen nicht annähernd so zu leiden, obwohl sie die Risiken eingegangen waren.[26]

Jens Zinn, ein Soziologe, der sich mit der Phänomenologie des Risikos beschäftigt, vertritt die Ansicht, es sei »sinnlos, von Risikobereitschaft zu sprechen, wenn der Entscheidungsträger von den Ergebnissen nicht betroffen ist (sondern andere Menschen). In diesem Fall wäre es Risiko-Urheberschaft (für andere), nicht Risiko-Bereitschaft, und folgte einer anderen Logik.« Die Händler gingen finanziell nicht ganz unbeschadet aus dem Geschehen hervor, aber der weitaus größte Teil des Geldes, das auf dem Spiel stand, war nicht ihr Geld. In anderen Lebensbereichen gelten Menschen, deren Risikobereitschaft negative Konsequenzen für andere heraufbeschwört oder die im Zuge der Risiken, die sie eingehen, soziale und gesetzliche Regeln brechen, als »antisozial«, als »Externalisierer« oder sogar Soziopathen. Diese Begriffe werden in einigen Studien über Testosteron und Risikobereitschaft zwar verwendet, doch interessanterweise werden in entsprechenden Untersuchungen an Aktienhändlern, CEOs und BWL-Studenten solche negativen oder unverantwortlichen Handlungsweisen mit freundlicheren Vokabeln beschrieben. Das gilt sogar für illegale Handlungen wie Insidergeschäfte, Rückdatierung von Optionen, Steuerhinterziehung oder Betrug in Geschäftsverhandlungen.[27]

Die Vorstellung, dass Aktienhandel und andere finanzielle Verhaltensweisen die besten Indikatoren für menschliche Risikobereitschaft seien, lässt auf eine, um es vorsichtig auszudrücken, eigenartige Weltsicht schließen. Die schwedische Studie über Investmentverhalten führte zu der vernünftigen Erkenntnis, dass die Risikobereitschaft von Menschen in erster Linie von den Ressourcen abhängt, über die sie verfügen. Rekapitulieren wir noch einmal, was wir bisher erfahren haben. Zwei Forschungsschwerpunkte, Studien zur Verbindung zwischen Testosteron und Beruf einerseits und Studien mit der Iowa Gambling Task andererseits, beide in direktem Widerspruch zur grundlegenden Evolutionstheorie, die Risikobereitschaft mit T verknüpft. Die gefeierte Studie von Coates und Herbert leidet unter massivem *p*-Hacking und weist logische Widersprüche auf. Und auf dem Feld wirtschaftlicher Risikobereitschaft, die als wichtiger und exakt definierter Teilbereich der Risikoforschung gilt, ist die Bedeutung des Risikobegriffs in und zwischen wichtigen Studien erheblichen Schwankungen unterworfen; das gilt selbst für jene Studien, die einander zur wechselseitigen Unterstützung zitieren.

DAS GROSSE, VERKNOTETE HAARKNÄUEL

Annie Taylor passt perfekt in die gängige Vorstellung dessen, was unter Risiko zu verstehen ist – auf einem Motorrad rasen, seine Lebensersparnisse verwetten, aus einem Flugzeug springen, sich in einem Fass einen Wasserfall hinunterstürzen. Ohne Zweifel bedeutete ihre Tat ein enormes Risiko, und man könnte denken, sie gehöre zu den riskantesten Dingen, die ein Mensch unternehmen könne. Aber Taylor war eine Witwe fortgeschrittenen Alters, und die Armut hielt für sie ihre eigenen, sehr realen Risiken bereit. Das Risiko wohnt nicht einem bestimmten Verhalten inne, sondern kommt in den Umständen und dem Kontext der Aktionen und Reaktionen zum Ausdruck.

In den oben beschriebenen Studien über die Beziehung zwischen Risikobereitschaft und T wird die Finanzwelt als tapfer und kühn dargestellt, als Gipfel des Risikos und als durch und durch männliches Betätigungsfeld, während diese Sicht in Wirklichkeit die realen Strukturen von Reichtum und Geschäftsleben verschleiert. Cordelia Fine hat sich über den inhärenten Sexismus in der Umgangssprache des Geschäftslebens lustig gemacht, wenn dort etwa mit den »großen, haarigen Super-Risiken« geprahlt wird – daher ist es vielleicht erlaubt, das Risikokonzept in dieser Literatur als »großes, verknotetes Haarknäuel« zu beschreiben. Wir haben gezeigt, wie unübersichtlich das Konstrukt selbst in dem engen Bereich der finanziellen Risikobereitschaft ist. Und wenn wir einen Schritt weiter gehen und andere Verhaltensweisen betrachten, die ebenfalls in die Kategorie »riskant« gequetscht werden, ist nicht mehr ersichtlich, welche Gemeinsamkeit sie alle zusammenhält. Fine zitiert Cass Sunsteins Feststellung, dass Risikobereitschaft ein »wilder Mischmasch« von unterschiedlichsten Dingen ist – »Bestrebungen, Vorlieben, körperlichen Zuständen, Reaktionen auf bestehende Regeln und Normen, Werten, Urteilen, Emotionen, Impulsen, Überzeugungen, Launen«. Unter der Rubrik »Risiko« wurde in den von uns untersuchten Studien so

Unterschiedliches abgehandelt wie sexuelle Verhaltensweisen, aber auch sexuelle Einstellungen; körperliche Risiken, aber auch die Bereitschaft, sie einzugehen; und eine besonders eklektische Studie kam auf 50 Risikoarten – unter anderem »ethische Risiken« wie »Ladendiebstahl«, »Freizeitrisiken« wie »gefährliche Sportarten«, »finanzielle Risiken« wie »Investition von zehn Prozent Ihres Jahreseinkommens in sehr spekulative Papiere«, »soziale Risiken« wie »Äußerung einer sehr strittigen Meinung bei einem sozialen Anlass« und »Gesundheitsrisiken«, unter anderem der »Verzehr von abgelaufenen Lebensmitteln, die noch unbeeinträchtigt aussehen«. Da werden unter dem Schirm von »Risiko« eine Menge Dinge zusammengetragen.[28]

Einige Forscher beschränken sich auf »Sensation-Seeking«, ein Persönlichkeitsmerkmal, das angeblich »riskanten Verhaltensweisen« zugrunde liegt, wobei Zuckermans Sensation-Seeking-Skala (SSS-V) verwendet wird. Die SSS-V besteht aus vier Unterskalen: Gefahr- und Abenteuersuche (*Thrill and Adventure Seeking, TAS*); Enthemmung (*Disinhibition, DIS*), Erfahrungssuche (*Experience Seeking, ES*), Empfänglichkeit für Langeweile (*Boredom Susceptibility, BS*). Die Subskalen klingen logisch, aber die Beispiele offenbaren ein kulturspezifisches Durcheinander – von den üblichen Verdächtigen wie Gerätetauchen und Wasserski über eher entlegene Vergnügungen wie »aufdringliche Körpergerüche«, »›sexy‹ Filmszenen«, »›Farbkollisionen‹ und unregelmäßige Formen moderner Gemälde« bis hin zu sozialen Erfahrungen wie dem »Umgang mit oberflächlichen Reichen des ›Jetsets‹« und »Begegnungen mit Menschen, die homosexuell sind«. Abgesehen von ihrer amüsanten Antiquiertheit, scheint einigen Items der SSS-V die Annahme zugrunde zu liegen, dass bestimmte Tätigkeiten und materielle Dinge an und für sich aufregend oder langweilig seien. Bekennende Picasso-Liebhaber gingen vielleicht in den 1950er-Jahren ein Risiko ein, aber ist das heute noch der Fall? Was ist mit den armen Rembrandt-Liebhabern? Müssen die sich mit dem wenig schmeichelhaften Image der ängstlichen Ewiggestrigen abfinden? Sich mit »oberflächlichen Reichen« abzugeben, mag in einigen sozialistischen Zirkeln ein Risiko sein, aber in anderen Milieus kann man ohne erkennbare Nachteile für das eigene soziale Ansehen mit reichen Leuten befreundet sein. Es ist unmöglich, das verbindende Element aller dieser Vorlieben und Verhaltensweisen zu finden. Und doch, sobald ein Forscher die Hypothese aufstellt, die SSS-V-Items könnten von Testosteron vorhergesagt werden, zeigt sich, dass alle diese Verhaltensweisen potenziell dem Einfluss des mächtigsten aller Hormone unterliegen.[29]

Sehr verbreitet ist in der Forschung die Annahme, Risikobereitschaft sei fungibel, also austauschbar: Ob es um Dollars oder soziale Demütigung geht, Risikojunkie bleibt Risikojunkie. Man setzt voraus, dass die Freude am oder der Hang zum Risiko sich in jedem Lebensbereich gleichermaßen manifestieren wird – Gesundheit, Finanzen, Laufbahn, Sozialleben, Ethik oder Freizeit (worunter im letzten Fall eine Vielzahl von Aktivitäten zu verstehen sind: Glücksspiel, Trinken, Drogen, Sex und Autofahren, um nur einige zu nennen). Doch das Gegenteil trifft zu. Fine präsentiert Daten, die zeigen, dass Risikobereitschaft in einem Bereich nicht vorhersagt, dass jemand auch in einem anderen Bereich zu Risiken neigt, und dass ein und dieselbe Person in verschiedenen Kontexten unterschiedliche Risiken eingeht. Einige Forscher, die die Beziehung zwischen Testosteron und Risiko untersuchten, erkannten zwar an, dass es verschiedene Risikobereiche gibt, doch selbst wenn sie Risiko in separate Bereiche unterteilten, hielten sie an der Idee fest, dass »Risiko« in jedem Bereich am besten in ihrer maskulineren Spielart zu messen sei, eine problematische Idee, auf die wir später zurückkommen werden.[30]

Noch komplizierter wird das Risikokonzept, wenn wir Forscher berücksichtigen, die weniger daran interessiert sind, einen gemeinsamen Grund für Risikofreude zu finden, als vielmehr das Phänomen selbst zu verstehen. Der Soziologe Jens Zinn unterscheidet zum Beispiel »versuchsweise« drei allgemeine Motivationen für Risikobereitschaft: »Risiko als *Zweck an sich*, als *Mittel zu einem Zweck* und als *Reaktion auf Verletzlichkeit.*« Dieses »versuchsweise« signalisiert, dass die Kategorien nicht fest abgegrenzt sind: Ein und dasselbe Verhalten kann durch verschiedene Motivationen hervorgerufen werden, oder es lässt sich in der

Praxis nicht bestimmen, inwiefern sich Risikoverhalten als *Zweck an sich* von Risikoverhalten als *Mittel zum Zweck* unterscheidet. Zinn meint, das Eingehen oder Vermeiden bestimmter Risiken sei nie eine kühle Kosten-Nutzen-Rechnung, sondern immer Bestandteil von Bestrebungen, wie »eine schlüssige Identität zu konstruieren und zu verteidigen, eine intime Beziehung zu führen, ein gutes Einkommen zu sichern, seinen Beitrag zur Gesellschaft zu leisten und Freundschaften zu schließen und zu bewahren«. Beides zu verstehen – die Bedeutungszuweisung, die dem Risikoverhalten innewohnt, und die Verteilung der materiellen Einsätze, die auf dem Spiel stehen – setzt ein strukturelles und kein psychologisches oder psychobiologisches Verständnis des Risikos voraus. Soziale Institutionen und Prozesse höchster Ebenen bestimmen die Risiken, weil sie die Optionen vorgeben, innerhalb derer Menschen agieren, und weil sie bestimmten Handlungen Bedeutungen zuschreiben, die über soziale Identitäten entscheiden – Gender, ethnische Herkunft, Schicht, religiöse und politische Zugehörigkeit und so fort.[31]

Wer »wählt« beispielsweise den extrem riskanten Beruf im Kohlebergbau aus? Bergmann zu sein ist ein Anlass zum Stolz für Menschen, die in der familiären und regionalen Geschichte dieser Industrie verwurzelt sind. Aber nicht alle Menschen in diesen Regionen oder Familien entscheiden sich für die Arbeit »unter Tage«: Noch immer ist sie eine Tätigkeit für Menschen, die wenig oder keine anderen Optionen haben, um ihren Lebensunterhalt zu bestreiten. Auch diskursive Strukturen verschleiern das Risiko, das bestimmten Verhaltensweisen oder Berufstätigkeiten innewohnt. Die Gefahren, die manche Personengruppen aufgrund von Rollenerwartungen und materiellen Zwängen auf sich nehmen, werden in der Regel nicht als Risiken wahrgenommen. Beispielsweise haben die Epidemiologinnen Karen Messing und Jeanne Mager Stellman die überraschend starke toxische Belastung und Unfallhäufigkeit bei der Hausarbeit dokumentiert – ein Phänomen, das die verbreitete Vorstellung vom trauten Heim als »sicherem Ort« infrage stellt.[32]

Also nicht nur durch Verzweiflung werden Menschen dazu getrieben, sich in Gefahr zu begeben, sondern auch durch Erwartungen, Normen und die täglichen Bedingungen der Ungleichheit. Nehmen wir ein ganz banales Beispiel: Jemand fragt nach dem Weg. Das ist an sich nicht riskant, aber der Kontext kann es dazu machen – abhängig davon, wer man ist, wo man ist und wen man fragt. In den letzten Jahren hat es unzählige Beispiele dafür gegeben, dass Schwarze, die sich völlig unauffällig verhielten – nach dem Weg fragten, in einem Café auf Geschäftsfreunde warteten, in einem Park spielten, Auto fuhren, in einem Aufenthaltsraum für Studenten saßen oder grillten, um nur einige Beispiele zu nennen –, Opfer extremer Reaktionen wurden, von Festnahmen über Körperverletzung bis hin zur Ermordung durch Zivilisten und Polizisten, die überwiegend weiß waren. Fine weist darauf hin, dass die Geburt für eine Frau in den Vereinigten Staaten 20 Mal so häufig tödlich endet wie ein Fallschirmsprung. Selbst dieses überraschend hohe Risikoniveau verdeckt noch enorme ethno- und schichtspezifische Ungleichheiten. Auch heute noch ist die Müttersterblichkeit schwarzer Frauen erschreckend hoch: Je tausend Lebendgeburten sterben vier schwarze Frauen und nur eine weiße Frau. Für indigene und Inuit-Frauen endet die Geburt doppelt so häufig mit dem Tod wie für weiße Frauen.[33]

Wie Reichtum oder Armut prägt Status das Risiko, das bestimmten Verhaltensweisen innewohnt. Da Status sich, wie in früheren Kapiteln erklärt, auch auf T-Werte auswirkt, müssten Studien, die Risikobereitschaft mit Testosteron verknüpfen, auch den Status als Faktor in ihre Modelle einbeziehen, was allerdings meist nicht geschieht. 2017 veröffentlichten Susan Fisk und Kollegen einen umfassenden Forschungsüberblick zur Beziehung zwischen T und wirtschaftlichem Risiko, wobei sie dem Status besondere Aufmerksamkeit schenkten. Nach der Feststellung, dass Daten über eine positive Beziehung zwischen T und Risikobereitschaft unter »einer Fülle von Nullresultaten« litten, meinten die Forscher, selbst das vermittle möglicherweise noch ein übertriebenes Bild von der tatsächlichen Beziehung, weil man in diesen Studien ein vereinfachtes Modell verwendet habe, das einen direkten Effekt von T auf Risikobereitschaft voraussetze. Nun gebe es in den Forschungsergebnissen verschiedene Hinweise darauf, dass Status eine wichtige intervenierende

Variable sei, die die Beziehung zwischen T und Risikobereitschaft teilweise oder ganz erklären könne. Mit anderen Worten, »wenn Testosteron ein Sozialhormon ist, das in reziproker Beziehung zum Sozialstatus steht, und wenn der Sozialstatus erwiesenermaßen ein Antrieb zu Risikoverhalten ist«, könnte es sich bei der positiven Beziehung zwischen T und Risikobereitschaft um eine Scheinkorrelation handeln.[34]

Fisk und Kollegen fanden heraus, dass »Risikoverhalten für Menschen mit hohem Status weniger riskant ist«. Der Status beeinflusst vor allem, wie andere Menschen jemanden beurteilen, der mit seinem Risikoverhalten scheitert, wobei ein höherer Status das Scheitern geringfügiger erscheinen lässt. Statusniedrigere Personen, die scheitern, werden für ihr Scheitern verantwortlich gemacht, während bei statushöheren Personen das Scheitern eher als Pech gewertet wird. Als Fisk und ihre Co-Autoren die Ethnizität als wichtigen Statusaspekt einbezogen, gelangten sie zu dem Schluss, die Ergebnisse seien zwar uneinheitlich in Hinblick auf die Frage, ob Ethnizität sich auf die wirtschaftliche Risikobereitschaft auswirke, aber Ethnizität beeinflusse eindeutig, wie Menschen das Risiko in bestimmten Situationen wahrnähmen. Weiße Personen, besonders weiße Männer, »erleben die Welt im Vergleich zu Frauen und Minderheiten generell als weniger risikobehaftet, selbst wenn sie dem gleichen Risiko ausgesetzt sind«. An dieser Stelle sollten wir einen Augenblick innehalten und uns vergegenwärtigen, dass schon die Idee, man könne bei Gender und ethnischen Gruppen von gleichen Risiken ausgehen, widersprüchlich ist, da wir aus der Forschung wissen, dass statusniedrigere Menschen größere Verluste erleiden, wenn die eingegangenen Risiken keinen Erfolg haben. Im Übrigen hängt die Höhe des Einsatzes für einzelne Statusgruppen (Gender, Ethnie, Schicht, Fähigkeit und so fort) sicherlich nicht nur davon ab, wie sie beurteilt werden, wenn sie scheitern oder Erfolg haben, sondern beispielsweise auch von ihrem sozialen Kapital und dem Ausmaß an substanzieller wirtschaftlicher Unterstützung, die Verluste abfedern und/oder Gewinne vergrößern kann. Der Sozialstatus bestimmt auch die Beziehung der Menschen zu spezifischen Risiken: Statushöhere Personen müssen bei Verlusten mit Beeinträchtigungen des Status quo rechnen, während statusniedrigere Akteure die Möglichkeit zur Verbesserung haben. Selbst Spiele im Labor, bei denen für die Versuchsteilnehmer gleiche monetäre Einsätze zur Verfügung stehen, können nicht verhindern, dass die Risiken von den Teilnehmern unterschiedlich wahrgenommen werden: 50 Dollar mögen für den einen keine besondere Rolle spielen, doch für den anderen den Wert der Lebensmittel einer ganzen Woche repräsentieren.[35]

Die Annahmen über Risikobereitschaft und die Risikomaße ketten Risikobereitschaft so fest an Männlichkeit, dass die Forscher kaum anders können, als bei Männern eine größere Neigung zum Risiko zu finden. Thekla Morgenroth, Cordelia Fine und Kollegen haben unlängst gezeigt, dass dieses Genderbias auch auf der Ebene sehr spezifischer Risikoszenarien wirksam ist, und nicht nur in »Domänen« wie physischen, finanziellen oder sozialen Risiken. Zu den typischen Items in der Domäne finanzieller Risiken gehört das Glücksspielverhalten, etwa »ein Tageseinkommen in einem Pokerspiel zu setzen«. Diese Forscher entwickelten neue Items, in denen es um ähnlich hohe Einsätze, aber nicht ganz so offensichtliche Gender-Aspekte ging, beispielsweise »ein Flugticket bei einer weniger zuverlässigen Fluggesellschaft kaufen, die häufig Flüge streicht, aber 50 Prozent billiger ist, wenn man zu einem wichtigen Ereignis fliegt (das man versäumen wird, wenn der Flug gestrichen wird)«. Dabei ergab sich der Schluss, dass »sich größere Risikobereitschaft bei Männern in einem bestimmten Bereich nicht auf andere Formen des Risikoverhaltens verallgemeinern lässt, selbst wenn man in derselben Risikodomäne bleibt«. Angesichts des Genderbias bei der Auswahl der Items, die Morgenroth und Kollegen nachwiesen, ist es unvermeidlich, dass Studien im Großen und Ganzen die Beziehung zwischen Risikobereitschaft und männlichem Gender überzeichnen werden.[36]

Immer noch gehen Forscher, die sich mit T beschäftigen, von der ziemlich simplen Theorie aus, die höhere Exposition von Männern gegenüber T decke sich genau mit der scheinbar größeren Risikobereitschaft von Männern. Wenn in diesem Zusammenhang Gendersozialisation berücksichtigt wird, geht man in der Regel davon aus, dass sie die

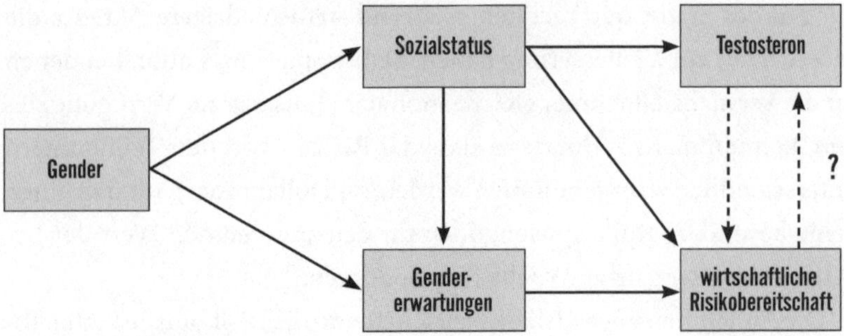

Abb. 5.1 Mögliches Modell für die Beziehung zwischen Gender, Sozialstatus, wirtschaftlicher Risikobereitschaft und Testosteron.
Quelle: Susan R. Fisk, Brennan Miller und Jon Overton, »Why Social Status Matters for Understanding the Interrelationships between Testosterone, Economic Risk-Taking, and Gender«, *Sociology Compass*. 11, 2017: e12 452, 1. (Von Sheila Goloborotko für die Autorinnen modifiziert.)

wahren, fundamentalen Unterschiede »maskiert«, die von geschlechtsspezifischen Biologien bestimmt werden. Fisk und KollegInnen widersprechen diesen genderessenzialistischen Interpretationen und belegen ihre Auffassung mit Forschungsergebnissen, nach denen soziale Phänomene das Ausmaß und sogar das Vorhandensein von Genderdifferenzen bei der Risikobereitschaft beeinflussen, wobei Männer sich auch von dem Wunsch, maskulin zu wirken, zu größerem Risikoverhalten hinreißen lassen. Überdies lässt das typische Modell die Ergebnisse aus Studien über reziproke Effekte außer Acht, die zeigen, dass T auf den Status reagiert, statt den Status zu beeinflussen. Das heißt, statushöheres Verhalten verstärkt – auch bei Frauen – den T-Wert. Anstelle des simplen linearen Modells, nach dem T direkt zur Risikobereitschaft führt, haben wir auf der Grundlage der Arbeit von Fisk und Kollegen ein realistischeres Modell entworfen (Abbildung 5.1).[37]

BIOLOGIE ERNST NEHMEN

Wir haben eine Zeit lang untersucht, mit welchen Mitteln Studien über Risikobereitschaft und T kurzen Prozess mit soziopolitischen Variablen machen, aber es stellt sich heraus, dass die Forscher oft auch mit den betreffenden biologischen Variablen nicht sorgfältig genug umgehen – und das beginnt mit Testosteron selbst.

Immer häufiger suchen Forscher in einer Studie nach mehreren Maßen für T, etwa T zu verschiedenen Zeitpunkten, Proxys des pränatalen Ts, zirkulierendem T und T in Beziehung zu anderen Hormonen wie Cortisol. In Best-Case-Szenarien nehmen Forscher Anpassungen vor, die ihnen ermöglichen, T und seine Wirkung genauer und mechanistisch stimmiger zu beschreiben. Doch wenn das nicht sorgfältig genug geschieht, besteht die Gefahr, dass durch die Vervielfältigung von T-Versionen auf der Input-Seite der kausalen Gleichungen mehr Möglichkeiten zum *p*-Hacking entstehen: Selbst bei einer einfachen Anfangshypothese wie »T erhöht die Risikobereitschaft« lassen sich einfach zu viele Analysen durchführen. Allzu häufig verfahren Forscher in ihren Studien so, als wären die verschiedenen Versionen von T nur verschiedene Maße derselben abstrakten Sache. Dabei bedeutet seine Multiplizität und Vielgestaltigkeit, dass jedes Maß auf ein anderes Phänomen verweist: Man kann ein anderes Maß nicht einfach deshalb wählen, weil es bequemer ist oder weil es statistisch signifikante Beziehungen liefert.

Die berühmte Studie von Coates und Herbert ist ein Musterbeispiel dafür, wie sich schwache Ergebnisse mit Ts Multiplizität aufpeppen lassen. Ihre Hypothesen und Maße bezogen Morgen- und Nachmittags-T ein und verwendeten für jeden der acht Studientage tägliches T. Außerdem gibt es ein T, das ihre Hypothese implizierte, das sie aber gar nicht berechneten: die Veränderung von T. Doch wie wir gesehen haben, ermöglichen die multiplen Versionen ein Hütchenspiel, das es dem Beobachter erschwert, die Beziehung der verschiedenen Maße zu der Hypothese zurückzuverfolgen. Während sie in ihrer Hypothese behaupteten, steigende Gewinne würden steigendes T bewirken, verwendeten sie nur den Tagesdurchschnitt von T und morgendliche T-Versionen, die keine Auskunft über die Reaktion auf die Gewinne des Tages geben konnten. In ihren Hypothesen kam keine dieser Versionen vor, deshalb schufen die Forscher durch ihre Einführung mehr Möglichkeiten, statistisch signifikante Beziehungen zu finden. Man muss zusätzliche Multiplizitäten berücksichtigen, unter anderem, wie T gesammelt und gemessen wird. Neun ihrer 17 Versuchsteilnehmer mussten Kaugummis kauen, um genug Speichel für die Hormonprobe zu produzieren. Zwar wird Kaugummi noch vielfach zu diesem Zweck benutzt, doch seit 1989 gibt es Hinweise, dass Kaugummikauen die Messung von T beeinflusst, und neuere Forschungsarbeiten lassen darauf schließen, dass diese Einflüsse beträchtlich sind.[38]

Eine andere Möglichkeit zur Untersuchung der vielfältigen Versionen von T bietet die Organisations-/Aktivierungs-Theorie, nach der Testosteron zuerst die pränatale Organisation des Gehirns für spezifische behaviorale und kognitive Neigungen bewirkt. Später soll das zirkulierende T weitere männliche Verhaltensmuster »aktivieren«. Daher suchten einige Forscher nach Anhaltspunkten, denen zu entnehmen war, dass Risikobereitschaft durch fötales T geprägt wird – anstelle oder im Zusammenwirken mit zirkulierendem T. Es gibt keine direkte Evidenz für fötale T-Exposition, daher verwenden Forscher eine Reihe von Proxys – wie das Fingerlängenverhältnis 2D:4D, maskuline Gesichtszüge und Linkshändigkeit – die aber alle etwas strittig als Indikatoren für pränatales T sind. Einige Forscher nutzen jetzt auch genetische Daten, spezifische Gensequenzen, die mit der Aktivität von androgenen Rezeptoren in Verbindung stehen, als Proxys für die Effizienz, mit der verschiedene Körper zirkulierendes T nutzen. Alle diese Proxys machen es erforderlich, die Hypothese einer Studie, die erklären will, wie T mittels bestimmter Bahnen und zeitlicher Abläufe auf die Risikobereitschaft einwirkt, nachzujustieren. Oder sie sollten es zumindest. Doch gewöhnlich werden die verschiedenen Identitäten von T in Studien über Risikobereitschaft zugunsten eines bruchlosen Narrativs heruntergespielt, das die Beziehung von T und Risiko mit einer Fülle von Daten belegt, aber die feineren Aspekte vernachlässigt, die die Brüche und Widersprüche zwischen den Studien sichtbar machen könnten.

Das Fingerlängenverhältnis 2D:4D ist der in Risikostudien meistbenutzte Proxy für fötales T. Seine Verwendung erklärt sich daraus, dass Testosteron in Experimenten an nicht-humanen Tieren während der frühen Entwicklung die relative Länge der Finger beeinflusst. Beim Menschen haben Männer in den meisten Populationen durchschnittlich einen geringeren 2D:4D-Quotienten als Frauen, das heißt, ihr Zeigefinger ist relativ kurz im Vergleich zum Ringfinger. Nach der Organisations-/Aktivierungs-Hypothese sollte sich jedes Maß des pränatalen T auf die Beziehungen zwischen zirkulierendem T und Risikobereitschaft auswirken. Doch die Forscher hielten sich nicht sehr eng an diese Hypothese, sondern verwendeten das Fingerlängenverhältnis einfach als eine weitere Möglichkeit, einen positiven Zusammenhang zwischen Testosteron und Risikobereitschaft zu finden. Doch selbst angesichts der Flexibilität, die die Hypothese dank multipler T-Maße bekam, standen die Daten zu Fingerverhältnis und Risikobereitschaft alles in allem im Widerspruch zur erwarteten Hypothese: Kürzlich ergab eine umfangreiche Metaanalyse, dass ein »weiblicheres« Fingerverhältnis mit höherer Risikobereitschaft verknüpft ist. Aber die Theorie entwickelt eine enorme Anziehungskraft. Eine der meistzitierten Studien über Risikobereitschaft und T ist eine Studie aus dem Jahr 2009 von Psychologen der University of Chicago und Northwestern University, die an BWL-Studentinnen sowohl das adulte zirkulierende T als auch die Indikatoren des pränatalen Ts maßen. Die Wirtschaftswissenschaftlerin Paola Sapienza und Kollegen berichteten, die T-Werte beider Zeitfenster wirkten sich auf die Risikobereitschaft aus, wobei sie schon im Titel erklärten: »... Genderdifferenzen in finanzieller Risikovermeidung und Berufswahl werden durch Testosteron beeinflusst.« Ein anderes Psychologenteam, Daphna Joel und Ricardo Tarrasch von der Universität Tel Aviv, veröffentlichte kurz nach Erscheinen dieser Studie eine kurze, aber vernichtende Kritik. Joel und Tarrasch erklären, keine Korrelationsstudie könne die kausalen Behauptungen von Sapienza und Kollegen bestätigen; außerdem weisen sie auf unangemessene statistische Tests und andere Probleme der Studie hin. Aber die Widerlegung wurde kaum zur Kenntnis genommen. Während die ursprüngliche Studie 274 Mal zitiert wurde, brachte die Widerlegung es lediglich auf vier Nennungen, obwohl beide in derselben angesehenen Zeitschrift erschienen.[39]

Einige andere Studien zur Risikobereitschaft gehen von einem grundlegend relationalen T aus, das dynamisch mit anderen Hormonen verknüpft ist, in der Regel Cortisol (C), aber manchmal auch Estradiol. Wir haben nicht systematisch untersucht, wie Forscher in ihren Hypothesen über Risikoverhalten die Beziehung zwischen T und C definieren und wie diese Definition zu Messgrößen und zu Interpretationen der Ergebnisse führt. Doch eine rasche Durchsicht von Studien, die sich mit der Frage befassen, wie T und C zusammenwirken könnten, vermittelt eine Ahnung von der Vielfalt der Hypothesen und Ergebnisse in dieser Untergruppe von Studien. Häufig wird C mittels der dualen Hormonhypothese einbezogen. Ganz einfach gesagt: T und C stehen in umgekehrtem Verhältnis zum Risiko. Eine Spielart dieses Ansatzes ist die Auffassung, dass C, als sogenanntes »Stresshormon«, mit Angst und Hemmung verknüpft ist, weshalb es angeblich die Wirkung von T abschwächen soll. Mit anderen Worten: T ist nur dann mit Risikoverhalten assoziiert, wenn C niedrig ist. Bei hohem C liegt die Beziehung nicht vor. Generell gilt T als ein Hormon, das zu Risikoverhalten anstachelt, während Cortisol dem Drang entgegenwirkt; manchmal wird dieses Verhältnis umgekehrt, dann wird behauptet, C löse (durch »Cortisolreaktivität«) Risikoverhalten aus und T mäßige es. Jüngst wurde eine neue Hypothese vorgeschlagen, die sogenannte »Kopplungshypothese«, nach der T und C, je nach Kontext, gemeinsam steigen und sich sogar gegenseitig aktivieren oder sich umgekehrt gegenseitig hemmen.[40]

Noch einmal, es gibt eine natürliche Spannung zwischen dem Wunsch, ein differenzierteres und komplexeres Modell zu entwickeln, und der Gefahr, so viele Variablen einzuführen, dass es zu viele positive Beziehungen gibt und dass die Interpretation zu verschwommen wird.

Der hier dargestellte rasche Überblick zeigt, dass es für fast jedes Ergebnismuster ein Modell gibt, folglich scheint alles eine praktikable Theorie zu untermauern. Doch die Vorhersagen, in welcher Beziehung die beiden Hormone zueinander stehen, sind so zahlreich, dass sie jede Vorhersage abzudecken scheinen. Aber auch ohne einen gründlichen Überblick kann man mit einigem Recht davon ausgehen, dass C häufig aus einem gewissen Opportunismus heraus eingeführt wird, indem man einfach weitere Variablen hinzufügt, um an der Idee festhalten zu können, dass Hormone das Risikoverhalten steuern.

Wieder liefern uns Coates und Herbert ein Paradebeispiel dafür, wie man Cortisol so in das Modell einbaut, dass es das *p*-Hacking erleichtert, das heißt, dass es die Möglichkeiten vervielfältigt, statistisch signifikante Beziehungen zu finden. Unter einer sehr ausgefeilten Erörterung von Märkten und der Frage, in welcher Beziehung sie zu Profiten, Verlusten und Händlerbelastung stehen, gibt es in der Analyse von T und C erstaunliche Brüche. Am Anfang der Studie erklären sie, dass das Interesse der meisten Teilnehmer ihrer Studie nur den US-Märkten gilt (deren wichtige Ankündigungen gegen 13:30 Uhr in London eintreffen). Theoretisch seien alle persönlichen und marktorientierten Ereignisse vor dieser Zeit belanglos und unabhängig von Marktaktivitäten. Andererseits gelangten sie zu dem Schluss, dass Marktaktivitäten Cortisolschwankungen während des Tages vorhersagten. Um dieses Argument zu unterstreichen, verwenden sie die Marktaktivität der deutschen Bundesanleihe und korrelieren sie mit den Cortisolschwankungen während des Tages. Während es in der Theorie vermeintlich um T und C geht, die in Übereinstimmung mit einem koordinierten Kontext agieren und reagieren, gibt es hier nur einen Taschenspielertrick: Die Daten zeigen, wie T und C unabhängig in separaten Kontexten operieren.

Nimmt man die Biologie ernst, dann ist zu verlangen, dass die Forscher Hormonmaße verwenden, die ihre ursprüngliche Hypothese überprüfen; und zudem kann man erwarten, dass die Forscher, wenn die Daten die Hypothese nicht bestätigen, gute Gründe nennen, warum sie zu einer anderen Hypothese oder einem anderen Modell wechseln. Geringfügige und scheinbar unbedeutende Umstellungen in der Wortwahl signalisieren, dass die Forscher ihre Einschätzung der biologischen Faktoren, die dem Risikoverhalten zugrunde liegen, verändert haben. Wird in der Hypothese beispielsweise postuliert, dass T durch Cortisol eine Veränderung erfährt, in der Diskussion klingt aber an, dass T die Wirkung von Cortisol modifiziert, dann hat sich die zugrunde liegende Theorie erheblich verändert. Solche Verschiebungen finden wir in großer Zahl, und sie verändern die Literatur, zu der die Ergebnisse in Beziehung zu setzen sind.

Wir hoffen, wir konnten in diesem Kapitel eine grundlegende Erkenntnis vermitteln – dass Wissenschaftler, die Testosteron im Kontext von Risikoverhalten untersuchen, es mit einer großen Zahl von Hypothesen zu tun bekommen, die sich schlecht verifizieren lassen. Risikoverhalten ist nicht nur ein komplexes und in der T-Literatur schlecht spezifiziertes Konstrukt, sondern auch T selbst ist – wie sich wieder einmal zeigte – komplex und multipel. Behandelt man Risiko und Testosteron, als wären sie einfache Phänomene, verschleiert man Lücken und Widersprüche in den Studien, um zu globalen Aussagen über T und Risiko zu kommen. Doch die Studien über T und Risikobereitschaft sind nicht schlüssig: Viele von ihnen stehen im Widerspruch zu jener evolutionären Erzählung, auf die sie sich vermeintlich stützen; einige der einflussreichsten Studien weisen ein erstaunliches Missverhältnis zwischen Hypothesen und Daten auf; und trotz beträchtlichem *p*-Hacking ist die generelle Evidenz für T-Effekte auf Risikoverhalten bestenfalls »erratisch«.

◂▸

Studien über Testosteron und Risikobereitschaft tragen kollektiv zu der abgegriffenen Erzählung bei, nach der T soziale Hierarchien stützt: Ihre T-bedingte Verwegenheit trägt die Männer an die Spitze. Damit wird nicht nur die Gender-Hierarchie naturalisiert: Danach sind auch Finanzleute und erfolgreiche Unternehmer aus »biologischen« Gründen kühner und haben daher einen natürlichen Anspruch auf die Schalthebel der wirtschaftlichen Macht. In all diesen Studien ist Testosteron sowohl flexibel als auch deterministisch, seine Wirkung ist unterschiedlich – je nachdem, wer man ist, zementiert es bestehende Hierarchien oder bestehende Ausgrenzungen. Wenn Forscher die Risiken untersuchen, die man angeblich eingehen muss, um Status zu erwerben und Ressourcen anzuhäufen – notwendige Voraussetzungen für den Reproduktionserfolg –, dann untersuchen sie Menschen, die ohnehin schon fast oder ganz an der Spitze der sozialen Hierarchien stehen: BWL-Studenten, Börsenmakler und Unternehmer. Wenn sie »Risikoverhalten« oder »antisoziale« Risiken bestimmen, die man für prinzipiell negativ hält, untersuchen sie Jugendliche und Kinder, Strafgefangene und einfache Kriegsveteranen. Letztere Stichproben weisen eine größere ethnische und ökonomische Vielfalt auf als die Stichproben in Studien über finanzielles Risikoverhalten; dort sind die Teilnehmer überwiegend weiß.

Warum spielen die Narrative eine so große Rolle? Wir brauchen Bezugssysteme, die Variablen und Mechanismen zu etwas in Beziehung setzen, was wir bereits verstehen. Mit anderen Worten, die Wissenschaft braucht Geschichten. Aber brauchen Geschichten Wissenschaft? Szientismus veranlasst uns, Erzählungen zu entwickeln, die wenig mit der Forschung und ihren wissenschaftlichen Details zu tun haben, die aber dafür sorgen, dass sie lebendiger, plausibler und interessanter erscheinen. Mit der hartnäckigen Kritik an der Art und Weise, wie die vermeintliche Beziehung von Risiko und T in diesen Studien konstruiert wird, haben wir uns für die Rolle der Spielverderber entschieden – indem wir eine elegante und scheinbar attraktive Erzählung zerpflückt haben, die sich als Triebkraft vieler Forschungsarbeiten erweist und Antworten auf eine Reihe wichtiger sozialer Frage liefern wollte: Warum sind die Finanzmärkte 2008 kollabiert? Warum sind so wenig Frauen Börsenhändlerinnen? Warum neigen Jugendliche zu extremen Risiken?

Wissenschaft besteht aber nicht nur aus Geschichtenerzählen, und das ist der Grund, warum wir darauf bestehen, den Konstrukten auf den Grund zu gehen. Deshalb überprüfen wir, welche spezifische Version von Risiko oder Testosteron in den jeweiligen Studien mobilisiert wird.

Doch eine Geschichte – die Vorstellung, T habe durch sexuelle Selektion für die Verknüpfung von Männlichkeit mit zahlreichen Merkmalen und Verhaltensweisen gesorgt – ist das Bindemittel, das ein ganzes Forschungskorpus zusammenhält. Narrative und Daten lassen sich auch in die Kategorien »Schwimmer« und »Sinker« einordnen: Schwimmer sind die Geschichten und Daten, die in Diskussionsteilen, Abstracts und Titeln aufgegriffen sowie in nachfolgenden Studien zitiert werden, während die Sinker jene Elemente sind, die nicht ins Bild passen, die ärgerlichen Lücken zwischen Hypothesen und Daten, die vielen Analysen, die unter Ausschluss der Öffentlichkeit stattfinden und nie wieder erwähnt werden. Die Daten über Risikoverhalten und Testosteron sind bestenfalls als schwach zu bezeichnen und wohl eher chaotisch. Aber die Erzählung ist von angenehmer Sparsamkeit.

6

ELTERNSCHAFT

In einer Studie aus dem Jahr 2011 wiesen die biokulturellen Anthropologen Lee Gettler, Christopher Kuzawa und Kollegen nach, dass Testosteron bei Männern fiel, die zum ersten Mal Väter geworden waren. In früheren Studien hatte man herausgefunden, dass verheiratete Männer und besonders Väter niedrigeres T als ihre unverheirateten und kinderlosen Geschlechtsgenossen hatten, aber es handelte sich um Querschnittsstudien, die die Situation in einer Population zu einem einzigen Zeitpunkt zeigten und daher keine ursächlichen Zusammenhänge erfassen konnten. Vielleicht war die Verknüpfung, die zwischen niedrigerem T und Vaterschaft festgestellt worden war, ein Artefakt des Alterns: T geht mit dem Alter zurück, während die Wahrscheinlichkeit, dass ein Mann auch ein Vater ist, mit dem Alter zunimmt. Oder vielleicht ist bei Männern mit geringerem T die Wahrscheinlichkeit, dass sie stabile Partnerschaften eingehen oder Väter werden, größer. Gettler und Kuzawa sammelten Daten von Männern, bevor und nachdem diese Väter geworden waren, was die Debatte endgültig entschied: Vaterschaft drückt den T-Wert.[1]

In den Medien und der Blogosphäre ging die Angst um. Was bedeutete diese Studie für die Männlichkeit von Vätern? Was sagte sie über den Plan der Natur für Männer aus? Darüber, ob es gut oder schlecht, gesund oder entmannend für Männer war, Babywindeln zu wechseln? Einige Schlagzeilen feierten die Studie und verkündeten, Männer seien »biologisch für die Elternrolle bestimmt«, der Rückgang des T-Werts bei Männern diene dem »Wohl der Familie« und schütze »Männer vor chronischen Krankheiten«, die man mit hohen T-Werten in Zusammenhang brachte, etwa Prostatakrebs und hohe Cholesterinwerte. Andere Schlagzeilen klagten: »Vater sein heißt, weniger Mann zu sein«, und schienen die schlimmsten Befürchtungen der Väter zu bestätigen, indem sie erklärten, der »Sturzflug« der T-Werte erkläre, »warum Papis Sexleben so abschlafft«. Der Artikel über den Sexualtrieb von Vätern, der in zahlreichen Zeitungen abgedruckt wurde, belebte die weitverbreitete Mär von der unauflöslichen Verbindung zwischen Libido und T-Werten. Die Studie, schrieb der Reporter, »ergab, dass frisch verpartnerte Männer, die nicht Väter wurden, einen ähnlichen Sexualtrieb hatten wie allein lebende Männer. Doch verpartnerte Väter wiesen im Durchschnitt einen Testosteronrückgang von 34 Prozent auf.« Tatsächlich war in der Studie keine Rede vom »Sexualtrieb«, weder in Form von sexuellem Interesse noch in Form von sexueller Aktivität. Trotzdem hatte die Studie offenbar einen Nerv getroffen, und die weitverbreitete Assoziation von T und Libido ließ die Behauptung des Journalisten glaubwürdig erscheinen, obwohl sie falsch war.[2]

Der Harvard-Biologe Peter Ellison, dessen Arbeit über T und Beziehungen eine Voraussetzung für die Studie von Gettler, Kuzawa und ihrem Team schuf, hatte Gegenwind erwartet und versucht, dem von vornherein einen Riegel vorzuschieben. In einem Interview auf der Titelseite der *New York Times* erklärte Ellison, die »Quintessenz« laute eigentlich: »Väterliche Fürsorge ist so wichtig, ... dass sie die Physiologie des Menschen prägt.« Außerdem äußerte er die Vermutung, Männer, vor allem amerikanische Männer, würden wohl nicht besonders glücklich über diesen Rückgang von T sein: »›Amerikanische Männer werden durch anhaltende Gehirnwäsche‹ zu der Überzeugung gebracht, niedriges Testosteron bedeute, man sei vielleicht ein Schlappschwanz, kein richtiger Mann.«[3]

Nur mit einem leisen Anflug von Ironie verlieh die *Times* diesen von Ellison vorhergesagten Kastrationsängsten eine Stimme. Der Journalist Alex Williams berichtete, die Studie sei augenblicklich in zahlreichen Väter-Blogs unter die Lupe genommen worden und sei das Gesprächsthema in Bars und Vätergruppen geworden. Einer der von Williams interviewten Väter war Robert Fahey, Vater von zwei Kindern in Burlington, Massachusetts, der nicht glücklich war: »Eine Studie wie diese geht davon aus, dass du, wissenschaftlich gesehen, nur dann ein Mann bist, wenn du meinst, du hättest eine neue Stufe der Männlichkeit erreicht. Du hast nicht nur deinen Samen verstreut, sondern gewissermaßen auch die Stufe deines eigenen Vaters erreicht.« Jetzt fürchtete er, sich »nicht nur zum Idioten zu machen«, wenn er ins »Ei-dei-dei-Lallen« verfiele, sondern auch, »wissenschaftlich betrachtet, kein ganzer Mann zu sein«.[4]

Die Studie, die dieses Buschfeuer auslöste, hatte Jahre zuvor in Cebu City auf den Philippinen begonnen. Gettler, Kuzawa und Kollegen stützten sich auf eine umfangreiche Gesundheitsstudie, in der die T-Werte junger Männer beim Übergang in erwachsene Partnerschaften und in die Elternschaft verfolgt wurden. 2009 zeigte ihre Arbeitsgruppe, dass junge Väter in festen Beziehungen geringere T-Werte aufwiesen als Singles und Nicht-Väter in »Zweierbeziehungen«, wobei sie sich auf zahlreiche andere Studien bezogen, die bereits gezeigt hatten, dass Väter und verheiratete Männer gewöhnlich einen niedrigeren T-Wert haben als Nicht-Väter und alleinstehende Männer. Angesichts der lange gehegten Vermutung, Testosteron nehme Männern das Interesse an stabilen sexuellen Partnerschaften und rege ihren Appetit auf sexuelle Abwechslung an, vermuten viele Forscher, T sei höchstwahrscheinlich für die in den Ergebnissen der Studie entdeckte Beziehung verantwortlich. Aber Gettler und Kuzawa stellten fest, dass die Männer, die am Anfang ihrer Studie höheres T hatten, im Laufe der folgenden vier Jahre eher feste Beziehungen eingingen und Kinder bekamen als die Teilnehmer mit geringerem T. Außerdem schien die direkte Beteiligung an der Kinderpflege den T-Wert noch weiter zu drücken: Väter, die angaben, die Hauptbezugsperson ihrer Kinder zu sein, hatten den niedrigsten T-Wert. Da die größten T-Unterschiede zwischen den engagiertesten und den anderen Vätern abends, nach einem Tag Kinderbetreuung, gemessen wurden, erschien die kausale Richtung noch überzeugender.[5]

Warum konnten die Ergebnisse einer Studie, die am anderen Ende der Welt durchgeführt wurde, Faheys Männlichkeitsgefühl einen solchen Schlag versetzen? Von seriösen Artikeln bis hin zu Satiren wurde einhellig der Eindruck vermittelt, die Studie nähre die verbreitete Furcht, dass Väter, die sich aktiv an der Kinderpflege beteiligten, keine echten Männer mehr seien. Alex Williams wollte sicherlich übertreiben, als er schrieb: »In einer ›Mr. Mom-Ära‹, in der die Gesellschaft uns ermutigt (und die Familiensituation es häufig verlangt), dass Männer, vom Stillen abgesehen, 50 Prozent der Elternpflichten übernehmen, bewegt viele Väter die Frage, ob ihre Bemühungen, sich zum idealen zeitgenössischen Mann zu entwickeln, nicht gerade diesem Ziel abträglich sind.«[6]

Liest man Lee Gettlers theoretische Artikel über T und Elternrolle – oder gar seine eigenen Blogposts und Interviews nach Erscheinen seiner Studie –, kann man förmlich hören, wie er sich die Haare rauft. Nichts liegt ihm ferner als der Nachweis, Vaterschaft beeinträchtige die Männlichkeit. Nach Gettlers Meinung zeigt die Studie, dass Männer schon früh in der Menschheitsgeschichte an der Kinderaufzucht beteiligt waren. »Wäre es beim Menschen nicht in den letzten mindestens 100 000 Jahren die Norm gewesen, gäbe es keinen Grund, diesen Rückgang des Testosterons zu erwarten«, sagte Gettler. Eine Schlussfolgerung, die Kuzawa und Gettler unabhängig voneinander in ihren Interviews ziehen, besagt, Männer seien »›biologisch verdrahtet‹, bei der Kinderaufzucht zu helfen«. »Das ist wichtig«, fügte Gettler hinzu, »weil traditionelle Modelle der menschlichen Evolution die Frauen als Sammlerinnen dargestellt haben, die sich um die Kinder kümmern und zurückbleiben.«[7]

◂▸

Die meisten Forscher haben die Rolle von T in Beziehungen, gleich ob sexuell-romantischer oder elterlicher Natur, unter dem Begriff »Investitionen« subsumiert. Nach verschiedenen Theorien bestimmt Testosteron, wie Menschen – in den meisten Modellen Männer – ihre Zeit und Ressourcen aufteilen. Generell besagt die Idee, dass Organismen nur über eine gewisse Menge an Zeit und Energie verfügen, die sie in Wachstum, Erhaltung und Reproduktion investieren können, und jedes Maß an Energie, das sie für eine dieser Grundfunktionen aufwenden, muss zwangsläufig die Energie mindern, die sie in die anderen Funktionen stecken können. In der evolutionären Life-History-Theorie spricht man in diesem Zusammenhang von *Trade-offs* oder *Allokationskonflikten*.

Wie in der Aggressionsforschung arbeiten die meisten Wissenschaftler, die sich die Beziehung zwischen Testosteron und »Paarbindungen« oder Elternrolle ansehen, mit der Challenge-Hypothese, einer Theorie, die ursprünglich entwickelt wurde, um saisonale Schwankungen der T-Werte bei Vögeln zu untersuchen. Forscher behaupten, dass höheres T im »Paarungsstadium« es Männern ermögliche, an dem Wettbewerb um Partnerinnen und Reproduktion teilzunehmen, während niedrigere T-Werte die Männer befähigten, sich verlässlich und fürsorglich zu verhalten und dazu beizutragen, dass die Nachkommen überleben und sich entwickeln. Ein zweites Modell verknüpft T mit reproduktiven Investitionsstrategien, wobei die sogenannte »r/K-Selektionstheorie« bemüht wird, eine Evolutionstheorie über zwei gegensätzliche Reproduktionsstrategien; die eine setzte auf eine große Zahl von Nachkommen, die andere auf ein hohes Maß an Investitionen in einzelne Nachkommen. Unlängst hat die Psychologin Sari van Anders mit Kollegen ein drittes Modell vorgeschlagen, das sich auch auf die Challenge-Hypothese stützt, aber Ts Rolle bei bestimmten sozialen Bindungen durch die Erleichterung von *Investitions-Trade-offs* interpretiert; van Anders erweiterte die Hypothese, indem sie sagt, dass ein robustes Modell Ts Verhalten bei Männern ebenso wie bei Frauen erklären müsse. In allen drei Modellen verwendeten die Forscher Daten zur Beziehung von Testosteron und Elternschaft, um wichtige grundlegende Theorien über Geschlecht/Gender, T und Evolution zu überdenken.

Im Folgenden betrachten wir die »Fakten« näher, die über geringere T-Werte bei Eltern und bei Menschen in festen sexuellen oder romantischen Beziehungen – Gruppen, die sich naturgemäß überschneiden – kursieren; wir tun dies, indem wir überprüfen, wie diese Fakten verwendet werden, und indem wir die Ansätze und Effekte der drei

Grundmodelle miteinander vergleichen. Die Daten werden auf vollkommen unterschiedliche Weise gewonnen, was zeigt, dass neue wissenschaftliche Daten keine von vornherein festgelegten Bedeutungen haben und höchst unterschiedliche Debatten über das Wesen von Genderdifferenzen und ethnischen Unterschieden entfachen.

In den meisten der früheren Kapitel haben wir bekannte Fakten über Testosteron untersucht, weil wir wissen wollten, wie sie gewonnen wurden. Davon wird im vorliegenden Kapitel weniger die Rede sein. Teilweise hat das damit zu tun, dass niedrigeres T bei Eltern und Menschen in stabilen Paarbeziehungen noch kein fester Bestandteil der Standardbiografie des Testosterons ist – und viele dieser Daten scheinen vermeintlich sicheren Erkenntnissen zu widersprechen, zumindest wenn man die populärwissenschaftliche Rezeption der Studien zugrunde legt. In den Untersuchungen dieses Teilbereichs zerren und zupfen wir nicht mehr so viel an den Messungen und statistischen Verfahren herum, was aber nicht heißt, dass wir den Forschern ihre Ergebnisse unbesehen abkaufen. In diesem Kapitel verfolgen wir ein etwas anderes Ziel: Wir möchten zeigen, dass die aktuellen Daten über den Zusammenhang zwischen T und sozialen Beziehungen und über die Investitionen in Elternschaft die alte Idee bestätigen und gleichzeitig der Geschichte von T eine neue Richtung geben können.

DIE EVOLUTIONSTHEORIE UMSCHREIBEN

Gettler war noch Doktorand, als er einen ambitionierten Artikel über Testosteron, Evolution und Vaterschaft im *American Anthropologist* veröffentlichte, dem offiziellen Organ der American Anthropological Association. Unter dem Titel »Direct Male Care and Hominin Evolution: Why Male-Child Interaction Is More Than a Nice Social Idea« [»Praktische Kinderpflege von Männern und Homininen-Entwicklung: Warum die Interaktion von Mann und Kind mehr ist als eine hübsche soziale Idee«]. Dort schlug Gettler ein neues Modell der menschlichen Evolution vor, in dem die praktische Fürsorge des Mannes für die Nachkommen von entscheidender Bedeutung war.[8]

Bei seiner Revision der frühmenschlichen Elternschaft stützt er sich vor allem auf Sarah Blaffer Hrdy und ihre Ausführungen über Allo-Eltern (*alloparents*), das heißt, Personen, die Kinder betreuen und aufziehen, die nicht ihre eigenen sind. Hrdy fasste Ergebnisse aus verschiedenen Forschungsbereichen zusammen – von der Paläoanthropologie über zeitgenössische Primatenstudien bis hin zur Kulturanthropologie – und entwickelte aus diesen Daten die überzeugende These, dass die Verteilung der Kinderbetreuungsaufgaben auf Allo-Eltern vielleicht die entscheidende Neuerung in der Evolution des menschlichen Verhaltens war und den Weg zur Entwicklung einer unvergleichlich kooperativen Spezies bahnte. Gettlers besonderer Beitrag bestand darin, dass er mithilfe des Begriffs der Allo-Eltern die Rolle menschlicher Väter einer Neubewertung unterzog.[9]

Die traditionellen evolutionären Modelle der Elternrolle von Männern stützten sich auf drei einfache Komponenten: Sperma, körperlichen Schutz und »Bevorratung«, das heißt, die Nachkommen und deren Mütter mit kalorienreicher, durch die Jagd beschaffter Nahrung zu versorgen. »Die unmittelbare Betreuung [von Kindern] ist in vielen menschlichen Populationen üblich«, erklärt Gettler. Wenn sich dieses Verhaltensmuster in der frühen Menschheitsgeschichte entwickelt habe, meint er, könne es ein altes Rätsel der menschlichen Evolution erklären: Warum sind Menschen relativ fruchtbar, wo sie doch »kostspielige« menschliche Babys und Kinder aufziehen müssen? Kosten werden in diesem Fall in Form von Kalorien ausgedrückt – genug Kalorien, um das Baby am Leben zu erhalten, und genug Kalorien, damit die Aufzucht des Babys (egal ob das Stillen oder Herumtragen des Kindes bedeutet) die Betreuungsperson nicht umbringt.

Hinzu kommt, dass sich die relativen Energiekosten der Fortpflanzung im Lauf der Menschheitsgeschichte nicht vermindert, sondern erhöht haben. Als die Frühmenschen im Zuge der Evolution größer wurden und relativ voluminöse Gehirne entwickelten, beschleunigte sich auch ihre Stoffwechselrate, woraus sich ein größerer Kalorienbedarf ergab. Durch diese Veränderungen wurden Schwangerschaft und Milchbildung, energetisch betrachtet, noch »kostspieliger«. Wie konnte eine so energiehungrige Spezies überleben und sich entwickeln? Wie sich den Unterschieden zwischen uns und unseren nächsten Verwandten entnehmen lässt, scheinen einige entscheidende Anpassungen stattgefunden zu haben. Im Vergleich zu anderen Primaten werden die Kinder bei uns früher entwöhnt, und die Geburten folgen rascher aufeinander. Die kurzen Geburtsintervalle beim modernen Menschen sind besonders bemerkenswert, weil die Geburtsintervalle bei größeren Primaten in der Regel länger sind. Obwohl Menschen relativ groß sind, ist ihr Geburtsintervall fast 50 Prozent kürzer (rund 1114 Tage) als das unserer engsten Verwandten, der (kleineren) Schimpansen (etwa 2013 Tage). Wie schafften es die weiblichen Individuen des Frühmenschen ihre Jungen so früh zu entwöhnen, wo doch die Jungen so lange abhängig bleiben?[10]

Die Antwort liegt nach Meinung vieler Forscher buchstäblich in dem, was der Mann auftischt. In der wirtschaftswissenschaftlichen Sprache, die sich in der Evolutionstheorie eingebürgert hat, bezeichnet man das als »männliche Investition«. Auch Gettler misst der männlichen Investition zentrale Bedeutung zu, meint aber, die meisten Wissenschaftler seien dem traditionellen Denken zu sehr verhaftet, um erkennen zu können, was väterliche Investition bedeute. Die alles beherrschende Vorstellung vom »Vater, dem Versorger« verdränge die Belege, die zeigten, dass menschliche Väter häufig unmittelbare Betreuungspersonen sind; Gettler behauptet, andere Theoretiker seien auf die Bedeutung des Mannes als Versorger der Familie fixiert, weil sie sich von der Vorstellung, eine geschlechterbasierte Arbeitsteilung sei für das Überleben der Frühmenschen unabdingbar gewesen, nicht lösen könnten.

Mit dieser revisionären Erzählung gesellt sich Gettler zu Hrdy und anderen, die sich einige Giganten der Evolutionstheorie, einschließlich Owen Lovejoy, vornehmen. Lovejoy, der zu Ruhm gelangte, als er Lucy, unsere bekannteste Vorfahrin, rekonstruierte, gehört zu den wichtigsten Theoretikern, die explizit begründeten, warum ihrer Ansicht nach die Rolle des Mannes als Nahrungsbeschaffer von entscheidender Bedeutung für die menschliche Evolution gewesen sei. In Lovejoys Modell hielt die Arbeitsteilung nach Geschlechtern eine Lösung für mehrere Probleme bereit, denen sich die Menschen gleichzeitig gegenübersahen. Abgesehen davon, dass das größere Gehirn die Stoffwechselkosten für Schwangerschaft und Stillzeit erhöhte, führte es auch dazu, dass Menschenbabys in einem früheren Entwicklungsstadium geboren wurden und daher länger schutzbedürftig und abhängig waren. Infolge von Veränderungen der Umwelt mussten die Menschen ihre Nahrungssuche über einen größeren Bereich ausdehnen. Nach Lovejoys Darlegung führte das zu geschlechterspezifischen »Nahrungsnischen«, wobei die Männer ein weit größeres Territorium brauchten als die Frauen. Danach spezialisierten sich in solchen kooperativen monogamen Paaren die Frauen auf intensive Kinderbetreuung, an der die Männer sich nicht hätten beteiligen können, ohne den Radius ihrer Nahrungsbeschaffung einzuschränken. Die »einfachste Lösung«, so erklärte Lovejoy, sei eine Arbeitsteilung, bei der die Frauen sich um die Kinder kümmerten und die Männer für den Braten sorgten. Trocken kommentierte der Newcomer Gettler, diese »einfachste Lösung« »steh[e] im Widerspruch zu Beobachtungen väterlicher Investitionen in vielen menschlichen Kulturen und nicht-humanen Primatenarten«.[11]

Lovejoys Modell unterschiedlicher Nahrungsnischen ist im Wesentlichen die Geschichte vom »Mann, dem Jäger, und der Frau, der Sammlerin« – ein Versatzstück der Evolutionspsychologie. Doch diese Erzählung widerspricht nicht nur den zeitgenössischen interkulturellen Forschungsergebnissen, nach denen Väter in vielen Kulturen an der direkten Kinderbetreuung beteiligt sind, sie deckt sich auch nicht mit den Daten, die uns verraten, wie und wann sich die Jagd entwickelte. Die Großwildjagd ist ein ziemlich junges Unterfangen, ein Umstand, der infolge eines klassischen Irrtums im traditionellen evolutionären Denken übersehen wurde. Viele Anthropologen und Evolutionspsychologen sind von heute noch existierenden Jägern und Sammlern und ähnlichen

»primitiven« Gesellschaften ausgegangen, als könnte man von ihnen auf die Lebensverhältnisse der Frühmenschen schließen. Ausgehend von Beobachtungen an zeitgenössischen Jägern und Sammlern haben diese Forscher berechnet, wie viele zusätzliche durch die Jagd beschaffte Kalorien Frauen brauchten, um sich ganz auf die Kinderbetreuung und die Verringerung des Geburtenabstands konzentrieren zu können. Doch Gettler erläutert, vor allem auf die Forschungsergebnisse des Anthropologen Frank Marlowe gestützt, dass moderne Jäger und Sammler eine Technologie verwenden, die allem, was den Frühmenschen zur Verfügung stand, weit überlegen ist. Für die Form von Großwildjagd, auf der die Theorien von der geschlechterbasierten Arbeitsteilung beruhen, sind Werkzeuge erforderlich, die erst viel später in der Menschheitsgeschichte entwickelt wurden – möglicherweise erst vor 80 000 Jahren, jedenfalls auf keinen Fall früher als vor 400 000 Jahren. Sie sind also, evolutionär betrachtet, neueren Datums.[12]

Mit ihrem Angriff auf die These, Nahrungsbeschaffung sei die Tätigkeit, mit der menschliche Väter in erster Linie für ihre Nachkommen sorgen, wiesen Gettler und Co. nicht nur nach, dass die Kinderbetreuung zu den »natürlichen« Aufgaben von Vätern gehört, sondern lieferten auch ganz neue Antworten auf die Frage, wann und wie sich eine geschlechterbasierte Arbeitsteilung in unserer Spezies durchsetzte. Beispielweise vertritt Gettler wie Frank Marlowe und andere die Überzeugung, das Jagen und Sammeln der Frühmenschen sei keine geschlechterspezifische Tätigkeit gewesen; stattdessen behauptet er, das kooperative Jagen und Sammeln sei der Ursprung der Entwicklung von (heterosexuellen) Paarbindungen gewesen und dann erst sei es zu einer Arbeitsteilung gekommen. Das Modell »der Mann als Jäger und die Frau als Sammlerin«, das diese Forscher infrage stellen, ist eine Kurzbezeichnung für eine Reihe von geschlechterspezifischen Überlebenstechniken, die vermutlich eine ganze Sequenz von Geschlechterdimorphismen in Psychologie und Verhalten des Menschen auslöste. Und hier überschneidet sich diese Geschichte mit Testosteron.

Mithilfe von Daten, die zeigen, wie T in heutigen Männern wirkt, schreibt Gettler einen grundlegenden Teil des evolutionären Narrativs neu, das die Basis für das Verständnis von T als Verhaltensmediator liefert. Gewöhnlich wird das evolutionäre Narrativ im Paket übernommen und als bereits bewiesener Teil dieses wissenschaftlichen Netzes von Hypothesen und Daten selbstverständlich vorausgesetzt. Seinen kühnen Schritt hätte Gettler nicht machen können, wäre da nicht eine einflussreiche Gruppe von Forschern und Theoretikern gewesen, die sich nachdrücklich gegen die herkömmliche Vorstellung von »Papa = der Versorger/Mama = die Fürsorgerin« und die daraus erwachsende Schlussfolgerung »Mann, der Jäger/Frau, die Sammlerin« zur Wehr gesetzt hätten. Gettler führte Daten über T in eine bereits laufende Debatte ein, in der andere Daten und Hypothesen (etwa Marlowes Neuinterpretation der frühen Jagdtechniken und Hrdys Konzept der Allo-Mütter) schon die Neubewertung der Geschichte von der sexuellen Arbeitsteilung des Menschen eingeleitet hatten. Wann hat sich diese Arbeitsteilung in unserer Abstammungslinie eingebürgert? Welche Tätigkeiten umfasst die geschlechterspezifische Arbeit bei Frauen beziehungsweise bei Männern? Wie streng ist die Arbeitsteilung und inwiefern ist sie universell, das heißt für alle menschlichen Gruppen gültig? Diese Fragen machen keine vollständige Neuinterpretation der Genderrollen und der Evolution erforderlich, aber sie beeinflussen schon unsere Einstellungen zum Genderkonzept, da sie verdeutlichen, dass unser evolutionäres Erbe flexible und einander überschneidende Genderrollen umfasst und uns keine tief reichende und strikte Arbeitsteilung diktiert.

Wie sich in dieser Erzählung eine lange Geschichte von Vätern abzeichnet, die an der Kinderaufzucht beteiligt sind, so begegnen wir in ihr auch einer neuen Protagonistin – der »Frau als Jägerin«. Nicht gerade eine speerschwingende Kriegerin, aber jemand, der die visuellen und räumlichen Fertigkeiten entwickelt hat, Wild von geringer bis mittlerer Größe aufzuspüren und zu erlegen, anstelle einer Person, deren Fertigkeiten sich darauf beschränken, standortgebundene Nahrungsmittel zu erkennen und zu sammeln, und die ein Monopol auf die emotionale und physische Betreuung anderer Menschen hat.

Betrachten wir nur ein Beispiel für die Rückwirkung, die diese Veränderung des evolutionären Narrativs auf die zeitgenössischen Geschichten über T hat: David Epsteins viel gelesenes Buch *The Sports Gene*. In einem Kapitel, in dem Epstein den Zusammenhang zwischen Geschlechterdifferenzen und Athletik untersucht, bezeichnet er Testosteron als den unmittelbaren Mechanismus, der alte geschlechterspezifische Umweltanpassungen (Adaptationen) in den modernen Leistungssport überträgt. Nachdem er seinen Lesern die Standarderzählung von einer sexuellen Arbeitsteilung in der frühen Menschheitsgeschichte präsentiert hat, in der die Männer Großwild jagten und die Frauen »Knollenjäger« waren, stellt Epstein die vermutlich ehrlich gemeinte Frage: »Warum sind Frauen überhaupt athletisch?«, und fährt fort: »Wie unsere männlichen Vorfahren mussten auch unsere weiblichen Vorfahren kräftig genug sein, um lange Märsche durchzustehen, Kinder und Feuerholz zu tragen, Bäume zu fällen und Knollen auszugraben. Aber bei Frauen war die Wahrscheinlichkeit weit geringer, dass sie kämpften, liefen oder ihren Oberkörper durch anstrengende Tätigkeiten wie das Erklettern von Bäumen kräftigten.« Liest man Hrdy, gewinnt man den ganz anderen Eindruck, dass Frauen sich nicht nur schützten, indem sie davonliefen und auf Bäume kletterten, sondern dies häufig auch noch mit »kostspieligen Anhaltern« – mit Babys auf ihrem Rücken – taten. Trotzdem beantwortet Epstein seine rhetorische Frage mit der Behauptung, die Athletik von Frauen sei nicht das Ergebnis von Adaptationen, die ihrer eigenen evolutionären Fitness zugutekommen, sondern ein Nebenprodukt des Umstands, dass männliche Fitness so unmittelbar von physischer Leistungsfähigkeit und einer kompetitiven, fokussierten Wesensart abhängig sei. Wie unsere gemeinsame Entwicklung als Organismen (Ontogenie) den Mann mit rudimentären Brustwarzen ausgestattet habe, so habe sie der Frau eine rudimentäre Athletik hinterlassen. Beginnend mit dem Mann, dem Jäger, und unter Einbeziehung des Gens, das für Hoden codiert und damit für die reichliche Produktion von T sorgt, das wiederum für alle Merkmale verantwortlich ist, die ein Mann als Jäger braucht, ist Epsteins Erzählung von der Athletik eine geschlossene

Schleife, in deren Mittelpunkt die Männer stehen. In Kapitel 7 werden wir uns eingehender mit Geschlecht, Testosteron und Athletik beschäftigen, aber wir verweisen schon hier auf diese Erzählung, um darzulegen, wie allgegenwärtig die Geschichte vom »Mann, dem Jäger« und Ts vermeintlicher Rolle darin ist.[13]

INVESTITIONSHERAUSFORDERUNGEN

Die Challenge-Hypothese erklärt schwankende T-Werte durch Veränderung der Prioritäten im Laufe der Zeit: Männer können Zeit und Energie entweder investieren, um mehr Nachkommen zu produzieren (Paarungsaufwand) oder um die Beziehungen zu pflegen, die sie bereits zu Partnern und Kindern unterhalten (elterlicher Aufwand). Mit der Challenge-Hypothese ist Ts Geschichte nicht mehr die einfache Erzählung von »Junge trifft Molekül« mit all ihren männlichen Folgeerscheinungen. Statt höhere T-Werte als eine Anpassung an die Umwelt zu betrachten, die männliche Fitness ermöglicht, und niedrigere T-Werte bei Vätern als einen Anlass zur Sorge zu behandeln, sollten wir die Studien, die auf der Challenge-Hypothese beruhen, genauer unter die Lupe nehmen, denn sie lassen darauf schließen, dass eine Flexibilität der T-Werte die evolutionäre Fitness der Männer erhöht, weil sie ihnen dabei hilft, verschiedene Lebensstadien erfolgreich zu bewältigen.

Der Kompromiss zwischen Reproduktion und Elternschaft wird häufig auch als Kompromiss zwischen Quantität und Qualität dargestellt. 1972 definierte der Biologe Robert Trivers in einem klassisch gewordenen Artikel die elterliche Investition als »jede Investition des Elternteils in einen einzelnen Nachkommen, die dessen Aussicht auf Überleben (und folglich auf Reproduktionserfolg) verbessert, aber die Fähigkeit des Elternteils, in andere Nachkommen zu investieren, einschränkt«. Für Evolutionstheoretiker zeigt sich reproduktive Fitness im Überleben der ganzen Abstammungslinie eines Individuums und nicht nur in dem seiner direkten Nachkommen. In dieser Literatur ist Investition nicht nur eine

Metapher, sondern offenbart, dass sich viele Theoretiker die Lösung von Ressourcenproblemen in der Natur nach Art der kapitalistischen Wirtschaftstheorie vorstellen. Beispielsweise beschreiben die Anthropologen Kim Hill und Hillard Kaplan in einem theoretischen Essay, der sich stellenweise wie ein wirtschaftswissenschaftliches Lehrbuch liest, dass reproduktive Fitness letztlich eine Funktion des »verkörperten Kapitals« sei, das seinerseits »in Aktien aufgeteilt werden kann, die die Fähigkeit zum Erwerb von Reproduktionsressourcen beeinflussen, und in Aktien, die sich auf die Überlebenswahrscheinlichkeit auswirken«.[14]

Traditionelle Hypothesen über die Beziehung zwischen Testosteron und Verhalten beziehen sich in der Regel auf Aspekte, die in dieser Theorie unter dem Stichwort »Paarungsaufwand« abgehandelt würden, das heißt auf alles, was den Männern die Möglichkeit verschafft, mit fruchtbaren Frauen Sex zu haben. Aber für Menschen und andere Tiere, deren Junge lange von den Eltern abhängig bleiben, bedeutet evolutionäre Fitness letztlich etwas anderes als fortwährende Reproduktion. Und an diesem Punkt werden die konstant hohen T-Werte als »adaptives männliches Merkmal« zu einem Problem, weil hohes T in dem Ruf steht, Männern sehr nützlich zu sein, die nach Sexualpartnerinnen suchen, aber nicht als besonders hilfreich gilt, wenn ein Baby ins Spiel kommt. »Testosteron verstärkt die Neigung zu egozentrischen Entscheidungen und verringert Empathie«, lautet eine typische Behauptung. Reduziere T, und Papi konzentriert sich weniger auf seine eigenen Interessen, was ihn eher in die Lage versetzt, auf die Bedürfnisse anderer einzugehen.[15]

Anders gesagt, Männer brauchen eine flexible Physiologie, um Rollen zu übernehmen, die sich im Laufe des Lebens verändern. Wenn der Reproduktionserfolg für Männer nicht mit dem Zeugungsakt endet, sondern verlangt, dass sie sich auch noch an der direkten Kinderbetreuung beteiligen, dann muss ihr T-Wert fallen. Andernfalls werden sie, so diese Theorie, zu dominant, zu aggressiv, zu abhängig von ihren sexuellen Bedürfnissen sein, um gute Bezugspersonen für die Kinder zu sein. Gettler und seine Mitarbeiter führten aus: »Wenn Testosteron Verhaltensweisen fördert, die der Suche und der Konkurrenz um Partnerinnen dienen, war dieser soziale Antrieb nicht mehr erforderlich und hätte gut auch eine Ablenkung bedeuten können, da die Pflichten eines männlichen Individuums jetzt in der Betreuung der abhängigen Jungen bestanden.« Sobald sie sich in einer Beziehung zu einer Partnerin und vor allem zu einem abhängigen Kind befinden, sorgen die Interaktionen mit Kindern für den erforderlichen Rückgang des Testosterons. Je engagierter ein Mann ist, desto stärker geht sein T zurück. Nach traditionellem Denken ist hohes T *das* adaptive Merkmal für Männer, aber die Challenge-Hypothese lässt vermuten, dass das evolutionäre Merkmal vielmehr die Flexibilität und Änderungssensitivität der T-Werte ist.[16]

Doch bei der Übertragung der Challenge-Hypothese auf den Menschen ergeben sich einige Probleme. Erstens geht es in der Hypothese im Prinzip um saisonale Verhaltensschwankungen, die mit entsprechenden Veränderungen des T-Werts bei Vogelarten mit genau definierten Brutperioden einhergehen. Bekanntlich haben Menschen keine »Brutperioden«. Zweitens liegen in der Humanforschung zwar ziemlich schlüssige Daten vor, die darauf schließen lassen, dass Wettbewerb, vor allem physischer Wettbewerb, den T-Wert in die Höhe treibt. Außerdem trägt T wenig, wenn überhaupt, zu anderen menschlichen Verhaltensweisen und Merkmalen bei, die als Elemente des »Paarungsaufwands« gelten: Aggression, Dominanz und, vor allem, Sexualität.

Der wohl hartnäckigste Trugschluss, der durch die Idee hervorgerufen wird, hohes T verstärke den »Paarungsaufwand« von Männern, ist die Annahme, es gebe eine starke Beziehung zwischen Testosteron und der menschlichen Sexualität. Das ist wahrscheinlich der Grund, warum James Dabbs und andere wichtige T-Forscher sich so sehr auf die Aggression konzentriert haben. Anfang der 1990er waren viele Daten zusammengetragen worden, die belegten, dass T nur in bescheidenem Maße an den sexuellen Funktionen gesunder Männer mitwirkt, sodass Dabbs guten Gewissens schreiben konnte: »Die Beziehung des Testosterons zur Aggression scheint stärker zu sein als die zur sexuellen Aktivität.« Wenn Aggression der Maßstab ist, dann müssen Ts Auswirkungen auf die Sexualität tatsächlich sehr niedrig sein; selbst die Forscher, die an der Idee festhalten, T »potenziere« die menschliche Aggression, erkennen an, dass der Effekt von T schwach und unbeständig ist und dass die Daten »uneindeutig« bleiben.[17]

Zwar gilt als erwiesen, dass T für grundlegende sexuelle Funktionen erforderlich ist, doch reichen schon niedrige T-Werte aus. Unlängst wurde im *Journal of Sexual Medicine* über eine Studie berichtet, nach der nicht klar ist, ob Androgene für die Erektion erforderlich sind. Der Zusammenhang zwischen sexuellem Verlangen und T ist sogar noch schwächer. 2013 meinte van Anders dazu: »Bei gesunden Männern ist der Befund der Forschung ziemlich klar und in vollkommenem Widerspruch zu den meisten weitverbreiteten Annahmen: T korreliert nicht signifikant mit sexuellem Verlangen.« Für Männer wie Frauen scheint es einen Schwelleneffekt zu geben. Wenn sich T im unteren Bereich der »sex-typischen« Werte befindet, leidet die Sexualität, aber über dieser relativ niedrigen Schwelle scheint Testosteron kaum noch Wirkung zu erzielen.[18]

Während die Vertreter der Challenge-Hypothese häufig meinen, dass T falle, wenn Menschen in stabilen Partnerschaften lebten oder Eltern würden, um ihren sexuellen Appetit zu zügeln, zeigt der Abgleich von Daten über menschliche Sexualität auf Populationsebene mit den Ergebnissen von T-Studien auf individueller Ebene, dass diese Idee nicht haltbar ist. Die Globaldaten aus verschiedenen Studien in 59 Ländern lassen nur einen Schluss zu, wie Peter Gray und Kermyt Anderson schreiben: »Es ist ein robustes Merkmal menschlicher Soziosexualität, dass verheiratete Männer (und Frauen) mehr Sex haben als ihre unverheirateten Geschlechtsgenossen.« Zufällig ist Gray auch einer der ersten Forscher, die nachwiesen, dass Männer in festen Beziehungen geringere T-Werte haben als unverheiratete Männer.[19]

So viel zu der Behauptung, höhere T-Werte kämen dem Paarungs-Aspekt des Trade-offs zugute, der in der Life-History-Theorie beschrieben wird. In dieser Literatur wird mit selektiven Zitaten die Behauptung untermauert, dass niedrigere T-Werte Vorzüge verschafften wie verminderte Aggression, reduziertes Dominanzverhalten und weniger sexuelles

Verlangen, ohne den geringsten Hinweis darauf, dass diese »Vorteile« nicht nur spekulativ sind, sondern sogar im Widerspruch zu allen empirischen Belegen über die Wirkung von T bei Männern stehen.

ELTERLICHE INVESTITIONEN RASSIFIZIEREN UND KLASSIFIZIEREN

Theorien über elterliche Investitionen und lebensgeschichtliche Strategien werden im allgemeineren Rahmen einer wissenschaftlichen Literatur entwickelt, die Reproduktion und Sexualität populationsübergreifend vergleicht. Die Redeweise von »Investitionen« und Kompromissen zwischen Qualität und Quantität deutet bereits an, wohin die Reise geht – man unterstellt, dass Eltern in einigen Gruppen für ihre Kinder sorgen, während man sich in anderen Gruppen nur wahllos fortpflanzt. Es gibt eine starke Resonanz zwischen dieser Idee und rassifizierten und klassifizierten Narrativen über Elternschaft und Sexualität. Tatsächlich ist das der Grund, warum die Eugeniker des 19. und 20. Jahrhunderts befürchteten, »niedere Rassen und Klassen« könnten sich erfolgreicher reproduzieren als die Europäer. In einem Klima, in dem Haushalte alleinerziehender Frauen pathologisiert wurden, nahmen Wissenschaftler im 20. Jahrhundert die Evolutionstheorie zu Hilfe, um die »Reproduktionsstrategien« von Kindern aus vaterlosen Familien einer kritischen Prüfung zu unterziehen. Als die Challenge-Hypothese auf der Bildfläche erschien, gab es bereits ein weit zurückreichendes Forschungsnarrativ zur Elternschaft, das in hohem Maße an ethnischen und schichtspezifischen Dimensionen ausgerichtet war.[20]

Um jedes Missverständnis zu vermeiden, wollen wir ausdrücklich feststellen, dass die meisten Studien über die Beziehung von Elternschaft und Testosteron von Wissenschaftlern durchgeführt werden, die in ihren Studien die Elternschaft nicht vorsätzlich rassifizieren; so verwenden Anthropologen den »Rassen«-Begriff noch nicht einmal, um ihre Versuchspersonen zu kategorisieren, sondern untersuchen die T-Dynamik zwischen und innerhalb von Populationen oder ethnischen Gruppen, wobei der Begriff »ethnisch« verwendet wird, um bestimmte kulturelle oder sprachliche Gruppen zu bezeichnen, die unter Umständen unterschiedliche Muster der Paarbindung oder Elternschaft aufweisen. Den Terminus »Population« verwenden sie dagegen, um extrem große, im Allgemeinen geografisch definierte Gruppen zu bezeichnen, etwa »nicht-westliche«, »westliche« oder »nordamerikanische« Männer, oder um Gruppen zu definieren, deren Merkmal vorherrschende oder legalisierte Polygamie ist. Während keine der anthropologischen Studien, die wir fanden, ethnische, regionale oder andere Populationen mit bestimmten T-Merkmalen explizit »rassischen« Gruppen zuschrieb, ist bei den allgemeinen Tendenzen in der wissenschaftlichen Literatur Missverständnissen Tür und Tor geöffnet, zumal bei Lesern, die dazu neigen, in »Ethnie« ein moderneres oder moderateres Wort für »Rasse« zu sehen. Ramya Rajagopalan und Kollegen haben deutlich gemacht, dass das Konzept der Population, verstanden als eine »umgrenzte, genetisch differenzierte Gruppe«, »die Möglichkeit bietet, am Gedanken der biologisch definierten Rasse festzuhalten und einige der nach dem Zweiten Weltkrieg aufgekommenen Bedenken gegenüber dem Rassenbegriff zu zerstreuen«.[21]

Ein anschauliches Beispiel für die unmerklichen Übergänge zwischen Untersuchungen bestimmter Gruppen und größerer Populationen bietet die Vergleichsstudie, die Martin Muller und Kollegen 2009 zur Beziehung zwischen Testosteron und Vaterschaft an den Datoga und den Hadza, zwei benachbarten Völkern in Tansania, vornahmen. Die Hazda werden oft als die letzte Gruppe nomadischer Jäger und Sammler in diesem Land bezeichnet. Nach einem eingehenden Vergleich der beiden Gruppen wenden sich die Forscher der Frage zu, wie ihre Ergebnisse in das globale Bild passen, nach dem Testosteron keine konsistente Beziehung zu Partnerschaft und Elternschaft in »nicht-westlichen Populationen« aufweist: »Interkulturelle Variationen in Testosteronreaktionen auf Ehe und Vaterschaft könnten daraus resultieren, dass sich, selbst bei verheirateten Vätern, die Investitionen in Paarungsaufwand und elterlichen Aufwand unterscheiden. Wenn nordamerikanische Männer in der Regel mehr in eheliche Bindungen und väterliche Fürsorge investieren als beispielsweise Männer in polygynen Gesellschaften, könnte das die besser vorhersagbare Beziehung zwischen reduziertem Testosteron und Vaterschaft in diesen Populationen erklären.« Hier wird Nordamerika implizit als Einheit dargestellt, die sich als »monogame« Population gegen polygyne Populationen abgrenzen lässt. Doch ein Überblick der globalen Daten zum sexuellen Verhalten lässt darauf schließen, dass nordamerikanische und europäische Erwachsene von mehr Sexualpartnern berichten als Erwachsene im Rest der Welt, während Männer wie Frauen in Regionen, in denen Polygamie häufiger oder legal ist, weniger Partner haben als in offiziell »monogamen« Regionen.[22]

Die scheinbar neutrale Tatsache, dass Vaterschaft in westlichen Stichproben häufiger mit geringerem Testosteron assoziiert ist als in nichtwestlichen Stichproben, bekommt eine andere Valenz, wenn mit ihr erklärt wird, welche Folgen eine Verringerung von T für Männer und ihre Familien hat. Wie andere Vertreter der Challenge-Hypothese verwenden Muller und Kollegen selektive Zitate zur Untermauerung ihrer Hypothese, dass die Verringerung der T-Werte eine Adaptation ist. Beispielsweise übergehen sie den Umstand, dass die Forschungsergebnisse bestenfalls eine sehr schwache Beziehung zwischen Aggression und T erkennen lassen, und heben stattdessen einige Laborstudien hervor, die den Schluss zulassen, dass die Verabreichung von exogenem T die Empfänglichkeit für Bedrohung oder soziale Herausforderungen leicht verstärkt. Muller und Kollegen meinen, erhöhte Empfänglichkeit für Bedrohung verstärke die »reaktive« Aggression, die »sich im Kontext der Kinderbetreuung als kostspielig erweisen könnte, nicht nur, weil sie Männer in aggressive Interaktionen mit anderen Männern verwickeln könnte, sondern auch, weil sie unter Umständen zu körperlicher Gewalt gegenüber Kleinkindern führt«. Die Autoren räumen ein, dass es keine Daten gibt, die eine Beziehung von Testosteron zu irgendeiner Form von Kindesmisshandlungen zeigen, erwähnen aber eine einzige Studie, die höhere T-Werte mit Gewalt in der Ehe verknüpfte. Wie andere Forschungsarbeiten, mit deren Hilfe Vertreter der Challenge-Hypothese die Probleme belegen, vor die ihrer Meinung nach Väter durch die höheren T-Werte gestellt werden, behandelt auch die genannte Studie über häusliche Gewalt T nur als unabhängige Variable, die Verhalten beeinflusst und nicht von ihm beeinflusst wird. Es zeugt von einem gewissen Opportunismus, Ts Reaktionsbereitschaft nur im Kontext von Elternschaft heranzuziehen, aber wenn es gilt, den Zweck dieser Reaktionsbereitschaft zu erklären, zum althergebrachten Modell von T als der Triebkraft des Verhaltens zurückzukehren. Es geht darum, hohe T-Werte bei Vätern als Anzeichen drohenden Unheils zu deuten – dabei zeigen sich dieselben Autoren, wie wir unten sehen werden, über die normativen Implikationen dieser Forschungsrichtung besorgt.[23]

Halten wir einen Augenblick inne und folgen wir der Assoziationskette, die sich in dieser Arbeit entfaltet. »Nordamerikanische« und »westliche« Männer lassen – im Gegensatz zu Männern in nicht-westlichen Populationen – eine vorhersagbare Beziehung zwischen dem »elterlichen« Lebensstadium und niedrigeren T-Werten erkennen. Niedrigeres T im Elternstadium ist Ausdruck einer lebensgeschichtlichen Strategie, bei der Männer in die Qualität und nicht in die Quantität ihrer Nachkommen »investieren«. Niedrigere T-Werte veranlassen »nordamerikanische« und »westliche« Väter, nicht mehr in fortwährenden Paarungsaufwand zu investieren, während die (implizit: meist nicht-westlichen) Männer mit höherem T im Elternstadium zu einer Gefahr für ihre Partnerinnen und Kinder werden können. Diese aus groben Vereinfachungen über Testosteron, »Paarungsstrategien« und elterliche Verhaltensmuster entwickelten Ableitungen lassen sich auf die gleichen rassistischen Assoziationen zurückführen, die sich in der Literatur über Aggression und Dominanz finden: Westliche, implizit weiße Männer fungieren als zivilisierte, liebevolle, fürsorgliche Väter, während die verallgemeinerten »anderen« diese Eigenschaften in geringerem Maße aufweisen.

Forscher halten die Challenge-Hypothese möglicherweise – sogar sicherlich, berücksichtigt man die disziplinären Tendenzen – für neutral, aber die Sprache hat ihre Bedeutung, und die befindet sich in direkter Resonanz mit den Diskursen in anderen Bereichen, in denen Urteile über »taugliche« oder »untaugliche« Eltern und die »Qualität« von Menschen gefällt werden. Die Resonanz mobilisiert tief verwurzelte Ideen über Ethnie, Schicht und Nation, obwohl diese Konstrukte in den meisten Studien nicht explizit zum Ausdruck kommen: Sie finden Eingang durch die Hintertür, als Ghost-Variablen. An der Literatur über »vaterlose Familien«, die der Challenge-Hypothese vorausging, lässt sich zeigen, wie solche Resonanzen wirken. Auf der Challenge-Hypothese beruhende Studien an Menschen lassen sich nicht verstehen, wenn man nicht die traditionelle wissenschaftliche Verunglimpfung der vermeintlich matrifokalen schwarzen Familie berücksichtigt. Die Struktur der schwarzen Familie wird pathologisiert und den schwarzen Vätern eine Abwesenheit zum Vorwurf gemacht, die häufig vermutet und nicht real, häufig situationsbedingt und nicht vorsätzlich ist; kommen schwarze Männer im Leben ihrer Kinder nicht vor, wird so getan, als trennten sie sich von ihren Partnerinnen und Kindern aus Gleichgültigkeit und nicht aufgrund wirtschaftlicher und struktureller Zwänge. Wenn sich Männer in prekärer wirtschaftlicher Lage weniger um ihre Familien kümmern, liegt es daran, dass es ihnen an Ressourcen und nicht an Zuneigung zu ihren Kindern fehlt. Außerdem zeigt sich in Studien, in denen ermittelt wird, wie oft Männer tatsächlich mit ihren Kindern Umgang haben, dass sich die Idee von der zerrütteten schwarzen Familie nicht halten lässt. 2006 stellten die US Centers for Disease Control and Prevention in einem Bericht fest, dass sich schwarze Väter im Vergleich zu weißen und hispanischen Vätern in vielerlei Hinsicht stärker an der Kinderbetreuung beteiligten, das galt für Baden und Anziehen, Füttern und gemeinsame Mahlzeiten, Gespräche und Spiele mit den Kindern. Schwarze Männer erwiesen sich als besonders engagierte Väter, egal ob sie mit ihren Kindern zusammenlebten oder nicht, welch Letzteres in vielen Studien als »Vaterlosigkeit« gewertet wurde.[24]

Während sich die Narrative und grundlegende Bezugssysteme in Studien zur »Biologie der Vaterschaft« mit traditionellen Ideen über

Elternschaft und Reproduktion bei mehr oder weniger »zivilisierten« Menschen in Einklang befinden, versuchen einige Forscher diese Assoziationen aufzulösen. Denkt man an die Valenz von Begriffen wie »Qualität« der Nachkommen in den einschlägigen Theorien, mag es paradox erscheinen, dass viele Forscher auf diesem Feld die Ansicht vertreten, die Schwankungen in den physiologischen Reaktionen der Männer auf Elternschaft könnten die normativen Urteile über ideales Vaterverhalten untergraben. Diese Forscher versuchen mithilfe der an Vätern gewonnenen T-Daten biologische Ansätze zum Verständnis menschlichen Verhaltens zu entwickeln, die nicht essenzialistisch sind.

Betrachten wir die Arbeit des Anthropologen Peter Gray, der als einer der Ersten nachgewiesen hat, dass Paarbindung und Elternschaft bei Männern mit niedrigeren T-Werten einhergehen. Gray hat Väter in den Vereinigten Staaten, China, Jamaika und anderswo untersucht und dann mit Kermyt Anderson ein Buch über die Biologie der Vaterschaft geschrieben. Zwar kennt Gray die Challenge-Hypothese und diskutiert sie ausführlich, doch vermeidet er sorgfältig jede Andeutung, dass ein Rückgang von Testosteron bedeute, jemand sei ein besserer Vater, oder dass dauerhaft hohe T-Werte eine Gefahr für die Kinder seien. In seinen populärwissenschaftlichen Büchern vertritt Gray die Ansicht, das Engagement oder Nicht-Engagement eines Vaters sei weder einfach eine Frage der T-Werte noch lediglich eine der psychologischen Neigungen oder des individuellen Charakters. Beispielweise besprach Gray kürzlich in dem Vaterschafts-Blog, den er gemeinsam mit Anderson schreibt, ein Buch über »wirtschaftlich schwache, getrennt lebende Väter« (EVNF nach englisch: *economically vulnerable nonresidential fathers*). Gray beschrieb, wie diese Väter vom Rechtssystem behandelt werden und in welchem Maße sie extremen wirtschaftlichen Ereignissen wie der Großen Rezession besonders fatal unterworfen sind. Zwar seien diese Väter fast definitionsgemäß »unbeteiligte« Väter, schreibt er, doch brächten sie im Allgemeinen den starken Wunsch zum Ausdruck, sich mehr um ihre Kinder kümmern zu können. Er fordert uns auf, sie nicht als »lustlose Väter« abzutun, sondern als »mittellose Väter« zu begreifen, deren »begrenzte Verfügbarkeit häufig auf die Umstände und nicht auf ihre mangelnde Bereitschaft zurückzuführen ist«.[25]

Doch viele andere Wissenschaftler haben weniger Skrupel, Männer zu verurteilen, deren T-Werte nicht auf ein ideales Maß zurückgehen. Ein Problem besteht darin, dass die Sprache, die gewöhnlich bei der Challenge-Hypothese verwendet wird, eine Valenz besitzt, die impliziert, dass ein Rückgang des Testosterons bessere Elternschaft signalisiert: Niedriges T fördert die Investition in Nachkommen, was wiederum die Tauglichkeit erhöht, das Überleben der Jungen unterstützt und bei der Nachkommenschaft die Qualität und nicht die Quantität fördert. In diesem Zusammenhang hat ein Anthropologen-Team an der Emory University das Verhältnis von väterlichem Elternstil und Hodengröße, einem Korrelat der Testosteronproduktion, untersucht. Sie beschrieben ihre Untersuchung in den Begriffen der klassischen Challenge-Hypothese, stellten die Investition in Kinder aber auch als das Ergebnis einer freien Entscheidung dar: »Trotz der vielfach dokumentierten Vorteile, die Kinder engagierter Väter in modernen westlichen Gesellschaften genießen, entscheiden sich einige Väter gegen eine Investition in ihre Kinder. Was veranlasst jene Männer zu dieser Haltung? Die Life-History-Theorie liefert eine Erklärung für Unterschiede elterlicher Investitionen, indem sie von einem Trade-off zwischen Paarungs- und elterlichem Aufwand ausgeht. Das könnte einige der beobachteten Unterschiede im Elternverhalten menschlicher Väter erklären.« Väter, die »nicht in ihre Kinder investieren«, sind vermutlich überaus gefährlich, weil ihnen jener T-Rückgang versagt bleibt, der »sowohl impulsive Aggressionen unterdrücken als auch einfühlsame Reaktionen auf ein extrem schutzbedürftiges Kleinkind fördern könnte«. Daher kann nicht überraschen, dass die Medien ihre Berichte über diese Studien häufig mit Schlagzeilen versehen wie »Vaterschaft reduziert Testosteron, besagt eine Studie, zum Wohle der Familie«, »Bessere Väter haben kleinere Hoden«, »Mist! Fürsorgliche Väter haben kleinere Hoden«.[26]

Während die Rassifizierung in der auf der Challenge-Hypothese basierenden Literatur über Elternschaft fast immer unbeabsichtigt ist, stellt eine andere Forschungsrichtung, die die Unterschiede in den T-Werten von Vätern mit Unterschieden in ihren elterlichen Investitionen verknüpft, den »Rassen«-Begriff in den Mittelpunkt eines Bezugssystems, das die weiße Vorherrschaft (*white supremacy*) explizit biologisiert. In diesen Studien arbeitet man mit der *r/K*-Selektionstheorie, die zur Erklärung der Reproduktionsstrategien verschiedener Arten entwickelt wurde, und wendet die Theorie auf unterschiedliche Menschengruppen an. Die Theorie selbst weist natürlich keine rassistischen Inhalte auf, aber man hat mit ihr missbräuchlich argumentiert, dass die menschlichen »Rassen« im Prinzip »Unterarten« seien. Sowohl in der r/K-Selektionstheorie als auch in der Challenge-Hypothese geht es um die Frage, welches Verhältnis zwischen verfügbaren Energien und Ressourcen den Selektionserfolg maximiert, und wie sich zeigt, gibt es große Parallelen zwischen den beiden Entwürfen. Nach der Challenge-Hypothese wird in verschiedenen »lebensgeschichtlichen« Stadien des Tiers die Energie entweder in Paarungsaufwand oder elterlichen Aufwand investiert. In der r/K-Selektionstheorie formuliert man den gleichen Trade-off als artspezifisches Muster der Energiezuteilung, entweder hohe Quantität oder hohe Qualität.

Die 1967 von den Ökologen Robert MacArthur und Edward O. Wilson vorgeschlagene *r/K*-Selektionstheorie stützt sich auf eine Erkenntnis des Evolutionsgenetikers Theodosius Dobzhansky. Danach begünstigen instabile oder unvorhersagbare ökologische Nischen die Selektion von Merkmalen, die zu höheren Reproduktionsraten, rascherer Entwicklung und relativ niedrigen Überlebensraten der Nachkommen führen. MacArthur und Wilson nannten Organismen mit diesen Merkmalen »r-selektiert«. Dafür gibt es viele Beispiele: Unkraut, Mäuse, Insekten und andere Organismen, die eine kurze Lebensspanne und viele Nachkommen haben. Dagegen begünstigen relativ stabile Umwelten »K-selektierte« Organismen, die langsamer wachsen und reifen, dafür aber niedrigere Wachstums- und höhere Überlebensraten aufweisen. Langlebigere Organismen mit »kostspieligen« Nachkommen wie Elefanten, Orchideen, Schildkröten und Menschen sind Beispiele für *K*-selektierte Organismen. Verbunden sind diese beiden Modelle durch das grundlegende Konzept des Trade-offs zwischen der Produktion vieler Nachkommen, die wenig Energie brauchen, und weniger Nachkommen, die mehr Energie brauchen.[27]

Es gibt noch eine zweite Verknüpfung zwischen der r/K-Selektionstheorie und der Challenge-Hypothese: Beide Modelle verbinden die Trade-offs ihrer Reproduktionsstrategien mit Merkmalen der Umwelt. Für beide gilt, dass die Energie bei instabilen Umwelten in Paarung investiert wird, bei stabilen in Elternschaft. Nach der r/K-Selektionstheorie ist die entscheidende Umwelt diejenige, die in der Frühgeschichte der Art vorherrschte. In der Challenge-Hypothese setzt man voraus, dass sich die Umwelt, die die Sozialbeziehungen einschließt, im Laufe jedes individuellen Lebens erheblich verändert. Bei den Vogelarten zum Beispiel, anhand derer die Hypothese entwickelt wurde, betreiben die männlichen Individuen in instabilen Umwelten verstärkten Paarungsaufwand, doch sobald die Paarungspaare gebildet sind, werden die Umwelten als stabil empfunden, und die Vögel wenden ihre Aufmerksamkeit wieder dem elterlichen Aufwand zu.

Zwar wurde die r/K-Selektionstheorie weitgehend aufgegeben, weil sie sich mit den empirischen Daten nicht vertrug, doch eine kleine Gruppe von Wissenschaftlern verwendete sie, um verschiedene lebensgeschichtliche Strategien an Menschen, vor allem an Männern, zu erforschen. In den 1980er-Jahren legten die kanadischen Psychologen J. Philippe Rushton und Anthony Bogaert einen umfassenden Überblick vor, in dem sie, auf die r/K-Selektionstheorie gestützt, die Ansicht vertraten, es gebe zwischen menschlichen »Rassen« evolutionär bedingte Unterschiede der Persönlichkeit, Kognition, Sexualität und Familiengründung. Aus ihrer Absicht machten sie keinen Hehl: Sie wollten ein biologisches Argument für die weiße Überlegenheit finden, indem sie Intelligenz und Sexualverhalten in den Vordergrund rückten. Wie nicht anders zu erwarten, behaupteten sie, »Weiße« seien *K*-selektierter als Schwarze, also Produkte einer Strategie höherer Investition in eine weniger zahlreiche, qualitativ hohe Nachkommenschaft, wobei »Orientalen« der stärksten *K*-Selektion aller drei Gruppen unterworfen waren. »Testosteron und andere Hormone«, sagten sie, könnten ein »physiologischer Mechanismus« für ethnische Unterschiede in den Paarungsstrategien sein. Zu einem ebenfalls in dieser Geisteshaltung verfassten Aufsatz des Psychologen Richard Lynn schrieb Celia Roberts, die dreiteilige ethnische Rangfolge nach Merkmalen und Testosteron führe nicht nur zu einer Abwertung schwarzer Männer, sondern behaupte auch, asiatische Männer seien »weniger männlich als weiße Männer«, was die Rassismuskritikerin Claire Jean Kim die »rassische Triangulation« nennt: Asiaten werden »relativ zur und durch die Interaktion mit Weißen und Schwarzen rassifiziert«.[28]

Einerseits bilden Arbeiten, die mithilfe der *r/K*-Selektionstheorie Testosteron mit vermeintlichen »rassischen« Unterschieden bei Reproduktion, Sexualität, Intelligenz und anderen Merkmalen verbinden, eine randständige (und alles andere als aktuelle) Literatur, die von einigen wenigen Forschern stammt und nur in einer kleinen Zahl von Zeitschriften veröffentlicht wurde, zumeist im *Journal of Personality and Individual Differences* und dem *Journal of Research in Personality*. Andererseits unterhält dieses kleine Forschungsfeld Verbindungen zu relativ einflussreichen Psychologen, die einige der grundlegenden Studien über »Rasse« und Testosteron durchgeführt haben. Ein Jahr nach dem Essay von Rushton und Bogaert griff der kanadische Psychologe Lee Ellis die r/K-Selektionstheorie begeistert auf und gelangte zu dem Schluss: »Kriminelles Verhalten gehört zu einem *r*-selektierten Reproduktionsstil.« Nach einer Analyse der demografischen Daten gelangte Ellis zu dem Schluss, Menschen von geringerem sozialem Status seien stärker »*r*-selektiert«. Höchste Bedeutung aber maß er der »Rasse« zu: »Von den drei wichtigsten »rassischen« Gruppen waren Schwarze am stärksten *r*-selektiert, Orientalen am schwächsten und Weiße lagen dazwischen.« Ein Jahr später hatte Ellis auch die »Sexualhormone« in das Paket *r/K*-Selektion, »Rassenunterschiede« und Kriminalität aufgenommen.[29]

Bald darauf begann Ellis mit dem dänischen Psychologen Helmuth Nyborg zusammenzuarbeiten, um mit ihm die Analyse von ethnischen Unterschieden und Testosteron zu vertiefen. Gestützt auf einen großen Datensatz über gesundheitliche und soziale Variablen bei ehemaligen US-Soldaten der Vietnam-Ära, der von den US Centers for Disease Control and Prevention erhoben worden war, berichteten Ellis und Nyborg, schwarze Männer hätten höhere T-Werte gehabt als weiße Männer. Der Aufsatz über diese Studie, in dem die r/K-Selektion nicht erwähnt wird, hatte, da sehr oft zitiert, gewaltigen Einfluss auf die Verknüpfung von T, Ethnizität und Verhalten. 1994 erläuterte Nyborg in einer Fortführung der zusammen mit Ellis durchgeführten Analyse, Testosteron könnte in Rushtons Theorie eine entscheidende Rolle spielen. Kurz darauf übernahm Rushton diese Idee und schrieb: »Eine einfache Variable, die die Position einer Person auf der *rK*-Skala erklären könnte, ist der Testosteronspiegel.«[30]

Ihre bei Weitem größte Leserschaft erreichte die Arbeit von Ellis und Nyborg 1998 durch ihren bahnbrechenden Artikel »Testosterone and Dominance in Men«. Die verschiedenen Geschichten über T und Verhalten – Dominanz oder ihre spezifischen Manifestationen in Form von Aggression, Aggression und ihre Beziehung zu Straffälligkeit, Reproduktion und so fort – sind alle durch Rückkopplungsschleifen miteinander vernetzt, wobei Belege für Ts Beziehung zu einer Geschichte Grund genug für die Annahme sind, dass T auch an einer der anderen beteiligt ist. Damit schufen Ellis und Nyborg mit ihrer Analyse »rassischer« Unterschiede bei T – der entscheidende Aspekt in der Geschichte von Mazur und Booth über hohe Testosteronwerte und die »Ehrenkultur« junger schwarzer Männer – eine Verbindung zwischen der Literatur über »rassische« Unterschiede in Lebensgeschichte/Paarbildung/Elternverhalten einerseits und der Literatur über Dominanz/Gewalttätigkeit/Aggression andererseits.[31]

Noch eine andere Verknüpfung zeigt sich wiederholt in dieser um T kreisenden rassifizierten Assoziationskette: »rassische« Ungleichheiten in der Gesundheit, speziell bei Prostatakrebs. Manchmal wird die Gesundheitsforschung zum Beleg von »rassischen« Unterschieden, und manchmal ist sie nur ein Vorwand, um nach der grundsätzlichen Beziehung zwischen »Rasse« und T zu suchen. In jedem Fall ist es ein besonders hinterlistiges Manöver. Als glühender Rushton-Jünger erweiterte Nyborg die Theorie der r/K-Selektion, um einen Zusammenhang zwischen Testosteron, angeblichen »rassischen« Intelligenzunterschieden, Süd-Nord-Immigration und dem »Zerfall« der »westlichen Zivilisation« herzustellen. Doch während Ellis und Nyborg beide mit der r/K-Selektionstheorie arbeiteten, wobei sie einige der besonders diskriminierenden und haltlosen Behauptungen über die »rassische« Unterlegenheit Schwarzer übernahmen und vergröberten, trugen sie möglichen Bedenken ihrer Leser mit dem frommen Hinweis Rechnung, dass man sich natürlich fragen müsse, ob »es ethisch vertretbar sei, tiefer in diesen sensiblen Forschungsbereich einzudringen«: »Wir sind uns im Klaren, dass durchschnittlich »rassische«/ethnische Unterschiede in Testosteronwerten nicht nur zur Erklärung von Gruppenvariationen bei Krankheiten beitragen können, sondern möglicherweise auch für Gruppenunterschiede im Verhalten verantwortlich sind, da sich Testosteron und seine Stoffwechselprodukte durch eine hohe Aktivität auszeichnen. Obwohl wir uns bewusst sind, dass Informationen über »Rassenunterschiede« bei Sexualsteroiden leicht missbraucht werden können, halten wir den möglichen Nutzen solcher Erkenntnisse für viel größer, vor allem auf dem Gebiet der Gesundheitsforschung. Trotzdem sollten alle auf diesem Feld tätigen Forscher, vor allem kurzfristig, auf der Hut sein, damit ihre Forschungsergebnisse nicht missbraucht werden.« Dazu meinte der Historiker John Hoberman: »Die beschriebene Gefährdung Schwarzer durch Prostatakrebs erweist sich nur als Vorspiel zu einer weiter reichenden Theorie der hormonalen Effekte und der »rassischen« Charaktermerkmale, zu denen sie angeblich beitragen.« Die Analyse »rassischer« Unterschiede von Ellis und Nyborg ist ein entscheidender Beitrag der

Mainstreamforschung über Testosteron, daher würde es sich lohnen, ihre Ergebnisse noch einmal zu überprüfen, vor allem, da sie sich bei allen bekannten Co-Variablen von T – wobei der Ernährung und dem Verhältnis von fettfreiem Gewebe und Fettmasse in der Körperzusammensetzung besondere Bedeutung zukäme – allein auf Alter und Körpergewicht beschränkten.[32]

Eine Triangulation von T, Merkmalen und »Rasse« führt zu unterschiedlichen Schlüssen aus dieser Arbeit, je nachdem, welche Beziehungen des Dreiecks in den Vordergrund rücken: Sie biologisiert den »Rassen«-Begriff, indem sie auf eine angebliche chemische Differenz in ethnischen Gruppen hinweist; sie rassifiziert Testosteron als Mechanismus, der »Rasse« nach »Schlüsselmerkmalen« gegeneinander abgrenzt; und sie verwendet rassistische Typologien, um Behauptungen über Zusammenhänge zwischen T und bestimmten Verhaltensweisen zu unterfüttern.

VON INVESTITIONEN ZU BINDUNGEN

Während einige wenige Forscher versuchen, mithilfe der Challenge-Hypothese und anderer Theorien über Testosteron und Elternverhalten »rassische« Hierarchien zu begründen, verwendet eine ähnlich kleine, aber glücklicherweise einflussreichere Gruppe von Sozialwissenschaftlern die Daten über T und Elternverhalten dazu, einige Schlüsselkategorien der T-Forschung zu zerpflücken.

Unter all den Forschern und Forscherinnen, die die existierenden Modelle für Testosteron und Verhalten infrage stellen, geht Sari van Anders, Psychologin und Professorin für Genderforschung, vermutlich am weitesten. Wie andere Forscherinnen auf diesem Gebiet interessiert sich van Anders für Hormone als die unmittelbaren Mechanismen, die evolutionäres menschliches Verhalten bahnen, wobei hier soziale Bindungen und nicht die lebensgeschichtlichen Trade-offs an sich im Mittelpunkt stehen. Im Zuge einer grundlegenden Neuuntersuchung der Beziehungen zwischen T und menschlichem Sozialverhalten schlagen van Anders und Kollegen vor, die Daten über T (und andere Steroide) mit den Daten über eine andere Hormonklasse, die Peptide, zu kombinieren. In ihrer Steroid-Peptid-Theorie der sozialen Bindungen entwerfen sie ein Bezugssystem, das quer zu den traditionellen Modellen von T und Verhalten verläuft, weil es nicht mit den vertrauten Verhaltenskategorien beginnt. Stattdessen gehen van Anders und Kollegen von der Prämisse aus, dass »neuroendokrine Reaktionen [auf soziale Kontexte] ein proximates Mittel für die Behandlung von evolutionären Fragen zu Paarbindungen und andere soziale Bindungen liefern«. Indem sie auf die üblichen Prämissen verzichten, formulieren sie Fragen, die es ihnen ermöglichen, die Daten in einem neuen Licht zu sehen. Beispielsweise geben sie der üblichen Annahme von einem Kompromiss zwischen Paarungsaufwand und elterlichem Aufwand eine neue Perspektive, indem sie fragen: »Warum gibt es Paarbindungen, wenn sie die Reproduktionsmöglichkeiten einschränken?« Ihre Antwort: »Paarbindungen können adaptiv sein, wenn die Brutpflege durch zwei Elternteile und die Bindung zwischen Eltern und Nachkommen in irgendeiner Weise der evolutionären Fitness von Eltern oder Nachkommen zugutekommt.« Die Parallelen zu der vertrauten Challenge-Hypothese und den Trade-off-Theorien enden, wenn van Anders und Kollegen sich auch polyamoren und gleichgeschlechtlichen Paarbindungen zuwenden und damit zu verstehen geben, dass sie die heteronormativen Annahmen, die dieser Forschung normalerweise zugrunde liegen, unterlaufen wollen.[33]

Wie die Anthropologen, die die Auffassung vertreten, Väter seien seit der frühesten Zeit in der Geschichte der Menschheit an der Kinderaufzucht direkt beteiligt gewesen, so widerlegt van Anders die Annahme, das Aufziehen von Kindern sei eine typisch »weibliche« Tätigkeit. Doch van Anders bricht auch vorsätzlich mit den »Daddy«-Forschern, indem sie systematisch Frauen und nicht-heterosexuelle Menschen in ihre Forschung einbezieht. Dabei geht van Anders nicht von der Hypothese aus, die T-Dynamik sei – gemessen an heterosexuellen Männern, dem bevorzugten Objekt der Mainstreamtheorie – bei Frauen, bei gleichgeschlechtlich liebenden oder bei polyamoren Menschen gleich. Stattdessen zeigt die Ausrichtung von van Anders' Studie, dass T für sie nicht in erster Linie der Mechanismus für die Erzeugung von Maskulinität oder heteronormativen Paaren ist. Es ist ein die Grenzen überschreitendes Vielzweckhormon, das von der Evolution für ein breites Anwendungsspektrum in praktisch allen Körpern bestimmt ist.

Um die Mechanismen der Verknüpfungen zwischen Hormonen und sozialen Bindungen zu verstehen, gehen van Anders und Kollegen von der Überlegung aus, dass Hormone mit sozialen Kontexten über zwei separate physiologische Systeme verbunden sind, einem, das Fürsorge fördert, und einem anderen, das Sexualität unterstützt. Auch sie verstehen die Challenge-Hypothese als eine Grundlage ihrer Arbeit, wenden aber ein, bei der Verwendung dieser Hypothese sei bis dahin versäumt worden, drei entscheidende Verhaltenskategorien systematisch mit Vorhersagen hoher oder niedriger Hormonspiegel zu verknüpfen: Verteidigung der Nachkommen, Aggression und Intimität.

Van Anders' Konzeptualisierung des Elternverhaltens ist aufschlussreich. Zum Elternverhalten gehöre, schreibt sie, ein breites Spektrum von Aktivitäten, die je nach den Erfordernissen der Situation fundamentale Unterschiede aufwiesen. »Wir haben dieses Schema, diese soziale Konstruktion von Elternverhalten, nach der alles Friede, Freude, Eierkuchen ist«, erklärt sie, »aber Elternverhalten kann auch extremere Verhaltensweisen einschließen, etwa wenn es um die Verteidigung der Nachkommen geht, denken wir an andere Tierarten oder auch an jemanden, der unsere Kinder bedroht.« Sie und ihre Kolleginnen behaupten, dass die auf der Challenge-Hypothese basierende Vorhersage, Elternverhalten sei mit niedrigen T-Werten verbunden, zu einfach ist und bereits vorliegende Beobachtungen außer Acht lässt, etwa dass die Verteidigung der Nachkommen die T-Werte artübergreifend erhöht. Sie konzentrieren sich in ihrer Forschung auf diese und andere Datenkomplexe, in denen die Forschungsergebnisse auf scheinbar paradoxe Zusammenhänge zwischen Verhaltensweisen und Kontexten auf der einen Seite und hohen T-Werten auf der anderen hinzuweisen scheinen. Aus dieser Zwickmühle befreien sie sich, indem sie behaupten, dass soziale Hinweise sich nicht verallgemeinern lassen, sondern immer nur innerhalb spezifischer Kontexte gelten. So verstehen wir mithilfe von Kriterien wie Wahrnehmung, Gender, soziale Situation etc. besser, in welcher Beziehung spezifische Reize zu bestimmten Situationen stehen. So untersucht van Anders den paradoxen Befund, dass der T-Wert von Männern häufig fällt, wenn sie Väter werden, während sich in anderen Studien gezeigt hat, dass der T-Wert von Männern steigt, wenn sie Babys schreien hören. Mithilfe einer programmierbaren Babypuppe stellte die Arbeitsgruppe Situationen her, in denen die Versuche, das Baby zu trösten, manchmal das Weinen beendeten und manchmal nicht. Sowohl Männer, die Schreie hörten, aber keine Gelegenheit hatten, sich um den »Säugling« zu kümmern, als auch Männer, deren Tröstungsversuche scheiterten, zeigten einen Anstieg des T-Werts, während bei Männern, denen es gelang, das Baby zu »beruhigen«, der T-Wert fiel. Letztlich gelangten sie durch ihre Neuinterpretation der Daten anhand des Kontextes dazu, die These, T vermittle einen Kompromiss zwischen Paarungsaufwand und elterlichem Aufwand, abzulehnen. Stattdessen vertraten sie die Auffassung, die Verhaltensweisen, die zu hohen beziehungsweise niedrigen T-Werten führten, seien *Konkurrenz* und *Fürsorge.*[34]

Kurz nachdem van Anders ihre Steroid-Peptid-Theorie der sozialen Bindungen vorgeschlagen hatte, forderte sie das T-Establishment heraus, indem sie sich in einem Artikel explizit mit Ts Bedeutung für soziale Verhaltensweisen auseinandersetzte. Mit ihrem Aufsatz »Beyond Masculinity: Testosterone, Gender/Sex, and Human Social Behavior in a Comparative Context« nimmt sie offensiv die, wie sie sagt, unter Forschern »weitverbreitete« Annahme aufs Korn, nach der »Maskulinität und hohes T austauschbar sind«. Sie erklärt sogar, die auf der Challenge-Hypothese beruhenden Studien gingen von einer »Prätheorie« aus: »Weitgehend auf die Prätheorie gestützt, die hohes Testosteron (T) mit Männlichkeit verknüpft und niedriges T mit Weiblichkeit, untersuchen sie hohes T vorwiegend in Beziehung zu Aggression, Paarung, Sexualität und Herausforderung, und niedriges T im Zusammenhang mit Elternschaft. Allerdings widerspricht die Evidenz dieser These, und die soziale Veränderlichkeit lässt sich besser durch einen Konkurrenz-Fürsorglichkeits-Trade-off wie die Steroid-Peptid-Theorie der sozialen Bindungen erklären.«[35]

»Beyond Masculinity« geht zurück auf die Forschung, die van Anders bekannt gemacht hat, die Untersuchungen an der Schnittstelle zwischen Genderstudies und sozialer Neuroendokrinologie. Bei anderen Forschern weist sie zahlreiche methodische und begriffliche Nachlässigkeiten nach, besonders in Hinblick auf die Genderzusammensetzung von Stichproben: Studien über Elternverhalten konzentrieren sich vorwiegend auf Frauen, doch wenn T ins Spiel kommt, werden Männer bevorzugt. Entsprechend hat die Fixierung auf die Vorstellung, T sei maskulin, bestimmt, welche Verhaltensweisen als relevant für T klassifiziert wurden, obwohl sich, wie gesagt, die hypothetischen Beziehungen (etwa »hohes T verknüpft mit Aggression« oder »niedriges T verknüpft mit Elternverhalten«) kaum in den tatsächlichen Daten wiederfinden. Besonderen Anstoß nimmt sie an der Art und Weise, wie Aggression untersucht wurde: »Der Zusammenhang von T und Aggression wurde nur selten an Frauen untersucht, wahrscheinlich weil die Prätheorie über Männlichkeit diese Möglichkeit ausschließt. Die Prätheorie dürfte dafür verantwortlich sein, dass trotz fehlender entsprechender Befunde weiterhin nach Korrelationen zwischen Aggression und T bei Männern gesucht wird.« Letztlich erschwert »dieses Gendering von Probanden und Themen« das Bemühen, einige Schlüsselfragen zu untersuchen und vorliegende Ergebnisse zu interpretieren. Beispielsweise werden T und das Peptid Vasopressin in der Regel nur an Männern untersucht, während Oxytocin häufiger an Frauen erforscht wird, was nicht gerade förderlich ist, wenn man die funktionale Bedeutung der beiden Substanzen vergleichen möchte. Genauso kritisiert van Anders das grundlegende Deutungsmuster auf diesem Forschungsfeld, weil es voraussetzt, dass der Rückgang von T, der häufig bei Vätern beobachtet wird, auf einer Adaptation von Männern beruht: Wie können die Forscher das wissen, ohne auch Frauen zu untersuchen?[36]

Im Endeffekt eröffnet van Anders' Arbeit anderen Forschern einen radikalen Weg, der ihnen ermöglicht, Theorien zu Geschlecht und Gender über alle Gräben zwischen Geisteswissenschaften, Sozialwissenschaften und Naturwissenschaften hinweg zu integrieren. Sie hat keine Scheu, noch die sperrigsten Probleme frontal anzugehen, unter anderem die Frage, wie sich artübergreifende Vergleichsstudien durchführen lassen können, während man gleichzeitig an der These festhält, dass soziale Konstrukte den Kontext allen menschlichen Verhaltens prägen. Ihr Modell bietet eine Möglichkeit, die Evolutionstheorie anzuwenden, ohne eine heteronormative (also männlich-weibliche) Zweiteilung komplementärer psychischer und neuroendokriner Muster vorauszusetzen. Schließlich zeigt sie noch, dass sich die Beziehung zwischen T und menschlichem Verhalten systematisch erforschen lässt, ohne Genderdifferenzen zu naturalisieren.

Während van Anders' Arbeit neu ist, weil sie sich explizit bemüht, die Verknüpfung zwischen T und Maskulinität aufzubrechen, schicken sich auch andere Forscher an, Verhaltenskonstrukte aus der Alltagswelt wie »Elternschaft« zu untersuchen. Im Fall von Lee Gettler würde van Anders zweifellos monieren, dass die Untersuchung aufgrund ihrer ausschließlichen Berücksichtigung von Männern begrenzt ist. Trotzdem integriert Gettlers Modell mit dem sinnfälligen Akronym DADS (*Dedication, Attitudes, Duration* und *Salience* – Engagement, Einstellung, Dauer und Auffälligkeit) vielfältige Erklärungsansätze – evolutionäre, entwicklungsorientierte, ökologische, kulturelle – und erfasst Vaterverhalten nicht als ein Ensemble objektiv beobachtbarer Aktivitäten, sondern als einen bedeutungsbehafteten Prozess. In diesem Zusammenhang fragt Gettler, was der Rückgang von T bei Vätern tatsächlich bedeutet: »Auf einer intrakulturellen Ebene wissen wir nicht, welche Mechanismen dafür sorgen, dass die Testosteronwerte eines engagierten, fürsorglichen Vaters in einigen kulturellen Kontexten zurückgehen (oder ob sich der Mechanismus kulturübergreifend verändert). Ist der Vorgang sensorischer Natur, beruht er auf Hinweisreizen einer schwangeren Partnerin oder eines Säuglings? Ist er kognitiv, resultiert er aus den psychischen Prozessen von Männern, die

Vateridentitäten entwickeln, indem sie sozial-emotionale Bindungen zu ihren Kindern herstellen und/oder sich den psychosozialen Anforderungen anpassen, die sich für sie als Eltern kleiner Kinder ergeben? Oder ist der Grund eine Veränderung im Status der Väter oder in den sozialen Interaktionen mit der größeren Gemeinschaft?«[37]

Gettlers Ansatz und van Anders' Theorie stimmen darin überein, dass beide dem sozialen Kontext ungewöhnlich viel Bedeutung einräumen, weil sie der Meinung sind, er präge bestimmte Vater-Kind-Interaktionen – etwa mit einem Kind wild zu toben oder es nur zu halten –, die sich wiederum auf das neuroendokrine System auswirken. Beide unterstreichen wiederholt die Wichtigkeit und Formbarkeit von Genderrollen, die von großem Einfluss auf die Eltern-Kind-Interaktionen und ihre Bedeutung sind und sich daher auch auf deren neuroendokrine Korrelate auswirken. In dem Versuch, ein entwicklungsbasiertes und kulturelles Modell für den Einfluss von Haut-zu-Haut- und Gesicht-zu-Gesicht-Interaktionen auszuarbeiten, sucht er nach weniger unmittelbaren physischen Aktivitäten, die als Indikatoren für eine Bindung dienen können. Dabei geht Gettler über die übliche Zweiteilung »anwesender Vater«/»abwesender Vater« hinaus, indem er untersucht, wie sich soziale Strukturen der Makroebene – etwa der Volkswirtschaft und der Immigration – auf Elternerfahrungen auswirken und welche Bedeutung sie ihnen verleihen. Beispielsweise zitiert er Pingols Auffassung, dass »weibliche Migration für Filipino-Väter, die zurückbleiben und sich um ihre Kinder kümmern, zu einer ›Neubestimmung‹ der Maskulinität führt«, und äußert die Vermutung, dass »neoliberale Wirtschaftspolitik und die hoch qualifizierte Mitwirkung von Frauen im Arbeitsprozess« dazu beigetragen haben könnten, dass die primäre Kinderbetreuung durch Filipino-Väter in den letzten Jahrzehnten so enorm zugenommen habe. Da die Arbeitssituation und die Familienrollen im Fluss waren, als die jungen Väter, die Gettler und Kollegen untersuchten, Kinder waren, nehmen die Forscher an, dass sich die kürzlich veränderten wirtschaftlichen und sozialen Rollen philippinischer Männer auf die Entwicklung und Neurobiologie der jungen Väter ausgewirkt haben könnten. Obwohl Gettler sein DADS-Modell nicht in Hinblick auf »Bindungen« definiert, erfasst dieser Begriff Gettlers eigentliches Interesse besser als das übliche Bezugssystem der »Investitions-Trade-offs«. Entscheidend ist bei ihm wie bei van Anders die Überzeugung, dass sich die Beziehung zwischen Ts Dynamik und Elternschaft nicht wirklich verstehen lässt, ohne die kontextspezifischen Bedeutungen der Interaktionen zu kennen, die dafür verantwortlich sind, dass T fällt oder nicht.[38]

DAS MODELL T REVIDIEREN

Für Menschen, die an der biokulturellen Erforschung menschlichen Verhaltens interessiert sind, ist die Untersuchung menschlichen Elternverhaltens mittels der Challenge-Hypothese ein vielversprechender Ansatz. In vielerlei Hinsicht ist dieser Weg weniger reduktionistisch als andere Stränge der T-Forschung, denn er eröffnet eine biosoziale Perspektive, mit der sich beschreiben lässt, wie soziale Erfahrungen und Kontexte ihren Niederschlag im Körper finden (Stichwort *embodiment*). Viele ForscherInnen auf diesem Feld entwerfen ein weit differenzierteres Bild von der Vielfalt menschlicher Beziehungen, Kulturen und wirklich gelebter Lebensgeschichten, als es die genormten und vorhersagbaren männlich-weiblichen Verhaltens- und Merkmalspäckchen vermitteln können, die zum Standardrepertoire anderer Bereiche der Testosteronforschung gehören. Bemerkenswert ist auch, dass einige Forscher die feministische Kritik an der »Mann als Jäger«-Geschichte berücksichtigen und die Evolutionsgeschichten so umschreiben, dass nicht automatisch die geschlechterspezifische Arbeitsteilung als Dreh- und Angelpunkt der menschlichen Evolution herauskommt. In ihren Arbeiten tragen sie neuer Evidenz Rechnung, beschreiben Frauen als aktive Mitwirkende an den Jagden, vermeiden anachronistische Annahmen über den Werkzeuggebrauch und gehen nicht davon aus, dass sich an zeitgenössischen Jägern und Sammlern die Lebensumstände unserer evolutionären Vorfahren demonstrieren lassen. Die Feststellung schließlich, die Kinderaufzucht sei nicht der einzige naturgegebene Lebenszweck von Frauen, ist Musik in unseren feministischen Ohren.

Wie gesehen, macht die Forschung höchst unterschiedlichen Gebrauch von Theorien und Daten über T, um menschliches Elternverhalten zu untersuchen. An dem einen Extrem versucht man, mit angeblichen »rassischen« Differenzen bei Testosteron und Reproduktionsstrategien weiße Überlegenheit zu legitimieren und die These zu untermauern, »Menschenrassen« hätten buchstäblich unterschiedliche Evolutionspfade durchlaufen. Am anderen Extrem ist man bestrebt, anhand von Veränderung der T-Daten, die mit fürsorglichen Komponenten des Elternverhaltens verknüpft sind, die uralte Verklammerung von T und »Maskulinität« aufzubrechen. Dabei ist allerdings auf die Hintergrundnarrative über gutes und schlechtes Elternverhalten achtzugeben, die bei diesen Forschungsarbeiten unter Umständen angestoßen werden, besonders wenn sie als Investition in Nachkommen dargestellt werden. Das gilt auch, wenn diese normativen Urteile der expliziten Verpflichtung der Forscherinnen auf einen nicht-normativen Umgang mit menschlichen Verhaltensunterschieden zuwiderlaufen.

Es sei noch einmal darauf hingewiesen, dass die meisten Forscherinnen und Forscher, die sich bei der Untersuchung von Evolution und menschlichem Elternverhalten auf T-Daten stützen, die Vereinnahmung dieses Materials für rassistische Argumente aufs Schärfste ablehnen. Doch ob das Material in rassistischen Kontexten auf Resonanz stößt oder nicht, hängt nicht von ihrer aktiven Teilnahme ab. Synthetische Theorien über die Evolution menschlichen Verhaltens und über T als Mechanismus in diesen Prozessen sind wie die Kett- und Schussfäden eines wissenschaftlichen und kulturellen Gewebes. Forscher weben diesen Stoff nicht allein, da das erforderliche Datenfeld zu riesig ist. Stattdessen müssen sie sich darauf verlassen, dass ihnen die Arbeiten anderer Wissenschaftler die Fäden liefern, die dann in dem Gesamtstoff verwebt werden. Neben der Struktur und Sprache der Theorie bringen diese Fäden auch rassistischen Inhalt in die auf der Challenge-Hypothese beruhenden Forschungsarbeiten am Menschen ein.

Die Auseinandersetzung mit diesem Forschungsfeld stellte uns vor ähnliche Herausforderungen. Egal ob eine wissenschaftliche Zitierung positiv oder negativ ausfiel, sie unterstreicht die Bedeutung des betreffenden Textes, weil sie zeigt, dass andere ihn ernst genug genommen haben, um sich mit ihm zu beschäftigen. Verbindungen zwischen Studien unterstützen sich gegenseitig, durch das Zitieren verstärken sie ihre wechselseitigen »Faktwerte«. Wir haben uns entschlossen, in diesem Kapitel speziell über eine Anzahl empörend rassistischer Studien zu schreiben, und hätten uns gewünscht, das tun zu können, ohne aus ihnen zitieren zu müssen. Als WissenschaftlerInnen brauchen wir bessere Strategien, um extrem problematische Forschungsarbeiten zu analysieren, ohne zu ihrem Faktwert beizutragen.

Was sagen uns die neuen Daten über den Zusammenhang zwischen T und Vätern? In sozialpolitischer Hinsicht erfahren wir, dass das Bestreben, Männern zu helfen, sich stärker für ihre Vaterrolle zu engagieren, kein von Feministinnen ersonnener Anschlag auf das naturwüchsige Verhalten von Männern ist, sondern genau unserer menschlichen Grundausstattung entspricht: Männer besitzen die evolutionär erworbene Fähigkeit, engagierte Eltern zu sein. Da hätten wir also einen Beweis dafür, dass ein biologisches Rahmenkonzept für Sozialverhalten nicht immer regressiv sein muss, sondern auch überkommene Vorstellungen über männlich-weibliche Basisunterschiede über Bord werfen kann.

Doch der positive Effekt dieser Theorie – die Botschaft, dass Männer die biologischen Voraussetzungen besitzen, engagierte Väter und nicht nur Samenspender zu sein, dass sie frühe elterliche Pflichten übernehmen können und *sollten* – ist kein Selbstläufer. Sie bleibt verschränkt mit dem steten Subtext, dass bei Männern in dieser Rolle das T fallen müsse, und der daraus folgenden These, dass Männer, wenn T hoch bleibe, auch weiterhin in all die hässlichen Stereotype männlichen Verhaltes verstrickt blieben, wobei selbst körperliche Gewalt gegen das Baby nicht auszuschließen sei.

7

SPORT

Eines Nachmittags während der Olympischen Sommerspiele 2012 in London hatten wir zwei rasch aufeinanderfolgende Interviews über Testosteron, Geschlecht und sportliche Leistungen, die uns vollkommen schwindelig machten. Beide Gespräche führten wir mit Experten, weil wir uns für Sportregulierungen interessierten, die kürzlich eingeführt worden waren. Sie schränkten die Teilnahmeberechtigung von Athletinnen ein, deren natürliche Testosteronwerte als zu hoch galten, also im sogenannten männlichen Bereich lagen. Sportoffizielle behaupteten, diese Frauen hätten einen unfairen Vorteil gegenüber Frauen mit geringeren natürlichen Konzentrationen und müssten daher ihre Testosteronwerte durch chirurgische Eingriffe oder Medikamente absenken – oder von einer Teilnahme absehen.

Unser erstes Treffen hatten wir mit einem aufstrebenden Stern am Himmel der Verhaltensendokrinologie, der sich sehr für die Komplexität und Dynamik des Testosterons interessiert: wie es steil ansteigt in Reaktion auf intensives Training oder positives Feedback des Trainers; wie sich die Konzentrationen von männlichen und weiblichen Spitzensportlern überschneiden; wie extrem unterschiedlich Menschen auf das Hormon reagieren. Auf die Annahme, Testosteron sei ein guter Vorhersagefaktor sportlicher Fähigkeiten, reagierte er höchst amüsiert. Für ihn ergaben die neuen Vorschriften keinen Sinn: Testosteron sei wichtig und faszinierend, aber anzunehmen, es sei der wichtigste Einzelfaktor zur Bestimmung der sportlichen Verfassung, sei eine viel zu grobe Vereinfachung.

Einige Stunden später unterhielten wir uns in einem Café mit dem olympischen Offiziellen, der für die Anwendung der Vorschriften verantwortlich war. In rascher Folge und ohne erkennbaren Zweifel bestritt er alles, was wir gerade von Dr. Aufstrebender Stern gehört hatten. Nach seiner Auffassung steigt Testosteron bei intensivem Training nicht, sondern sinkt; gibt es einen krassen Unterschied zwischen den Konzentrationen von Männern und Frauen; und – vielleicht entscheidend – ist es die wichtigste Ingredienz sportlicher Großtaten, der Faktor, durch den die athletischen Leistungen von Männern denen von Frauen überlegen sind. Die Studien, die nach Meinung des ersten Experten vernünftig sind, wurden vom zweiten als lächerlich und irrelevant bezeichnet; die Schlussfolgerung des zweiten Experten hielt der erste wiederum für »absolut falsch«. Beide behaupten, dass die wissenschaftlichen Grundlagen unstrittig seien, aber ihre Ansichten von der Wirkungsweise des Testosterons sind diametral entgegengesetzt. Wie ist das möglich? Wir waren in den Kaninchenbau einer wissenschaftlichen Debatte gefallen.

In diesem Kapitel untersuchen wir die Beweislage auf einem Forschungsfeld auf eine Weise, die sich von unserem Vorgehen in anderen Kapiteln unterscheidet. Statt einige wenige Studien sehr gründlich zu analysieren und zu prüfen, wie ihre spezifischen Methoden zur Herstellung bestimmter Verbindungen zu T führten, vergleichen wir jetzt Studien miteinander, um festzustellen, warum ihre Resultate unvereinbar sind. Dazu nehmen wir die Ergebnisse einzelner Studien als gegeben hin. Dieser Ansatz birgt eine Gefahr: Er könnte dafür sorgen, dass alle diese Studien gründlicher und weniger zufällig aussehen als die Arbeiten, die wir in anderen Bereichen betrachtet haben. Das liegt nicht in unserer Absicht. Diese Studien weisen vielfach die gleichen Mängel auf wie die Untersuchungen über Risikobereitschaft, Aggression, Macht oder andere Themen. Einige dieser Studien sind sicherlich besser und methodisch schlüssiger als andere, aber wir nehmen absichtlich eine etwas naivere Haltung gegenüber den Leistungen einzelner Studien ein, weil es uns um einen anderen Aspekt geht: Unterschiedliche Fakten über T erwachsen aus unterschiedlichen Kontexten.

DAS WUNDERMOLEKÜL DES SPORTS?

Wenn man sich für Sportereignisse interessiert, könnte einen der Jargon allein (man denke an Formulierungen wie »testosterondampfende Umkleideräume«) auf den Gedanken bringen, T sei das Wundermolekül des Sports. Eine skeptische BBC-Radiomoderatorin brachte den vorherrschenden T-Mythos sehr treffend auf den Punkt, als sie unsere Behauptung, man könne sportliche Leistungen nicht anhand des T-Wertes vorhersagen, mit den Worten quittierte: »Ich dachte, es steht fest, dass erhöhte Testosteronwerte bei jedem Menschen zu einer Leistungssteigerung führen!«

Diese scheinbar einfache Behauptung vermischt gleich mehrere verschiedene Ideen, unter anderem die Vorstellung, dass Sportlichkeit eine Art Grundmerkmal sei, das gleiche Eigenschaften bei verschiedenen Menschen beschreibe; dass »Leistung« in verschiedenen Sportarten prinzipiell die gleichen Grundfertigkeiten oder Fähigkeiten verlange; und dass sich T auf alle nachhaltig auswirke. Keine der Verbindungen, die T zu sportlicher Leistungsfähigkeit aufweist, wirkt auf diese Weise, doch selbst Leute, die es besser wissen müssten, fallen gelegentlich in dieses populäre Narrativ zurück. Douglas Granger, ein Psychologe und Verhaltensendokrinologe, der für einen Artikel der *New York Times* über die Beziehung zwischen Sport und T interviewt wurde, wischte die gröbste Version des T-Mythos beiseite: »Sicherlich werden Steroide niemanden ohne sportliche Anlagen in einen Spitzensportler verwandeln oder ihn lehren, wie er ein Schlagholz zu schwingen und wo er einen Ball zu treffen hat.« Aber er äußerte dann doch die etwas unbestimmte, fast magisch anmutende Überzeugung, T könne jemanden »voranbringen«, der bereits sportlich sei: »Wenn man gewisse sportliche Voraussetzungen hat, kann Testosteron einen auf die nächste Stufe heben.«[1]

Es ist leicht zu erkennen, warum die Leute verwirrt sind. Kontrollierte Studien an Männern zeigen, dass die Ergänzung des natürlichen Testosterons durch exogenes Testosteron die Masse der Skelettmuskeln vergrößert und einige Aspekte der Muskelstärke und -ausdauer verstärkt. Da scheint der Schluss nahezuliegen, dass jemand mit mehr T größere sportliche Fähigkeiten besitzt als jemand mit weniger T, doch Vorhersagen dieser Art gehen nicht auf.[2]

Studien über T-Werte bei Sportlern zeigen keine konsistenten Beziehungen zwischen T und Leistung. In einigen Studien gibt es eine deutliche Korrelation zwischen höheren Werten des Baseline-T (des endogenen Testosterons) und entweder der Geschwindigkeit oder der »Explosivkraft«, aber in vielen anderen Studien liegt kein Zusammenhang zwischen Baseline-T und Leistung vor. In einigen wenigen Studien zeigt sich sogar eine negative Korrelation, das höhere Baseline-T ist mit schlechterer Leistung verknüpft.[3]

Einige Studien kamen zu dem Ergebnis, T weise nur in wenigen Untergruppen von Sportlern, etwa bei Athleten, die beim Fußball oder Rugby an bestimmten Positionen spielten, oder bei Spielern, die von vornherein kräftiger waren, einen Zusammenhang mit Leistung auf. Alle diese raschen Zusammenfassungen verdecken eine Menge Komplexität und könnten einen falschen Eindruck vermitteln, weil wir in der Regel die fehlenden Informationen mit unseren Erwartungen füllen. Das Team des Sportphysiologen William Kraemer kam zu dem Ergebnis, dass T einen Zusammenhang mit bestimmten Leistungsaspekten von Fußballspielern aufwies, die in einer höheren Universitätsliga spielten. Außerdem stellte sich heraus, dass T bei Spielern unterschiedlich war, die entweder als »Stammspieler« oder als »Nicht-Stammspieler« klassifiziert wurden. Einige Details offenbaren wichtige Multiplizitäten, die in den Zusammenfassungen der Studie vernachlässigt werden. Erstens wurde T im Blut und nicht im Urin der Athleten gemessen, aber die Forscher geben nie an, ob es sich bei den T-Werten um Gesamt-T, freies T oder eine andere Spielart handelt. Zweitens war T mit einigen Leistungsaspekten verknüpft, aber in den beiden Gruppen nicht auf die gleiche Weise: Bei Nicht-Stammspielern war T auf die senkrechte Sprunghöhe bezogen, während es bei Stammspielern mit bestimmten Aspekten der Kniestärke und -beugung verknüpft war. Schließlich wiesen Nicht-Stammspieler höheres T auf als Stammspieler, was gegen die Idee spricht, dass höheres T in größerer sportlicher Leistung zum Ausdruck kommt. Schließlich ist noch anzumerken, dass diese Gruppenzugehörigkeiten nicht in Stein gemeißelt sind – die Teilnehmer rotierten im Laufe einer Saison, mal saßen sie auf der Bank und mal nicht, vor allem je länger sie dem Team angehörten. Der Unterschied zwischen Stammspielern und Nicht-Stammspielern kann durch die Entdeckung einer Reihe statistisch signifikanter Unterschiede zwischen den Gruppen erhärtet werden, was dann wiederum den Eindruck erwecken kann, T leiste einen entscheidenderen Beitrag, als es tatsächlich der Fall ist.[4]

Shalender Bhasin, Direktor des Forschungsprogramms Men's Health am Brigham and Women's Hospital in Boston und einer der bekanntesten Testosteronforscher der Welt, hat eine lange Geschichte kühner Thesen zum Thema T und Sport infrage gestellt. In einem Artikel aus dem Jahr 2008 hat Bhasins Gruppe sich mit dem scheinbaren Paradox beschäftigt, nach dem die Verabreichung von T zwar Muskelmasse, Stärke und maximale willkürliche Kraft steigern, aber offenbar »keine besseren Athleten« zustande bringen kann. Zuwächse bei spezifischen Parametern, die die Athletik betreffen, kommen nicht notwendigerweise in verbesserten Funktionen zum Ausdruck. Die Forscher: »Wir haben keine verlässlichen Belege für die Annahme, dass die Verabreichung von Androgenen die körperlichen Funktionen oder sportlichen Leistungen verbessert. Androgene wirken sich nicht auf Maßzahlen für spezifische Stärke oder körperliche Ausdauer aus.« In demselben Artikel der *New York Times*, in dem Granger die Ansicht vertrat, T könne einen Athleten »auf die nächste Stufe befördern«, schlug Bhasin einen ganz anderen Ton an: »Die Erklärung von Ursache und Wirkung in der Beziehung zwischen sportlicher Leistung und Testosteron ist sehr schwach.«[5]

Wie kann sich Bhasin so sicher sein, dass T sich einerseits auf spezifische Parameter wie Muskelumfang oder maximale willkürliche Kraft auswirkt, aber andererseits die Ansicht, T bringe bessere Athleten zustande, nonchalant vom Tisch wischen? Entscheidend ist, wie man »Athletik«

definiert oder misst. Wie bei Aggression, Risikobereitschaft oder Macht müssen wir uns genauer ansehen, was Wissenschaftler meinen, wenn sie Athletik oder sportliche Leistung untersuchen.

WER IST DER »BESTE« SPORTLER?

Während wir dies schreiben, ist Usain Bolt der schnellste Mensch der Welt. Aber er ist nicht in jedem Lauf der schnellste. Als Bolt 2013 in einem Interview gefragt wurde, warum er nie die 800 Meter laufe, erwiderte er: »Ich kann keine 800 Meter laufen, das steht außer Frage … Ich habe es versucht und trainiert und meine persönliche Bestzeit liegt bei 2:07 Minuten, und das ist wirklich langsam, eine Frau könnte mich schlagen.« Der Interviewer tat das mit einem Lachen ab und sagte: »Damit handeln Sie sich Probleme ein!« Doch Bolt meinte es ernst: »Aber es stimmt – sie könnten es!« Tatsächlich untertrieb Bolt noch. Gehen Sie auf die Liste von Alltime-Athletics.com und klicken Sie sich ganz zum Ende durch. Während wir dies schreiben, befinden sich 13 Läuferinnen zeitgleich auf dem 1881. Platz (und nein, das ist kein Tippfehler); zuletzt lief diese Zeit Habitam Alemu aus Äthiopien bei den Olympischen Spielen 2016 in Rio de Janeiro. Sie brauchte 1:58,99 Minuten – also knapp acht Sekunden weniger als Usain Bolt bei seiner Bestzeit. Allein 2018 sind 498 Frauen schneller als Bolt gelaufen, darunter fast 100 Teenager. Nicht nur Spitzensportlerinnen sind über 800 Meter schneller als Bolt: Die Allzeitweltbestmarke für zwölfjährige Mädchen beträgt 2:06.90, ein Rekord den Raevyn Rogers (USA) seit 2009 hält. Es verstößt gegen alle Konventionen des Sports, wenn wir sagen, dass diese Frauen schneller sind als Usain Bolt. Aber sie sind es – über 800 Meter. Es ist einfach nicht seine Strecke.[6]

Einige Leser und Leserinnen sind jetzt vielleicht versucht, das Buch in die Ecke zu werfen, weil der Vergleich zwischen 800-Meter-Läufern und 100-Meter-Läufern wie ein Vergleich zwischen Äpfeln und Birnen aussieht. Aber genau darum geht es uns: Die spezifischen Fertigkeiten und physiologischen Voraussetzungen, die man braucht, um in einer Sportart zu glänzen, sind nicht die gleichen, die man in einer anderen Sportart benötigt, selbst wenn sich die beiden extrem ähneln, weil sie beide darin bestehen, möglichst schnell eine Aschenbahn entlangzulaufen. Wir möchten uns der Flut von Annahmen entgegenstemmen, die die Beziehung zwischen sportlicher Leistungsfähigkeit und T betreffen, und der damit zusammenhängenden Überzeugung, das Geschlecht überwiege bei Weitem alle sonst bestehenden Unterschiede zwischen hoch trainierten Sportlern. Die Beispiele zeigen, dass das Geschlecht nicht immer die vernünftigste Methode zur Klassifizierung von Athleten ist, selbst in einer speziellen Sportart wie dem Laufen. Das mag bei einem Vergleich zwischen Sprintern und Marathonläufern nicht überraschen, aber manch einen wird es schon erstaunen, dass es so große Unterschiede zwischen Spezialisten über 100 und 800 Meter gibt, dass selbst der schnellste Mann der Welt nicht einfach die Distanzen wechseln und trotzdem seine Überlegenheit behaupten kann.

Sportfreaks können sich genüsslich darüber streiten, wer der Beste ist, und der Eifer, an der Spitze der Rangfolgen und Statistiken zu bleiben, ist fast von dem gleichen Konkurrenzdenken geprägt wie die sportliche Betätigung selbst. Doch selbst die ausgefeilteste Metrik kann bestimmte Fragen nicht beantworten. Der Sport umfasst einen enormen Bereich von Aktivitäten, für die vollkommen unterschiedliche Kombinationen von Fertigkeiten und physischen Voraussetzungen erforderlich sind. Wann ist Kraft wichtiger? Wann Gewandtheit? Wie wichtig ist Ausdauer? Was ist mit Beweglichkeit, Hand-Auge-Koordination, Kommunikation mit Mannschaftmitgliedern, Strategie? Wenn Sie das Wort »Athletik« hören, denken Sie dann an den Sprint, bei dem der Erfolg ganz allein von der explosiven Geschwindigkeit abhängt? Oder denken Sie an so etwas wie Rodeln, wo die Fähigkeit, Körperteile zu isolieren, um winzige Anpassungsbewegungen vorzunehmen und geschmeidig und entspannt zu bleiben, während man ungeschützt mit 150 Stundenkilometern die Bahn hinunterschießt, genauso wichtig wie Kraft ist? Und dann Sportarten wie Synchronschwimmen oder Synchronspringen, bei denen die eigene Ausführung nicht wichtiger ist als die genaue Abstimmung auf die Bewegungen des Partners. Die Vorstellung, dass es eine entscheidende Ingredienz in dem Zaubergebräu für jede denkbare Sportart gebe, ist schlicht und ergreifend absurd.

Es sind noch weitere Schwierigkeiten zu beachten. Nehmen wir die Kraft, die auf den ersten Blick eine in sich geschlossene Facette der Athletik zu sein scheint. Aber Kraft ist nicht gleich Kraft. Ein Handstand verlangt eine bestimmte Art von Kraft; Radsprint eine andere; Gewichtheben wieder eine andere. Sportwissenschaftler und Trainer sprechen meist von vier klassischen Kraftarten: »Kraftausdauer«, »Schnellkraft«, »Maximalkraft« und »Explosivkraft«. Das American Council on Exercise, eine der Organisationen, die Zertifikate für Personal Trainer ausstellt, fügt noch »Beweglichkeit«, »Relativkraft« und »Startkraft« hinzu und kommt damit auf insgesamt sieben Kraftarten. Danach ist Beweglichkeit beispielsweise »die Fähigkeit, auf verschiedenen Ebenen Muskelstärke zu entschleunigen, zu kontrollieren und zu erzeugen«. Unterschiedliche Sportarten verlangen unterschiedliche Kräfte und damit unterschiedliche Trainingsprogramme. Was will jemand mit seiner Kraft *tun*? Welche Kraft verlangt sein Sport? Wettkampfgewichthebern geht es um »Maximalkraft«, das heißt um das absolut schwerste Gewicht, das sie einmal heben können. Um diese Kraft aufzubauen, müssen sie schwere Gewichte einige wenige Male heben, wobei sie zwischen den Kraftakten Pausen einlegen. Kugelstoßer dagegen sind auf Explosivkraft angewiesen. Sie müssen leichte bis mittlere Gewichte möglichst weit stoßen. Sprinter benötigen Schnellkraft. Sie müssen bei Hochgeschwindigkeitsbewegungen Maximalkraft abrufen können, aber die beste Trainingsmethode dafür ist strittig: Die meisten Sprinter machen Gewichtstraining, aber einige hervorragende Sprinter arbeiten kaum mit Gewichten. Kraft ist nicht nur eine Voraussetzung, sondern auch ein Ergebnis sportlicher Leistung, und offensichtlich gibt es eine Vielzahl von Faktoren, die an diesem Ergebnis beteiligt sind.

Warum der Versuch, Athletik auf eine einzige Dimension zu reduzieren, problematisch ist, zeigt sich besonders anschaulich in einer Studie, in der drei Männergruppen miteinander verglichen werden: hervorragende Amateurgewichtheber, hervorragende Amateurradrennfahrer und Männer in guter körperlicher Verfassung, die nicht regelmäßig Sport trieben. Die Forscher untersuchten verschiedene Aspekte von Kraft, Stärke (die das Element der Geschwindigkeit einschließt), Ausdauer und Hormone (sowohl Testosteron wie Cortisol). Dabei stießen sie auf interessante Beziehungen zwischen T und sportlicher Fähigkeit sowie zwischen T und der Sportart beziehungsweise dem Trainingsprogramm der Männer. Doch bevor wir zu diesen Ergebnissen kommen, wollen wir noch einen Augenblick bei der Frage bleiben, welche der drei verglichenen Gruppen die besten Athleten aufwies.[7]

Die Gewichtheber hatten größere Muskeln und waren viel stärker als die anderen: In Beinstrecktests erreichten sie viel höhere Maximalgewichte und konnten ihre eigenen Maximallasten schneller bewegen als die anderen Männer. Wenn die maximale Stärke das Maß für Athletik oder Sportlichkeit ist, gewinnen die Gewichtheber mühelos. Die Radfahrer waren nicht einmal stärker oder kräftiger als die Nicht-Sportler. Aber es gab noch eine andere Messung der sportlichen Leistung: den Belastungstest auf dem Fahrradergometer. Dieser Test misst, wie lange ein Radrennfahrer eine Pedalgeschwindigkeit gegen einen gegebenen Widerstand aufrechterhalten kann. Außerdem erhöhten die Forscher den Widerstand des Geräts in kleinen Schritten, um zu sehen, wie sich diese Veränderung auf Blutchemie, Herzfrequenz und Wahrnehmung von Erschöpfung auswirkten. Dieses Mal zogen die Gewichtheber den Kürzeren gegenüber den Radfahrern, deren Belastbarkeit 44 Prozent größer war wie die der Gewichtheber. Interessant auch: Wenn die Körpermasse oder die Größe der Oberschenkelmuskeln in Betracht gezogen wurden, schnitten die Radfahrer abermals bei Weitem am besten ab, und selbst die Kontrollgruppe erzielte noch signifikant bessere Werte als die Gewichtheber. Mit anderen Worten, unterschiedliche Kraftmaße beförderten verschiedene Gruppen an die Spitze. Überraschend vielleicht der Umstand, dass die Teilnehmer mit der *geringsten* Muskelkraft die *höchsten* Maximalbelastungen erzielten.[8]

Das mag dem Leser als eine lächerliche Betrachtungsweise der Studie erscheinen. Natürlich können Gewichtheber mehr Gewicht heben und Radrennfahrer besser Rad fahren. (Obschon die Nicht-Sportler, die die Gewichtheber im Radfahren hinter sich ließen, eine kleine Überraschung gewesen sein dürften.) Doch lassen wir die Frage, wer der beste Sportler ist, hinter uns und wenden uns lieber der Frage zu, was die Studie über T aussagt. Was wäre, wenn wir Ihnen mitteilten, dass die auf Ausdauer trainierten Athleten, die Rennradfahrer, signifikant geringere T-Werte aufwiesen als die Gewichtheber und Nicht-Sportler? Und Ihnen dann noch mitteilten, dass die Radfahrer weniger Kraft hatten als die Gewichtheber? Das wäre wahr. Aber so einfach präsentiert, könnten Sie zu dem Schluss verleitet werden, dass höheres T in allen Fällen zu größerer Kraft führe, und diese Schlussfolgerung wäre falsch. Bei den Sportlern wies T eine positive Korrelation zu bestimmten Kraftarten auf (Maximalkraft und Stärke) und war negativ verknüpft mit einer anderen Kraftart (Kraftausdauer).

TS KONTINGENZEN

Als wir anfingen, über den Zusammenhang von T und Sport zu forschen und zu schreiben, waren wir uns sicher, dass es einen soliden Bestand an Fakten gebe, dem wir entnehmen könnten, was T tatsächlich für Sportler leistet. Doch je tiefer wir in die Daten eindrangen, desto verschwommener wurde alles, was wir betrachteten. T-Fakten sind wie alle Fakten bedingt und nur in spezifischen Kontexten wahr. Kontexte für Fakten können eng oder weit sein, und es hat den Anschein, dass die Kontexte für Fakten über T und Sportlichkeit sehr eng sind.

Unter allen physiologischen Parametern, die für sportliche Leistungen von Belang sind, haben zwei die meisten und überzeugendsten Verbindungen zu T: die Skelettmuskelmasse (manchmal auch als Magermasse bezeichnet) und die physische Kraft. Und dann gibt es noch den psychologischen Aspekt: die Verknüpfung zwischen T und Konkurrenz.

Stärker gestreute Daten verbinden T mit Ausdauer, Hämoglobin, maximaler Sauerstoffaufnahme (VO_2max) und anderen Variablen. Wir konzentrieren uns auf die drei ausgeprägtesten Bereiche, um Ihnen einen Eindruck davon zu vermitteln, warum allgemeine Aussagen wie »T baut Muskeln auf« oder »T macht Sie kräftiger« immer partiell, problematisch und – unter bestimmten Umständen – regelrecht falsch sind. Im Folgenden zeigen wir, wie einige allgemeine Schlussfolgerungen über T und Sportlichkeit dadurch ermöglicht werden, dass die Einzelheiten und Feinstruktur der Forschung verwischt wird.

T baut Muskeln auf, aber …

Testosteron ist anabol, soll heißen, ein Katalysator für den Aufbau komplexerer Gewebe wie Muskeln aus einfacheren Bausteinen wie Protein. Einige Forscher wollten diese heute allgemein akzeptierte Tatsache über lange Strecken des 20. Jahrhunderts offenbar nicht wahrhaben, weil die Tierforschung zwar auf eine anabole Wirkung von Testosteron schließen ließ, aber frühe Studien am Menschen keine eindeutigen Ergebnisse lieferten. Noch 1984 hieß es in einer offiziellen Erklärung der internationalen Endocrine Society, »dass Androgene bei gleicher Ernährungsweise und Trainingsintensität keinen Anstieg von Muskelmasse oder Kraft bewirken«.[9] Während Forscher noch die Auffassung vertraten, T sei nicht anabol, waren die Bodybuilder und Wettkampfathleten, die T nahmen, ebenso überzeugt, es sei anabol.

Shalender Bhasin beendete diese Kontroverse mit einer Studie, die im Wesentlichen auf einen kontrollierten Dopingversuch hinauslief. Nach dem Zufallsprinzip teilte Bhasin 43 gesunde junge Männer einer von vier Gruppen zu. Der Hälfte der Männer verabreichte er extrem hohe Dosen von Testosteron (600 mg wöchentlich), der anderen Hälfte ein Placebo. Jede Gruppe wurde weiter unterteilt in eine, die Sport trieb, und eine andere, die untätig blieb. Obwohl die Studie klein war, erwies sich das Ergebnis als klar und aussagekräftig: Im Vergleich zur Placebo-

Gruppe entwickelten die Männer, die hohe Dosen T bekamen, mehr Muskeln und Kraft, wobei der Effekt besonders ausgeprägt bei Männern war, die nicht nur T erhielten, sondern auch Sport trieben.[10]

Diese klassische Studie ist der Standardbeleg für den Umstand, dass T Muskelmasse aufbaut. Aber es ist zugleich eine wunderbare Studie, um einige Grenzen dieser Behauptung zu erkennen. Erstens: Um die Auswirkung von T auf Muskeln nachzuweisen, mussten Bhasin und Kollegen riesige Dosen Testosteron verabreichen – sechsmal so viel, wie Männer mit Hypogonadismus in der Regel erhalten, und dreimal so viel, wie in früheren Forschungsarbeiten über den Testosteroneffekt auf Muskelentwicklung verabreicht wurde. Zweitens: Selbst bei diesen hohen T-Dosen blieb die signifikante Zunahme der Muskelgröße und vor allem der Kraft meist auf die Gruppe beschränkt, die neben der Einnahme von Testosteron regelmäßig Sport trieb. T allein bewirkte nicht so viel.

Die Ergebnisse dieser Studie entsprechen weitgehend denen einer anderen, ebenso sorgfältigen Untersuchung über die Beziehung zwischen Testosteron und Magermasse. Lee Gettler, dessen Forschung über Vaterschaft wir in Kapitel 6 erörtert haben, hat auch über Vaterschaft, körperliche Aktivität und Physiologie an Männern gearbeitet. 2010 haben sich Gettler und Kollegen mit einem Bias beschäftigt, das man fast in der gesamten T-Forschung vermutete – dem Problem nämlich, dass die einschlägigen Studien überwiegend in Nordamerika und Westeuropa durchgeführt wurden. Bei westlichen Männern wird durchgehend festgestellt, dass höheres Testosteron mit mehr Magermasse im Verhältnis zu Fettmasse verknüpft ist. Doch in einer großen Stichprobe philippinischer Männer kamen Gettler und Kollegen zum umgekehrten Ergebnis: Höheres T wies eine Beziehung zu einem kleineren Quotienten von Magermasse zu Fettmasse auf. Während diese Ergebnisse im Gegensatz zur Forschung an normamerikanischen und westeuropäischen Populationen stehen, entsprechen sie den Resultaten von anderen Untersuchungen an Männern, die unter subsistenzwirtschaftlichen Bedingungen leben: Das heißt, wenn das Kalorienangebot niedrig ist, haben Männer mit mehr Fett höhere T-Werte. Gettler und Kollegen interpretieren ihre Ergebnisse im Rahmen eines kontextspezifischen Modells, nach dem der Körper seine kostbaren Energieressourcen je nach Lebensumständen unterschiedlichen Gewebearten zukommen lässt. Magermasse ist metabolisch kostspielig – das heißt, der Körper verbraucht mehr Kalorien für die Erhaltung von Muskelmasse als von Fett. Jeder braucht Muskelmasse, aber wie viel? Gestützt auf ihre Studie und andere Forschungsarbeiten an Populationen, die unter Subsistenzbedingungen oder fast unter ihnen lebten, gelangten die Wissenschaftler zu dem Schluss: »Angesichts der Stoffwechselkosten von Muskelmasse wäre es für Männer maladaptiv, Magermasse wahllos, über den tatsächlichen physischen Bedarf hinaus, zu unterhalten.«[11]

Vielleicht beruht der Unterschied auf kulturübergreifenden Schwankungen oder auch auf dem Umstand, dass Bhasin in seiner Studie so hohe Dosen exogenen Testosterons verwendete, während Gettler in seiner Untersuchung die Korrelationen mit endogenem T von Männern zugrunde legte. Wie dem auch sei, die Aussage: »Höheres Testosteron baut mehr Muskelmasse auf« bedarf zumindest eines Zusatzes, um richtig zu sein: entweder »Höhere *Dosen exogenen* Testosterons machen Männer muskulöser« oder »Höheres Testosteron macht Männer *in nordamerikanischen und westeuropäischen Populationen* muskulöser«. Ein wunderbares Beispiel für die Multiplizität von T: Es gibt kein generisches T, das sich überall gleichermaßen auf Muskeln auswirkt.

T macht einen stark

Naomi Kutin ist stark. Sie betreibt Raw-Lifting, eine Kategorie des Kraftdreikampfes, in der kein Zubehör wie Hemden, bandagierte Handgelenke oder Gewichtheber-Anzüge erlaubt sind, die den Wettkämpfern ermöglichen, noch größere Gewichte zu heben. Kutin tauchte bei den Raw Unity Weightlifting Championships 2012 in der Szene auf, nachdem sie das Gewichtheben nur zu Hause betrieben hatte. Mit einer Größe von nur 1,42 Meter und einem Gewicht von 44 Kilogramm erzielte die zehnjährige Kutin mit 97,5 Kilogramm einen neuen Weltrekord im Raw-Kniebeugen für ihre Gewichtsklasse und übertraf damit den alten Rekord, der von einer 44-jährigen Europäerin gehalten wurde, um fast drei Kilo. Im Jahr darauf schaffte dieses magere Kind in der Vorpubertät im Kniebeugen 102,5 Kilo, womit sie abermals den Allzeitrekord in ihrer Gewichtsklasse knackte. Dann erreichte sie im Bankdrücken 43 Kilogramm, brach damit den Weltrekord in der offenen Klasse bis 44 Kilogramm und vollbrachte das gleiche Kunststück mit 105 Kilogramm im Kreuzheben. Damit kam sie auf ein Gesamtergebnis von 250 Kilogramm. Um das einzuordnen, lassen Sie uns annehmen, Sie wiegen 80 Kilogramm. Um das 2,4-Fache Ihres Körpergewichts im Kniebeugen zu heben, wie Kutin es schafft, müssten Sie 192 Kilogramm heben. Für ein Kind dieses Alters ist das eine enorme Leistung.[12]

Als Kutin begann, Rekorde zu brechen, war sie extrem zierlich, ohne erkennbare Muskeln. Das ist gar nicht so ungewöhnlich, wenn Sie einmal darüber nachdenken. Trotz ihrer ganzen Muskelpracht sind Bodybuilder nicht für besondere Kraft bekannt, und Gewichtheber haben keine besonders ausgeprägten Muskeln. Jetzt als Teenager und in einer Gewichtsklasse, wo sie mehr Konkurrenz hat, geht Kutin immer noch auf Rekordjagd. Zwar ist sie jetzt größer, aber sie sieht noch immer nicht wie eine Gewichtheberin aus. In einem Dokumentarfilm sagt sie lachend: »Wenn die Leute herausfinden, dass ich Gewichtheberin bin, wollen sie das zunächst nicht glauben, weil ich wirklich keine sehr sichtbaren Muskeln habe, und sie sagen: ›Nein, das stimmt doch nicht.‹«[13]

Wenn man sich Naomi Kutins Geschichte ohne diese ganze Hormonfolklore anschaut und sich mit einem objektiven Rückblick auf die Daten über den Zusammenhang von T und Athletik begnügt, gibt es keinen Grund zu der Annahme, ihr Erfolg sei auf T zurückzuführen. Mädchen in der Vorpubertät haben in der Regel extrem niedrige T-Werte. Infolge ihrer Siege in wichtigen Wettkämpfen gehört sie zu den wenigen adoleszenten Gewichtheberinnen, die Dopingtests unterzogen wurden. Sie ist sauber. Doch als wir Kutins Kraft mit zahlreichen intelligenten Leuten diskutierten, die sich im Sport bestens auskennen, unter anderem dem

Ressortchef für Sport einer weltbekannten Tageszeitung, hörten wir zu unserer Überraschung, dass T ständig als wahrscheinliche Erklärung genannt wurde. Es ist die Umkehrung der Unschuldsvermutung: T wird für verantwortlich gehalten, bis man seine Abwesenheit beweisen kann. Uns zeigt es, wie hartnäckig sich die Idee hält, dass T das Master-Molekül der Athletik sei. Die Aussicht, dass es die erstaunliche Kraft von Naomi Kutin erklären kann, ist gleich null. Außerdem gibt es eine viel plausiblere Erklärung. Kutin ist einer extremen Kombination von Natur-Kultur-Einflüssen ausgesetzt gewesen: Sie begann im Alter von sieben Jahren mit dem Gewichtheben, angeleitet von ihrem Vater Ed Kutin, der selbst ein Rekordhalter im Gewichtheben war.[14]

Eine Studie an adoleszenten olympischen Gewichtheberinnen legt den Schluss nahe, dass der beste Vorhersagefaktor für Kraft die Magermasse sein könnte, die in einer komplizierten Beziehung zu T steht. Bei den Mädchen in der Studie zeigte die erste Analyse, dass die Körpermasse der einzige signifikante Prädiktor für die Leistung im Gewichtheben war, und T war ein Vorhersagefaktor für die Körpermasse. Doch als die Forscher die Größe der Mädchen einbezogen, zeigte sich kontraintuitiv eine starke negative Beziehung zwischen T-Werten und Leistung. Mit anderen Worten, Mädchen mit *geringerem* T hoben mehr Gewicht. Das Forschungsteam erklärte, dieses Resultat entspreche Studien, die an erwachsenen Gewichtheberinnen durchgeführt wurden. Dort habe man die Körpermasse nicht einbezogen und keine Beziehung zwischen Leistung und T-Werten gefunden. Bei Berücksichtigung der Köpermasse werde man, so erklärten die Forscher, wahrscheinlich auch bei erwachsenen Gewichtheberinnen eine negative Beziehung zwischen T und Leistung entdecken. Bei den Jungen in der Studie ergab die erste Analyseebene keine Beziehung zwischen T und Leistung, aber DHEA, der Testosteron-Vorläufer, war mit besserer Leistung verknüpft. Doch wie bei den Mädchen veränderte die Einbeziehung der Körpermasse das Bild. Bei den Jungen offenbarten sich nach Berücksichtigung der Körpermasse keine signifikanten Beziehungen zwischen Hormonen und Leistung.[15]

Die Wissenschaftler tun sich schwer, diese Ergebnisse zu erklären. Am Ende äußerten sie die Vermutung, dass sich T (und andere Steroide) auf verschiedene Körpersysteme auswirke und dass die Beziehungen mal in einer positiven Synergie jene Kraftart hervorbrächten, die für eine bestimmte Aufgabe erforderlich sei, und mal das Gegenteil bewirkten. Beispielsweise beeinflusst T eine Reihe von Geweben – Muskeln, Eingeweidefett, Brustfett und andere. Während Muskeln entscheidend für Kraft sind, wirkt sich T aber auch auf die Fettverteilung in den unteren Gliedmaßen aus, die nach Meinung der Forscher besonders wichtig für bestimmte Bewegungen des Gewichthebens sind. Diese Beobachtung verknüpften sie mit Unterschieden zwischen Mädchen und Jungen in spezifischen Beziehungen, die sie bei Hormonen, Körperzusammensetzung und Kraft fanden. Grundsätzlich geht es ihnen um die Bedeutung von Kontext und Spezifität bei dem Versuch, die Beziehung zu verstehen, in der T und andere Steroide zur Leistung stehen. So beschäftigt sie die Frage, wo im Körper sich T in bestimmter Weise auswirkt, welche Körper dieser Wirkung in bestimmter Weise unterworfen sind und welcher Teil des Körpers für spezifische Sportarten am wichtigsten ist.

Während die Studie über junge olympische Gewichtheber aus Sicht der vorherrschenden Auffassung, T sorge für Kraft, überraschend sein mag, deckt sie sich jedoch mit den Ergebnissen der Sportforschung über T. Viele Studien zeigen, dass endogenes T mit Kraft verknüpft ist, doch manchmal findet man diese Beziehung nur in Untergruppen wie älteren Männern, und häufig wird sie kleiner oder verschwindet ganz, wenn andere bekannte Korrelate der Kraft wie etwa Alter, Körpermasse oder Körperdimensionen und Training einbezogen werden. Insgesamt stehen die Forschungsergebnisse in starkem Kontrast zu der verallgemeinernden Idee, dass T eine einfache und vorherrschende Ingredienz für Kraft sei.[16]

2013 sprachen wir mit einer Ruderin, die von zwei verschiedenen Olympischen Spielen Goldmedaillen heimbrachte. Rudern ist ein Kraftsport; und sie ist weder massig, noch verfügt sie über natürliche Kraft. Das ließ ihr nur eine Hoffnung, es ins Team zu schaffen: »Man kann nichts gegen seine Größe machen, seine Ausmaße, man muss einfach kräftiger werden, weil es beim Rudern vor allem um das Kraft-Gewicht-Verhältnis geht.« Also konzentrierte sie sich auf die Steigerung ihrer Kraft, begann mit dem CrossFit-Programm und ging fortwährend über die Vorgaben ihres Trainers hinaus. Sie wurde eine der kräftigsten Ruderinnen im Leistungszentrum, weil sie so hart trainierte, dass sie mehrfach einfach durch die Kraft, die sie auf den eigenen Körper ausübte, während sie die Riemen durchs Wasser zog, Ermüdungsbrüche erlitt. Sie dachte: »Wenn ich mehr aushalten kann als meine Konkurrentin, kann ich gewinnen, und das hat nichts mit der Physiologie zu tun; das hat nur was mit der Geistesverfassung zu tun.« Aber bei ihrer Kraft geht es durchaus um Physiologie, nicht nur um T – tatsächlich sind ihre T-Werte unternormal. Möglicherweise ist ihr intensives Training der Grund, warum sich ihr T gesenkt hat, doch das ändert nichts an der Tatsache, dass sie trotz ihres niedrigen Testosterons immer noch sehr stark ist. So können wir aus ihrer Geschichte die einfache Lektion lernen, dass es mehr als einen Weg zur Kraft gibt.

Die Biologie ist voller Beispiele, die zeigen, dass gleiche Ergebnisse auf verschiedenen Wegen erreicht werden können. Nehmen Sie das scheinbare Paradox, dass Frauen den gleichen relativen Nutzen aus Widerstandstraining ziehen, obwohl Frauen im Allgemeinen weniger T haben. Eine brasilianische Forschungsgruppe bestätigte unlängst einen spezifischen Fall des allgemeinen Musters: Bei Widerstandstraining bilden Frauen Oberkörperkraft genauso schnell aus wie Männer. Das mag überraschend erscheinen, wenn man bedenkt, dass T beim Sport an Muskelreaktionen beteiligt ist, dass die T-Werte von Männern im Allgemeinen beträchtlich höher sind als die von Frauen und dass Studien an Tieren und Menschen in der Muskulatur des Oberkörpers auf eine höhere Konzentration von Androgenrezeptoren schließen lassen als in der des Unterleibs. Die Forscher vertreten die Ansicht, die hormonalen Mechanismen, die dem Kraftzuwachs von Frauen und Männern zugrunde lägen, könnten möglicherweise nicht die gleichen sein: Unter Umständen würden die anabolen Effekte von Progesteron die relativ geringeren T-Werte von Frauen kompensieren.[17]

Hormone entfalten ihre Wirkung nicht in der Isolation. Wenn Forscher nicht die erwarteten Beziehungen zwischen T und Kraft finden, verweisen sie auf die bekannten Kontingenzen, denen der Körper unterliegt, wenn er T und die Kette anderer Steroide verwendet, von denen T nur ein Teil ist. Zur Beantwortung der Frage beispielsweise, warum sie in ihrer Studie junger olympischer Gewichtheber noch nicht einmal ansatzweise die in früheren Untersuchungen ermittelten Beziehungen zwischen Kraft und T fanden (oder auf verwandte Parameter wie die Beziehung zwischen T und dem Sexualhormon-bindenden Globulin, SHBG, stießen), hatten Blair Crewther und Kollegen im Wesentlichen zwei Vorschläge. Erstens: Das Hormon, nach dem man suchen müsse, sei vielleicht nicht T, sondern DHEA-S, ein Vorläufer nicht nur von T, sondern von vielen anderen Steroiden. Zweitens: Steroid-Effekte »könnten von anderen endokrinen Merkmalen abhängen (etwa Rezeptorinteraktionen, Zelltypen, Hormonabbau, Bindungsproteinen)«.[18]

Erinnern wir uns daran, dass das endokrine System durch positive und negative Rückkopplungsschleifen und komplexe chemische Umwandlungsketten charakterisiert ist. Wenn T beispielsweise bei erwachsenen Männern relativ niedrig ist, werden dadurch Hypothalamus und Hypophyse veranlasst, Hormone freizusetzen, die die Testosteronproduktion in den Hoden anregen. Das ist die positive Rückkopplungsschleife. Doch wenn die T-Werte steigen, schaltet T Hypothalamus und Hypophyse ab, sodass die Testosteronproduktion sich stabilisiert. Das ist die negative Rückkopplungsschleife und einer der Gründe, warum die Verabreichung von pharmazeutischem T nicht automatisch den T-Wert des Empfängers erhöht oder die von T beeinflussten Phänomene verstärkt: Manchmal ist der Körper bestrebt, das Gleichgewicht aufrechtzuerhalten. Das soll jedoch nicht heißen, dass es unmöglich ist, diese Systeme mit genügend T außer Kraft zu setzen, sondern nur, dass T sich auf spezifische Systeme äußerst verschieden – sogar gegensätzlich – auswirken kann, je nachdem, ob T hoch oder niedrig ist. Außerdem kann ein Teil des Testosterons direkt verwendet, ein anderer Teil aber auch in andere Hormone, wie zum Beispiel Östrogen, umgewandelt werden. Wie viel Testosteron umgewandelt wird, hängt von bestimmten Faktoren ab – etwa der vorhandenen Menge der Aromatase, des Enzyms, das die Umwandlung katalysiert. Die Wirkung von T wird durch Rezeptoren vermittelt, die sich von Individuum zu Individuum in Zahl und Ansprechbarkeit unterscheiden, und die Hormon-Rezeptor-Interaktionen selbst sind an Rückkopplungsschleifen beteiligt, die Rezeptoren produzieren oder hemmen können. Noch ist kaum bekannt, wie Androgenrezeptoren die Wirkung des Testosterons vermitteln, doch die Forschung macht rasche Fortschritte. So besagt ein faszinierendes neueres Ergebnis, dass die Rezeptordichte in den Skelettmuskeln verschiedener Körperregionen erhebliche Unterschiede aufweist – zwischen Kopf, Hals, Schultern, unteren Gliedmaßen und so fort. Herkömmlicherweise würde man erwarten, dass T die größere Wirkung entfaltet, wo die Rezeptoren dichter sind, aber so einfach ist das nicht. Der Sportphysiologe Fawzi Kadi und Kollegen beschreiben ortsspezifische Reaktionen (zum Beispiel in den Halsmuskeln und in den Schultermuskeln) auf Faktoren wie Training und sogar die Einnahme von exogenen Steroiden: In einigen Muskelgruppen regeln diese Faktoren die Androgenrezeptoren hoch und verstärken die Muskelgröße und -kraft, während exogene Steroide in anderen Muskeln ohne Wirkung bleiben oder die Androgenrezeptoren sogar herunterregeln können.[19]

Es ist nicht möglich, diese Form von Multiplizität in Studien über die Beziehung von T und sportlicher Leistung nachzuweisen, weil in den vorliegenden Untersuchungen die zugrunde liegenden Rezeptorunterschiede nicht berücksichtigt wurden. Aber die Multiplizität, die Vielgestalt von Testosteron, ist immer gegenwärtig.

Statt einfach zu untersuchen, wie T generell an der Entstehung von Kraft beteiligt ist, haben einige Forschungsgruppen damit begonnen, T als eine von mehreren Ressourcen des Körpers zu betrachten, mit deren Hilfe wir Kraft generieren. Kraft ist schließlich eine notwendige Grundfunktion. Es leuchtet ein, dass sich im Lauf unserer Evolution redundante Systeme herausgebildet haben, die dafür sorgen, dass immer ausreichende Muskelkraft für all unsere notwendigen physischen Aufgaben zur Verfügung steht; sich für das ganze schwere Heben nur auf T zu verlassen wäre aus evolutionärer Sicht unklug.

William Kraemer und Keijo Häkkinen, beheimatet in den Vereinigten Staaten beziehungsweise Finnland, sind maßgebliche Forscher auf dem Gebiet der Sportphysiologie und Endokrinologie. Ihre Studien haben Licht auf ein bekanntes Phänomen des Gewichthebertrainings (oder »Widerstandstrainings«) geworfen: Menschen ohne einschlägige Erfahrung erzielen oft sehr viel raschere Fortschritte als Menschen, die schon lange Zeit trainieren. Die Forschung von Kraemer und Häkkinen lässt darauf schließen, dass der Körper unter verschiedenen Umständen unterschiedliche Strategien zum Muskelaufbau abruft. Wenn jemand anfängt, mit Gewichten zu trainieren, weiß sein Körper noch nicht, wie er die Muskeln einsetzen soll, die er bereits hat. Seine Nerven übertragen die Signale zwischen Muskeln und Gehirn nicht rasch genug, um die Handlungen auszulösen und zu koordinieren, die erforderlich sind, um eine Last, besonders eine sehr schwere, zu bewegen. Doch bei entsprechendem Training reagieren die Nerven auf die Beanspruchung der Muskeln rasch mit einer »Neuverdrahtung«. Diese neuronalen Adaptationen vollziehen sich schneller als der relativ langsame Muskelaufbau. Erst wenn die neuronalen Adaptationen weit genug gediehen sind, werden Muskeln aufgebaut, um noch schwerere Gewichte zu heben. Das ist nur ein Beispiel für die Art und Weise, wie unser Körper – gestützt auf unsere früheren Erfahrungen und den gegenwärtigen Kontext – unterschiedliche Strategien nutzt, um ähnliche Probleme zu lösen. Wenn wir eine Strategie voll ausgeschöpft haben (wenn beispielsweise die Nervenzellen bereits mit maximaler Geschwindigkeit feuern), steigt unser Körper auf die nächste Strategie um, das heißt, er nutzt zusätzliche Ressourcen, um den Anforderungen gerecht zu werden, die wir an ihn stellen. Diese Forschung zeigt, dass die Hormonregulation für die Muskelentwicklung nur eine von vielen Ressourcen ist, die unser Körper abhängig von früherer Erfahrung gezielt abruft. Speziell gilt, dass Hormone stärker ins Spiel kommen, wenn man schon viel Krafttraining absolviert hat.[20]

◂▸

Bislang haben wir vorwiegend über endogenes T gesprochen. Als wir die gemischten Forschungsergebnisse über die Mitwirkung von Testosteron am Muskelaufbau durchsahen, haben wir etliche Studien erörtert, in denen die Forscher T oder Placebos verabreichten. In den meisten Studien wurden Maße für Kraft und Muskelmasse einbezogen. Wie erwähnt, zeigten sie, dass exogenes T einen Zuwachs sowohl an Muskelmasse als auch Kraft bewirkt, besonders wenn es in großen Dosen eingenommen wird und von einem entsprechenden Training begleitet ist. Doch wenn eine dieser Bedingungen verändert wird – wenn die Dosen niedriger sind, wenn die Versuchsteilnehmer bereits niedrige T-Werte haben oder ältere Frauen sind –, ist der Einfluss von T auf die Kraft weniger konsistent. Entscheidend sind wiederum Kontext und Spezifität. Mit einer Forschungsgruppe – einschließlich Shalender Bhasin, dessen Forschung gezeigt hat, dass große Dosen von T die Muskelentwicklung bei Männern anregen können – führte Grace Huang kürzlich einen randomisierten Doppelblindversuch durch, in dem Frauen Testosteron verabreicht wurde. Wie bei Männern zeigte sich bei den Frauen, die hohe Dosen Testosteron erhielten (aber nicht, wenn sie geringere Dosen bekamen), dass sie an Magermasse und Kraft zunahmen, aber in Bezug auf nur zwei von fünf Maßen für funktionale Kraft. Warum verbesserten hohe Dosen von T beispielsweise die Kraft beim Brustpressen, aber nicht beim Beinpressen oder die Griffkraft? Es hat wahrscheinlich mit spezifischen Anforderungen an bestimmte Kraftmaße zu tun. An anderer Stelle hat Bhasin erklärt, dass »Auswirkungen von Testosteron auf die Muskelleistung bereichsspezifisch sind; Testosteron verbessert die maximale willkürliche Kraft, aber wirkt sich weder auf Muskelermüdbarkeit noch auf spezifische Kraft aus ... Im Gegensatz zum Widerstandstraining verbessert die Testosteroneinnahme nicht die Kontraktionsfähigkeit der Skelettmuskeln.« Kraft hat viele Facetten, und T hat keine gleichförmige Beziehung zu allen verschiedenen Kraftarten.[21]

Die von uns durchgesehenen Forschungsergebnisse, die zeigen, wie sich Testosteron auf Kraft auswirkt, liefern Aussagen über Durchschnittswerte und über Testosteroneffekte unter bestimmten Testbedingungen.

Bhasins Bericht über die bereichsspezifischen Effekte von T auf Muskelleistung wären genauer, wenn diese Bedingungen explizit dargelegt worden wären: Testosteron verbessert die maximale willkürliche Kraft *des unter Laborbedingungen getesteten durchschnittlichen westlichen Manns* oder verbessert *bestimmte, aber nicht alle Maße* für Kraft und Stärke bei *westlichen Frauen, die sich einer Hysterektomie unterzogen.* Das ist keine Beckmesserei, sondern soll zeigen, wie wichtig es ist, die spezifischen Bedingungen zu nennen, unter denen statistische Beziehungen gefunden wurden – besonders wenn es Hinweise gibt, dass sich eine Beziehung nicht auf andere Kontexte verallgemeinern lässt.

Stehen T und Kraft also in einer statistischen Beziehung? Ja. Wie? Auf komplizierte Weise, die die Forscher noch nicht ganz verstehen, aber ganz sicherlich nicht linear und vorhersagbar. Die Quintessenz dieser Forschung besagt, dass groß nicht gleich stark ist und dass sich T auf Kraft auswirkt, aber nicht gleich stark auf jede Art von Kraft oder auf jeden Körper.

Kopfsache

Nach einer gängigen Vorstellung über die Rolle von T im Sport macht Testosteron einen Menschen zu einem erbitterten Konkurrenten. Es gibt eine Fülle von Daten über die Verknüpfung zwischen T und Konkurrenzverhalten, aber sie belegen genau das Gegenteil dessen, was die herrschende Meinung vertritt: Sehr häufig führt Konkurrenz zu einer Steigerung der T-Werte, wobei diese Steigerung bei denen, die gewinnen, etwas höher zu sein scheint als bei denen, die nicht gewinnen. Diesen sogenannten Siegereffekt haben wir in Kapitel 5 beschrieben, als wir uns mit Risikobereitschaft beschäftigt haben. Seit den 1980er-Jahren herrscht die Meinung vor, dass Siegen seine magische Wirkung auf das neuroendokrine System ausübt, egal, ob jemand aus eigener Kraft gewinnt oder der Sieg den Siegern zufällig vom Forscher zugesprochen wird, aber man ist sich noch nicht einig, ob der Wettbewerb körperlich sein muss oder auch auf geistiger, sozialer oder wirtschaftlicher Ebene ausgetragen werden kann. Der größte Teil der Sportliteratur geht von einer soliden Datenbasis des Siegereffekts aus, und die meisten Wissenschaftler scheinen sich einig zu sein, dass bei weiblichen wie männlichen Athleten während des Wettkampfs das Testosteron steigt.[22]

Doch dies ist ein Gebiet, in dem wir, als wir es uns näher ansahen, einige Überraschungen erlebten. Zunächst glaubten wir den Sportwissenschaftlern und Psychologen in diesem Fall aufs Wort, weil es nach Ansicht praktisch aller Experten schlüssige Beweise dafür gab, dass Konkurrenz zwei Arten von Testosteronanstiegen verursache: einen Anstieg durch die Antizipation einer Herausforderung und eine zweite Zunahme bei denen, die gewinnen. Ein ganzer Teilbereich der Forschung beschäftigt sich mit der Frage, ob und wie sich das Erlebnis des Sieges in einem Wettbewerb auf T auswirkt. Etliche Studien lassen darauf schließen, dass der Sieg in einem Wettbewerb T erhöht – sogar »indirekte« Siege, wie sie Fans erleben, deren Mannschaften gewinnen, oder Teilnehmer an einer Studie, die nach Zufallsverfahren der Gruppe der Sieger zugeteilt werden.[23] Doch nachdem wir uns selbst die Studien angeschaut hatten, sahen die Daten nicht mehr ganz so eindeutig aus.

Wir prüften 96 Studien über die Beziehung zwischen Konkurrenz und T, von denen viele in zwei kürzlich veröffentlichten Metaanalysen berücksichtigt waren, und stellten fest, dass diese Daten in der Regel als schlüssiger und konsistenter zusammengefasst wurden, als sie tatsächlich waren. Zum einen beginnen einzelne Studien gewöhnlich mit einer ziemlich einfachen Hypothese, aber die Ergebnisse für steigendes T sind häufig auf Untergruppen beschränkt oder hängen von Analysen zusätzlicher Faktoren ab, die sich von Studie zu Studie erheblich unterscheiden. Es gibt Meinungsverschiedenheit über den physischen Charakter der Konkurrenzsituationen, das heißt über die Frage, ob, sagen wir, Schachspielen eine ähnliche hormonale Reaktion auslöst wie ein athletischer Wettkampf. Bislang reichen die Daten nicht aus, um diese Frage zu beantworten, weil Studien über nicht-sportliche Konkurrenzsituationen überwiegend im Labor stattgefunden haben, und es ist denkbar, dass

Menschen sich in einem Wettkampf, der für Forschungszwecke erfunden wurde, weniger engagieren. T kann auch durch körperliche Aktivität allein gesteigert werden, daher ist schwer zu sagen, ob die kleinen Veränderungen, die bislang in Studien gefunden werden, auf die Konkurrenz an sich zurückzuführen sind.[24]

Es gibt einige Belege für einen Siegereffekt bei Frauen wie bei Männern, die tendenziell eine Zunahme von T erkennen lassen. Aber die Auswirkungen von Konkurrenz auf T sind äußerst heterogen, soll heißen, dass sich weder Richtung noch Größe irgendeines Effektes, den Konkurrenz auf T ausübt, konsistent in den Studien zeigt. Einige der Faktoren, die offenbar damit zu tun haben, ob ein Siegereffekt festgestellt wird, leuchten intuitiv ein, beispielsweise das Alter der Teilnehmer (da sich Hormonreaktionen mit dem Alter verändern). Eine Rolle spielt weiterhin, ob es eine Labor- oder Feldstudie ist, und auch der zeitliche Abstand zwischen Testosteronproben und Wettbewerb. In einer jüngeren Metaanalyse zeigte sich, dass der Nachweis des Siegereffekts auch mit dem Land zu tun hatte, in dem die Studie durchgeführt wurde. Außerdem fand man Hinweise, dass Konkurrenzstudien eher veröffentlicht werden, wenn sie die Hypothese des Siegereffekts bestätigen.[25]

In neueren Studien wird häufiger auf die Beziehung von Testosteron zu anderen Hormonen, speziell zu Cortisol, geachtet. Einige Forscher gehen von einer Dual-Hormon-Hypothese aus, nach der die spezifische Beziehung zwischen T und Konkurrenz von dem Cortisolwert eines Menschen abhängt. Entsprechende Studien liefern häufig Ergebnisse, die mit einem Aspekt des Konkurrenzverhaltens zu tun haben, aber nur in sehr spezifischen Untergruppen. Zum Beispiel hat eine Forschungsgruppe an der University of Chicago unlängst eine Studie durchgeführt, in der 120 Frauen in einem Computerspiel miteinander konkurrierten. Die Forscher untersuchten Testosteron zum einen als potenziellen Vorhersagefaktor für Konkurrenzverhalten, aber auch als Resultat einer Konkurrenzsituation und stellten fest, dass der Ausgangswert des Testosterons mit der Genauigkeit der Ausführung verknüpft war, aber nur bei den Verlierern des Wettbewerbs und nur wenn deren Cortisolwert von Anfang an niedrig war. Es gab keinen Beleg für einen »Siegereffekt« und keinen Anhaltspunkt, dass der Wettbewerb selbst, unabhängig von den Cortisolwerten, das Testosteron erhöhte. Andere Forscher stützen sich auf weitere komplexe Hormonmodelle, etwa das Kopplungsmodell, nach dem T und Cortisol je nach Kontext entweder synergistisch oder antagonistisch wirken können. All diese Studien sprechen nicht für die These, dass höheres T einen Beitrag zur Konkurrenzfähigkeit leistet, auch wenn es Belege dafür zu geben scheint, dass der Sieg in einem Wettbewerb, zumindest kurzzeitig, erhöhte T-Werte hervorruft.[26]

Eines geht eindeutig aus den Studien über T und Konkurrenz hervor: Anhand der vorwettbewerblichen Testosteron-Konzentrationen lassen sich keine Vorhersagen über die Leistung eines Sportlers auf dem Feld treffen. Außerdem zeigt sich, dass der Siegereffekt schwerer greifbar ist, als die Forscher gegenwärtig zugeben. Wir haben es wieder mit dem Mulder-Effekt zu tun: Sie möchten es glauben. Eine Forschungsgruppe ließ sich von ihrer Begeisterung zu einer Rolle rückwärts hinreißen – zurück zu der alten These, dass höheres Testosteron einen Sieg vorhersagt. Sie verkündeten: »Nachwettbewerbliche Speicheltestosteronwerte könnten die Möglichkeit bieten, Leistungen im Ausdauerlaufen vorherzusagen.« Solange sie nicht versuchen *vergangene* Leistungen vorherzusagen, wird das nicht klappen.[27]

Ein direkter Blick auf die Variabilität

Bis hierher haben wir für die drei Bereiche, in denen die Evidenz für den Zusammenhang von T und Sportlichkeit am stärksten ist – dass T Muskeln aufbaut, dass es einen stark macht und dass es mit Konkurrenz verknüpft ist –, den Nachweis geführt, dass die Verknüpfungen schwer fassbar, partiell und kontextbezogen sind. Wie in allen anderen Bereichen, die wir bislang untersucht haben – von Elternschaft bis finanzieller Risikobereitschaft –, gibt es mehr Belege dafür, dass Training und Wettbewerb beim Sport auf T einwirken als umgekehrt. T-Werte sind ein Teil der Wahrheit, doch entscheidend ist, was die menschlichen Gewebe mit T anfangen. Menschen reagieren sehr unterschiedlich auf gleiche Mengen von Testosteron. Die in diesem Kapitel bislang besprochenen Studien liefern überwiegend nur Gruppendaten, die keinen Rückschluss auf die Variabilität zwischen den einzelnen Probanden zulassen. Wenn Forscher eine Korrelation zwischen T und einem Merkmal wie Muskelkraft in einer Untergruppe finden (sagen wir, bei den Teilnehmern, die regelmäßig trainiert haben, im Vergleich zu denen, die nur T von den Forschern erhielten), haben sie einen Faktor identifiziert, der die Wirkungsweise von T im Körper verändert. Aber es gibt stets mehr Faktoren, die sie nicht entdeckt haben – von biologischen Unterschieden zwischen Probanden bis zu nicht gemessenen Abweichungen in deren Verhalten oder täglichen Umgebung.

Viele WissenschaftlerInnen, die über T im Sport forschen, haben damit begonnen, sich direkt mit der Variabilität oder Veränderlichkeit der Beziehungen von T zu sportlich relevanten physischen oder psychischen Faktoren zu beschäftigen. Sie untersuchen, wie sich bestimmte Teilnehmer an ihren Studien von anderen unterscheiden oder in welcher Beziehung die T-Schwankungen eines Individuums im Laufe der Zeit oder bei wechselnden Kontexten zu dessen sportlichen Fähigkeiten stehen. Diese Studien vermitteln ein gänzlich anderes Bild von Testosteron, das vollkommen kontingent erscheint. Es ist nicht leicht und manchmal noch nicht einmal möglich, die Schlussfolgerungen über T und Sportlichkeit, die sich aus Analysen über die Wirkungsweise von T auf der Gruppenebene ergeben, mit den Analysen der individuellen Variabilität zu vereinbaren.

◂ ▸

Blair Crewther ist ein dynamischer und produktiver Sportwissenschaftler, den wir 2012 in seinem Institut am Imperial College in London besuchten, um mit ihm über seine T-Forschung zu sprechen. Crewthers Studien haben das Ziel, Methoden zur Maximierung des Trainingspotenzials von Sportlern zu entwickeln. Er versteht T als eines von vielen Merkmalen, die zwischen Menschen variieren – ein Faktor, der zum Potenzial eines Sportlers beiträgt, aber es nicht bestimmt. Mit T »sind einige Menschen mehr als gesegnet, andere weniger«. Doch er und seine Kollegen experimentieren mit Verfahren, die die T-Werte von Sportlern erhöhen sollen, und beobachten dann, wie sich das auf deren Leistung auswirkt. Bei unserem ersten Treffen hüpfte Crewther vor Begeisterung herum, als er uns seine Forschung erklärte, in der er versucht, T durch bestimmte Interventionen zu steigern – etwa indem er seine Teilnehmer die Videoaufnahmen eines Spiels betrachten lässt, während ein Trainer positives Feedback gibt. »T ist außerordentlich dynamisch«, erklärte er. »Man kann beobachten, wie es um bis zu 100 Prozent nach oben schießt.«[28]

Als wir Crewther trafen, hatte er gerade eine kleine, aber intelligente Studie an Rugby-Spielern beendet. Die Arbeit ist besonders interessant, weil sie jeden einzelnen Teilnehmer außerordentlich detailliert beschreibt. Crewther und Kollegen erfassten Testosteron, Kraft und Sprintschnelligkeit bei zehn Profispielern. Die Hälfte der Männer wurde als »durchschnittlich« an der Beinpresse eingestuft (aus Laiensicht eine ziemliche Untertreibung, denn das hieß, dass sie beim Pressen ihr doppeltes Körpergewicht erreichten) und die andere Hälfte als »gut« (weil sie mehr als das Doppelte ihres Körpergewichts pressten). Zu Beginn gab es bei diesen Gruppen keinen Unterschied in den T-Werten. Nach zehn Trainingssitzungen verzeichnete das T aller Teilnehmer ungefähr den gleichen Anstieg von durchschnittlich 100 Prozent. Doch nur die Hälfte der Männer, die in der kräftigeren Gruppe waren, wurde auch schneller oder erhöhte das Gewicht der Beinpresse. Die andere Hälfte – ebenfalls Profisportler, also keine Schlappschwänze – erhielt durch die Verdopplung ihrer T-Werte keine Zuwächse an Kraft oder Geschwindigkeit.[29]

Um die Daten zu analysieren, die zeigen, wie T auf Training reagiert, muss man die Variabilität Schicht um Schicht betrachten. Bei jedem Individuum gibt es Schwankungen in Hinblick auf T und andere Faktoren wie Ernährung, Schlaf, sexuelle Aktivität, Menstruationszyklen etc., die die Produktion von T beeinflussen. Zwischen den Individuen gibt es Unterschiede, die Dinge betreffen wie Rezeptoraktivität, andere Steroidhormone und Enzyme, die sich auf die Steroidgenese, Rückkopplungsschleifen und vieles mehr auswirken. Und es gibt Variationen in den Methoden. Verschiedene Forschungsgruppen wählen unterschiedliche Formen, Intensitäten und Zeitmaße des Trainings, unterschiedliche Methoden für die Entnahme und Analyse des Testosterons und unterschiedliche statistische Modelle zur Analyse der Beziehungen.[30]

Wir haben nur etwas an der Oberfläche gekratzt und uns auf jene Aspekte der Athletik beschränkt – Muskelmasse, Kraft, die Reaktion des Testosterons auf Konkurrenz und Training –, bei denen die Evidenz für T am stärksten ist. Für die meisten einfachen Fragen über T gibt es keine klaren Antworten, sogar in der Literatur der Sportendokrinologie, beispielsweise: Steigert Training T oder verringert es T? Das hängt von der Art des Trainings und der interindividuellen Variabilität ab. Wird T durch Konkurrenz gesteigert oder nicht? Vielleicht, aber wenn, so hängt es von der Art der Konkurrenz ab, von der Erwartung des Konkurrenten, davon, ob man gewinnt oder verliert, und von anderen interindividuellen Unterschieden. Wenn die T-Werte steigen, sind dann diese höheren Werte mit besserer oder schlechterer Leistung verknüpft? Das hängt von der Art der Leistung ab, die man misst, und von interindividuellen Merkmalen wie Ausgangswert des Testosterons, Variabilität der Anfangsleistungen, Cortisolwerten und anderen Merkmalen, die diesen Schwankungen unterworfen sind. Sollte Testosteron gemessen werden, oder ist DHEA (Vorläufer von T, aber auch anderen Steroiden) möglicherweise informativer bei Frauen? Sollte man die Proben aus Serum, Urin oder Speichel entnehmen oder möglicherweise aus Geweben wie Haar gewinnen?

So verästeln sich die Multiplizitäten immer weiter. Totales T, freies T, bioverfügbares T, Verhältniszahlen wie der »freie Androgenindex«, zu dem T gehört; Morgen-T, Abend-T, T während der Lutealphase des Menstruationszyklus; Baseline-T, T nach Widerstandstraining, T beim oder nach dem Wettkampf – und mehr. Das hängt davon ab, welches T am besten für die Frage der Forscher geeignet ist und sich am besten in den Erkenntnisstand ihrer Disziplin einfügt. So messen klinische Forscher fast immer das T im Blut, daher wäre es schwierig für sie, plötzlich mit dieser Gewohnheit zu brechen und das Speichel- oder Urin-Testosteron der Versuchsteilnehmer zu erfassen: Wie sollten sie dann die eigenen Daten sinnvoll mit anderen Studien in der Literatur vergleichen? Sportwissenschaftler dagegen messen T häufig im Speichel, nicht nur weil man Sportler leichter dazu bekommt, in eine Röhre zu spucken, als sich Blut abnehmen zu lassen, sondern auch weil einige Forscher glauben, Speichel-T gebe die schnellen Aspekte der Testosteronwirkung im neuroendokrinen System besser wieder als das T im Blut.

Aus allen diesen Unstimmigkeiten zwischen Studien ist nicht zu schließen, dass T »in Wirklichkeit« gar nichts bewirkt, sondern vielmehr, dass T ein Mehrzweckmolekül ist, dessen spezifische Wirkungen von unseren Modellen nicht erfasst werden, weil diese eine Art kontextübergreifende »Einsetzbarkeit« verlangen. T ist an vielen Körperprozessen und -mechanismen beteiligt, aber auf je sehr spezifische Weisen. Aus unserem besonderen Augenmerk auf diese komplexen Umstände hat man fälschlicherweise geschlossen, wir seien der Meinung, T bewirke nichts für sportliche Leistungsfähigkeit. Ganz im Gegenteil, eine unserer wichtigsten Erkenntnisse über den Zusammenhang von T und Sportlichkeit lautet: Hormone bewirken wahrscheinlich weit mehr, als die meisten Menschen ahnen, aber diese Effekte summieren sich nicht notwendigerweise zu »besseren« Leistungen, besonders nicht übergreifend für alle Sportarten.

BRAUCHBARE FAKTEN

Dieses tiefere Eindringen in einige der weithin akzeptierten Ideen über die Beziehung von T und Sport fördert erstaunlich wenig Informationen über die Wirkung von T zutage, sondern nur eine potenziell frustrierende Ansammlung von hochspezifischen Fakten, die sich jeder Synthese zu verweigern scheinen. Diese Dissonanz kommt daher, dass die Wissenschaftler, die die Beziehung von Testosteron und sportlich relevanten physischen Funktionen untersuchen, unterschiedliche Grundanliegen haben. Mit ihren Studien versuchen sie sehr heterogene Fragen zu beantworten – ob eine T-Therapie etwas über Gebrechlichkeit im Alter aussagen kann, welche Krafttrainingsprogramme die natürlichen Fähigkeiten von Sportlern steigern können und welche Forschungsergebnisse Klarheit in eine umstrittene Regulierung der Sportlerinnen bringen kann. Diese Ziele können die Daten der entsprechenden Studien beeinflussen: Wer legt Wert auf Gruppenunterschiede und wer berichtet über individuelle Variabilität? Sehen die Forscher T als ein Merkmal, das etwas über körperliche Leistungsfähigkeit *vorhersagen* könnte, oder sind sie daran interessiert, wie T auf Training oder Wettbewerb *reagiert* – vielleicht um Trainingsprogramme individuell zu gestalten?

Umfang und Detailliertheit der Fakten, die über Athletik verfügbar sind, können überwältigend sein, nicht zuletzt, weil die Durchmusterung der Daten ohne eine bestimmte Zielsetzung keinen festen Orientierungspunkt hat. Frei schwebende Fakten sind nicht das Gleiche wie Evidenz, weil diese spezifische Hypothesen oder Probleme voraussetzt. Das gilt nicht nur für T, sondern für Wissenschaft überhaupt. Mehrere Jahrzehnte Forschung zeigen disziplinübergreifend, dass nicht nur die Wissenschaft selbst uneinheitlich ist, sondern auch die Fakten, die sich aus bestimmten Disziplinen und sogar einzelnen Studien ergeben. Dieser Punkt unterscheidet sich von der Feststellung, dass eine Anzahl von Studien, die sich mit derselben Frage beschäftigen, zu unterschiedlichen Ergebnissen gelangen kann. Aus einigen Studien geht hervor, dass Sportler, die einen Wettkampf bestreiten, einen Anstieg von T erkennen lassen, egal ob sie gewinnen oder nicht; andere Studien dagegen zeigen, dass T nur bei den Siegern zunimmt; die Mehrzahl der Studien zeigt keine Veränderung. Solche Studien lassen sich relativ direkt vergleichen und durch Verfahren wie Metaanalysen zusammenfassen. Es geht hier auch nicht um gute oder schlechte Wissenschaft. In früheren Kapiteln haben wir einige zweifelhafte und sogar eindeutig falsche Praktiken in hoch gehandelten Forschungsarbeiten über Testosteron nachgewiesen. Ein anschauliches Beispiel ist die Arbeit von Carney und Kollegen über Power-Posing, in der sie unter anderem *p*-Hacking betrieben, indem sie ihre Variablen bestimmten, nachdem sie sich ihre Daten bereits angesehen hatten. Ein anderes Beispiel ist die berühmte Studie von Coates und Herbert, die sich Variablen suchten, die keine direkte Antwort auf ihre Forschungsfrage lieferten. Wir sprechen vielmehr über die Tatsache, dass »gute« Wissenschaft, Wissenschaft, die alle Regeln einer guten Methodologie befolgt, bestimmte Fakten zutage fördert, die sich nicht leicht miteinander vereinbaren lassen.

Fakten werden durch bestimmte Fragen, Techniken, Werkzeuge, Interpretationsrahmen geschaffen, und die Werte sind in sie alle eingebettet. Das ist eine ganz andere Aussage als die Behauptung, Wissenschaft sei »einfach ausgedacht« oder »dasselbe wie Meinung«. Sie bedeutet vielmehr, dass die materielle Welt zwar real existiert, wir diese aber nur erkennen können, indem wir uns auf sie mit den uns als Menschen zur Verfügung stehenden Mitteln einlassen. Das beste Mittel dazu sind unsere Sinne, die uns ermöglichen, nur einige Daten aus all den vorhandenen Phänomenen wahrzunehmen und auszuwählen; diese Daten mithilfe unserer Messverfahren zu filtern; und sie in unsere kognitiven, sprachlichen und disziplinrelevanten Bezugssysteme einzuordnen, um zu einer für uns sinnvollen Interpretation zu gelangen.

Von Wissenschaftsforschern und -forscherinnen wird immer häufiger die Meinung vertreten, aus dieser Verschränkung zwischen unseren Forschungsmethoden und Forschungsgegenständen folge, dass die Fakten, die sich aus verschiedenen Forschungsprogrammen ergeben, nicht einfach verschieden oder partiell seien, sondern komplett unvereinbar. Es gibt ein oft bemühtes Gleichnis über solche Teilerkenntnis: Mehrere Fachleute, denen man die Augen verbunden hat, müssen einen Elefanten beschreiben, wobei jeder von ihnen einen anderen Teil des Tiers ertastet. Dem Elefantengleichnis liegt die Idee zugrunde, dass jeder Fachmann eine zutreffende Beschreibung des Teils liefert, den er fühlen kann, dass aber jede Teilbeschreibung für jemanden zutiefst irreführend ist, der einen vollständigen Elefanten verstehen muss. Doch wie wir in Kapitel 1 geschildert haben, sprechen wir über ein noch tiefer gehendes Dilemma. Die Erkenntnisse, die sich aus verschiedenen wissenschaftlichen Ansätzen ergeben, lassen sich nicht einfach zu einem schlüssigen Ganzen addieren. Das hat seinen Grund. Während die Expertin mit den verbundenen Augen im Elefantengleichnis den Elefanten nicht verändert – gibt sie nur wieder, was vorhanden ist. So neutral ist die Wissenschaft nicht.

Wie kann man aber dann von Menschen erwarten, mithilfe wissenschaftlicher Evidenz reale Probleme zu lösen? Wie könnten Leute, die Wissen über T für praktische Zwecke nutzen wollen oder müssen, entscheiden, welche wissenschaftlichen Erkenntnisse die richtigen für ihre Aufgabe sind? Die Wissenschaftsphilosophin Helen Longino hat den Begriff »pragmatische Epistemologie« geprägt, um zu unterstreichen, dass es nicht reicht, das Auseinanderdriften der Wissenschaften zu verstehen – wir brauchen auch eine solide Methodologie, die uns ermöglicht, die richtige Wissenschaft für die jeweils anstehende Aufgabe zu wählen. Die pragmatische Epistemologie muss klären, *warum* Akteure etwas wissen wollen und was sie mit diesem Wissen tun wollen. Unter anderem wollte Longino erklären, wie gleich valide wissenschaftliche Erklärungen zu widersprüchlichen Schlussfolgerungen kommen können. Doch die Entscheidung, welcher wissenschaftliche Ansatz der richtige zur Lösung eines bestimmten Problems ist, unterscheidet sich von der Suche nach einem »wissenschaftlichen« Ansatz zur Bestätigung einer bestimmten Schlussfolgerung. Das würden wir nicht als eine pragmatische, sondern als eine opportunistische Epistemologie bezeichnen.[31]

REGULIERUNG VON T BEI SPORTLERINNEN

Mit Regulierungen, die einen Grenzwert für endogenes Testosteron bei Sportlerinnen festlegen, haben der Leichtathletik-Weltverband (IAAF), heute World Athletics, und das Internationale Olympische Komitee (IOC) ein neues Kapitel in der Geschichte der »Geschlechtstests« für Sportlerinnen aufgeschlagen. Die 2011 eingeführten Testosteron-Regulierungen sollten wissenschaftlicher sein als frühere Versuche zur Feststellung, wer berechtigt sei, an den Wettkämpfen in der Frauenkategorie des Spitzensports teilzunehmen. Neben vielen anderen Autoren haben auch wir ausführlich über die Geschichte sowie die wissenschaftliche Basis und Ethik von Geschlechtstests geschrieben, die bestimmte natürlich vorkommende Variationen, etwa bei T-Werten, herausgreifen, um einige Frauen von Wettkämpfen auszuschließen. Häufig betrachteten wir dabei die wissenschaftlichen Behauptungen, nicht weil wir glauben, die Wissenschaft liefere die wichtigste Perspektive zur Bewertung dieser Regel, sondern weil es uns um das Bezugssystem geht, an dem sich die Sportfunktionäre bei dieser Regulierung orientierten. Bei früheren Versionen dieser Regulierungen der Teilnahmeberechtigung erklärten die Funktionäre, ihr Ziel sei es, eindeutig festzustellen, dass jede Wettkampfteilnehmerin in einer Frauenkategorie auch tatsächlich eine Frau sei, wobei sie glaubten, die Wissenschaft könne ihnen diese Gewissheit liefern. Tatsächlich aber kann die Wissenschaft diese Frage nicht beantworten. Es gibt mindestens sechs Geschlechtsmarker – darunter Chromosomen, Gonaden, Hormone, sekundäre Geschlechtsmerkmale, äußere Genitalien und innere Genitalien –, und keines von ihnen ist binär. Geschlechtsgebundene biologische Eigenschaften können individuell variieren und unterschiedliche Kombinationen eingehen. Frühere Versuche von Sportdachverbänden zur Geschlechtsbestimmung sind an dieser Komplexität gescheitert.

Doch dieses Mal schlugen die Funktionäre einen anderen Weg ein und behaupteten, sie hätten die biologische »Vorteilskomponente« entdeckt, die den Leistungsunterschied zwischen Männern und Frauen erkläre: Testosteron im sogenannten männlichen Bereich. Die neue Regel besagt, dass Frauen, deren Körper hohe Testosteronwerte produziert, dieses Level unter eine bestimmte Schwelle absenken müssen, um an Wettkämpfen teilnehmen zu dürfen, es sei denn, sie können nachweisen, dass sie überhaupt nicht auf Testosteron reagieren.[32]

Seit diese Regularien erlassen wurden, sind sie Gegenstand einer heftigen Debatte über Ethik, Datenschutz, Grundrechte, Werthaltung, Gerechtigkeit und Wissenschaftlichkeit. Nach herrschendem Wissenschaftsverständnis sollte die Frage der Wissenschaftlichkeit am leichtesten zu lösen sein: Stützt die Evidenz eine solche Regelung oder nicht?

Gibt es eine Geschlechterlücke bei T?

Die Idee einer »Geschlechterlücke« bei T ist ein Eckstein dieser Zulassungspolitik. Die zuständigen Dachverbände sind zu dem Schluss gekommen, der Umstand, dass Männer oft bessere sportliche Leistungen erzielen, gehe mehr oder minder direkt auf ihre höheren T-Werte zurück. Wiederholt haben die Entscheidungsträger betont, dass der T-Wert eine klare Grenzlinie zwischen Männern und Frauen ziehe, wobei sie sich stets auf die Behauptung berufen, es gebe »bei gesunden Männern und Frauen keine Überschneidungen der Testosteronwerte im Blut«.[33]

Die beiden einzigen umfangreicheren T-Studien an Hochleistungssportlern und -sportlerinnen kommen zu entgegengesetzten Schlussfolgerungen über die Geschlechterlücke bei Testosteron. Die vom IOC finanzierte GH-2000-Studie erfasste 446 Wettkämpfer und 234 Wettkämpferinnen in 15 höchst verschiedenen olympischen Disziplinen. Die Blutproben der Untersuchungsteilnehmer wurden bei mehreren nationalen und internationalen Veranstaltungen genommen. Die Bereiche, in denen die T-Werte der Sportlerinnen und Sportler lagen, waren ganz anders als die der Durchschnittsbevölkerung. Am wichtigsten für die Frage der Regulierung war der Befund, dass es eine erhebliche Überschneidung der T-Werte männlicher und weiblicher Athleten gab, wenn auch die Durchschnittswerte der beiden Gruppen gleich waren. Bei den Frauen wiesen 13,7 Prozent T-Werte oberhalb des typischen weiblichen Bereichs auf, und 4,7 Prozent lagen im typischen männlichen Bereich. Entsprechend hatten 16,5 Prozent der männlichen Hochleistungssportler T-Werte unterhalb des typischen männlichen Bereichs, und bei 1,8 Prozent von ihnen war der T-Spiegel so niedrig, dass er dem typischen weiblichen Bereich zuzuordnen war.[34]

Kurz nach Veröffentlichung dieser Studie publizierten die IAAF-Forscher ihre eigene Studie anhand von Blutproben, die sie 849 Leichtathletinnen während der Weltmeisterschaften 2011 im südkoreanischen Daegu entnommen hatten. In dieser Studie wiesen nur 1,5 Prozent der Sportlerinnen T-Werte auf, die über dem weiblichen Referenzbereich lagen, ein krasser Unterschied zu den 13,7 Prozent der GH-2000-Studie.[35]

Die Meinungsverschiedenheiten über die Frage, welcher Studie Glauben zu schenken sei, betrafen im Wesentlichen drei Punkte. Erstens: Entscheidungsträger oder andere Vertreter der Ansicht, T sei geschlechtsdimorph, haben darauf hingewiesen, dass die GH-2000-Studie das Blut mithilfe von Immunassays analysierte, während die Daegu-Studie Massenspektrometrie verwendete. Das Immunassay-Verfahren überschätzt T in niedrigeren Bereichen, während die Massenspektrometrie bei niedrigen Werten genauere Ergebnisse liefert. Daher könnten, so wurde argumentiert, im GH-2000-Bericht die T-Werte von Frauen überschätzt worden sein. Dem hielten Kritiker entgegen, diese Unterschiede in den Labortechniken könnten nicht erklären, warum ein beträchtlicher Anteil der Männer sehr niedrige T-Werte aufwies; tatsächlich würde das Bias des Immunassays – die Tendenz, höhere Werte anzuzeigen – die sehr niedrigen T-Spiegel bei einigen Männern eher verschleiern als hervorheben. Folglich könnte die Verwendung des Immunassays dazu führen, dass die T-Werte insgesamt höher sind als die echten Werte, das gilt in besonderem Maße für Menschen mit geringeren T-Spiegeln, aber sie könnte die Überschneidung der Wertebereiche von Männern und Frauen in den GH-2000-Daten nicht erklären.[36]

Die zweite Meinungsverschiedenheit betrifft den Zeitpunkt der Serumentnahme, weil mögliche T-Veränderungen in Reaktion auf einen Wettkampf und/oder intensives Training denkbar sind. Die Funktionäre behaupten, die Überschneidungen von T-Werten bei Männern und Frauen seien eine Folge der Probenentnahme zwei Stunden nach dem Wettkampf. Sie zitieren eine einzige Studie mit Teilnehmern und Teilnehmerinnen an einem Triathlon als Beleg für ihre Behauptung, dass nach einem Wettkampf der T-Spiegel von Männern sinkt, während der von Frauen gleich bleibt oder leicht ansteigt. Doch erinnern wir uns an unsere Ausführungen über die Auswirkung von Wettkämpfen auf T-Werte, die zeigten, dass die Sachlage viel komplizierter ist. Die Trends in den Daten lassen darauf schließen, dass sich die Reaktion von Testosteron offenbar am besten durch Art und Dauer des Wettkampfs erklären lässt – und nicht durch das Geschlecht des Individuums. Intensives Widerstandstraining und Übungen von kurzer Dauer sind häufig von einem Testosteronanstieg begleitet, während Studien über Ausdauerübungen (besonders wenn sie mehr als drei Stunden dauern) häufiger eine Abnahme von T zeigen. Die »richtige« Zeit zur Entnahme von T hängt von der Zielsetzung der Studie ab, aber der Moment der Blutproben dürfte kaum darüber entscheiden, ob in einer Studie die Überschneidung der Werte von Männern und Frauen festgestellt wird oder nicht. Festzuhalten ist indessen, dass Sportler in der Regel auf Dopingmittel, also auch auf Androgene, getestet werden, nachdem sie hochkarätige Wettkämpfe gewonnen haben. Diese Dopingtests sind ein Instrument, durch das Frauen mit hohem natürlichem Testosteron ermittelt werden. Daher müssen wir wissen, wie natürliches T auf Wettkampfsituationen reagiert, insofern könnte die Blutentnahme in der GH-2000-Studie besonders geeignet sein.

Der dritte strittige Punkt in dem Vergleich zwischen der GH-2000-Studie und der Daegu-Studie ist der wichtigste: die Regeln für die Zulassung oder den Ausschluss der Sportlerin. Beide Forschungsgruppen sind sich einig, dass Sportler oder Sportlerinnen, die gedopt haben, ausgeschlossen werden müssen. Unterschiedlicher Meinung sind sie in der

Frage, ob Frauen mit hohen Werten an natürlichem Testosteron ausgeschlossen werden sollten. Die beiden Lager können sich nicht einig werden, ob man diese Frauen zulässt – eine Frage, die direkt von ihren Forschungsergebnissen abhängt: Ist Testosteron geschlechtsdimorph oder nicht? Die GH-2000-Studie schloss alle Frauen mit hohem natürlichem T in ihre Stichprobe ein. Die Daegu-Studie nahm alle Frauen mit hohem T unbekannten Ursprungs auf, schloss aber als »störende Faktoren« alle Frauen aus, deren hohes natürliches T auf unterschiedliche Geschlechtsentwicklung zurückzuführen war. Einfach ausgedrückt: Einige biologische Merkmale der Frauen wurden als typisch weiblich, andere als typisch männlich klassifiziert. Trotzdem waren diese Frauen, wie ihre Konkurrentinnen, bei ihrer Geburt als weiblich betrachtet worden und hatten ihr Leben lang als Frauen gelebt und an Wettkämpfen teilgenommen.[37]

Nach welcher Logik klassifizieren die Autoren des Daegu-Berichts Frauen mit Intersex-Variationen als »Störfaktoren« statt als legitime Teilnehmer der Studie? In dem Daegu-Bericht und an anderen Stellen bezeichnen die Funktionäre Intersex-Variationen durchgehend als Störungen und Gesundheitsprobleme, die einer Intervention bedürfen. Daraus ziehen sie die Berechtigung, Frauen mit Intersex-Variationen auszuschließen, wenn sie eigene Referenzbereiche zwischen den Athleten bilden. Doch Frauen mit Intersex-Variationen sind nicht zwangsläufig krank. Hohes T kann durchaus mit Gesundheitsproblemen einhergehen, ist aber an und für sich kein Gesundheitsproblem für Frauen. Versteht man Frauen mit Intersex-Variationen a priori als nicht gesund und als nicht zur normalen Variation gehörend, schafft man sowohl in den Referenzbereichen als auch in den Regularien einen Grund für ihren Ausschluss.[38]

Hier gibt es sowohl ein Oberflächenargument als auch einen Subtext, in dem »nicht gesund« so viel wie »abnorm« bedeutet und T-Werte, die statistisch als »Ausreißer« gewertet werden können, suggerieren, Frauen mit so hohem Testosteron seien »Außenseiter«. Diese Subtexte lassen sich nicht durch wissenschaftliche Belege beseitigen. Trotzdem spricht ein starkes wissenschaftliches Argument dafür, alle Frauen in die Stichprobe einzubeziehen. Diese Studien haben das Ziel, Testosteron-Referenzbereiche für Spitzensportler einzurichten: Das heißt, es geht vorrangig um physiologische Bereiche, nicht um den Beweis, dass T-Werte mit dem Vorkommen oder der Abwesenheit bestimmter Variationen oder bestimmter klinischer Phänomene assoziiert sind. Der Ansatz verlangt nach deskriptiver Statistik, und in diesem Fall gibt es keinen stichhaltigen Grund dafür, einige Werte als Ausreißer abzuqualifizieren. Wenn man in beiden Studien den vollständigen Wertebereich für das endogene Testosteron der Frauen einbezieht, gibt es eine Überschneidung. Bei dieser Sichtweise wird der Ausschluss der Frauen mit Intersex-Variationen zum Zirkelschluss, weil diese Frauen nicht im Datensatz sind. Die Studie kommt zu dem Ergebnis, dass die T-Werte von Sportlerinnen den Standard-Referenzbereichen entsprechen, und das dient zur Rechtfertigung der Interpretation, dass die T-Werte dimorph sind, und das wiederum rechtfertigt das Regelwerk.

Wenn man einmal von den Argumenten absieht, die sich – entweder in einer bestimmten Studie oder in der Wettkampfkategorie der Frauen – auf die Frage beschränken, wer zugelassen und wer ausgeschlossen wird, wird von Sportwissenschaftlern im Allgemeinen durchaus anerkannt, dass sich die T-Werte von Männern und Frauen überschneiden. Im Laufe der letzten fünf, sechs Jahre haben wir mit zahlreichen Wissenschaftlern verschiedener Disziplinen gesprochen, darunter Endokrinologinnen, einem langjährigen Leiter eines Antidoping-Labors, einem bekannten Sportwissenschaftler, der im Profisport tätig ist, und Forschern, die Studien an Spitzensportlern durchführen. Sie alle erklärten sachlich, dass sich die Werte von Frauen und Männern überschneiden: T-Werte sind nicht dimorph, sondern beschreiben zwei Kurven, die sich mehr oder weniger überlappen, abhängig davon, nach welchen Kriterien man die Frauen und Männer in der Stichprobe auswählt. Die Entscheidung, wer als Versuchsteilnehmer einbezogen werden soll, ist kein kompliziertes methodologisches Problem, sondern eine soziale und ethische Frage, bei der es darum geht, wie wir menschliche Vielfalt verstehen und definieren wollen.

Es ist keine Frage, dass Männer im Durchschnitt höhere T-Werte haben als Frauen. Aber die Sportfunktionäre haben behauptet, das höhere T von Männern sei »der Faktor, der für den entscheidenden Unterschied« zwischen den sportlichen Leistungen von Frauen und Männern sorge. Um diese These zu stützen, verwiesen sie auf eine Reihe von Forschungsarbeiten, die Korrelationen zwischen höherem T und größeren Leistungen in verschiedenen Sportarten zeigen.[39]

Eine der Studien, auf die sie sich wiederholt beriefen, ist die Untersuchung von Marco Cardinale und Michael Stone aus dem Jahr 2006 – eine Studie über die Beziehung zwischen T-Werten im Blut und der senkrechten Sprunghöhe von männlichen und weiblichen Hochleistungssportlern. Wir haben diese Studie früher als Beispiel für die Daten erwähnt, die zeigen, dass T-Werte mit besserer sportlicher Leistungsfähigkeit verknüpft sind. Und das sind sie – auf der Gruppenebene. Die 48 Männer und 22 Frauen in der Studie waren Spitzenathleten in einer Reihe von Sportarten. Die Forscher beschreiben eine Anzahl von Gruppenunterschieden, etwa »Sprinter haben das höchste T«. Diese Vergleiche lassen sich gut darstellen, indem man alle Gruppenmitglieder, etwa die Athleten einer bestimmten Sportart, zu einem einzigen Balken zusammenfasst (Abbildung 7.1).[40]

Dies ist eine von einer Handvoll Studien, in denen die Daten so wiedergegeben werden, dass man sowohl die Gruppenanalysen als auch die individuelle Variabilität erkennen kann. Um die Beziehung zwischen T und Sprunghöhe zu zeigen, wählten die Forscher eine Darstellungsweise, die die individuelle Variation betont: Sie stellten die T-Werte der Sportler und Sportlerinnen ihrer Sprunghöhe gegenüber (Abbildung 7.2). Obwohl eine gerade Linie, die die Daten von unten links nach oben rechts durchschneidet, kenntlich macht, dass die statistische Analyse eine lineare Beziehung zwischen T und Sprunghöhe offenbart, sind die Punkte auf dem Graphen doch gestreut.

Wer sich mit Statistiken auskennt, wird eher auf die Linie als auf die

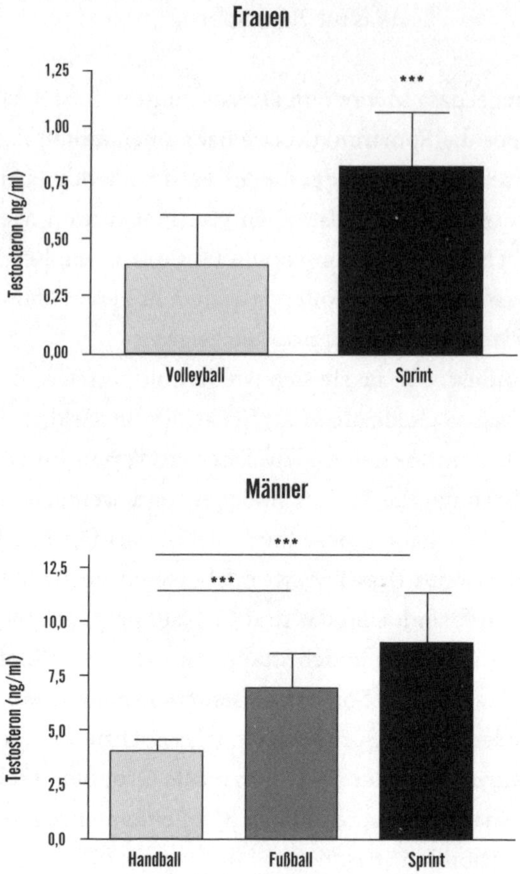

Abb. 7.1 Vergleich der Ruhetestosteron-Konzentration im Serum (ng/ml) durch Sport für Frauen (*oben*) und Männer (*unten*). Balken zeigen Mittelwert ± SD; *** = $p < 0{,}001$. Quelle: Von Sheila Goloborotko für die Autorinnen modifiziert aus: Marco Cardinale und Michael H. Stone, »Is Testosterone Influencing Explosive Performance?«, *Journal of Strength and Conditioning Research*, 20, 2006, S. 105.

einzelnen Punkte achten, weil die Linie die zugrunde liegende Beziehung zwischen T und Sprunghöhe wiedergibt, sobald das »Rauschen« individueller Variation beseitigt ist. Doch was ist, wenn es genau um die individuelle Variation geht? Was, wenn die individuellen Variationen die wahren Effekte von T gar nicht »maskieren«, sondern wenn die Effekte von T auf verschiedenen Wegen bewirkt werden, von denen einige zur Sprunghöhe beitragen, andere ohne Bedeutung sind und wieder andere ihr sogar entgegenwirken (etwa indem sie zu schwereren Knochen und Muskeln beitragen)?

Wenn wir uns, statt uns auf die Linie zu beschränken, die einzelnen Datenpunkte betrachten, zeigt sich, dass einige Teilnehmer mit ziemlich guter Sprunghöhe sehr niedrige T-Werte aufweisen und umgekehrt einige Athleten mit relativ hohem T zu den schlechtesten Springern gehören. Der Mann in Abbildung 7.2, der ungefähr bei 8,75 ng/ml auf der x-Achse und bei rund 35 Zentimetern auf der y-Achse liegt, befindet sich ungefähr bei den höchsten 15 Prozent in Hinblick auf die T-Werte und bei den untersten 15 Prozent in Hinblick auf die Sprunghöhe. Bedeuten der hohe T-Wert und die relativ geringe Sprungfähigkeit dieses Teilnehmers, dass es in Wirklichkeit keine Beziehung zwischen Sprunghöhe und Testosteron gibt? Nein. Aber wenn wir nur die Beziehung auf der Gruppenebene im Blick haben – das heißt die Linie, die sie über die Datenpunkte gelegt haben –, können wir den Eindruck gewinnen, T sei ausschlaggebend, obwohl es in Wirklichkeit nur ein Faktor ist, der sich nicht bei allen gleichermaßen bemerkbar macht. Ein Spitzenathlet braucht nicht nur Training und Erfahrung: Jeder Teilnehmer der Studie ist ein Leistungssportler. Entsprechend verschleiern die pauschalen Schlussfolgerungen – »Sprinter haben das höchste T« und »Sprinter springen höher als Volleyballspieler« – die sehr wichtigen Variationen der Beziehung zwischen T und Sprunghöhe sowohl bei allen Teilnehmern als auch bei den Sportlern, die bestimmte Sportarten betreiben.[41]

Inwiefern ist das von Bedeutung für die Testosteron-Regulierung? 2015 prüfte der Internationale Sportsgerichtshof (CAS) die wissenschaftlichen Grundlagen dieser Regulierung, als Dutee Chand, eine junge indische Sprinterin, Einspruch einlegte. Die Sportfunktionäre stützten sich vor allem auf die Studie von Cardinale und Stone, von der sie behaupteten, sie »bestätige eine erwiesene Korrelation« zwischen T-Werten und Leistung, vor allem Explosivkraft. Chands wissenschaft-

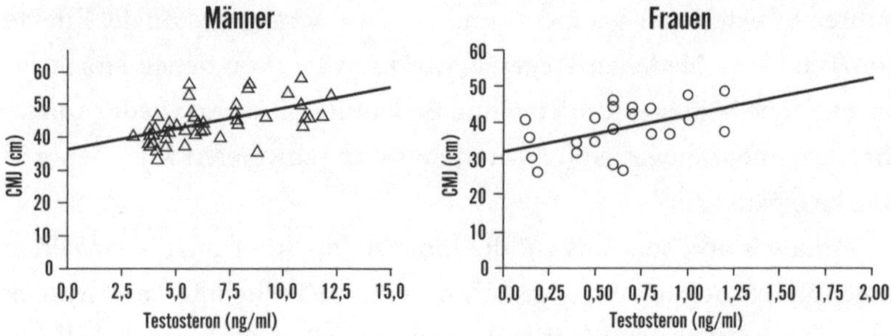

Abb. 7.2 Streudiagramme der Beziehung zwischen Testosteron-Konzentration im Serum (ng/ml) und Höhe des Countermovement Jump (CMJ) bei Athleten (links) und Athletinnen (rechts). Für Männer, N = 48, r = 0,62, p < 0,0001; für Frauen, N = 22, r = 0,48, p < 0,01. Quelle: Von Sheila Goloborotko für die Autorinnen modifiziert aus: Marco Cardinale und Michael H. Stone, »Is Testosterone Influencing Explosive Performance?«, *Journal of Strength and Conditioning Research*, 20, 2006, S. 105.

liche Gutachter hielten dagegen, dass »Korrelationen keine Kausalität bewiesen«, und sagten, die IAAF habe es versäumt, einen eindeutigen Beweis dafür zu liefern, dass T sich entscheidend auf die Leistung auswirkt. Die Schiedsleute einigten sich auf einen Kompromiss, einerseits deuteten sie an, sie seien mit der Evidenz für einen Einfluss von T auf die Leistung zufrieden, erklärten aber andererseits, sie könnten ihre Behauptung, dass der relative Unterschied zwischen Frauen mit hohem T und ihren T-ärmeren Kolleginnen ebenso groß sei wie der Unterschied zwischen Spitzensportlerinnen und Spitzensportlern, nicht angemessen stützen. Sie setzten die Regel aus und gaben der IAAF zwei Jahre Zeit, überzeugendere Daten zu sammeln.[42]

◂▸

Studien, die den Zusammenhang von T und Leistung zu einem einzigen Zeitpunkt messen, können nur Korrelationen zeigen. Um Fragen zur Kausalität zu beantworten, braucht man andere Versuchsdesigns, die in der Lage sind, Veränderungen von T zu erfassen und zu bestimmen, wie die Leistung beeinflusst wird. In Blair Crewthers Arbeit, die wir oben in diesem Kapitel beschrieben haben, geschieht das, indem T und Leistung vor und nach den Interventionen gemessen werden, die die T-Werte der Sportler erhöhen. Wir erinnern uns, in seiner Studie an Rugbyprofis erleben nicht alle Spieler, deren T sich erhöht, auch eine Leistungssteigerung. Bei einigen ist es der Fall, aber bei ebenso vielen nicht. Crewther war von dem Ergebnis nicht besonders überrascht, weil es anderen Forschungsergebnissen entsprach, die nur eine geringfügige oder keine Verbindung zwischen T und Leistungen wie Kraft oder Geschwindigkeit erkennen ließen. In der Studie an jungen olympischen Gewichthebern, in der er und seine Kollegen keine Beziehungen zwischen Hormonen und Leistung fanden, äußerten sie die Vermutung, andere Aspekte des endokrinen Systems, etwa Interaktionen mit Rezeptoren, Bindungsproteinen und so fort, könnten die Wirkungsweise von Steroiden beeinflussen. Mit anderen Worten, Steroide leisten nicht für jeden das Gleiche; es ist ein glattes Missverständnis, die Leistung eines Sportlers allein auf Testosteron zurückzuführen. Dazu Crewther: »Wir müssen auch die (metabolischen, behavioralen, morphologischen etc.) T-Mechanismen verstehen, die mit im Spiel sind. Sie tragen anteilig und in erforderlichem Maß zur sportlichen Leistung und Anpassungsfähigkeit bei … daher brauchen nicht alle Sportler T in gleicher Weise, wenn sie wahrscheinlich auch ›genug‹ davon, wie von jeder natürlichen biochemischen Substanz, benötigen, um ihre Funktionen angemessen aufrechtzuerhalten.«[43]

Die Sportfunktionäre haben sich noch auf eine weitere kleine Studie berufen, die individuelle Daten und zeitliche Veränderungen erfasst, aber zu ganz anderen Schlussfolgerungen über die Auswirkungen von T kommt. Joanna Harper, eine Transgender-Läuferin, wurde erheblich langsamer, nachdem sie mit der Testosteronsuppression begonnen hatte. Sie verlangte Auskunft über die Laufzeiten anderer Transgender-Läuferinnen vor und nach der Testosteronsuppression, und berichtete, dass sieben der acht Frauen nach Absenkung ihrer T-Werte langsamer waren. Sie wurde als Zeugin der IAAF aufgerufen, während Dutee Chands Einspruch vor dem CAS verhandelt wurde. Die Entscheidung des Gerichtshofs bezog sich billigend auf Harpers Schlussfolgerung, dass »Testosteron zwar nicht der einzige Faktor, wohl aber der wichtigste Unterscheidungsfaktor« der sportlichen Leistung sei.[44]

Neben T gibt es viele andere Faktoren zu berücksichtigen, doch bei den meisten dieser Athleten hat Harper nur das Alter herangezogen. Als die Läufer Männer waren, waren sie jünger, daher wird der Unterschied zwischen Frauen und Männern durch das Alter überlagert. Als Harper deren nach Alter und Geschlecht aufgeschlüsseltes Abschneiden in bestimmten Läufen prüfte, stellte sie fest, dass die nach Alter gestaffelten Platzierungen der Sportlerinnen auch nach der Transition bemerkenswert gleich blieben: Aus »wettbewerbsfähigen Männern wurden genauso wettbewerbsfähige Frauen«. Doch Harpers Untersuchung der einen Läuferin, die nicht langsamer wurde, zeigt einen der anderen Faktoren, die auch bei den anderen Läuferinnen berücksichtigt werden sollten. Harper erklärte, dass »Läuferin sieben ... ein 19-jähriger Freizeitläufer war, bevor sie später als Frau das Laufen wiederaufnahm. Nach dem Neuanfang betrieb sie den Sport ernsthaft, verdoppelte ihr Trainingspensum und nahm 10 kg ab. Wie nicht anders zu erwarten, wurde sie schneller.« Die Beschreibung erhellt einige der Kontingenzen, die sich auf die sportliche Leistung auswirken können, aber bei den Sportlerinnen, deren Laufzeiten Harpers Hypothese entsprachen, verzichtete sie auf eine solche Diskussion. Besonders angesichts der Tatsache, dass Trainingsunterschiede und Gewichtsverlust sich dreimal so stark auf die Leistung auswirkten wie die Transition, ist das ein erhebliches Manko. Infolge bestimmter Aspekte liest sich dieser Bericht eher wie ein Beispiel für T-Talk als wie eine Studie. Die Daten sind extrem unscharf: keine T-Messungen; eine kleine, bequeme Online-Stichprobe; und Laufzeiten, die größtenteils unbestätigt sind und bei verschiedenen Wettkämpfen und unter verschiedenen Bedingungen erzielt wurden. Es ist ein Irrtum zu meinen, T sei der wichtigste Einzelfaktor, wenn es der einzige Faktor ist, den man betrachtet.[45]

Die letzte Anmerkung zu dieser Studie betrifft das, was wir oben opportunistische Epistemologie getauft haben. Die Daten werden gesammelt, um die Frage zu beantworten, ob es »fair« ist, wenn Transgender-Frauen gegen andere Frauen laufen. Harper vertritt die Ansicht, dass »keine dieser Frauen nach der Geschlechtsangleichung auf höchster sportlicher Ebene besonders erfolgreich war, daher scheint dieser mangelnde Erfolg über einen Zeitraum von zehn Jahren nachdrücklich dafür zu sprechen, dass es ein Gebot der Fairness ist, Transfrauen zu den Wettkämpfen von Cisfrauen zuzulassen.«[46] Leider nahm Harper die Daten, die sie gesammelt hatte, um die Inklusion zu fördern, und wendete sie auf einen anderen Fall an, wo sie stattdessen dazu dienten, Frauen mit hohen Werten für natürliches Testosteron auszuschließen. Wenn wir ihre Schlussfolgerungen einen Moment lang einfach so stehen lassen, fragt es sich, von welchen Voraussetzungen man ausgehen muss, um anzunehmen, dass sie genauso für Sportlerinnen gelten, deren Körper hohe T-Werte produziert? Vor allem muss man wohl von der Annahme ausgehen, dass die T-Werte extrem einflussreich sind und dass die individuellen Entwicklungsgeschichten und anderen Elemente ihrer komplexen neuroendokrinen Systeme sich vollkommen passiv verhalten, während der Körper Testosteron verwendet. Aber das ist falsch. Das wird verständlicher, wenn wir uns einer anderen Analogie zuwenden, die die Funktionäre benutzt haben: das Dopen mit exogenem T.

In der Debatte über die Begrenzung der Testosteronwerte von Sportlerinnen verwenden die Befürworter der Regulierung häufig das Doping als Totschlagargument: Doping mit Testosteron erhöht die Leistungsfähigkeit von Sportlern, deshalb müssen Athleten mit höherem T zwangsläufig im Vorteil sein. Die Vorstellung, dass T in seiner Wirkung so übermächtig sei, verführt die Fürsprecher dieser Regulierung zu dem Schluss, dass höheres T nicht »fair« sei, obwohl die beiden Situationen vollkommen verschieden sind: In dem einen Fall wird betrogen, im anderen nicht. Uns würde das eigentlich genügen, um die Debatte abzuschließen und die Regulierung für rechtswidrig zu erklären. Doch im Kontext eines Buchs, das erkundet, wie die interessanten und komplizierten Fähigkeiten von Testosteron durch leichtfertigen T-Talk verwässert werden, erscheint es notwendig, sich etwas näher mit den wissenschaftlichen Gründen für die Unzulänglichkeit der Analogie auseinanderzusetzen.

Martin Ritzén, ein schwedischer Arzt im medizinischen Komitee der IAAF, die das Regelwerk aufgesetzt hat, und Gutachter im Chand-Fall, erklärte in einem Medieninterview, das Doping mit T wirke sich im Sport bei Frauen noch stärker aus als bei Männern, weil sie unterschiedliche Reaktionskurven hätten: »Wenn man zu den niedrigen Werten der Frauen noch etwas … Testosteron hinzugibt, ist der Unterschied sehr groß. Fügt man zu den höheren männlichen Werten ein bisschen hinzu, ist der Unterschied geringer.« Das könnte so verstanden werden, dass Frauen einfach stärker auf T reagieren, dass kleine Mengen von T bei Frauen große Wirkung erzielen, aber nicht bei Männern. In Hinblick auf die Regeln behaupten die Fürsprecher, das rechtfertige die Regulierung von T bei Frauen, aber nicht bei Männern: Frauen am oberen Ende der Verteilung hätten einen größeren »Vorteil« gegenüber ihren Konkurrentinnen mit niedrigem T, als es bei Männern der Fall sei. Doch ein kurzer Blick auf das umfangreiche Doping-Programm der ehemaligen DDR zeigt, dass die Vorgänge viel subtiler sind. Ein Bericht, aus dem die IAAF in dem Prozess zitierte, zeigt zwar, dass das Doping bei Frauen besonders wirkungsvoll gewesen ist, aber das lag nicht an kleinen Dosen T. Ganz im Gegenteil, die Testosteron-Dosen, die die Sportlerinnen erhielten »waren überraschend hoch, und viele der Spitzensportlerinnen in der Leichtathletik und im Schwimmen nahmen androgene Steroide in Mengen, die größer waren als die Dosen, die den männlichen Teilnehmern an denselben oder vergleichbaren Wettkämpfen verabreicht wurden«. Die höheren Dosen der Frauen – manchmal doppelt so hoch wie die der Männer – erhielten vor allem Sprinterinnen und Hürdenläuferinnen. Das waren enorme Mengen, die die Ansicht widerlegten, kleinere Mengen reichten aus, um extreme Leistungssprünge bei den Frauen zu bewirken. In einem neueren Lehrbuch der Endokrinologie wird in dem Kapitel über Doping behauptet, dass auch Männer fortlaufend von einer stetig gesteigerten Menge exogenen Testosterons profitieren, ohne Anzeichen eines Plateau-Effekts erkennen zu lassen. Aus alldem ist vor allem der Schluss zu ziehen, dass sich die Antwort auf die Frage, wie viel T erforderlich ist, um eine wirklich bedeutsame Wirkung zu erzielen, in der Unübersichtlichkeit der Daten verliert – genauso wie die Frage, ob Frauen besonders stark auf T reagieren.[47]

Es gibt noch einen weiteren Grund dafür, dass die Daten über Doping nicht ohne Weiteres zur Interpretation der natürlichen Variation von T-Werten verwendet werden können: Die Reaktion auf T unterliegt erheblichen Schwankungen. Ein von uns interviewter Endokrinologe meinte, in einigen Studien fände man gelegentlich deshalb keine konsistenten Verknüpfungen zwischen T-Werten und physiologischen Variablen, weil hohe T-Werte manchmal signalisierten, dass der Körper eines Menschen Testosteron nicht effizient verwende: Er produziere mehr T, um »normal« zu funktionieren. Das entspricht dem allgemeinen biologischen Prinzip, dass es oft mehrere Entwicklungs- und Funktionswege gibt, die zum gleichen Ziel führen. Die ganze Lebensgeschichte eines Menschen ist an der besonderen Weise beteiligt, wie eine gegebene Menge Testosteron von den Geweben des Körpers aufgenommen und verwendet wird. Dr. Faryal Mirza behauptete, wenn jemand während der Pubertät sehr hohe T-Werte gehabt habe, hätten sich die Gewebe an diese Konzentration »gewöhnt«, sodass niedrigere Wert eine verminderte Funktion bewirken könnten. Wenn wir an die Harper-Studie zurückdenken, so haben wir einen weiteren Grund, warum wir ihren Befund, niedrigere T-Werte seien verantwortlich für die langsameren Zeiten, die die Läuferinnen nach der T-Unterdrückung erzielten, zurückweisen müssen. Nach Mirzas Auffassung ist nicht der bloße Umstand, dass der T-Wert niedrig ist, verantwortlich, sondern die Tatsache, dass T gegenüber dem früheren hormonalen Milieu der Individuen extrem abfällt.[48]

Ein Endokrinologe, der als Sachverständiger vor dem CAS in der Verhandlung über Dutee Chands Einspruch aussagte, meinte: »Es gibt ›absolut keinen Zweifel‹ daran, dass Sportler, die sich mit exogenem Testosteron gedopt haben, dadurch eine Leistungssteigerung erzielen.« Aber er fügte hinzu, das sei eine mangelhafte Analogie für das Verständnis hoher natürlicher T-Werte, zum einen, weil »es keine nachgewiesene Korrelation zwischen endogenem Testosteron und LBM (*Lean Body Mass* – Magermasse) gibt« und weil »exogenes Testosteron und endogenes Testosteron innerhalb des ›außerordentlich komplexen‹ endokrinologischen Systems unterschiedlich wirken«. Eine andere Gutachterin, die Psychologin Sari van Anders, deren Studien wir in Kapitel 6 beschrieben haben, nannte als Beispiel für ein wichtiges Element dieses komplexen Systems die Wechselwirkung zwischen T-Werten und Rezeptoren. Van Anders erklärte, dass »drei Faktoren die Wirkung von endogenem Testosteron auf den Körper einer Person beeinflussen: (a) Testosteronwerte; (b) Funktion des Androgenrezeptors (c) Zahl/Lokalisation der Androgenrezeptoren«. Erinnern wir uns, dass die Funktion der Androgenrezeptoren sich verändert, je nach Lokalisation im Körper und nach Individuum. Sie ist auch dynamisch: Verschiedene Faktoren können sie hoch- oder herunterregeln. Außerdem wies van Anders darauf hin, dass »exogenes Testosteron manchmal den entgegengesetzten Effekt hat wie endogenes Testosteron«.[49]

Der Internationale Sportgerichtshof wies alle Argumente ab, die sich auf den Unterschied zwischen exogenem und endogenem T stützten, offensichtlich unter dem Einfluss der IAAF-Fachleute, die die Auffassung vertraten, es gebe keinen biochemischen Unterschied zwischen exogenem und endogenem T. »Sobald das exogene T in den Blutkreislauf gelangt ist, handelt es sich um das gleiche Molekül, und die Androgenrezeptoren können nicht zwischen exogenem und endogenem Testosteron unterscheiden.« Aber Chands Gutachter stellten die biochemische Identität von endogenem und exogenem T nicht infrage, sie führten viele Beziehungen und Prozesse ins Feld, in die die beiden verstrickt sind. Exogenes T stört ein System, das selbstregulierend ist. Wir erinnern uns an die positiven und negativen Feedbackschleifen von Testosteron, die wir bei Männern zwar besser verstehen, die aber bei Frauen wahrscheinlich ebenfalls anzutreffen sind. Bei niedrigen Werten regt T den Hypothalamus und die Hypophyse zur Freisetzung von Hormonen an, die letztlich zu erhöhter T-Produktion führen. Bei höheren Werten unterdrückt T die Aktivität von Hypothalamus und Hypophyse, woraufhin die T-Produktion sinkt. Van Anders zitierte Evidenz für weitere Komplikationen dieser Feedbackschleifen – beispielsweise, dass sich der plötzliche Eingriff in die T-Werte, zu dem es kommt, wenn exogenes T eingenommen wird, auf die Aktivität der Androgenrezeptoren auswirkt. Sie zitierte eine Forschungsarbeit von Sader und Kollegen über den Mechanismus, der dem vielfach beobachteten Phänomen zugrunde liegt, dass die Aktivität der Androgenrezeptoren von Männern im Allgemeinen höher ist als die von Frauen. Sader und Kollegen gelangten zu dem Schluss, es handle sich um einen hormonellen und keinen genetischen Prozess. Dabei machten sie eine faszinierende Entdeckung über den Unterschied zwischen der Exposition gegenüber endogenem und exogenem T: »Exogene Hormonbehandlung unterscheidet sich unabhängig von Geschlecht, Steroidtyp (Androgen/Östrogen) oder Absicht (physiologische Substitutionstherapie oder pharmakologische Behandlung) von den Effekten einer Exposition gegenüber einem endogenen Androgen.« Es gibt keinen biochemischen Unterschied zwischen T, das innerhalb des Körpers hergestellt, und T, das außerhalb produziert wird. Doch die Störung des gewöhnlichen hormonellen Milieus einer Person von außen rief eine Reaktion hervor. Bei Transgender-Männern beispielsweise, die T einnahmen und plötzlich höhere T-Werte als vorher aufwiesen, wurden die Androgenrezeptoren rasch heruntergeregelt, sodass sie weniger Aktivität aufwiesen und das T im System nicht so gut nutzen konnten.[50]

OPPORTUNISTISCHE EPISTEMOLOGIE

Begonnen haben wir das Kapitel mit abweichenden Berichten über Testosteron und mit der Rolle, die es bei sportlichen Leistungen spielt. Schon als wir diese Geschichte hörten, vertraten wir bereits die Auffassung, dass die vorliegende wissenschaftliche Evidenz über die Beziehung zwischen T und sportlicher Leistungsfähigkeit bei Frauen die Regulierung nicht rechtfertigen könne. Doch als wir hörten, wie widersprüchlich die Meinungen waren, fragten wir uns doch, ob die abweichenden Ansichten und Meinungsverschiedenheiten nicht teilweise der Multiplizität geschuldet sein und daher möglicherweise auf die unterschiedlichen Ansätze ihrer Disziplinen zurückgeführt werden könnten. Die wissenschaftlichen Experten, die von IOC und IAAF ursprünglich damit beauftragt waren, das Regelwerk zu entwerfen, waren keine Wissenschaftler, die über den Zusammenhang von T und Sport forschten, sondern Ärzte, die auf die Probleme von Menschen mit Intersex-Variationen spezialisiert waren. Das könnte erklären, warum man Frauen mit sehr hohen T-Werten grundsätzlich außerhalb des binären Geschlechterbildes sah und es für notwendig hielt, diese Binarität wiederherzustellen. Ärzte in diesem Bereich folgten lange Zeit einem klinischen Protokoll, das atypische Geschlechtermerkmale ohne medizinische Notwendigkeit pathologisierte und das binäre Geschlechterbild durchsetzte. Daher kann nicht überraschen, dass die Regulierung es auf Frauen abgesehen hat, deren Körper der normativen Geschlechterbinarität nicht entsprechen, dass sie diese Frauen außerhalb der Gruppe von Athletinnen ansiedelt, die Fairness verdienen, und dass sie herrschende Vorurteile verstärkt, statt sich um irgendein nachgewiesenes Problem im Frauensport zu kümmern.[51]

Als wir erkannten, dass IAAF und IOC Kliniker statt Sportwissenschaftler mit der Formulierung des Regelwerks betraut hatten, waren wir der Meinung, dass sie die falschen Fachleute ausgewählt und damit die falschen wissenschaftlichen »Fakten« ins Spiel gebracht hatten. Sportwissenschaftler weisen seit Jahrzehnten darauf hin, dass die Fakten, die ihre Forschung zutage fördert, unübersichtlich, widersprüchlich und kontextspezifisch seien; die wissenschaftliche Auseinandersetzung mit T bildet da keine Ausnahme, genauso wenig wie die Erforschung des Zusammenhangs von T und sportlicher Leistung. Wie gezeigt, lassen sich zuverlässige, allgemeine Aussagen umso schwerer treffen, je genauer man hinsieht. Nachdem wir uns die Literatur über T und Sportlichkeit angesehen hatten, bemerkten wir überall kontextübergreifende Lücken und Unterschiede. Doch die Regulierungen stellen die Fakten über T und Sportlerinnen eindimensional, singulär und schlüssig dar. Ursprünglich hatten wir vor, diese Abweichungen im Licht von Longinos Modell der pragmatischen Epistemologie zu untersuchen, das bestrebt ist über die Anerkennung der Multiplizität hinauszugelangen (so wichtig das auch ist), um zu verstehen, welche Bedeutung unterschiedliche Beschreibungen »desselben« Phänomens tatsächlich haben.[52]

Aber wir entdeckten, dass Multiplizität allein nicht die verschiedenen Versionen von der Beziehung zwischen T und Sport erklären kann, die im Kontext der T-Regulierung erörtert werden. IAAF-Funktionäre und andere Fürsprecher des Regelwerks pendeln hin und her zwischen wissenschaftlich gebotener Vorsicht über das, was die Daten über T und sportliche Leistungen aussagen, einerseits und pauschalen Behauptungen über die alles entscheidende Rolle des Testosterons andererseits. Wenn man beispielsweise die IAAF-Aussagen im Protokoll des Chand-Falls liest, gibt es dort keinen Hauch von wissenschaftlichen Zweifeln, keine Andeutung über die Grenzen der Evidenz: T ist der Hauptfaktor für den sportlichen Erfolg, und die Variabilität zwischen den Sportlerinnen ist reduziert auf die schlichte Dichotomie zwischen denen, deren Gewebe reagieren, und denen, bei denen es nicht der Fall ist. Doch im selben Jahr, als der Fall verhandelt wurde, veröffentlichte die IAAF ein Papier, in dem es hieß: »Der Mangel an eindeutigen Forschungsergebnissen, die einen Zusammenhang zwischen weiblichem Hyperandrogenismus und sportlicher Leistung herstellen, ist problematisch und ist ein weiterer zentraler Punkt der Kontroverse. Mit Ausnahme der Daten aus den Dopingprogrammen der Sportlerinnen aus der ehemaligen DDR gibt es keine klaren wissenschaftlichen Belege, die beweisen, dass ein hoher T-Wert ein signifikanter Bestimmungsfaktor für Leistung im Frauensport ist.« Es gab schon frühere Anzeichen für Zweideutigkeit. In einer Veröffentlichung aus dem Jahr 2013 behauptete die IAAF, dass Frauen mit hohem T »einen massiven androgenen Vorteil« in ihrer sportlichen Leistungsfähigkeit hätten, und meldeten gleichzeitig Bedenken an: »Der männliche Vorteil in bestimmten Sportarten lässt sich *höchstwahrscheinlich* durch die Tatsache erklären, dass Männer ›größere Mengen an androgenen Hormonen‹ produzieren«, und »all die Effekte des Testosterons *könnten* der physischen Leistungsfähigkeit zugute kommen«. Diese Mehrdeutigkeit entspricht eher den verfügbaren wissenschaftlichen Belegen, aber sie hätte den Fall vor Gericht nicht zugunsten der IAAF entscheiden können.[53]

In der Argumentation für die T-Regulierung folgt die IAAF der opportunistischen Epistemologie – eine umgekehrte Vorgehensweise, die mit einer Strategie oder einer Schlussfolgerung beginnt, um erst anschließend nach Evidenz dafür zu suchen. Das ist keine »richterliche« Beurteilung der Daten, sondern eine »anwaltliche«, wobei die Regulierung der Klient ist. Im Fall der IAAF wurden die Studien mit der ausdrücklichen Absicht zurechtgezimmert, ihre längst feststehende Schlussfolgerung zu bestätigen – dass Frauen mit hohem natürlichem Testosteron nicht an den Wettkämpfen anderer Sportlerinnen teilnehmen dürfen. Doch um den wissenschaftlichen Schein zu wahren, muss die IAAF sich gelegentlich schützen, weil die Lücken und die Unsicherheit für jeden ersichtlich sind, der auch nur an der Oberfläche der einschlägigen Studien kratzt. Daher haben die Sportfunktionäre die Evidenz und ihre Interpretationen mit zwei konkurrierenden Zielsetzungen bearbeitet: auf der einen Seite, um den Status der »Wissenschaftlichkeit« zu erwerben und beizubehalten, und auf der anderen Seite, um klare Aussagen zu liefern, die eine pauschale Regulierung rechtfertigten, wie sie sie längst implementiert hatten.

Um jeden möglicherweise noch fortbestehenden Zweifel am opportunistischen Charakter dieser Studien zu zerstreuen, wollen wir uns die folgende Sequenz von Ereignissen anschauen. 2015, als der Internationale Sportgerichtshof Dutee Chands Protest gegen die Regulierung stattgab, räumte er der IAAF eine Frist von zwei Jahren ein, um dem Gericht stichhaltige Beweise dafür vorzulegen, dass Frauen mit hohem T gegenüber Frauen mit niedrigem T einen »Leistungsvorteil« haben, der in etwa die gleiche Größenordnung hat wie der Vorteil, den Spitzensportler gegenüber Spitzensportlerinnen haben, das heißt von zehn bis zwölf Prozent. Als die Frist fast abgelaufen war, veröffentlichte die IAAF ihre eigene Studie über die Beziehung zwischen T und Leistung bei Frauen auf der Basis der Daten, die während der Leichtathletik-Weltmeisterschaften 2011 und 2013 erhoben worden waren. Diese Studie litt gleich unter mehreren Problemen. Erstens: Die Version von T, um die es in dem Regelwerk ging (das Gesamttestosteron), wurde nicht auf die Ergebnisse der Studie bezogen. Zweitens: Die Studie ergab, dass ein anderes Maß von T (freies T) nur in fünf von 21 Leichtathletik-Wettkämpfen statistisch signifikant mit einer besseren Leistung verknüpft war, wobei die Spitzengruppe zwischen 1,78 und 4,53 Prozent besser war als die Sportlerinnen mit dem niedrigsten freien T – also weit entfernt von jenem Unterschied, der nach dem Spruch des CAS nachgewiesen werden musste. Bei den meisten Wettkämpfen wirkte sich T überhaupt nicht auf die Leistungen aus. In der ursprünglichen Studie waren die Frauen mit dem niedrigsten Wert in sieben von elf Laufwettbewerben sogar besser als die Frauen in der Gruppe mit den höchsten T-Werten. Allerdings waren die meisten Unterschiede ohne statistische Signifikanz.[54]

Trotzdem rührte die IAAF kräftig die Werbetrommel für die Studie und gab eine Presseerklärung heraus, die die Ergebnisse als »neuen Beleg« für die Berechtigung des Regelwerks anpries. Erste Kritiken wurden vorgebracht und häuften sich derartig, dass eine Gruppe von Fachleuten die Zurückziehung der Studie verlangte.[55] Mehrere Korrekturen und Analysen erschienen – stets mit anderen Ergebnissen. Doch in allen Analysen zeigte sich, dass Sportlerinnen mit niedrigem T in einigen Wettbewerben besser abschnitten, und keine ergab, dass Frauen mit höheren T-Werten in allen der Regulation unterworfenen Wettkämpfen überlegen waren.

Derweilen vermied es die IAAF, auf diese Kritiken einzugehen, indem sie von ihren ursprünglichen Regelungen abrückte und im April 2018 eine überarbeitete Version vorlegte. Unter dem Titel »Eligibility Regulations for the Female Classification (Athletes with Difference of Sex Development)« [Zulassungsregeln für die Frauenkategorie (Sportlerinnen mit unterschiedlicher Geschlechtsentwicklung)] geht die neue Version noch immer davon aus, dass Frauen mit hohem T einen Leistungsvorteil haben, regelt aber nur die Kurzstrecken und Mittelstrecken (zwischen 400 Metern und einer Meile). Außerdem wird die Testosteron-Schwelle auf die Hälfte des vorherigen Wertes abgesenkt. Diese Regelung könnte eine weit größere Zahl von Frauen erfassen, unter anderem diejenigen, die von der häufigsten Ursache für hohes natürliches T betroffen sind, dem polyzystischen Ovarialsyndrom (PCOS), an dem bis zu 20 Prozent der Frauen leiden. Doch wie der Titel des neuen Regelwerks anzeigt, sind Frauen mit PCOS explizit ausgenommen, was die eigentliche Zielsetzung der Studie deutlich erkennen lässt: Frauen mit hohen T-Werten im Zusammenhang mit spezifischen Intersex-Variationen. Am offenkundigsten zeigt sich der Opportunismus wohl darin, dass sich die Wettkämpfe, die unter die neue Regelung fallen, von den Disziplinen unterscheiden, in denen sich eine erkennbare Wirkung von T zeigte; beispielsweise stellte sich in der Studie ein Zusammenhang zwischen den Weiten im Hammerwerfen und Testosteron heraus, aber Hammerwerfen ist von der Regelung nicht betroffen. Stattdessen sind es die Mittelstrecken, Wettbewerbe, in denen Sportlerinnen antreten, die die IAAF schon lange im Visier hat.[56]

Nicht lange nach der Veröffentlichung dieser Regelung klagten die südafrikanische Mittelstrecklerin Caster Semenya und der südafrikanische Leichtathletikverband gegen die IAAF und brachte vor, die Entscheidung bedeute eine unfaire Diskriminierung und ermangele einer wissenschaftlichen Basis. Weiterhin erklärten sie: Die Regelung »ist nicht erforderlich, um einen fairen Wettbewerb innerhalb der Frauenkategorie zu gewährleisten; wahrscheinlich wird sie den betroffenen Sportlerinnen schwerwiegendes, ungerechtfertigtes und nicht wiedergutzumachendes Leid zufügen«. In einer geteilten Zwei-zu-eins-Entscheidung schlugen sich die CAS-Schlichter auf die Seite der IAAF.

Abermals entfachte die Entscheidung eine öffentliche Kontroverse über die Regelungen, und die Fürsprecher verdoppelten ihre Anstrengungen, um zu zeigen, dass sie die »Wissenschaft« auf ihrer Seite hatten. Allerdings begingen sie häufig grundlegende logische Fehler bei der Bewertung der vorliegenden Evidenz. P.J. Vazel, Leichtathletiktrainer und Mitglied des Statistikverbands für Leichtathletik, verweist auf die Verwechslungen zwischen einer »*intra*individuellen Analyse, bei der ein Anstieg oder Abfall von T einen Zusammenhang mit Leistung erkennen lässt, und einer *inter*individuellen Analyse, bei der eine solche Beziehung nicht auftritt«. Das heißt, eine Frau kann mit ihrem natürlichen Wert bessere Leistungen erzielen als mit künstlich gedrückten T-Werten, aber das ist kein Grund für die Schlussfolgerung, dass T-Werte für die Leistungsunterschiede zwischen Sportlerinnen verantwortlich sind. Unter anderem besteht die Möglichkeit, dass der Leistungsabfall auf die vielen Nebeneffekte und physiologischen Veränderungen zurückzuführen ist, die mit einer plötzlichen Absenkung von T einhergehen. Der unlogische Rückschluss von einer intraindividuellen Variation auf einen interindividuellen Unterschied wird durch die eigene IAAF-Analyse der während der Weltmeisterschaften erhobenen Daten noch verstärkt.

Wenn man den Befürwortern der Regelungen entgegenhält, dass es an Belegen mangelt, berufen sie sich oft auf den Leistungsunterschied zwischen Männern und Frauen. Aber man kann durch den Mann-Frau-Vergleich nicht den Zusammenhang zwischen T und Leistung beweisen, weil es auf der Gruppenebene zu viele Unterschiede zwischen männlichen und weiblichen Athleten gibt. Trotzdem machten sich viele Kommentatoren, unter anderem die Wissenschaftsjournalistin Gina Kolata und der konservative politische Kolumnist Andrew Sullivan, die Argumente von Doriane Lambelet Coleman zu eigen, einer Juraprofessorin und ehemaligen Spitzenläuferin über 800 Meter, die die T-Regelungen mit großem Nachdruck unterstützt. Coleman behauptet: »Der Hauptgrund für die Geschlechterunterschiede der körperlichen Eigenschaften, die zu sportlichen Hochleistungen beitragen, ist die Exposition gegenüber viel höheren Testosteronwerten während des Wachstums in der männlichen Pubertät. Zu diesen körperlichen Eigenschaften zählen Energieerzeugung, aerobe Energie, Körperzusammensetzung und Nahrungsverwertung. Im Vergleich zu Frauen haben Männer eine größere Magermasse (mehr Skelettmuskeln und weniger Fett), größere Herzen (sowohl absolut als auch im Verhältnis zur Magermasse), eine höhere Herzleistung, eine größere Hämoglobinmasse, ein größeres VO_2max (Sauerstoffaufnahme), bessere Glykogenverwertung und höhere anaerobe Kapazität.« Unbestritten ist, dass es in einem breiten Spektrum körperlicher Eigenschaften Unterschiede gibt, die zu sportlicher Leistungsfähigkeit beitragen. Doch die Wissenschaft vertritt keineswegs mehrheitlich die Auffassung, man könne alle diese Unterschiede Testosteron zuschreiben und behaupten, dass das frei zirkulierende Testosteron die betreffenden Eigenschaften hervorbringe und aufrechterhalte. Darüber hinaus gibt es so viele andere – physiologische wie soziale – Unterschiede zwischen weiblichen und männlichen Sportlern, dass viele Wissenschaftler Mann-Frau-Vergleiche nicht für eine geeignete Evidenzform halten, um zu verstehen, wie T sportliche Leistung beeinflusst. Mann-Frau-Vergleiche sind viel zu kompliziert, daher können nur intrageschlechtliche Analysen Informationen über die spezifische Rolle von T liefern. Doch Coleman behauptet, die Annahme, T sei erwiesenermaßen Hauptbestandteil sportlicher Leistung, werde nur bestritten »in Kreisen, in denen die Wissenschaft und ihre Bedeutung für Medizin und Doping nicht recht verstanden wird«. In Colemans Version ist »die Wissenschaft« glatt und umschifft jede Form von Komplexität und Lückenhaftigkeit. Doch unter dieser glänzenden Oberfläche verbirgt sich die Tatsache, dass Coleman sich aus ebendem Datensatz bedient, den die IAAF präsentiert.[57]

2019 äußerten die CAS-Schlichter in ihrer Entscheidung mehrere »ernste Bedenken«. Eines betraf die Nebeneffekte der hormonellen Behandlung und die »praktische Unmöglichkeit der Regelkonformität«, vielleicht weil es nicht gerade einfach ist, einen bestimmten Wert von

T herzustellen. Das zweite galt den unzureichenden Beweisen, dass höhere T-Werte tatsächlich »einen signifikanten sportlichen Vorteil« über die 1500 Meter und die Meile bringen. Trotzdem überließen sie es der IAAF, ob sie diese Wettbewerbe ihren Regularien unterwerfen wollten. Als der IAAF-Präsident Sebastian Coe gefragt wurde, ob der Verband die Absicht habe, die Laufstrecken aus der Regelung herauszunehmen, begnügte er sich mit einer einfachen Antwort: »Nein.«[58]

T ALS DAS GROSSE ABLENKUNGSMANÖVER

2013 veröffentlichten Ärzte, die mit der IAAF zusammenarbeiteten, einen Bericht, in dem sie schilderten, was mit Frauen geschieht, die gemäß der T-Regelung überprüft werden. Bei vier jungen Frauen zwischen 18 und 21 Jahren »aus ländlichen Gebieten und Gebirgsregionen von Entwicklungsländern« wurde mittels verschiedener Techniken ein hoher T-Wert festgestellt, woraufhin jede in ein von der IAAF anerkanntes Referenzzentrum in Marseille geschickt wurde. Ein interdisziplinäres Team von Klinikern führte umfangreiche Untersuchungen durch, um die geschlechtsgebundenen biologischen Eigenschaften zu erfassen, beginnend mit endokrinen und genetischen Analysen und einem Karyogramm – also der Bestimmung ihrer Chromosomenausstattung. Außerdem wurde der gesamte Körper der jungen Frauen einer genauen Inspektion unterzogen: Brüste, Genitalien, Körperbehaarung, innere Fortpflanzungsorgane und die grundlegende Körpermorphologie in allen Einzelheiten. Danach wurden die Sportlerinnen nach Gender-Identität, Verhalten und Sexualität befragt. Nach eingehenden physischen und psychischen Untersuchungen erklärten die Ärzte, das Testosteron der Frauen sei »funktionell«, was hieß, dass sie nicht die klinischen Kriterien für eine vollständige Androgeninsensitivität erfüllten und damit nicht von der Regelung befreit waren. Außerdem wurde festgestellt, dass sich die hohen T-Werte durch Intersex-Variationen erklären ließen, speziell durch chromosomale Variationen und innere Hoden. Obwohl die

Ärzte einräumten, dass die Hoden »kein Gesundheitsrisiko darstellen«, empfahlen sie ihre chirurgische Entfernung, weil, wie es hieß, die Gonadektomie den Frauen »erlauben würde, ihren Spitzensport weiterhin in der Frauenkategorie auszuüben«. Aber das medizinische Team hatte mehr im Sinn, als nur das T abzusenken. Die Ärzte nahmen auch chirurgische und medikamentöse Eingriffe vor, die seit Langem praktiziert werden, um Mädchen mit Intersex-Variationen zu »normalisieren«. Dazu gehörte unter anderem »eine partielle Klitoridektomie ... etwas später gefolgt von einer feminisierenden Vaginoplastie und einer Östrogen-Ersatztherapie«.[59]

Der Artikel verletzt die Privatsphäre der Sportlerinnen und ist ein Verstoß gegen die ärztliche Schweigepflicht, er hätte nicht veröffentlicht werden dürfen. Er wirft jedoch Licht auf einen Prozess, der sonst unter Verschluss gehalten wird, und zeigt noch einmal deutlich, wer die Bürde dieser Regelung zu tragen hat. Die in dem Bericht beschriebenen Genitaloperationen legen den Schluss nahe, dass es neben der Beziehung zwischen Testosteron und sportlicher Leistung noch ein anderes Motiv für die Regulierung gibt, mit anderen Worten, dass nicht nur Regelkonformität der Grund für die Interventionen ist. Die Vertreter der Sportverbände haben in Stellungnahmen, Veröffentlichungen und Interviews immer wieder angedeutet, dass die Frauen, die auf hohe Konzentrationen von natürlich vorkommendem Testosteron untersucht werden, ausschließlich aus der südlichen Hemisphäre kommen und überwiegend Women of Color sind.

Zwei grundlegende Narrative der T-Mythen verbinden sich zur Rechtfertigung dieser ungeheuerlichen und irrationalen Übergriffe gegen die vier jungen Sportlerinnen: Testosteron als »Turbotreibstoff« für Sportler und Testosteron als das »männliche Sexualhormon«, das im Körper von Frauen am falschen Platz und gefährlich ist. T-Talk ist doppelzüngig: Angeblich verschafft Testosteron Sportlerinnen nicht nur einen »unfairen Vorteil«, sondern macht sie auch krank. Die Sportfunktionäre haben die Maßnahmen nicht nur mit der Herstellung fairer Wettbewerbsbedingungen gerechtfertigt, sondern auch als notwendig hingestellt, weil hohe Konzentrationen an natürlichem T angeblich ein Gesundheitsproblem darstellen – daher hätten die Verantwortlichen des Sports »aus Gründen der ärztlichen Ethik die Pflicht«, Frauen mit hohem T zu ermitteln und eine Behandlung einzuleiten, die »die Gesundheit der Sportlerin schützt«. Das Gesundheitsargument als Rechtfertigung ist in das Regelwerk eingeschrieben: Die IAAF behauptet in einer Version, die Regelung diene »der frühen Prävention von Problemen, die mit Hyperandrogenismus einhergehen«. 2011 hieß es in einer Presseverlautbarung des IOC: »Um die Gesundheit der Athletinnen zu schützen, sind die Sportverbände dafür verantwortlich, dass weiblicher Hyperandrogenismus, der in ihrem Zuständigkeitsbereich auftritt, eine angemessene medizinische Behandlung erfährt.« Doch hohe T-Konzentrationen stellen kein medizinisches Problem dar. Ärzte verringern die Konzentration nicht, wenn die Patientin nicht über Beschwerden klagt oder funktionelle Einschränkungen aufweist. Allerdings kann die Verringerung der T-Werte erhebliche Gesundheitsprobleme verursachen, wie etwa Depression, Erschöpfung, Osteoporose, Muskelschwäche, Libidoverlust und Stoffwechselstörungen; diese Beeinträchtigungen können ein Leben lang anhalten, sind kostspielig und schwer zu behandeln. Durch einige der Interventionen werden die Sportlerinnen überdies unfruchtbar.[60]

IOC und IAAF verschließen die Augen vor den Problemen, die mit einer radikalen Reduzierung des Testosterons und unnötigen Operationen verbunden sind, und beharren auf der absolut positiven Wirkung ihrer Interventionen, vor allem weil die betroffenen Sportlerinnen aus Regionen der südlichen Hemisphäre kommen, denen es nach Meinung der Funktionäre an der »nötigen Kompetenz« zur medizinischen Bewältigung von Intersex-Variationen fehlt. Doch die Interventionen an den Athletinnen werden nicht von deren eigenen Zielsetzungen und Bedürfnissen bestimmt, sondern von denen der Sportverbände. Weder das Regelwerk noch irgendein Sportfunktionär oder eine der Veröffentlichungen, die zu unserer Kenntnis gelangt sind, geht auf die mittlerweile jahrzehntealte Kontroverse über chirurgische Genitaleingriffe oder andere medizinische Interventionen bei Intergeschlechtlichkeit ein. Bei den an den Sportlerinnen vorgenommenen Interventionen, die Regelkonformität herstellen sollen, handelt es sich um genau die Maßnahmen, gegen die Erwachsene mit Intersex-Variationen seit Jahrzehnten kämpfen, weil sie auf Gender-Ideologien beruhen, die geschlechtsatypische Körper und gegen Gender-Normen verstoßende Verhaltensweisen pathologisieren. Außerdem fügen diese Interventionen der sexuellen Empfindungs- und Funktionsfähigkeit irreparable Schädigungen zu. Diese Argumente, die von Menschen in der ganzen Welt nachdrücklich vorgebracht wurden, veranlassten viele nationale Gesetzgebungsorgane und Menschenrechtsorganisationen dazu, solche Praktiken ausdrücklich zu verurteilen und in einigen Fällen auch gesetzlich zu verbieten.[61]

Die Sportfunktionäre schwanken zwischen zwei Rechtfertigungen der Regulierung – dem Schutz der Gesundheit und dem Schutz der Fairness –, doch für die »geschützten« Frauen schließen sich die beiden Argumente gegenseitig aus. Frauen mit hohen T-Konzentrationen sind in dem Fairness-Teil des Regelwerks nicht »sichtbar«, außer als Bedrohung; die angebotene Hilfe setzt voraus, dass sie sich der Pathologisierung unterwerfen, ohne Gesundheitsprobleme zu haben.

Die Regelung beruht darauf, dass es sich bei »weiblichen Sportlern« um eine verletzliche Kategorie handelt, die des Schutzes bedarf. Aber Schutz vor wem? Die Geschichte ist voller Beispiele, in denen das Argument der »weiblichen Verletzlichkeit« Frauen mit mehr Privilegien (durch Klasse, Ethnizität, Sexualität, Gender-Präsentation oder Region) mehr Nutzen brachte als Frauen mit weniger Privilegien, die paradoxerweise, aber durchgehend als weniger verletzlich gelten. In einem Kontext, in dem Testosteron angeblich allein über Vor- und Nachteil entscheidet, gilt das Bestreben, Sportlerinnen mit geringerem T vor vermeintlich »unfairem« Wettbewerb zu schützen, als vernünftig und legitim. Aber Frauen, die auf eine möglicherweise hohe T-Konzentration untersucht werden, wird Schaden zugefügt, der nicht berücksichtigt wird: Sie erdulden, dass man ihre Identität öffentlich diskutiert, ihre Genitalien eingehend untersucht, die privatesten Details ihres Lebens auf »Maskulinität« überprüft, ihre Karriere und wirtschaftliche Lebensgrundlage bedroht und sie zu unnötigen medizinischen Interventionen mit lebenslangen Folgen drängt. Das Narrativ vom Schaden ist verdreht: Wie kann der angebliche Vorteil, den T verschafft, mehr zählen als der konkrete und nachweisbare Schaden, der den jungen Frauen zugefügt wird?[62]

T-Talk lenkt die Aufmerksamkeit von der rassistisch und regional geprägten Vorgehensweise bei intrageschlechtlichen Wettbewerben im Frauensport ab und verschleiert, welchen systematischen materiellen Schaden die Regelung den Frauen zufügt. In einer zwischen Mythos und Wissenschaft angesiedelten Alchemie gibt T-Talk weitverbreitete kulturelle Überzeugungen als Wissenschaft aus, und den wissenschaftlichen Berichten erlässt man einen Teil der Detailgenauigkeit und Schlüssigkeit, die man sonst von ihnen verlangt. Wie bei der Vorstellung, dass Dominanz, Macht und Aggression mit Testosteron zu tun hätten, verleiht der T-Talk der Idee, T sei männlich und der wichtigste Faktor sportlicher Leistungsfähigkeit, den Anschein von »Wahrhaftigkeit« und bescheinigt der Regelung damit Rationalität. Wie in diesen anderen Bereichen lenkt der T-Talk die Aufmerksamkeit von sozialen Strukturen und Institutionen ab und schreibt die Ergebnisse von Wettkämpfen allein den individuellen Körpern zu, als hätten diese Körper ihre Entwicklung, ihr Training und letztlich ihre Wettkämpfe in irgendeinem sozial neutralen Vakuum absolviert.

Paradoxerweise lenkt Testosteron mit seiner Lieblingsgeschichte über die Art und Weise, wie T für die typische männliche Leistung verantwortlich ist, erfolgreich von sich selbst ab, indem es die faszinierenden, vielfältigen und kontingenten Wirkungsweisen von T leugnet. Dieses Hormon kennt nicht nur einen Weg zu sportlicher Leistungsfähigkeit und auch nicht nur eine Handvoll von Prozessen, die sich linear von T zu sportlichen Fähigkeiten verfolgen lassen. T ist an vielen Abläufen beteiligt, die bei den meisten Menschen sportlichen Leistungen zugrunde liegen, aber es wird niemanden überraschen, dass es weder ein hinreichender noch ein notwendiger Faktor ist. Das klassische Beispiel, das wir hier betrachten, sind Frauen mit vollständigem Androgen-Insensitivitätssyndrom, die unter Spitzensportlerinnen überrepräsentiert sind, obwohl Studien zeigen, dass sie auf zellulärer Ebene nicht fähig sind, auf T zu reagieren. So wie T alles andere als einfach ist, lässt sich auch Sportlichkeit nicht von anderen menschlichen Fähigkeiten trennen: Sportler müssen diese Fähigkeiten bis zu einem sehr hohen Niveau entwickeln, aber auch auf bescheideneren Ebenen sind Kraft, Flexibilität, Koordination und Motivation Grundvoraussetzungen für das Überleben. Es wäre vollkommen widersinnig, hätte die Evolution diese wesentlichen Fähigkeiten der Kontrolle einer einzigen Variablen unterworfen, sogar wenn es sich um T handelt.[63]

SCHLUSS

DAS SOZIALE MOLEKÜL

Die autorisierte Biografie des Testosterons – die vereinheitlichte Geschichte einer Substanz, die einen Prozess der Geschlechtsdifferenzierung über mehrere Dimensionen von Raum und Zeit vorantreibt – wird von verschiedenen Akteuren geschrieben, aber auch von ihnen infrage gestellt. In der Forschung ist die autorisierte Biografie immer noch ein wichtiger Bezugspunkt für die Beantwortung der Fragen, die gestellt werden, für die Auswahl der Versuchsteilnehmer und für die abschließende Interpretation der Ergebnisse, wenn die Forscher ihre Studien in den größeren Wissensbestand einfügen. Gleichzeitig machen sich viele Menschen ganz andere und interessante Gedanken über T. Die klassische Erzählung wird ständig durch konkrete Daten ergänzt und auf den Kopf gestellt: Die Wirkungen von T lassen sich nicht nahtlos in eine lineare Geschichte über Männlichkeit einfügen. Wissenschaftliche Arbeiten verschiedener Art – von Emilia Sanabrias ethnografischer Studie über Hormonverwendung über Paul Preciados auto-ethnografisches Queer-Manifest bis hin zu Sari van Anders' sozial-neuroendokrinologischen Studien – beschäftigen sich mit T in Projekten, deren Ziel es ist, Gender neu zu bewerten, zu hinterfragen und eine neue Form zu geben. Aber diese Interventionen ersetzen die klassische Erzählung nicht: Dem T-Talk gelingt es immer wieder, neu entstehende Narrative in den Schatten zu stellen, weil er vage und flexibel ist.[1]

In unserem ganzen Buch haben wir uns auf Konzepte aus den Wissenschafts- und Technologiestudien (STS) gestützt, um einen Eindruck davon zu vermitteln, wie sich die wissenschaftliche Praxis im Kontext von

Testosteron entfaltet, und vor allem, um verständlich zu machen, wie unauflöslich Kultur und Natur in den Fakten verflochten sind, die in der wissenschaftlichen Forschung gewonnen werden, in der Welt zirkulieren und sich wandeln, wieder in die Wissenschaft einfließen und so fort. Wir sind von den Fakten über T fasziniert und müssen unbedingt verstehen, wie sie konstruiert werden, besonders wenn wir beurteilen wollen, wie sie in der Welt wirken. Leser und Leserinnen, die mit den STS vertraut sind, haben sicherlich gemerkt, dass wir uns auch auf ein Terrain wagen, das für diese wissenschaftliche Disziplin weniger typisch ist. Das liegt im Wesentlichen daran, dass wir, während wir untersuchten, wie T-Fakten konstruiert wurden, häufig die wissenschaftlichen Methoden und die in der T-Forschung zirkulierenden Behauptungen infrage gestellt haben. Empirische Infragestellung und Kritik sind nicht das eigentliche Thema von STS und können gelegentlich von dem größeren Ziel der STS-Studien ablenken. Die Physikerin und STS-Forscherin Karen Barad hat es wunderbar auf den Punkt gebracht: »Empirische Angemessenheit kann nicht als Argument dienen, um den Vorwurf des Konstruktivismus zum Schweigen zu bringen. Der Umstand, dass wissenschaftliche Erkenntnis konstruiert wird, bedeutet nicht, dass Wissenschaft nicht ›funktioniert‹, und die Tatsache, dass Wissenschaft ›funktioniert‹, bedeutet nicht, dass wir vom Menschen unabhängige Fakten über die Natur entdeckt haben. (Natürlich ist der Umstand, dass empirische Angemessenheit keinen Beweis für Realismus darstellt, nicht der Endpunkt, sondern der Ausgangspunkt für Konstruktivisten, die erklären müssen, warum solche Konstruktionen funktionieren – eine Verpflichtung, die besonders dringend erscheint angesichts der zwingenden Evidenz, dass die gesellschaftliche Praxis wissenschaftlicher Forschung begrifflich, methodologisch und epistemologisch an bestimmte Machtachsen gebunden ist.)«[2]

Empirische Angemessenheit ist natürlich eine Frage von Urteil und Verhandlung. Die Entscheidung, unsere Biografie »unautorisiert« zu nennen, weist von Anfang an daraufhin, dass wir Zweifel an der empirischen Angemessenheit von einigen sehr populären Berichten über T hatten. Jenseits oder hinter der Frage der empirischen Angemessenheit ergeben sich allgemeinere Erkenntnisse über die Art und Weise, wie wissenschaftliche Erkenntnisse über T konstruiert werden, wenn wir sie vom Standpunkt der verschiedenen Kapitel betrachten. In diesem Schlussabschnitt wollen wir sie zusammenfassen. Erstens: T bewirkt weit mehr, als sich erkennen lässt, wenn wir von »Maskulinisierung« sprechen. Die diffusen Effekte von T sind besonders schwer wahrzunehmen, weil der Begriff des Sexualhormons sich so hartnäckig hält. Zweitens: T ist ein ausgezeichnetes Beispiel für Barads Konzept der Intra-Aktion: Statt wie separate Entitäten unabhängig voneinander zu existieren und miteinander zu agieren (wie der Begriff »Interaktion« nahelegt), entstehen die Entitäten oder Phänomene durch Bindung; sie »erfinden sich gegenseitig« in einem ungebundenen, fließenden Prozess gegenseitiger Beeinflussung. T entsteht durch die Intra-Aktion verschiedener Aspekte von Natur und Kultur. Da zu den spezifischen materiellen Eigenschaften von T auch eine Fähigkeit gehört, auf soziale Situationen zu reagieren, kann die intra-aktive Natur dieses Moleküls dazu beitragen, einige wichtige STS-Konzepte zu erweitern, wie wir gleich erklären werden. Drittens: Wie aus einigen zeitgenössischen Berichten über pharmazeutisches T hervorgeht, halten viele Menschen T für eine Präzisionstechnologie. Sie verwenden T, um zu spezifischen, vorhersagbaren und manchmal ziemlich eng gefassten Ergebnissen zu kommen. Wir haben zwar überwiegend Studien über endogenes T betrachtet, doch diese Forschung stellt die Vorstellung infrage, T könne als Technologie liefern, was viele sich von ihr erhoffen. Viertens: Während wir von vielen vortheoretischen Annahmen über Gender schon lange wissen, dass sie die Forschung über T und andere Hormone prägen, hat sich auch gezeigt, dass die wissenschaftliche Beschäftigung mit T alte Ideen über Hierarchien von »Rasse« und Klasse mobilisieren. Das erweckt den fatalen Eindruck, dass die an »Rasse« und Klasse orientierten Unterscheidungen sich aus der Biologie herleiten statt aus sozialer Dynamik und Struktur. Wir beenden das Kapitel mit einigen abschließenden Überlegungen zu der Frage, wie sich die wissenschaftliche Lehrmeinung über dieses Molekül durch einen zunehmenden Konsens verändert hat, der besagt, dass T ein verschränktes Produkt von Natur und Kultur ist.

Während das Hormon in der T-Forschung überwiegend als die Quintessenz der Maskulinität gilt, gibt es eine Reihe von Forschern, die von der Annahme ausgehen, T sei ein Molekül, das verschiedenen Zwecken diene. Tritt man aus dem Begriffsrahmen der Maskulinität hinaus, beginnt man die Fähigkeiten des Testosterons ganz anders zu interpretieren. Denken wir an Blair Crewthers Studien über Eingriffe bei Sportlern, in denen er und seine Kollegen Beziehungen zwischen T und sportlicher Leistung nur in bestimmten Sportlergruppen, unter bestimmten Umständen und bei bestimmten Leistungsparametern entdeckten, wobei sich insgesamt ein Muster ergab, das sich nicht mit einem einfachen »Maskulinisierungsschema« erklären lässt. Statt nun zu behaupten, die Effekte von T seien »schwach« oder dort, wo keine Beziehungen zu entdecken sind, bewirke T gar nichts, meinte Crewther, es gebe eine bessere Erklärung: T wirkt sich übergreifend auf eine Anzahl von Systemen aus, und diese Effekte können sich am Ende gegenseitig aufheben, wenn der Forscher nach einer zusammengesetzten Variablen sucht, etwa der Leistung bei einer bestimmten sportlichen Aufgabe.

Die Studie von Crewther und Kollegen über den Zusammenhang von T und Leistungen im Gewichtheben bei jungen Olympiateilnehmern ist besonders erhellend. Geht man davon aus, dass T sich in der Regel positiv auf Muskelmasse und Kraft auswirkt, wenn gleichzeitig ein intensives Training an Gewichten stattfindet, könnte es sich hier um eine Untergruppe von Sportlern handeln, für die die üblicherweise gemischten oder sich aufhebenden Beziehungen nicht gelten: Es erscheint logisch, dass T in dieser Gruppe mit der Leistung im Gewichtheben verknüpft sein müsste. Doch es war nicht der Fall. Als mögliche Erklärung nannte Crewther die Tatsache, dass T sich sowohl auf Muskeln als auch auf Fettgewebe auswirkt. Außerdem variieren die Effekte zwischen Individuen und Regionen des Körpers (das heißt, Unterschenkel und Schulterbereiche reagieren mit unterschiedlichen Mustern auf T). Während diese inter-individuellen und inter-regionalen Unterschiede manchmal zusammenwirken, um die Leistung zu verstärken, ist der übergreifende Effekt manchmal auch negativ oder neutral.[3]

Halten wir einen Moment inne und schauen wir, ob das aus Sicht eines traditionelleren Ansatzes anders aussieht, der einfach die Auswirkung von T auf »sportliche Leistung« und »Kraft« misst – zwei Parameter, die entweder implizit oder explizit als männlich codiert sind. Gelegentlich finden Forscher, die nach Korrelationen zwischen T und sportlichen Ergebnissen suchen, nicht die Verknüpfungen, von denen sie in ihrer Hypothese ausgegangen sind. Wenn das geschieht, können sie Moderatorvariablen suchen oder vorschlagen: entweder solche, die ihre Fähigkeit, die Effekte von T zu erkennen, beeinträchtigen oder stören, oder Variablen, die sich genau entgegengesetzt auf den generell erwarteten positiven Effekt von T auswirken. Crewther und Kollegen schlagen etwas anderes vor: Die Effekte des Testosterons sind nicht ein Teil des Puzzles, das sich bei anderen Akteuren einfügen lässt, sondern sie fließen selbst durch diffuse Systeme, wobei ihre Wege in keiner vorhersagbaren Beziehung mit einem zusammengesetzten Resultat wie »Leistung« verknüpft sind. Obwohl Crewther es in seinen Veröffentlichungen und Gesprächen mit uns nie so ausgedrückt hat, befreit sein Ansatz das Testosteron von der Bürde, die es als Träger der Männlichkeit ständig mit sich herumschleppt, und in diesem neuen Bezugssystem kann man erkennen, was T tatsächlich bewirken kann.

Ein anderes Beispiel, das uns deutlich zeigt, dass sich die Wirkungen von T nicht immer als »Maskulinisierung« verstehen lassen, ist die Reproduktion der Frau und die frühen Stadien der Follikelreifung. Während wir dies schreiben, setzt sich die Idee, dass eine optimale Konzentration von Androgenen für die Follikelreifung erforderlich ist, weithin durch. Zwar ist die direkte Gabe von Testosteron noch nicht die übliche Behandlungsform (aus Gründen, auf die wir noch im Abschnitt »T als Präzisionswerkzeug?« in diesem Kapitel zu sprechen kommen), doch gilt es weitgehend als erwiesen, dass Testosteron – und nicht irgendein anderes Steroid wie DHEA oder Östrogen – eine entscheidende Rolle bei der Rekrutierung von Primordialfollikeln spielt, das heißt bei dem Eintritt in die Kohorte der ganz jungen Follikel, die in den späteren Stadien reifen. Das ist ein weiterer Pfeil im Köcher des Testosterons, der die Menschen dazu veranlassen könnte (und, wie wir meinen, sollte), die Klassifizierung von T als »männliches Sexualhormon« noch einmal zu überdenken. Selbst Norbert Gleicher, der sich sorgte, dass seine Anmerkungen »zu *political correct*« wirken könnten, meinte, das Konzept des Sexualhormons könne einer der Gründe dafür sein, dass es so lange dauerte, bis die Beteiligung von Testosteron am Eisprung ernsthaft in Betracht gezogen wurde.[4]

Während die eben genannten Beispiele einen umfassenderen Blick auf die Effekte von T ermöglichen, indem sie sich den Körpergeweben und den physischen Fähigkeiten zuwenden, hat Sari van Anders ein Modell zur Neubestimmung der sozialen und emotionalen Prozesse vorgeschlagen, an denen T beteiligt ist. Entgegen der vortheoretischen Auffassung, T fördere Maskulinität, behauptet van Anders, T sei an Kompromissen zwischen Konkurrenz und Fürsorglichkeit beteiligt – an sozialen Zielsetzungen also, die nicht geschlechterspezifisch, sondern artübergreifend für Frauen und Männer relevant sind. Allen diesen Beispielen aus der Forschung ist die Fähigkeit eigen, in zuvor widersprüchlichen Daten einen Sinn zu offenbaren. Gemeinsam legen sie den Blick auf ein Testosteron frei, das sich tatsächlich in krassem Widerspruch zu der autorisierten Version vom »männlichen Sexualhormon« befindet. Im Grunde ist T kein proximater Mechanismus der Evolution zur Förderung von Männlichkeit oder heteronormativer Paarung. Es ist ein grenzenüberschreitendes Mehrzweckhormon, das die Evolution zu einer großen Vielfalt von Funktionen in praktisch allen Körpern entwickelt hat.[5]

VERSTÄRKTE INTRA-AKTIONEN

Wir haben das vorliegende Buch mit einer Episode aus *This American Life* begonnen. Nach den Worten des Moderators ging es dort um »Testosteron« und die Frage, »wie es unsere Schicksale und Persönlichkeiten bestimmt«. Wir kämen dem Verständnis vermutlich näher, wenn wir die Frage umkehrten: Inwieweit bestimmen unsere Schicksale und Persönlichkeiten unser T (obwohl wir auch hier festeren Boden unter den Füßen hätten, wenn wir über Einflüsse und Prägungen sprächen statt über Bestimmungsfaktoren). Anders als ihr autorisiertes Pendant rückt diese nicht-autorisierte Biografie die Relationalität von T in den Vordergrund und hebt jenen Teil der Beziehung zwischen T und der sozialen Welt hervor, der in den Forschungsergebnissen am beständigsten erscheint – das heißt, dass T auf soziale Situationen reagiert.

Um zu verstehen, wie bedeutsam die extreme Reaktionsfähigkeit des Testosterons ist, wollen wir zwei fundamentale Konzepte aus den STS übernehmen: Barads oben beschriebene Intra-Aktion und Donna Haraways »Naturkultur«. Naturkultur ist ein sogenanntes WYSIWYG-Konzept*, das die Untrennbarkeit von Natur und Kultur bezeichnet, ihr wechselseitiges und relationales Verhältnis: »Fleisch und Signifikant, Körper und Wörter, Geschichten und Welten: Sie alle sind in Naturkulturen vereint.« Haraway verortet das Konzept der Naturkultur in der Ära der Technowissenschaft, aber unsere Reise in die Welt der T-Forschung legt den Schluss nahe, dass die ineinander verflochtenen Phänomene der Naturkultur nicht auf die Operationen und Innovationen einer technowissenschaftlichen Welt angewiesen sind: T ist durch und durch Naturkultur.[6]

Die biokulturelle Verschränkung des Testosterons zeigt sich auf mehreren Ebenen. Die erste hat damit zu tun, was wir über T wissen oder wie

* *What you see is what you get* (Was du siehst, ist, was du bekommst), also ein unverfälschtes Abbild der Realität, eine Echtzeitdarstellung.

wir es erforschen: Zwar ist es ein spezifisches materielles Molekül, aber um es zu verstehen, bleibt uns bei ihm, wie bei anderen Aspekten der Natur und der materiellen Realität, keine andere Möglichkeit als die Auseinandersetzung mit unseren menschlichen Mitteln, mit sprachlichen Formen, mit kognitiven Fähigkeiten und mit speziellen wissenschaftlichen Werkzeugen. Die zweite hat mit Ts »Sein« oder »Ontologie« zu tun. T nimmt wiederholt an Prozessen teil, die soziale Situationen, Wahrnehmungen und Emotionen von Menschen mit Biochemie verbinden. Ts besondere Fähigkeiten erwachsen aus seiner Beziehung zu anderen Akteuren in seinem Umfeld: andere Steroide im Blut, Proteine, an die es binden könnte, das Vorhandensein und die Eigenschaften von Rezeptoren und so fort. Da diese Akteure dem Einfluss von Aspekten der sozialen und materiellen Welt unterliegen – der Aufnahme von einer Mindestmenge an Nährstoffen, Sport, physischem Umfeld –, ist T wahrscheinlich in diese Beziehungen verwickelt. Ohne zu versuchen, auf jede mögliche Verflechtung einzugehen, die T als Naturkultur ausmacht, dürften wir gezeigt haben, dass T ein naturkulturelles Phänomen ist, ob es von Menschen wahrgenommen wird oder nicht. Während Haraway ihre Theorie der Naturkultur entwickelt, um die Lebensbedingungen in der speziellen historischen und ökonomischen Situation des Spätkapitalismus und der Ära der Biotechnologie zu beschreiben, scheint T ein naturkulturelles Phänomen zu sein, das keinen Verweis auf eine besondere Form der Volkswirtschaft oder Technowissenschaft braucht. In dieser Hinsicht ist T nichts Besonderes; Forschungsarbeiten im Bereich von sozialer Epidemiologie und den STS lassen zunehmend darauf schließen, dass Naturkultur als ökologisches Bezugssystem eine gute allgemeine Beschreibung von organischen Phänomenen liefert.[7]

Weniger klar ist, wie die extreme Reaktionsbereitschaft von T die Bedeutung der Intra-Aktion verstärkt. Kritische Analysen der Hormonforschung und -begriffe sind ein besonders ergiebiger Unterbereich von STS, doch bislang vernachlässigt man in diesen Studien die spezifischen materiellen Fähigkeiten von T und anderen Hormonen, auf soziale Situationen zu reagieren. Hormone werden in dieser Literatur nicht als

»stabile Objekte« betrachtet. Man entwickelt Theorien über ihre Mobilität und Fluidität in Hinblick auf pharmakologische Eingriffe und Prozesse der Steroidgenese, statt die Reaktionsfähigkeit als festes Merkmal dieser Moleküle zu betrachten. Nachdenken über Hormone verbindet den Körper auf ähnliche Weise mit der sozialen und emotionalen Welt, wie Elizabeth Wilson in *Gut Feminism* den Bauch mit »Geisteszuständen« (*minded states*) verknüpfte: nicht in dem Sinn, »dass der Bauch zu Geisteszuständen *beiträgt*, sondern dass der Bauch ein Organ des Geistes ist«. Was T angeht, so wird das Molekül bereits von Wissenschaftlern und Laienpublikum als »Chemikalie des Geistes« verstanden, aber nur wenige begreifen bisher seine Rolle als Chemikalie der sozialen Beziehungen.[8]

Die wissenschaftlichen und philosophischen Beschreibungen der Hormone laufen im Begriff der Relationalität zusammen. Bei diesem seltenen Bündnis kommen die Beteiligten aus verschiedenen Richtungen zu den Hormonen. STS und philosophische Untersuchungen über Hormone sind zu dem Ergebnis gekommen, dass sie soziale, relationale Objekte sind. Basis dieser Schlussfolgerung ist die eingehende Beschäftigung mit den wissenschaftlichen Methoden und mit der Art und Weise, wie die sozialen Welten, die kulturelle Formation und die Apparaturen der Wissenschaftler in die Forschungsergebnisse Eingang finden. In ihren Studien gelangen die Forscher zu einer relationalen, sozialen Erklärung der Hormone, indem sie untersuchen, wie diese sich unter verschiedenen sozialen Umständen verhalten, und vor allem indem sie beobachten, dass experimentell manipulierte soziale Zustände im Körper die Produktion oder Unterdrückung bestimmter Hormone auslösen. Diese kurze Zusammenfassung macht deutlich, dass es keine exakte Übereinstimmung gibt zwischen dem, was STS-Forscher und Hormonforscher meinen, wenn sie sagen, dass Hormone sozial und relational sind. Es sieht auch so aus, als gehe die STS-Version dieser Erkenntnis in der Regel nicht weit genug.

Die beschriebenen Forschungsarbeiten lassen darauf schließen, dass der Sport, den wir treiben oder nicht treiben, die Familiensituationen und die Rolle, die wir übernehmen, unsere sozialen Stressfaktoren und sozialen Frustrations- oder Erfolgserlebnisse alle an der T-Produktion unserer Körper beteiligt sind. Mit anderen Worten – und wie aus Barads Sicht zu erwarten war –, T gibt es nicht *vor* den Intra-Aktionen, die seine Verschränkungen (re)konstituieren. T wird im Körper unter bestimmten Umständen hergestellt, die sich nie genau wiederholen: Äußere und innere Ereignisse, die wir bislang nur ungefähr ahnen, lösen die verschiedenen Schritte der Steroidgenese aus. T befindet sich im Körper nicht einfach in Wartestellung, um Veränderungen im Gewebe einzuleiten oder Neurotransmissionen in Gang zu setzen, die die Weichen für eine Verhaltensweise oder Emotion stellen. T wird angefordert und entsteht im selben Augenblick, wie diese Vorgänge ablaufen. Aber das ist noch nicht alles: Diese Mikroaspekte des sozialen Kontextes sind ihrerseits in makrosoziale Formationen eingebettet. Wenn wir aus den frühen STS-Studien über die sogenannten Sexualhormone etwas Wichtiges gelernt haben, dann ist es die Tatsache, dass die Hormone entscheidend von Gender-Ideologien geprägt wurden, wie sich am deutlichsten in Nelly Oudshoorns einflussreicher Untersuchung über die »Erfindung der Sexualhormone« zeigte. In der jüngeren Hormonforschung stießen wir auf eine weitere direkte Verbindung zwischen Gender-Formationen und T: nicht durch wissenschaftliche Methoden, sondern durch das Wesen des Hormons als fundamental soziales Molekül.

Historiker, kritische Biologinnen und andere, die STS-Analysen über Hormone durchführten, leisteten grundlegende Arbeit über wissenschaftliche Methoden in der Hormonforschung. Wenn Oudshoorn beschreibt, wie physikalische Assays ausgewählt wurden, um das »Wesen« von Männlichkeit und Weiblichkeit zu signalisieren, zeigt das sehr schön, wie die Praxis bestimmte Objekte materialisiert: Androgene und Östrogene werden durch diese Messungen überhaupt erst ins Leben gerufen. Außerdem möchten wir darauf aufmerksam machen, wie die »Apparaturen« (Vorgaben für die Rekrutierung von Versuchspersonen, Fragebögen, Hypothesen, Laborspiele, Vorrichtungen für Speichelproben und so fort) der Forscher Testosteron in bestimmte soziale Beziehungen einbetten und aus anderen ausschließen. Barad erklärt: Wissenschaftliche »Apparaturen müssen auf die jeweils gegebenen Verschränkungen abgestimmt werden. In jedem Fall lautet die entscheidende Frage: Wie erkundet man in verantwortlicher Weise die Verschränkungen und ihre Effekte?« Spezifische Apparaturen, mit deren Hilfe Relationalität und Reaktionsfähigkeit nachgewiesen werden sollen, sind in weit überwiegender Zahl Materialisierungen (oder, um Annemarie Mols Begriff zu verwenden, »Enactments«) von T in Beziehung zu Emotionen und Kontexten mit maskulinem Anstrich: Konkurrenz, Macht, Dominanz und Aggression. Will man Barads Aufforderung gerecht werden und sich genau ansehen, wie die Forschungspraxis mit Testosteron verschränkt ist, muss man sich zumindest eingestehen, dass T üblicherweise in diese engen Assoziationen eingezwängt ist.[9]

T ALS PRÄZISIONSWERKZEUG?

In dem Buch *Testo Junkie* beschreibt der Philosoph Paul Preciado ein zwölfmonatiges Experiment, in dessen Verlauf er als »Selbstversuchskaninchen« täglich T einnahm, um einen »Do-it-yourself-Gender-Terrorismus« zu inszenieren. Nach dem Vorbild der »Copyleft-Programme« von Computerhackern, bei denen Software aus politischen Gründen in freien Umlauf gebracht wird, beschrieb Preciado eine »Gender-Copyleft-Revolution«, die zum Ziel hatte, Gender vollkommen neu zu denken und zu konfigurieren, indem Hormone außerhalb der geschlossenen Kreisläufe von kommerzieller Produktion und staatlichen Vorschriften erhältlich gemacht werden. Mit Testogelbeuteln vom Schwarzmarkt war Preciado nicht auf eine Transition aus, sondern darauf, Gender vollständig zu unterlaufen.[10]

Preciados Buch gehört zu einem kräftig expandierenden Buchmarkt und ist Teil eines populären Diskurses über Hormone, in dessen Kontext Menschen T auf unterschiedliche Weise dazu verwenden, um Gender zu dekonstruieren oder zu unterlaufen. Politisch eingesetzt, als Instrument zur Veränderung von Gender und Machtstrukturen, können wir uns Hormone im Grunde als Werkzeuge eines Bio-Anarchismus vorstellen: Entgegen dem Gender-Regime können Hormone und hormonale (Selbst-)Kenntnis auf ganz neue Art zum Einsatz kommen, um die idealisierten »Körpergeist-Pakete«, die vollkommen männlich oder vollkommen weiblich sind, auszuhebeln. In dem Maße, wie Testogel und andere T-Produkte Menschen, die keine Cis-Männer sind, helfen können, ihren Körpern ein maskulineres Erscheinungsbild zu verleihen, ist T ein nützliches Werkzeug für ein solches Projekt. Wenn Menschen T dazu verwenden, um T zu unterlaufen, scheinen sie das Hormon als ein »Präzisionswerkzeug« zu verstehen, das selektiv Aspekte von Männlichkeit herstellen kann, wo sie gewünscht sind. Beispielsweise beobachtet Emilia Sanabria in *Plastic Bodies* seit längerer Zeit brasilianische Cis-Frauen und stellt fest, dass die Verfügbarkeit der Hormone neue Möglichkeiten des »Gender-Bending« schafft, des Bruchs also mit der üblichen Gender-Rolle. Sanabria zeigt in ihrem Projekt, was die Menschen – ÄrztInnen wie Laien – ihrer Meinung nach mit diesen Hormonen erreichen und wie weit sie mit ihrem Versuch einer präzisen Gender-Umgestaltung zu kommen hoffen. Hormone, insbesondere Östrogen und Testosteron, werden von ihren Informantinnen immer noch »als weiblich und männlich codiert, doch Androgene (wie zum Beispiel Testosteron) werden ohne erkennbaren Widerspruch vonseiten der Patientinnen oder Ärzte zur Herstellung neuer Weiblichkeitsformen eingesetzt. Bei Testosteron, sagt man uns, könnten Frauen Männern gleichen und trotzdem Frauen bleiben. Sie könnten Superfrauen werden. Mit Super-Begierde und superbegehrenswert. Und vielleicht, noch wichtiger, superproduktiv.« Manch einem wird klar sein, dass Testosteron nicht als Präzisionswerkzeug dienen kann, um Energie, Fokus, Libido und Machtgefühl zu verschaffen. Doch unsere Erfahrungen lassen vermuten, dass die Mehrheit der Leute eine solche Verwendungsweise von T glaubhaft und faszinierend fände. Bei diesen »neuen Projekten« bewegt sich die Testosteron-Verwendung auf einem schmalen Grat zwischen Aushebelung und Wiedererweckung der Sexualhormon-Ideologie.[11]

Eben weil so viele Menschen die Vorstellung, T als Präzisionswerkzeug zu verwenden, plausibel finden, halten wir es für unbedingt notwendig, diese Praxis an der Materialität von T zu messen und zu fragen, was genau sich mit diesem Herumdoktern an den T-Konzentrationen erreichen lässt. T und andere Hormone sind insofern Technologien oder Prothesen, als sie sich für bestimmte Zielsetzungen verwenden lassen. Wenn Hormone beispielsweise zur Geburtenkontrolle eingesetzt werden, könnte man sie als »Prothetik« verstehen, zumindest insoweit sie ihr Versprechen auf Verhütung zuverlässig einhalten. Doch ein Materialist muss der Idee, dass T sich als »Verhaltensprothese« verwenden lässt, mit Skepsis begegnen, weil eine Fülle von Forschungsergebnissen darauf hinweist, dass das Hormon keine unmittelbaren Auswirkungen auf menschliches Verhalten hat. T ist formbar, doch unsere Fähigkeit, durch T gestaltend auf unser Leben und die Welt einzuwirken, ist begrenzt. Wir können die materiellen Fähigkeiten von T mobilisieren, um Körperveränderungen hervorzurufen, die Maskulinität signalisieren, besonders indem wir Dosen von exogenem T einnehmen, die erheblich höher sind als diejenigen, an die unser Körper gewöhnt ist. Möglicherweise können wir auch soziale Situationen herbeiführen, die die Produktion von T stimulieren oder unterdrücken. Doch es ist höchst unwahrscheinlich, dass sich mit T eine unmittelbare Steigerung der Libido bewirken lässt; Jahrzehnte der pharmazeutischen Forschung und Vermarktung haben schlüssig bewiesen, dass T kein wirksames Mittel ist, um dem Geschlechtstrieb von Männern und Frauen auf die Sprünge zu helfen.

Schauen Sie sich etwa Preciados Experimente mit T genauer an. Obwohl Preciado einen scharfsinnigen Abriss der Geschichte von T als »Sexualhormon« liefert, tragen sein Erfahrungsbericht und die daraus abgeleitete Theorie zur Legende von T als dem »Hormon der Begierde« bei. Bei Preciado wird das zum Anlass für feinsinnige Spekulationen über die Möglichkeit, dass T in den Händen von Pharmakonzernen zu einer Ware werden könnte, die sich ideal vermarkten ließe: ein Produkt, das die Begierde weckt, wobei die Begierde selbst als Ware vertrieben wird.

So faszinierend das auch ist, Preciados ausführliche Geschichte über seine sexuellen Erfahrungen mit und durch die Einnahme von T verstärken dessen historisches Marketing als Mittel zur Erregung. Preciados Erzählung in der ersten Person hat einiges an Gewicht, stammt sie doch von einem intelligenten Erzähler mit einem hohen Maß an Selbsteinsicht. Preciados Beschreibung seiner eigenen Erfahrungen deckt sich weitgehend mit der autorisierten Biografie von T, was ihren Wahrheitswert noch erhöht. Doch man sollte diesen Bericht nicht lesen, ohne sich gleichzeitig die placebokontrollierten Studien anzusehen, die zeigen, dass eine Erhöhung des T-Werts sich bei gesunden Menschen nur geringfügig oder gar nicht auf die Libido auswirkt. Die Forscher haben jedoch bei Studien über Hormone und Sexualität einen besonders starken Placebo-Effekt bemerkt.

Wenn man berücksichtigt, dass persönliche Erzählungen ganz anders entstehen als wissenschaftliche Berichte, wird klar, dass T in der Lage ist, bei einigen Leuten in der realen Welt die Libido zu steigern, auch wenn es das im Labor nicht vermag. Zunächst wollen wir darauf hinweisen, dass die Beziehungen zwischen T und verschiedenen emotionalen und kognitiven Zuständen in kontrollierten Studien ganz anders sind als in der unkontrollierten Forschung. In unkontrollierten oder »offenen« Studien, in denen die Teilnehmer wissen, dass sie T erhalten, hat man an gesunden Probanden Beziehungen zwischen T und einigen Aspekten von Stimmung, Kognition und Sexualität beobachtet. Doch in placebokontrollierten Studien gibt es bei beliebigen Dosierungen nur eine geringfügige oder gar keine Beziehung zwischen T und diesen Bereichen. Möglicherweise sind die Auswirkungen des Testosterons auf die Libido nur bei wirklich hohen Dosen erkennbar, wenn die T-Werte eines Teilnehmers weit über die typischen individuellen Konzentrationen erhöht werden – ein Schluss, der von einer an den Daten von Männern vorgenommenen Metaanalyse nahegelegt wird. Der bisher wohl strengste Test dieser Beziehung ist Shalender Bhasins randomisierte klinische Studie an 61 gesunden Männern im Alter zwischen 18 und 35 Jahren, die wir in Kapitel 7 erörtert haben. Auch wenn die Männer enorme Dosen Testosteron von bis zu 600 mg erhielten (die zwölffache Menge, die Preciado nahm), »ließen Sexualfunktion, visuell-räumliche Wahrnehmung und Stimmung ... keine signifikanten Veränderungen erkennen«. Das soll nicht heißen, dass gar keine Beziehung zwischen T und Sexualfunktion, einschließlich der Libido, besteht, aber es ist doch festzuhalten, dass die Beziehungen kompliziert und begrenzt sind. In einer Studie, in der Bhasin und Kollegen das endogene T von gesunden älteren Männern (im Alter von 60 bis 75) unterdrückten und die Männer in Gruppen einteilten, die unterschiedliche Dosen pharmazeutisches T erhielten, verbesserten sich mit T einige Aspekte der Sexualfunktion, besonders bei höheren Mengen – aber nur bei Männern, die schon vorher sexuell aktiv waren. Selbst in Studien, die Zusammenhänge zwischen T und der Sexualfunktion zeigen, sind die Effekte sehr gering, und bislang wurden sie nur bei älteren Männern mit niedrigem T und/oder sexuellen Funktionsstörungen festgestellt. Bemerkenswerterweise gibt es nur zwei winzige placebokontrollierte Studien, in denen die Auswirkungen von T auf die Libido oder andere Aspekte der Sexualfunktion an gesunden Frauen untersucht wurden: Eine zeigt einen Effekt, die andere nicht. Große Querschnittsstudien haben keine signifikante Beziehung zwischen T und der Sexualfunktion bei Frauen gefunden, obwohl die Testosterontherapie eine statistisch signifikante, aber sehr bescheidene Auswirkung auf die Libido von Frauen zeigt, bei denen die »Störung« sexuelle Hypoaktivität diagnostiziert wurde.[12]

Gleichzeitig deckt sich das, was Preciado berichtet, mit den Berichten von Menschen, die T genommen haben; auch sie sagen, T habe ihre Libido beeinflusst. Kontrollierte Studien können eine Situation wie die, in der Preciado sich befand, nicht erfassen: Es ist nicht möglich, eine placebokontrollierte Studie über Effekte hoch dosierten Testosterons an Menschen durchzuführen, deren Körper sich mit sehr viel niedrigeren Konzentrationen entwickelt hat und an diese gewöhnt ist. Die physiologischen Auswirkungen von T auf Muskulatur, Behaarung und andere beobachtbare Merkmale würden kenntlich machen, wer Placebos bekommt. Einige Forschungsergebnisse lassen darauf schließen, dass

Trans-Männer nach der Transition eine Steigerung der Sexualfunktion erleben, aber das ist keine Überraschung: Trans-Menschen müssen über mangelnde sexuelle Befriedigung berichten, um die klinischen Kriterien für medizinische Interventionen zu erfüllen. Viele Leute nehmen T auch, weil sie sich wünschen und erwarten, dass es in sexueller Hinsicht trieb- und leistungssteigernd wirkt: T zu nehmen ist mit einer starken Erwartungshaltung verbunden. Es gibt keinen Grund, warum T vom Placeboeffekt ausgenommen sein sollte.

Aber wir denken, dass da mehr passiert. Zu den diffusen Effekten von T gehören beobachtbare Körperveränderungen, Reaktionen auf Situationen und Emotionen und mehr, die Schaffung von Schleifen, geschlossenen Wirkungsketten, die den Körper mit sozialen Welten verbinden, mit inneren physiologischen Prozessen, mit Gefühlszuständen und so fort. In seinem Memoir *Amateur* beschreibt Thomas Page McBee eine Schleife, deren Weg von der Testosteroneinnahme als Trans-Mann über die tief greifenden Veränderungen, die an seiner Körperoberfläche sichtbar sind, bis zur sozialen Welt der genderspezifischen Interaktionen führt. »Als das Testosteron zu wirken begann und meinen Körper verwandelte«, schrieb er, »wurde seine Wirkung als Objekt im Raum immer verwirrender: auf der einen Seite die Erwartung, dass ich keine Angst hatte, auf der anderen die Furcht, die ich auf einer dunklen Straße einer Frau einflößte; die Wirkung meiner Stimme, die in einer Besprechung alle zum Schweigen brachte; die unverdiente Erwartung, die meiner Kompetenz, meiner Macht, meinem Potenzial entgegengebracht wurde.« Nach McBees Darstellung veränderte T sein Verhalten nicht dadurch, dass es sich in Wellen aus seinem Gehirn in die Welt ergoss. Vielmehr zwang ihn T, sein Verhalten zu ändern, weil sich sein Körper nun als veränderter sozialer Reiz präsentierte. Die Menschen sehen einen Mann und reagieren auf einen Mann, und diese neue Situation verlangt und belohnt andere Verhaltensweisen.[13]

Wir können uns bei der Einnahme von T ähnliche Schleifen vorstellen, die stärker im Inneren der Person verlaufen. In einem Gedankenexperiment könnte man die Wirkung der Testosteroneffekte an der Körperoberfläche ablesen: stärkere Gesichtsbehaarung, öligere Haut, ein zurückweichender Haaransatz – lauter Signale, die stark als maskulin codiert sind und uns verraten, dass »sich hier etwas Entscheidendes verändert hat«. Erinnern wir uns an Griffin Hansbury, der von seinen Beobachtungen nach der Einnahme von T in *This American Life* berichtete. Wie in der Einleitung beschrieben, erlebte Hansbury enorme Veränderungen, auch an seiner Aufmerksamkeit und Libido. Als wir uns später mit ihm unterhielten, verglich er seine Erfahrungen mit denen eines jungen Mannes, der die Pubertät durchläuft: die genaue Beachtung aller Gefühle, Verhaltensweisen und körperlichen Veränderungen, aber auch die Neugier und das Bestreben zu sehen, wie diese Veränderungen wahrgenommen wurden und wie die Menschen mit ihnen umgingen.

Ob die T-Konzentration während einer normalen Pubertät zunimmt oder später im Leben absichtlich gesteigert wird, die körperlichen Veränderungen, die sich daraufhin einstellen, könnten wahrscheinlich auch andere Elemente aus Ts Arsenal abrufen, vor allem die Effekte, die wir in unseren Geschichten über T am häufigsten genannt haben. Libido, Aggression, Körperkraft und Selbstsicherheit wären vermutlich ganz oben auf der Liste. Aus diesem Grund ist es vollkommen unmöglich, placebokontrollierte Studien über hohe Konzentrationen von T an Menschen durchzuführen, deren Körper an niedrige T-Werte gewöhnt sind: Die Effekte von T in dieser Situation sind unterschiedlich und nicht vollkommen vorhersagbar, aber im Allgemeinen handelt es sich um eine Zunahme der Gesichtsbehaarung, Veränderungen der Hautbeschaffenheit und Stimme sowie eine erhöhte Fähigkeit, Muskelmasse durch sportliche Betätigung aufzubauen. Tatsächlich sind die möglichen Auswirkungen von T auf die Körperoberfläche einer der Gründe, warum die direkte Behandlung mit T nicht zu den üblichen Therapieformen bei Frauen mit schwacher Ovarialreserve zählt, bei denen eine Androgenstimulation die Produktion der Eizellen für die In-vitro-Befruchtung verbessern könnte. Bei diesen Patientinnen können relativ niedrige Konzentrationen von T Effekte auslösen, die häufig unerwünscht sind, während das Vorläuferhormon DHEA natürlich proportionierte

Veränderungen auf den Ebenen der verschiedenen nachgeordneten Steroidhormone anregt.

Als Technologie war T nicht so zufriedenstellend wie einige andere Hormone, besonders Östrogen und Progesteron, die sich zu einem verlässlichen Verhütungsmittel verarbeiten ließen. Zwar ist es nicht möglich, mithilfe von Hormonen zu verhüten, ohne das Risiko für bestimmte Krebsarten und Schlaganfälle zu erhöhen, besonders bei Raucherinnen, trotzdem ist für viele Frauen die Furcht vor einer Schwangerschaft so groß, dass sie diese Gefahr in Kauf nehmen. Hormonelle Verhütung ist in gewisser Weise ein grobes Werkzeug, aber für medizinische Verhältnisse ist sie relativ präzise: Frauen, die ihre hormonellen Verhütungsmittel nach Vorschrift verwenden, können sicher sein, dass die Wahrscheinlichkeit einer Schwangerschaft außerordentlich gering ist. Wenn Menschen dagegen ihre T-Konzentration weit über das Maß erhöhen, das ihr Körper jemals erfahren hat, werden sie fast mit Sicherheit physische Effekte erzielen, aber nicht unbedingt die gewünschten. Beispielsweise sind viele Trans-Männer enttäuscht, weil T ihre Muskulatur nicht sonderlich verändert, wenn sie nicht gleichzeitig intensiv Sport treiben, am besten Krafttraining. Das deckt sich mit den oben beschriebenen Berichten klinischer Versuche zur Wirkung von T auf die Muskulatur. Auch bei Männern wirkt sich T höchst unterschiedlich auf die Gesichts- und Körperbehaarung aus, einige bekommen dichte Bärte und andere gelangen über das Flaumstadium nicht hinaus. Mit anderen Worten, die Variationen gleichen denen der Cis-Männer, und das Maß der »maskulinen« Körperreaktion entspricht keinesfalls der Menge des jeweils eingenommenen Testosterons.[14]

Überall im Buch haben wir geprüft, wie sich Materialität und Narrativ in wissenschaftlichen Projekten verbinden, um uns Wissen über T zu vermitteln. Auch Fakten, die aus persönlichen Erfahrungen stammen, haben wir gesammelt und gesichtet. Aber wie die Historikerin Joan Scott schrieb, persönlicher Erfahrung werde zwar häufiger ein größerer Wahrheitswert zugeschrieben als anderen Evidenzformen, doch die persönliche Erfahrung werde genauso durch epistemische Rahmen und durch historische und soziokulturelle Besonderheiten vermittelt wie andere Evidenz, etwa aus klinischen und psychologischen Studien oder der soziologischen Forschung. Nicht jeder bedient sich derselben Bezugsrahmen, um T zu verstehen oder mit T zu arbeiten, aber die Kernnarrative des T-Talks sind weitverbreitet und werden nur selten hinterfragt, daher können die Stories der Maskulinisierung, die die wissenschaftliche Erforschung von T prägen, genauso auch die persönliche Erfahrung beeinflussen. Das gilt für alternde Männer mit niedrigem T, die hoffen, die Einnahme von Testosteron werde ihnen einen Teil der Maskulinität ihrer Jugend zurückbringen, ebenso wie für die Frauen in Brasilien und anderswo, die meinen, kleine Dosen T würden ihnen ein wenig Männlichkeit verschaffen, gewissermaßen à la carte, oder für die Leute, die tief verunsichert versuchen, mit ihrem Gender ins Reine zu kommen. Aber beide Versionen der Metamorphose mittels Hormonen, die Mainstream-Spielart und die revolutionäre Variante, beruhen auf der Überzeugung, T bewirke nicht nur körperliche Maskulinisierung, sondern auch maskulines Gender. Das wiederum trägt zu einer gemeinsamen Vorstellung dessen bei, was man mit T »tun« könne, und führt zu der trügerischen Gewissheit, T lasse sich für bestimmte Zwecke nutzen.[15]

DEN SOZIALEN ASPEKT IN HORMONEN ERTRÄNKEN

T wird oft als Mittel genutzt, um soziale Aspekte zu individualisieren; am deutlichsten wird das sicherlich bei Genderfragen. Allzu häufig dient Testosteron als Rechtfertigung für den herrschenden Sexismus, sexuelle Gewalt, höhere Gehälter für Männer, die Überrepräsentation von Männern in Spitzenpositionen und die Abwälzung der leidigen Hausarbeit auf Frauen, die als naturgegeben und unausweichlich dargestellt wird. Wissenschaftliche Aufsätze und die bekannten Berichte über den Zusammenhang von T und Aggression beginnen beispielsweise vielfach mit Statistiken über die höhere Verbreitung jeglicher Form der Gewalt bei Männern, doch nur selten wird untersucht, inwiefern gendergeprägte Institutionen und Sozialisation zu dieser Ungleichheit beitragen. In ihrer Struktur sind die Forderungen von Gender-Essenzialisten subtiler geworden, und manchmal spiegeln sie sicherlich auch die Frustration und Verwirrung derer wider, die eine größere Gender-Gleichstellung für fair, aber schwer durchsetzbar halten. Warum haben 40 Jahre einer Anti-Diskriminierungsgesetzgebung und einer ebensolchen Erziehungspolitik nicht für eine gleiche Anzahl von Frauen und Männern in den MINT-Bereichen oder dem Finanzsektor gesorgt? Wo sind die Unternehmerinnen im Silicon Valley? Warum ist die #MeToo-Bewegung überwiegend auf Frauen beschränkt, die den Missbrauch durch Männer beklagen? T kann eine einfache – wenn auch wenig beruhigende – Antwort liefern, die uns kollektiv von jeder Verantwortung freispricht, etwas falsch gemacht zu haben. Es liege nicht an »uns« – es liege am T.

Doch die Rolle von Testosteron in Machtdiskursen geht weit über Genderfragen hinaus. Eines der wichtigsten Ziele unseres Buches war, zu zeigen, wie die T-Forschung auch ethnische Herkunft auf Hormone reduziert. Es gibt ein paar Vorläufer für unsere Untersuchung über diese Form der Rassifizierung von Testosteron. Evelynn Hammonds und Rebecca Herzig haben etwa beschrieben, wie »Drüsenunterschiede« die »Rassen«-Diskussion der frühen biomedizinischen Wissenschaft in den USA beherrschten. Vorwiegend auf endokrine Studien gestützt, die zwischen den 1920er- und 1950er-Jahren entstanden, schrieben die Autorinnen: »[W]ie ›Gene‹ in den meisten gesellschaftlichen Kontroversen des 21. Jahrhunderts zur Sprache kommen, so schien man sich einst von den ›Drüsen‹ eine definitive Antwort auf schwierige soziale Fragen zu erhoffen.« Anfang der 1940er-Jahre prägte der New Yorker Kriminologe William Wolf den Begriff der »Endokrinopathie«, um Menschen zu beschreiben, die sich aufgrund ihrer schlechten Drüsen zu Verbrechen hinreißen ließen. Kriminalität, sexuelle Sittenlosigkeit, Anfälligkeit für Krankheiten, Feminismus und Arbeiteraufstände wurden gern auf »Störungen der Drüsen« zurückgeführt. Celia Roberts hat in ihrer wegweisenden Untersuchung über den Aufstieg von »Hormonersatztherapien« gezeigt, wie die Erforschung der Menopause in Zusammenhang mit Produktentwicklung und -werbung der Pharmaindustrie ein rassifiziertes Bild der Frauen aus der nicht-westlichen Welt förderte, denen man größere »Naturnähe« bescheinigte. Außerdem verwies sie kurz auf ein rassifiziertes Modell evolutionärer Fortpflanzungsstrategien, in denen T eine zentrale Rolle spielt. Mithilfe des Modells der r/K-Selektionstheorie, auf das wir ausführlich in Kapitel 6 eingegangen sind, haben der Psychologe Richard Lynn und andere ein »rassisches« Ranking von Testosteronwerten aufgestellt, das einem rassifizierten Muster von »Investitionen« in Quantität oder Qualität der Nachkommen entspricht.[16]

Meist ist die T-Forschung jedoch subtiler, wenn es um ethnische Inhalte geht. Die Modelle, die Forscher im Bereich der Verhaltensendokrinologie benutzen, um die Beziehung von T und Verhalten zu untersuchen, sind im Laufe der letzten Jahrzehnte immer komplexer geworden. Diese raffinierteren Konzepte der Endokrinologie verwischen den grundlegenden Zusammenhang mit der Theorie einer »naturgegebenen Rasse«.

Doch die T-Forschung naturalisiert ethnische Herkunft auf mindestens drei Arten. Die Strategie, die in den meisten Bereichen und spezifischen Studien angewandt wird, bezeichnen wir oft als »Stichprobenmagie«. Sie zeigt sich nicht in einzelnen Studien, sondern erst als Muster, wenn mehrere verschiedene Studien, die spezifische Konstrukte innerhalb bestimmter Stichproben untersuchen, miteinander verglichen werden. Studien, die sich mit den Bereichen Risiko, Aggression und Macht befassen, weisen diese Muster auf. T-Forscher, die sich mit Aggression oder Psychopathologie befassen, nehmen ihre Stichproben aus bestimmten Bereichen – aus einkommensschwachen, häufig rassifizierten Gruppen und aus Umfeldern wie Gefängnissen oder Programmen zur Verhaltensintervention, in denen man meist die Angehörigen ärmerer und marginalisierter Gesellschaftsschichten antrifft. Dagegen suchen sich T-Forscher, die sich mit vermeintlich »menschlicheren« Strategien zur Herstellung von Dominanz beschäftigen – etwa subtilen Machttricks in

Verhandlungsspielen –, ihre Versuchsteilnehmer an Universitäten. Entsprechend bezeichnen Forscher, die das Risikoverhalten marginalisierter Versuchsteilnehmer untersuchen, dieses Verhalten als »deviant« oder »antisozial«, während Wissenschaftler, die über das Risikoverhalten von Studenten an Eliteuniversitäten, Managern oder Unternehmern forschen, lieber von notwendigen Voraussetzungen für Dominanz und letztlich von Tauglichkeit sprechen. Stichprobenmagie bedeutet, dass die Auswahl von Versuchsteilnehmern in bestimmten Bereichen den ideologischen Einstellungen zu »Rasse« (und auch zu Klasse und Gender) unterworfen ist. Meist ohne dass der Begriff »Rasse« erwähnt wird, verstärken solche Studien rassistische Stereotype in einer Weise, die, gerade weil sie nicht angesprochen wird, besonders einflussreich ist.

T-Forschung naturalisiert den »Rassen«-Begriff auch, indem sie weitverbreitete rassistische Stereotype aufgreift und rassifizierte Verhaltensweisen mit Unterschieden in T verknüpft. Mit anderen Worten, selbst wenn eine Studie sich nicht mit »Rassenunterschieden« befasst, werden doch Verhaltensweisen oder Eigenschaften, die Gegenstand rassistischer Vorurteile sind (Aggression gleich schwarz oder Führungsfähigkeit gleich weiß), mit T in Verbindung gebracht; eine Triangulation mit Variablen, die nicht untersucht wurden, macht diese Studien dann zu Ressourcen einer generellen Re-Biologisierung des »Rassen«-Begriffs.

Die dritte Strategie zur biologischen Naturalisierung der »Rasse« ist eine Besonderheit von biosozialen Modellen, in denen Sozialstrukturen als wesenhafte Merkmale rassifizierter Gruppen dargestellt werden. In einer Zeit, in der Sozialwissenschaftler sich einig sind, dass »Rasse« eine soziale und keine biologische Kategorie ist, argumentiert der Soziologe Ruha Benjamin, dass »explizite Bezugnahmen auf Rassenzugehörigkeit … nicht länger angemessen sind«. Benjamin bezeichnet »Rasse als eine Art von Technologie, … die regelmäßig gewartet und nachgerüstet werden muss«; »Innovatoren finden Möglichkeiten, den Rassismus tief in das Betriebssystem einzubetten.« Das hilft uns zu verstehen, wie eine biosoziale Forschung über »rassische« Testosteron-Unterschiede – die oberflächlich den Eindruck vermittelt, der »rassische« Unterschied sei das Produkt eines Körpers, der die Bedingungen des Rassismus verdaut – am Ende nur die pathologisierenden Unterschiede wiederholt.[17]

Anstatt »Rasse« und Klasse als robuste soziale Kategorien zu verstehen, werden sie als demografische Variablen aufgefasst, die Individuen und ihrem unmittelbaren Umfeld zugeordnet werden können. T-Talk rassifiziert und klassifiziert eine Reihe von Verhaltensweisen und Umständen, die weit über jene hinausgehen, die wir hier betrachtet haben. Das Narrativ, nach dem Testosteron die treibende Kraft dieses Bereichs ist, trägt zur Glaubwürdigkeit der wieder gesellschaftsfähig werdenden Idee bei, dass »Rasse« biologisch sei. »Rasse« und Klasse revanchieren sich dafür bei T, weil beispielsweise weithin bekannte Vorurteile über Gewalt bei Arbeitern und Schwarzen dafür herhalten müssen, die Löcher und Mängel zu übertünchen, die zurückbleiben, wenn man versucht, einen schlüssigen Zusammenhang zwischen T und Aggression herzustellen. Der Soziologe Avery F. Gordon beschreibt »Rasse« als »spukhafte Materie« und ihre Fähigkeit, uns heimzusuchen, »als generalisierbares soziales Phänomen von großer Bedeutung. Um soziales Leben wissenschaftlich zu ergründen, muss man sich seinen spukhaften Aspekten stellen. Diese Konfrontation verlangt (oder führt dazu), dass wir unsere Methoden der Erkenntnisgewinnung und Wissenssammlung sowie unsere Produktionsweise grundlegend verändern müssen.« Dazu gehört auch, dass wir bei expliziten Aussagen zwischen den Zeilen lesen, um zu entdecken, was »im toten Winkel lag, was sich im Schatten befand, was nur die Wahnsinnigen und Machtlosen sahen«. Ähnlich hat die Anthropologin Amade M'charek »Rasse« als eine »abwesende Präsenz« beschrieben, die »zwischen Realität und Nicht-Realität pendelt, weil sie nicht ein singuläres Objekt ist, sondern eher ein Muster verschiedener Elemente, von denen einige präsent sind und andere abwesend«. Die Formulierung der »abwesenden Präsenz« trifft besonders auf die Forschung zu, in der man rassifizierte Narrative und rassistische Vorurteile bewusst vermeidet, was dieselben Studien aber nicht daran hindert, sich der »Rassen«-Diskurse zu bedienen, sie weiterzuführen und der *white supremacy* das Wort zu reden. Die explizite Abwesenheit von »Rasse« ermöglicht es bösartigen rassistischen Inhalten, von einer Studie zur nächsten weitergetragen zu werden und ins Alltagsleben zurückzugelangen, während man gleichzeitig jede Verantwortung für die Rechtfertigung rassistischer Machtstrukturen weit von sich weist. Doch die Abwesenheit ist eine Illusion. Daher haben wir als Hommage an Gordon die »Rasse« als »Geistvariable« in unserer T-Forschung untersucht.[18]

Die Biologisierung der »Rasse« ist nicht neu. So ist bereits untersucht worden, wie neue genetische Modelle eine Rückkehr zum biologistischen Rassenverständnis eingeleitet haben; wir hingegen haben uns als Erste eingehend mit der Rolle beschäftigt, die Hormone bei diesem Rückschritt spielten. Ähnlich wie die Genetik verpasst auch die endokrine Forschung der »Rasse« einen biologischen Charakter, aber sie unterscheidet sich auch von jener. Ein Unterschied liegt darin, dass Gene als materielle Einheiten verstanden werden, die in ihrer konkreten Beschaffenheit Unterschiede zwischen den »Rassen« aufweisen, und diese Unterschiede gelten dann als Ursprung der »Rassen«. Hormone dagegen sind, unabhängig von dem Körper, in dem sie sich befinden, chemisch identisch. Doch wir haben gezeigt, dass in einigen Studien, besonders in einigen Untersuchungen, die sich mit Population und/oder »rassischen« Unterschieden in der Reaktion auf Vaterschaft befassen, Hormone als ein evolutionärer Mechanismus zur rassistischen Differenzierung angesehen werden – und dazu benutzt werden, Theorien über separate »rassische« Evolutionswege zu bestätigen.

Die neuesten Entwicklungen in den feministischen STS und der sozialen Epidemiologie begreifen die engen Verschränkungen des Biologischen und Sozialen anhand von »Verkörperungsprozessen«; soziale Klasse oder »Rasse« beginnen nicht als biologische Phänomene, sondern sie werden erst in dem Augenblick biologisch, wo die Menschen buchstäblich die materiellen Bedingungen ihres Lebens verdauen. Neuere Studien über »rassische« Unterschiede in der Beziehung zwischen T und Verhalten wirken vollkommen kompatibel mit dem Ansatz, besonders die Forschung über T und Aggression. In seiner langen Forschungsgeschichte, in der es um hohe T-Werte bei jungen Schwarzen ging, scheint

Allan Mazur von der Vorstellung auszugehen, dass »rassische« Unterschiede das Produkt von Körpern sind, die Rassismus und strukturelle Gewalt verstoffwechseln. Angesichts des gegenwärtigen Konsenses, der besagt, dass Testosteron bei einer Herausforderung steigt – die sogenannte Challenge-Hypothese – und dass städtische schwarze Wohnviertel Umfelder mit großem Druck und Herausforderungen sind, scheint man mit Recht höhere T-Werte in städtischen schwarzen Nachbarschaften erwarten zu dürfen. Doch in Mazurs Forschung ist »Rasse« keine Sozialstruktur mit einer bestimmten Geschichte; sie ist eine unveränderliche Eigenschaft von Körpern und Nachbarschaften, die ursächlich für die »Umweltherausforderungen« verantwortlich sind. Danach sind junge schwarze Männer nicht dem Druck allgemeinerer sozialer Kräfte ausgesetzt, sondern sie erzeugen den Druck untereinander durch die »Tatsache«, dass sie »schwarze« Wohnviertel »dominieren«. Nach dieser Auffassung der »Rasse« als Verkörperung werden die verinnerlichten sozialen Bedingungen zum Ergebnis einer pathologischen »Rasse«, statt als Produkt sozialer Institutionen und geschichtlicher Ereignisse zu gelten.[19]

Eine Besonderheit, die das Bild der »Rasse« in diesen Forschungsarbeiten prägt, ist die Art, wie sie stabilisiert wird. »Rassische« Unterschiede in Hinblick auf T werden als typologisch verstanden – das aber in einem Modell, das grundsätzlich von der Plastizität des Testosterons ausgeht. Die letzte, entscheidende Schlussfolgerung von Mazur besagt, dass jeder T-Wert in einer Population von schwarzen Männern, der höher als in einer Vergleichspopulation weißer Männer ist, bei schwarzen Männern auch mit einem (nicht gemessenen) höheren Maß an Aggression verknüpft sei. Dieses rigide und relativ deterministische Muster bleibt durchgehend auf der einen Seite eines von Hammonds und Herzig beschriebenen Pendelns zwischen der Verwendung von rassistischen Hormonstudien »zur Bestätigung absoluter typologischer Unterscheidungen zwischen Körpern« und ihrer Nutzung »zum Beweis der Plastizität und Kontinuität eines mehrdeutigen Spektrums«.[20]

Biosoziale Bezugssysteme haben auch Raum für eine Rückkehr zur biologisierten Auffassung von sozialen Klassen geschaffen. Die Vorstellung, dass die soziale Klasse ein biologisch verankertes Merkmal sei, kommt und geht, aber es lauert immer hinter dem amerikanischen Ideal, dass jeder sein Schicksal selbst in der Hand hat. Der Glaube, dass die soziale Stellung die inhärenten »Eigenschaften« (Merkmale wie Werte) von Individuen widerspiegele, hat eine lange Tradition, obwohl die Vorstellung, die sozioökonomische Schicht habe eine biologische Basis, im 21. Jahrhundert etwas anders aussieht als in früheren Epochen. Die Forschung hat auf unterschiedliche Weise dokumentiert, dass individuelle »Biobürger« mit dem Rückgang der staatlichen Verpflichtungen in den letzten Jahrzehnten die Verantwortung für ihre Gesundheit, Wohlfahrt und Fortpflanzung zunehmend selbst in die Hand genommen haben. Diese Verantwortung wird nicht von allen gleichermaßen wahrgenommen: Man hat gezeigt, dass die biologische Bürgerschaft sich ziemlich genau mit den Schichtungen innerhalb von Populationen deckte, was besonders für Menschen gilt, die aufgrund ihrer »Andersheit« – Rassifizierung, Behinderung oder extremer Armut – ausgegrenzt werden. Doch die Forschung über Biopolitik hat im Allgemeinen nicht berücksichtigt, inwieweit der größere Teil der sozialen Schichten – und nicht nur die Armen mit ihrer Ressourcenknappheit – von dieser Dezentralisierung staatlicher Verantwortung betroffen ist und wer in der Lage ist, ein idealer Biobürger zu werden und wer nicht.[21]

Der Begriff der biologischen Bürgerschaft ist gleichzeitig mit der »Verwissenschaftlichung« der Sozialwissenschaften entstanden; die Einbeziehung von biologischen oder biomedizinischen Theorien war eine wichtige Strategie, um den Status dieser Disziplinen anzuheben. Gegenwärtig wird kaum erkannt, dass es einen Begriff der sozialen Klasse gibt, der diese als Ausdruck eines biologischen Schicksals darstellt, vor allem im US-amerikanischen Kontext. Daher kann es nicht überraschen, dass es kaum eine Analyse des Begriffs gibt. Im gegenwärtigen historischen Augenblick, in dem die Bedeutung und Unbeständigkeit von Klassenbeziehungen eine so wichtige Rolle in der Politik spielen, ist es besonders wichtig, auf die herablassende Verachtung aufmerksam zu machen, mit der Arme und Arbeiter behandelt werden, wenn Daten über die Beziehung zwischen T und Verhalten erhoben werden – egal, ob es um Aggression, Risikobereitschaft oder Fortpflanzung geht. Damit kein falscher Eindruck entsteht: Das gilt nicht für die gesamte Forschung. In anthropologischen Studien über Elternschaft in armen Populationen wird oft mit großer Hochachtung und Rücksichtnahme über Familienplanung und Familienstrukturen berichtet. Uns geht es hier und andernorts nicht um Verallgemeinerungen, als lasse sich jede Tendenz, die wir in der Literatur über T beschreiben, in allen oder den meisten Studien antreffen, sondern wir möchten einige wichtige Aspekte herausarbeiten, die zeigen, dass die T-Forschung als ein Machtfeld fungiert.

T MIT DER SOZIALTHEORIE HACKEN

Wie man Gender mit Testosteron hacken kann, so lässt sich auch Testosteron mit Gender hacken – oder genauer, mit der Gender-Theorie. T-Talk oder diskursives T ist bereits in Werken, die wir herangezogen haben, mit Feminismus- und Gender-Theorie dekonstruiert worden. Dort zeigt sich, wie Überzeugungen und wissenschaftliche Fakten über T und andere Hormone in Debatten über Gender und Sexualität integriert werden. Wie wir überall im Buch nachgewiesen haben, sind auch Laienvorstellungen und wissenschaftliche Daten über T durchsetzt mit Diskursen über »Rasse« und Klasse. Hier möchten wir uns auf einen anderen Ansatz konzentrieren, bei dem die Sozialtheorie von entscheidender Bedeutung für das Verständnis des chemischen Testosterons ist. Wir halten uns dabei so dicht wie möglich an seine Materialität. Frühere Analysen haben die Sozialtheorie in erster Linie dazu verwendet, um die Intra-Aktionen von wissenschaftlicher Praxis und Untersuchungsgegenständen zu verstehen. Das ist auch weiterhin ein wichtiges Forschungsfeld, weil Gender-Einflüsse die wissenschaftliche Praxis beim Umgang mit T und anderen Hormonen systematisch verzerren. T wird geprägt durch diverse medizinische und wissenschaftliche Maßnahmen, die einige Versionen von T hervorheben und andere ausschließen oder unterdrücken. Beispielsweise ist die zeitliche Festlegung, *wann* Blut, Speichel oder Muskelgewebe für die Bestimmung der T-Werte entnommen werden, genauso eine Intervention, die die Realität nicht nur prüft, sondern auch auf sie einwirkt, wie es der eigentliche Akt der Probenentnahme ist. Wir erörterten Experimente mit Spielgeld; Beziehungen mit »Gegnern« oder »Verbündeten«, denen man nur ein einziges Mal bei einem inszenierten Computerspiel begegnete; programmierbare Babypuppen, die auf Tröstungsversuche entweder reagierten oder nicht reagierten und so fort. Diese und andere Experimentalsituationen sind neue Umfelder, die nicht nur einfach widerspiegeln, was T »dort draußen in der Welt tut« (als gäbe es irgendeine kontextfreie Version von T, die uns als Bezugsobjekt dienen könnte); sie inszenieren neue Beziehungen und Intra-Aktionen zwischen T und einer bunten Truppe von Figuren, zu denen Emotionen, soziale Beziehungen und körperliche Zustände gehören.[22]

Um die Metapher von Forschung als Spiel fortzusetzen: Bei einigen üblichen Techniken wird T auf bestimmte Rollen festgelegt und in Beziehung zu einer begrenzten und vorhersagbaren Zahl von Figuren gesetzt, die ihrerseits die Handlungen, die daraus folgen können, einschränken. Wissenschaftliche Erkenntnis ist immer eine materiell-semiotische Konstruktion, aber die Verknüpfung von T mit Gender-Ideologie erzeugt systematische Verzerrungen in der Wahrnehmung. Ganz allgemein: Die Gewohnheit, T an Männern (und nicht an Frauen) zu erforschen, grenzt die Beziehungen ein, die sich wissenschaftlich manifestieren können. Selbst in Studien, die Frauen einbeziehen, rücken beispielsweise die vielen Assoziationen von T in den Vordergrund, die kulturell maskulin codiert sind, und die wiederum rücken das Hormon in die Nähe von Aggression und Konkurrenz, Dominanz und Geld.

All das deckt sich im Großen und Ganzen mit früheren kritischen Arbeiten über Hormonforschung, auch wenn wir die Beispiele erweitert und aktualisiert haben. Aber wir möchten eine kleine Änderung der Aufmerksamkeitsrichtung vorschlagen, damit die wissenschaftliche Praxis nur ein Aspekt der sozialen Welt wird, mit der das Hormon interagiert.

Celia Roberts wies darauf hin, dass »Ernest Starling, als er sich für das altgriechische Wort *hormān* entschied und daraus den Terminus ›Hormon‹ bildete, einen Glücksgriff tat. Etymologisch bedeutet *hormān* anregen, provozieren. Das sind interessante Handlungen: Provozieren heißt, etwas in Bewegung setzen, und nicht, es kontrollieren oder produzieren.« Wir teilen das Interesse, das Roberts und andere an den provozierenden Fähigkeiten von Hormonen gezeigt haben, und haben die daraus resultierende Offenheit des Testosterons hervorgehoben. Aber wir haben auch den Spieß umgedreht und darauf hingewiesen, dass T nicht nur provozierend ist, sondern auch selbst von der sozialen Welt provoziert wird. Zum Verb »provozieren« meint Roberts, seine Offenheit »lässt Raum für andere Beziehungen als nur den Determinismus. Als provozierende Botenstoffe stellen Hormone im Zusammenspiel mit anderen Akteuren Beziehungen her und bewahren sich dabei die Möglichkeit, andere Beziehungen zu anderen Zeiten und in anderen Räumen zu realisieren. Insofern sind Hormone von Natur aus (bio)politisch.« Mit der Erkenntnis, dass Hormone nicht nur *Agents provocateurs* sind, sondern auch von einer Vielzahl anderer Akteure und Aktionen provoziert werden, wird das Bild noch erheblich erweitert.[23]

Während die Fluidität und Plastizität von Hormonen schon in der Frühzeit der Endokrinologie gründlich verstanden wurden, hat die Rolle der sozialen Welt in dieser Fluidität und Plastizität nicht genügend theoretische Beachtung gefunden. Sobald wir akzeptieren, dass die spezielle materielle Fähigkeit des Testosterons seine Reaktivität auf soziale Kontexte und Reize ist, müssen wir auch zugeben, dass ein differenziertes Verständnis des Sozialen unumgänglich ist. Wenn wir T als relational begreifen und die spezifische materielle Fähigkeit von T anerkennen, nicht nur auf soziale Kontexte zu reagieren, sondern auch auf die Bedeutungen, die wir dem Testosteron zuweisen, ändern sich die Autoritätsverhältnisse. Expertinnen und Experten für soziale Formationen und Kräfte sind aufgerufen, Theorien zu entwickeln, die erklären, wie unsere Körper mittels Hormonen mit sozialen Welten intra-agieren. Diese Einsicht betrifft auch andere (vielleicht alle) Aspekte unseres Körpers:

Knochenbildung, Hirnfunktion, Stoffwechsel, Mikrobiom und andere sind Felder, auf denen STS-WissenschaftlerInnen (vor allem feministische Wissenschaftlerinnen) enge Beziehungen zwischen extrem detaillierten Aspekten der körperlichen Fähigkeiten und vielfältigen Ebenen sozialer Dynamik und Muster nachgewiesen haben. Anne Fausto-Sterling hat behauptet, eine detaillierte Beschreibung der Materialität des Körpers sei, vielleicht paradoxerweise, auf eine Sozialtheorie angewiesen. Weiter heißt es bei ihr: »Während es beispielsweise nicht vernünftig wäre, alle BiologInnen aufzufordern, sich in feministischer Theorie kundig zu machen, oder alle feministischen TheoretikerInnen, sich in Zellbiologie kundig zu machen, wäre es durchaus vernünftig, jede Gruppe von WissenschaftlerInnen aufzufordern, sich die Wissensgrenzen bewusst zu machen, die die Arbeit in einer einzigen Disziplin mit sich bringt. Nur nicht-hierarchische, multidisziplinäre Arbeitsgruppen können ein vollständigeres (oder, wie Sandra Harding sagt, ›weniger falsches‹) Wissen erwerben.« Dem können wir rückhaltlos zustimmen und möchten nur noch eine kurze Anmerkung über die gegenwärtigen Hierarchien der Disziplinen hinzufügen, die auf diese Weise zusammenkommen müssten. Feministinnen und andere SozialtheoretikerInnen rangieren augenblicklich weit unterhalb der BiologInnen, anderen NaturwissenschaftlerInnen und experimentellen SozialwissenschaftlerInnen – besonders solchen, die sich mit biologischen Variablen wie T beschäftigen. Diese WissenschaftlerInnen haben jahrzehntelang die Reaktivität von T auf soziale Situationen beobachtet, aber sie haben sich in der Regel, wie Sari van Anders angemerkt hat, auf ihren »gesunden Menschenverstand«, ihre vortheoretischen Vorstellungen über soziale Beziehungen verlassen, wenn sie T seine Reaktionen abverlangten. Dass sie die Sozialtheorie nicht in ihre Forschung aufnahmen, ist wahrscheinlich eher eine Frage von Macht und Wissenshierarchien als eine von Restlinearität in ihrer Modellierung von T. WissenschaftlerInnen, die empirisch über T forschen, wissen in der Regel nicht mehr über Gender und Sexualität als Laien. Seit 40 Jahren belegen scharfsinnige Studien detailliert, wie sich gendergeprägte und sexuelle Ideologien und Normen in unserem Wissen über »Sexualhormone« eingenistet haben, und doch haben wir in den vielen Hundert Studien über T – abgesehen von van Anders' Arbeit – nicht eine einzige Erwähnung dieser STS-Analysen gefunden.[24]

◂ ▸

Was bedeutet das für Testosteron? Selbst den Lesern und Leserinnen, die sich nach einem ordentlicheren Schluss sehnen – eine Erklärung wie »In Wahrheit macht T hier dieses und dort jenes« –, sollte mittlerweile klar geworden sein, dass T mit solchen Antworten nicht aufwarten wird. Wenn wir mit dem Buch unser Ziel erreicht haben, dann haben wir unseren Lesern neue Einsichten und Fragen zu T vermittelt, sodass sie erkennen können, dass T weit interessanter und komplexer ist, als seine traditionellen Biografien vermuten lassen. Aber wir hoffen auch, dass wir nicht nur zum Nachdenken über das Hormon selbst angeregt haben, sondern auch zeigen konnten, wie Ideen über T dazu verwendet werden, soziale Ungleichheiten in der Welt zu vertuschen und soziale Herausforderungen an die Biologie zu verweisen.

Während wir diesen Schluss schreiben, haben wir ein Bild vor Augen: T als Atlas, der nicht die Welt auf seinen Schultern trägt, sondern eine Weltsicht. Man hat T eine schwere Bürde aufgeladen. Wir wissen, der T-Talk wird fortdauern, ebenso wie die Verwendung des Wortes »Testosteron« für Männer oder Maskulinität und der Rückgriff auf das Konzept des »Sexualhormons« in der Forschung. Aber wir hoffen, dass wir einen Raum geschaffen haben, in dem neue Gedanken über T entstehen können, die vielleicht noch mehr Raum brauchen und eine Eigendynamik entwickeln, wenn die Komplexitäten von T noch eingehender erforscht werden. Statt der gewaltigen Kräfte des Atlas haben wir, wie wir hoffen, eine andere und bessere Superkraft vorgeschlagen: ein vielgestaltes, mobiles und soziales Molekül, das als dichter Transferpunkt für die Mikro-Operationen der biologischen und sozialen Machtbeziehungen auf verschiedenen Ebenen dient.

Fragen zur Biologie und menschlichen Natur sind untrennbar verbunden mit moralischen und politischen Debatten über den Wert menschlicher Vielfalt, die Möglichkeit von Gleichheit und die Dringlichkeit und Machbarkeit sozialer Veränderung. In gewisser Weise begann dieses Buch schon mit unserer früheren Arbeit, aber es zu schreiben wurde für uns notwendig, als wir uns mit den Regelungen zu den Testosteronwerten von Sportlerinnen beschäftigten. Es gab während dieses Projekts bestimmte Augenblicke, die uns die menschlichen Konsequenzen der Vorstellungen über Testosteron deutlich zu Bewusstsein brachten. In den Verhandlungen vor dem Internationalen Sportgerichtshof trug die IAAF eine scheinbar maßgebliche, tatsächlich aber engstirnige und verzerrte »wissenschaftliche« Auffassung von T vor, die auf dem statischen, binären Konzept des »Sexualhormons« beruhte. Diese Auffassung diente zur Rechtfertigung für Ausschlüsse und Interventionen, die reale Menschen trafen. Die Folgen waren körperliche, seelische, wirtschaftliche und soziale Schäden, deren Ausmaß sich überhaupt nicht abschätzen lässt. Bislang halten die internationalen Sportverbände eisern an ihrem Recht fest, T ihren Ausschlussregeln zu unterwerfen, aber wir geben die Hoffnung nicht auf, dass genauere Kenntnisse über T die Verhältnisse auf diesem und auf vielen anderen Feldern verändern können.

DANK

2012, als wir der BBC ein Interview über die Sportregelungen gaben, die den natürlichen Testosteronwerten von Frauen bestimmte Grenzen setzten, fragte uns die Interviewerin in den zehn Minuten mehrfach, warum Testosteron nicht dazu geeignet sei, die Männer- und die Frauenkategorie im Sport voneinander zu trennen. Als sie uns die Frage das erste Mal stellte, war sie durchaus sinnvoll, weil Testosteron von den Leuten, die das Regelwerk aufgestellt hatten, als Turbotreibstoff für Athleten hingestellt wurde. Aber als sie uns zum dritten Mal fragte, wussten wir, dass wir es mit einem weit größeren Problem zu tun hatten – der Frage nämlich, wie dieses Molekül verstanden wird. Obwohl wir uns schon seit zwei Jahrzehnten für das Hormon interessierten, war dieses Interview doch ausschlaggebend für unseren Entschluss, das Projekt durchzuführen.

Wir danken für die unglaubliche institutionelle Unterstützung dieser Arbeit, unter anderem von der National Science Foundation, der Guggenheim Foundation, dem American Council of Learned Societies, der Brocher Foundation und dem Barnard College für den Presidential Research Award. Viele Einzelpersonen halfen uns mit Ratschlägen, Rückmeldungen und/oder Vorschlägen, dafür danken wir Jesse Prinz, Rayna Rapp, Anne Fausto-Sterling, Bruce Kidd, Sarah Richardson, Helen Longino, Lynn Garafola, Deborah Valenze, Lisa Jean Moore, Rona Vail und Cindy Broholm.

Im Laufe der Jahre haben uns viele ForschungsassistentInnen geholfen, unter anderem Rebecca Dorfman, Maya Wind, Yoav Vardy und

Emily Vasquez. Liz Carlin und Brandon Kramer, die zwei Jahre für uns arbeiteten und uns bei Datensammlung, Analyse und den lustigsten Projektbesprechungen aller Zeiten unterstützten, waren besonders wichtig für das Projekt.

Unser Dank gilt weiterhin den vielen Menschen, die das vorliegende Buch bei der Harvard University Press betreut haben, unter anderem Elizabeth Knoll, Thomas LeBien, Kathi Drummy, Janice Audet, Emeralde Jensen-Roberts und Louise Robbins. Ein dickes Dankeschön geht an Megan Posco, unsere energiegeladene Presseagentin. Gedankt sei auch Mary Ribesky, die sich um die Herstellung kümmerte. Zu Dank verpflichtet sind wir auch den beiden anonymen Gutachtern, die uns einiges zu denken gaben und zweifellos dafür gesorgt haben, dass am Ende ein besseres Buch herauskam.

Das kenntnisreiche Lektorat von Frances Key Phillips hat sehr zum Gelingen des Buchs beigetragen. Die Abbildungen wurden von den Grafikerinnen Sheila Goloborotko und Isabelle Lewis geduldig und höchst ansprechend gestaltet.

Im Lauf dieses Projekts führten wir Dutzende von Interviews durch. Unser Dank gehört allen, die uns ihre Zeit und ihr Wissen so großzügig zur Verfügung stellten. Besonders verpflichtet sind wir Dwyn Harben, Sari van Anders, Blair Crewther, Lee Gettler und Andrew Arnold.

Katrina: Wir begannen das Buch in einer, wie wir fanden, viel leichteren Zeit. Dann wurde es von viel Schmerz überschattet, daher erscheint es wie ein Wunder, dass es jetzt überhaupt vorliegt. Pure Entschlossenheit und die Liebe und Unterstützung vieler ermöglichten das. Allen, die ein Teil dieses Buchs waren und mir halfen, den Krebs und alles, was mit ihm zusammenhängt, erneut zu überstehen, bin ich unendlich dankbar.

Meiner Familie: Jackie Karkazis, Sharon Lazaneo und den vielen, die uns halfen, als uns Gesundheitsprobleme zu schaffen machten – hier sei an erster Stelle Elizabeth Robinson genannt. Lauren Banister, meine Herzenstochter, ist ein nie versiegender Quell der Freude in meinem Leben. Dank dir, dass ich dich lieben darf. Jeden Tag bin ich dankbar für die Zähmung des Wolfs und meinen unvergleichlichen Shar-Pei-Mischling Abbey Lincoln.

Für unendlich viele Dinge – Liebe, Gespräche, Texte, Spaziergänge, liebevolle Erkundigungen, Mahlzeiten, Museumsbesuche und vieles mehr danke ich von Herzen Løchlann Jain, Payoshni Mitra, Sarah Khan, Henry Drewal, Al Letson, Jennet Nazzal, Lizzie Reis, Ben Carrington, Laura Mamo, Helen Fitzsimmons, Jennifer Fishman, Elena Muldoon, Ali Miller, Kriz Bell, Arlene Baratz, Elise Giancola, Julia Weber, Noël Schoenleber-Fontán, Ricky Carter, Yoshi Kato, Nevin Caple, Walter Thompson, Isolde Brielmaier, Ross Wiseman, Miriam Ticktin, Roxanne Varzi, Luis Flores Canseco und Amy Siskind. Ich weiß, es gibt noch unzählige andere, die so vieles ermöglichten – sollte ich jemanden vergessen haben, so liegt es an einer Schwäche des Gedächtnisses und nicht des Herzens. Einen Riesendank an Linda Gaal, Gabe Back-Gaal und Bodhi, die mir die Ankunft in New York so erleichtert haben.

Zwei Menschen, die mir sehr am Herzen liegen – meine Großmutter Millie Cuyler und Cedric Robinson –, starben, während wir dieses Buch schrieben. Ich vermisse sie entsetzlich.

Carole Vance war eine bemerkenswerte Mentorin im Lauf der Jahre, und ich schätze mich unglaublich glücklich, dass ich noch immer von ihrer Freundschaft und ihrer intellektuellen Strenge profitiere.

Dieses Buch ist teilweise aus unserer Arbeit über Vorschriften für »Geschlechtstests« hervorgegangen, die mich mit Wissenschaftlern und Beratern bekannt gemacht hat, die Unglaubliches leisten und bei denen ich Unterstützung, Einsicht, Energie und Humor fand: Bruce Kidd, James Bunting, Carlos Sayao, Patrick Bracher, Greg Nott, P. J. Vazel, Jennifer Doyle, Anne Lieberman, Sarah Axelson, Alison Carlson, Myron Genel, Chase Strangio, Kyle Knight, Madeleine Pape, Michelle Moore, Zhan Chaim, Eszter Kismodi, Geeta Misra, Cynthia Rothschild, Madhumita Das, Shohini Ghosh, die fantastischen Frauen vom Podcast *Burn It All Down*, Jovan Mircetic, Peter Sonksön und viele mehr. Der Mut, die Lebensklugheit und Entschlossenheit von Dutee Chand und Caster Semenya haben mich in einer Weise inspiriert, die sie nicht ahnen können.

Viel länger schon kenne ich die großartige Gemeinschaft der Intersex-BeraterInnen und genieße ihre wunderbare Solidarität: Kimberly Zeiselman, Al Ittelson, Anne Tamar-Mattis, Bo Laurent, Georgiann Davis, Morgan Carpenter und Hida Viloria, um nur einige wenige zu nennen. Dank euch allen.

Maria Streshinsky von *Wired* und Matt Seaton von der *New York Review of Books*, zwei wunderbare Menschen und brillante ChefredakteurInnen, boten Wörtern und Ideen eine Heimat, die später teils ins Buch gelangten und teils nicht, dafür bin ich ihnen dankbar.

Dank auch dem Center for Biomedical Ethics der Stanford University, die mir Zeit und noch mehr Zeit einräumten, dieses Projekt voranzubringen, und der Honors Academy am Brooklyn College, insbesondere Lisa Schwebel, die mir den Ort und die Hilfe boten, die ich brauchte, um es abzuschließen.

Zu den Wundern eines Buchs gehört die Fähigkeit, die Menschen näher zusammenzubringen, und in dieser Hinsicht hatte ich unglaubliches Glück. Während meines Studiums an der Columbia's School of Public Health in den 1990er-Jahren traf ich Frances Key Phillips. Nach Jahren einer ruhenden Freundschaft, schrieb sie mir und erwähnte, dass sie Lektorin sei. Aber sie ist nicht nur eine hervorragende Lektorin, sondern auch eine wunderbare Freundin. Dieses Buch brachte uns wieder in täglichen Kontakt, Gelegenheit zu viel Spaß, Gelächter und Geflachse. Ich hoffe, eines Tages genügend Geld zu verdienen, um ihr eine Festanstellung bieten zu können, dann werde ich sie gern mit anderen teilen, damit diese auch in den Genuss ihrer intelligenten Kommentare kommen können.

Vor Jahren, als ich für meine Zulassungsprüfungen lernte, las ich die Danksagung von Suzanne Kessler und Wendy McKenna für *Gender: An Ethnomethodological Approach* und war tief beeindruckt von dem, was sie über ihre Zusammenarbeit berichteten: »Das vorliegende Buch ist eine echte Zusammenarbeit. Die Reihenfolge der Verfasserinnen ist alphabetisch, aber wären da nicht die Einschränkungen der linearen Realität, würden die Verfasserinnen kreisförmig aufgeführt. Jeder Versuch zu bestimmen, welche Teile des Buchs welcher Autorin zuzuordnen sind, wäre vergeblich.« Isoliert und elend sehnte ich mich nach einer ähnlichen Erfahrung. Ich werde Beck ewig dankbar sein, dass sie mir das Erlebnis der vollkommenen Zusammenarbeit ermöglichte, von der ich vor so langer Zeit gelesen hatte. Mir ist vollkommen klar, wie viel Genialität Beck in unsere Arbeit gebracht hat, daher empfinde ich es als großes Glück, dass ich nun schon seit fast einem Jahrzehnt sehr eng mit ihr zusammenarbeite. Natürlich haben wir manchmal gestritten, aber wir haben auch viel und hemmungslos gelacht, und verstünden wir uns etwas besser aufs Filmemachen, hätten wir auch die hysterischen Videos gedreht, die unserer Meinung nach diese Arbeit hätten begleiten sollen. Tut uns leid, Leute. Vielleicht eines Tages.

In all diesen Jahren war natürlich auch Sally Cooper, Becks geliebte Partnerin und eine sehr enge Freundin, mit dabei. Manchmal machte sie am Rand unserer Entwürfe Notizen, manchmal meldete sie sich aus einem anderen Zimmer mit einer verblüffenden Einsicht oder einfach nur mit Worten der Ermunterung. Dann wieder lenkte sie uns mit Geschichten über den Kosmos und Pflanzen ab, sie ist eine wunderbare Geschichtenerzählerin. Und sie war immer unsere erste Leserin. Ich bin nicht sicher, ob ich dieses Buch jemals als fertig empfinden werde, da ich doch weiß, dass sie es noch nicht gelesen hat. Ich habe ihr Nachrichten über die Fortschritte unserer Arbeit geschickt und werde ihr die endgültige Version per E-Mail zuschicken.

Beck: Es ist nicht leicht zu sagen, wann dieses Buch wirklich begonnen hat, doch der erste Gedanke einer Zusammenarbeit mit Katrina entstand im Dezember 2011, als sie mich wegen der neuen Regelungen zur Begrenzung des natürlichen Testosterons bei Sportlerinnen kontaktierte. Ich erklärte mich einverstanden, einige der wissenschaftlichen Behauptungen der Gesetzgeber zu überprüfen, und bevor ich mich's versah, war ich Co-Autorin des Artikels, den sie gerade schrieb. Dieser Artikel entwickelte sich dann zu einem Projekt, in dem es um die wissenschaftlichen und ethischen Grundlagen der Regelungen ging. Katrina setzte sich neben unserer akademischen Arbeit auch noch sehr beherzt für die betroffenen Sportlerinnen ein. Dieses Projekt wiederum wuchs sich zu einer grundlegenden Studie über T aus. Während wir Seite an Seite arbeiteten, Videochats und geteilte Internetdokumente zu Hilfe nahmen, mit unseren Hunden spazieren gingen, mit dem Fahrrad fuhren oder auf Reisen waren – in jeder Form habe ich die Zusammenarbeit mit dieser Frau genossen. Katrinas brillanter Intellekt, ihre politischen Ansichten, ihre Liebe zur Klarheit und ihr Sinn für Humor haben mich bei der Stange gehalten. Während unseres Aufenthaltes an der Brocher Foundation haben die anderen Fellows sicherlich gedacht, dass wir nicht wirklich arbeiteten, so oft haben wir lauthals gelacht. Und während die Arbeit immer gerecht aufgeteilt war, hat Katrina mehr als ihren Pflichtbeitrag geleistet, um das Projekt in der Spur zu halten, während sie sich selbst schweren Herausforderungen gegenübersah. All meine Hochachtung, Dankbarkeit und Liebe gilt dir, KK.

Als sich Frances Key Phillips bereit erklärte, unsere Arbeit herauszugeben, war das für uns wie ein Lottogewinn. Vielen Dank, Frances, für dein glänzendes Talent, mit Worten umzugehen, und deinen Enthusiasmus für dieses Projekt.

Bei der Arbeit an diesem Buch verlor auch ich zwei Menschen, die mir sehr nahestanden. Zunächst starb meine Mutter, Verlie J. (Pinkey) Young, die ihren kränkelnden Körper und ihre vorlauten Kinder mit Südstaatencharme und viel Essig bekämpfte. Meine Geschwister, vor allem meine Schwestern Nancy und Susan sowie mein Bruder Tom, ermöglichten mir die Unterstützung meiner Mutter, weil sie an der Heimatfront die schwerste Arbeit leisteten. Susan, Stan, John, Mark, Tom, Saphronia und Nancy: Ich bin stolz darauf, wie wir zusammenhielten, als es darauf ankam, und ich werde nie vergessen, wie unser Gesang sie aus diesem Leben begleitete.

Im März 2018 verstarb meine unersetzliche Sally C. Cooper nach der wunderbarsten, 25 Jahre währenden Liebesaffäre und nicht annähernd genügend Reisen um die Sonne. In fünf Jahren grausamer Krebsbehandlungen bewahrte Sal ihre Brillanz, Großzügigkeit, unwandelbare Liebe, Albernheit und ihre einen manchmal zur Verzweiflung treibende »Bluebird of happiness«-Einstellung. Ich vermisse sie mit jedem Atemzug und kann nicht glauben, dass sie nicht hier ist, um das Buch in den Händen zu halten, das sie mit so viel Einsatz unterstützt hat.

Eine ganze Armee von liebevollen Menschen hat mich in dieser Zeit der Verluste und des generellen Auf und Abs des Lebens unterstützt. Dutzende von Freunden und Familienmitgliedern haben in diesen Jahren so viel für mich und Sal getan, und ich bitte euch schon im Vorfeld um Verzeihung, dass ich nicht in der Lage sein werde, alle zu erwähnen. Zu den wichtigsten in dieser Reihe zählen Kate Stafford, Carolyn Patierno und Lillian Patierno Stafford; Kim Gilmore; Cindy Broholm, Rona Vail und Hannah Broholm-Vail; Sarah Garrison, Jane Bedell, Derek und Anna Garrison-Bedell; Linda Gaal, Gabriel und Isaiah Back-Gaal; Rachel und Ari Efron; Amanda Joseph und John Sutton; Nancy Pfromm; Stephanie und John Proellochs; Stephanie Dowling; Phil, Jo, Rosie, Henry und Ruben Teverow; Lizzy Schmidt, Susan Messina, Irene Lambrou, Lauren Liss, Monica Schoch-Spana und Eleanor Bell; Miriam Ticktin; Patrick Dodd; Betsy Esch; Svati Shah; Noelle Leonard und Jennifer Brown; Lisa Gaughran; Laurie Arbeiter und Jennifer Hobbs; Ivy Arce- Kwan und Alex, Atom, und Ahimsa; David Radoo; Janice Adharsingh; Janet Jakobsen; Christina Crosby; Elizabeth Castelli; Jeanne Stellman; Neferti Tadiar, Jon Beller und Luna Beller-Tadiar; Marysol Asencio; Margaret Hynes; Dan Daley; Moe Angelos; Naomi Braine; Rachel Levitsky; Cynthia Rothschild; Barbara Schulman; Sheila Goloborotko; Alma Largey; Malinda Ray Allen; Errol Davis; Chadon Charles; Judith Helfand; Claudia Bloom und Graeme Evans; Raffaella Rumiata; Aishya Ali; Theo van der Meer; Geertje Mak und Ineke van Gelder; Amade M'charek; Elisa Gores; Timea Szell; Hope Dector; Jennifer McLean. Meine Liebe und Dankbarkeit gehen auch an meine gesamte Familie: die Youngs, Newtons, Jordans, Dowlings, Coopers, Kimballs und an Katrina Santana.

Es ist unmöglich für mich, meine intellektuellen und sozialen Netzwerke voneinander zu trennen. Meine Kollegen am Barnard College sind nicht nur brillante und beeindruckende Menschen, sondern viele von ihnen sind ebenfalls gute Freunde. Mein Dank gilt vor allem dem Women's, Gender, and Sexuality Studies Department (Elizabeth Bernstein,

Tina Campt, Janet Jakobsen, Neferti Tadiar, Manijeh Moradian und Alex Pittman), weil es mich klüger gemacht und mir auf unzählige Arten geholfen hat; meinen Kollegen am Center for Critical Interdisciplinary Studies und am Barnard Center for Research on Women, hier vor allem Yvette Christianse, Monica Miller, Pam Cobrin, Mark Nomadiou, Michelle Rowland, Kim Hall, Manu Vimilassery, Hope Dector und Pamela Phillips; außerdem Nancy Worman, Laura Kay, Jenna Freedman und Lesley Sharp. Ich schätze auch sehr die warmherzige Unterstützung der Hochschulleiterin Linda Bell. Die außergewöhnliche Laura Ciolkowski leistete immer wieder mehr als ihren notwendigen Beitrag zu unserer gemeinsamen Lehrverpflichtung, als ich zur Pflege anderer gerufen wurde. Genauso dankbar bin ich für die Kameradschaft meiner KollegInnen am Columbia's Institute for Research on Women and Gender, Center for Science and Society, sowie dem Center for the Study of Social Difference, hier vor allem Lila Abu-Lughod, Pamela Smith, Roz Morries und Katherine Franke. Meine ehemaligen und derzeitigen Studenten dienen mir als steter Quell des Lernens, der Inspiration und Unterstützung. Ich wage es gar nicht, hier mit dem Aufzählen von Namen zu beginnen, aber es war mir eine Ehre, mit euch zusammenzuarbeiten.

Kollegen und Freunde außerhalb von Barnard haben mir ebenfalls geholfen, Ideen über Sex, Gender, Sexualität, »Rasse«, Klasse, Biologie und mehr zu entwickeln: Geertje Mak, Theo van der Meer, Miriam Ticktin, Anne Fausto-Sterling, Amade M'charek, Gayle Rubin, Jennifer Terry, Stefan Dudink, David Valentine, Amber Hollibaugh, Paisley Currah, Sarah Richardson, Sahar Sadjadi, Kerwin Kaye, Helena Hansen und andere in der »Symbiose«-Gruppe (vor allem Dorothy Roberts) und im Neurogendering-Netzwerk (vor allem Anelis Kaiser, Cordelia Fine, Giordana Grossi und Gina Rippon). Carole S. Vance war eine Mentorin und Freundin, wie ich sie wohl kaum jemals werden kann, obwohl ich verspreche, es weiterhin zu versuchen.

Maisey Cooper Jordan-Young hat sich darum gekümmert, dass ich weiterhin jeden Tag aufstehe, nach draußen gehe und spiele und dass ich auch das Essen nicht vergesse.

ANMERKUNGEN

Einleitung: T-Talk

1 »Testosterone«, *This American Life,* 30. August 2002 (Wiederholung 2017), https://www.thisamericanlife.org/radio-archives/episode/220/testosterone.

2 [James Brown], »The Beast in Me«, *GQ*, Mai 2002, S. 234.

3 Nelly Oudshoorn, *Beyond the Natural Body: An Archeology of Sex Hormones,* London 1994; Anne Fausto-Sterling, *Sexing the Body: Gender Politics and the Construction of Sexuality,* New York 2000.

4 Oudshoorn, *Beyond,* S. 61.

5 Diana Long Hall, »Biology, Sex Hormones, and Sexism in the 1920's«, *The Philosophical Forum* 5 (1973); Oudshoorn, *Beyond;* Fausto-Sterling, *Sexing;* Marianne van der Wijngaard, *Reinventing the Sexes: The Biomedical Constrction of Femininity and Masculinity,* Bloomington 1997; Chandak Sengoopta, »Glandular Politics: Experimental Biology, Clinical Medicine, and Homosexual Emancipation in Fin-de-Siècle Central Europe«, *Isis* 89, 1998, S. 445–473.

6 Charles E. Brown-Séquard, »The Effects Produced on Man by Subcutaneous Injection of a Liquid Obtained from the Testicles of Animals«, *Lancet* 137, 1889, S. 105–107.

7 »Is There an Elixir of Life?«, *Boston Medical and Surgical Journal,* 121, 1889: S. 167–168.

8 Victor Lespinasse, »Transplantation of the Testicle«, *Chicago Medical Reader* 61, 1914, S. 1869–1870; Sengoopta, »Glandular«; Hall, »Biology«, S. 81.

9 Ethan Blue, »The Strange Career of Leo Stanley: Remaking Manhood and Medicine at San Quentin State Penitentiary, 1913–1951«, *Pacific Historical Review* 78, 2009, S. 210–241; Leo L. Stanley, »Testicular Substance Implantation«, *Endocrinology* 5, 1921, S. 708–714; Serge Voronoff, *Life: A Study of the Means of Restoring Vital Energy and Prolonging Life,* New York 1920; »Hopes to Find the Fountain of Youth in a Monkey Colony«, *Lewiston Evening Journal,* 18. Juli 1923, S. 1.

10 Evelynn M. Hammonds und Rebecca M. Herzig, *The Nature of Difference: Sciences of Race in the United States from Jefferson to Genomics,* Cambridge, MA, 2009, S. 215. In den meisten zeitgenössischen Untersuchungen der »Rassenkunde« geht man implizit oder explizit davon aus, die »Rassenkundler« hätten angenommen, die Gene seien der grundlegende Faktor, durch den die angebliche biologische »Rasse« entstehe, doch wie die von Herzig und

Hammonds vorgelegten Dokumente zeigen, räumten einige Wissenschaftler diesen Ehrenplatz den Hormonen ein. Sowohl Gene als auch Hormone sind mit dem älteren Begriff des »Blutes« als dem Träger des »rassischen« oder familiären Erbes verknüpft.

11 Oudshoorn, *Beyond;* Fausto-Sterling, *Sexing;* van den Wijngaard, *Reinventing;* Celia Roberts, *Messengers of Sex: Hormones, Biomedicine, and Feminism*, Cambridge, UK, 2007; Ross Nehm und Rebecca Young, »›Sex Hormones‹ in Secondary School Biology Textbooks«, *Science and Education*, 17, 2008, S. 1175–1190.

12 Nellie Bowles, »Push for Gender Equality in Tech? Some Men Say It's Gone Too Far«, *New York Times*, 24 September 2017.

13 Andrew Sullivan, »The He Hormone«, *New York Times Magazine*, 2. April 2000.

14 Jack van Honk, Geert-Jan Will, David Terburg et al., »Effects of Testosterone Administration on Strategic Gambling in Poker Play«, *Scientific Reports* 6, 2016, https://www.nature.com/articles/srep18096.pdf.

15 James McBride Dabbs und Mary Godwin Dabbs, *Heroes, Rogues, and Lovers: Testosterone and Behavior*, New York 2000; Robert A. Schug, »Understanding Disorders of Defiance, Aggression, and Violence: Oppositional Defiant Disorder, Conduct Disorder, and Antisocial Personality Disorder in Males«, in: *The Neuropsychology of Men: A Developmental Perspec- tive*, hg. v. Charles M. Zaroff und Rik Carl D'Amato, New York 2015, S. 111–131.

16 John Hoberman, *Dopers in Uniform: The Hidden World of Police on Steroids*, Austin 2017.

17 Zitiert in: Alexander Abad-Santos, »Gee Whiz, Saxby Chambliss Actually Said ›Hormones‹ Turn Troops into Rapists«, *Atlantic*, 4. Juni 2013.

18 Zitiert in: Alexander Abad-Santos, »Gee Whiz, Saxby Chambliss Actually Said ›Hormones‹ Turn Troops into Rapists«, *Atlantic*, 4. Juni 2013.

19 Buck Gee und Denise Peck, *The Illusion of Asian Success: Scant Progress for Minorities in Cracking the Glass Ceiling from 2007–2015*, Ascend: Pan-Asian Leaders, o. D., https://c.ymcdn.com/sites/www.ascendleadership. org/resource/resmgr/research/TheIllusionofAsianSuccess.pdf.

20 Elizabeth A. Wilson, *Gut Feminism*, Durham 2015.

21 Bruno Latour, »Why Has Critique Run out of Steam? From Matters of Fact to Matters of Concern«, *Critical Inquiry* 30, 2004, S. 231.

22 Annemarie Mol, *The Body Multiple: Ontology in Medical Practice*, Durham 2002.

23 Columbia University Institute for Social and Economic Research and Policy, »Special Initiative on Integrating Biology and Social Science Knowledge (BioSS)«, 26. April 2019, http://iserp.columbia.edu/funding/special-initiative-integrating-biology-and-social-science-knowledge-bioss.

24 Zu den Schlüsselwerken in der feministischen STS, die Geschlecht, Gender und Sexualität denaturalisieren, gehören: Anne Fausto-Sterling, *Myths of Gender: Biological Theories about Women and Men*, New York 1985 (dt.: *Gefangene des Geschlechts?: Was biologische Theorien über Mann und Frau sagen*, München 1988); Donna J. Haraway, *Primate Visions: Gender, Race, and Nature in the World of Modern Science*, New York 1989); Evelyn Fox Keller und Helen E. Longino, *Feminism and Science*, Oxford 1996; Dorothy E. Roberts, *Killing the Black Body: Race, Reproduction, and the Meaning of Liberty*, New York 1997; Sarah Blaffer Hrdy,

The Woman That Never Evolved, Cambridge, MA, 1999; Sarah S. Richardson, *Sex Itself: The Search for Male and Female in the Human Genome*, Chicago 2013. Zu Schlüsselwerken über »Geschlechtshormone« vgl. Hall, »Biology«; Ruth Bleier, *Science and Gender: A Critique of Biology and Its Theories on Women*, New York 1984); Oudshoorn, *Beyond*; Fausto-Sterling, *Sexing*; van den Wijngaard, *Reinventing*; Roberts, *Messengers*; Adele E. Clarke, *Disciplining Reproduction: Modernity, American Life Sciences, and »The Problems of Sex«*, Berkeley 1998; Anne Fausto-Sterling, »The Bare Bones of Sex: Part 1—Sex and Gender«, *Signs*, 30, Nr. 2, 2005, S. 1491–1527; Wael Taha, Daisy Chin, Arnold I. Silverberg et al., »Reduced Spinal Bone Mineral Density in Adolescents of an Ultra-Orthodox Jewish Community in Brooklyn«, *Pediatrics*, 107, 2001, S. E79; Jennifer R. Fishman, Laura Mamo und Patrick R. Grzanka, »Sex, Gender, and Sexuality in Biomedicine«, in: *Handbook of Science and Technology Studies*, hg. v. Laurel Smith-Doerr, Clark Miller, Ulrike Felt und Rayvon Fouche, Cambridge, MA, 2016, S. 379.

25 Cordelia Fine, *Testosterone Rex: Myths of Sex, Science, and Society*, New York 2017. Auf T selbst konzentriert sich Fine in zwei Kapiteln. In einem Kapitel über Risikobereitschaft dekonstruiert sie meisterhaft die Vorstellung, »Risiko« sei ein einzelner Verhaltensbereich und jemand, der risikobereit sei, vermeide stets die sichere Option. In dem Kapitel »The Hormonal Essence of the T-Rex« untergräbt Fine durch einen artübergreifenden Forschungsüberblick das übliche Bild vom übermächtigen männlichen Hormon, das »zur Polarisierung des kompetitiven Verhaltens der Geschlechter dient«.

26 Wie beispielsweise die STS-Forscherin Anne Pollock zeigte, haben feministische Kritikerinnen, die nachwiesen, dass Umweltkampagnen gegen endokrine Disruptoren Ängste vor nicht-normativen Körpern und Verhaltensweisen schürten, trotzdem in den Protest gegen endokrine Disruption eingestimmt. Ausgehend von der Annahme, dass der Protest Hand in Hand mit Heteronormativität gehe, forderte Pollock dazu auf, endokrine Disruption als Gelegenheit für die Entstehung neuer Beziehungsformen zu begreifen und das Interesse an dem, »was natürlich ist«, aufzugeben zugunsten eines Interesses an dem, »was ist oder was sein könnte«. Anne Pollock, »Queering Endocrine Disruption«, in: *Object-Oriented Feminism*, hg. v. Katherine Behar, Minneapolis 2016; Thomas Page McBee, *Amateur: A True Story about What Makes a ManK*, New York 2018; Paul Preciado, *Testo Junkie: Sex, Drugs, and Biopolitics in the Pharmacopornographic Era*, New York 2013; Toby Beauchamp, »The Substance of Borders: Transgender Politics, Mobility, and U. S. State Regulation of Testosterone«, *GLQ* 19, 2013, S. 57–78; Emilia Sanabria, *Plastic Bodies: Sex Hormones and Menstrual Suppression in Brazil*, Durham, NC, 2016.

27 Evelynn M. Hammonds, »Straw Men and Their Followers: The Return of Biological Race«, SSRC web forum on Race and Genomics, 6. Juni 2006, http://raceandgenomics.ssrc.org/Hammonds.

28 Hammonds und Herzig, *Nature*, S. 198.

29 Beth Loffreda und Claudia Rankine, *The Racial Imaginary: Writers on Race in the Life of the Mind*, Albany 2015, S. 19; zu weiteren Forschungsarbeiten, die die permanente Rassifizierung medizinwissenschaftlicher Erkenntnistheorien, Technologien und Institutionen zeigen, vgl. Troy Duster, *Backdoor to Eugenics*, New York 1991; Dorothy Roberts, *Fatal*

Invention: How Science, Politics, and Big Business Recreate Race in the Twenty-first Century, New York 2012; Ruha Benjamin, *People's Science: Bodies and Rights on the Stem Cell Frontier*, Stanford, CA, 2013; Alondra Nelson, *The Social Life of DNA: Race, Reparations, and Reconciliation After the Genome*, Boston 2016; Anthony Hatch, *Blood Sugar*, Minneapolis 2016.

30 Rebecca Jordan-Young, *Brain Storm: The Flaws in the Science of Sex Differences*, Cambridge, MA, 2010; Katrina Karkazis, *Fixing Sex: Intersex, Medical Authority, and Lived Experience*, Durham, NC, 2008.

31 Katrina Karkazis, Rebecca M. Jordan-Young, Georgiann Davis und Silvia Camporesi, »Out of Bounds? A Critique of the New Policies on Hyperandrogenism in Elite Female Athletes«, *American Journal of Bioethics* 12, 2012. S. 3–16; Rebecca Jordan-Young und Katrina Karkazis, »Some of Their Parts: ›Gender Verification‹ and Elite Sports«, *Anthropology News*, Mai 2012; Katrina Karkazis und Rebecca Jordan-Young, »The Harrison Bergeron Olympics«, *American Journal of Bioethics* 13, 2013, S. 66–69; Rebecca Jordan-Young, Peter Sönksen und Katrina Karkazis, »Sex, Health, and Athletes«, *British Medical Journal* 348, 2014, S. g2926; Katrina Karkazis und Rebecca Jordan-Young, »Debating a Testosterone ›Sex Gap‹«, *Science* 348, 2015, S. 858–860; Katrina Karkazis und Rebecca Jordan-Young, »The Powers of Testosterone: Obscuring Race and Regional Bias in the Regulation of Women Athletes«, *Feminist Formations*, 30, 2018, S. 1–39.

32 Joan W. Scott, »The Evidence of Experience«, *Critical Inquiry*, 17, 1991, S. 773–797.

33 Robert Proctor und Londa Schiebinger (Hg.), *Agnotology: The Making and Unmaking of Ignorance*, Stanford, CA, 2008, Buchrückseite; Nancy Tuana, »Coming to Understand: Orgasm and the Epistemology of Ignorance«, *Hypatia*, 19, 2004, S. 194–232.

1 Eine Vielzahl an Ts

1 *US National Library of Medicine*, »Testosterone«, https://www.ncbi.nlm.nih.gov/pubmedhealth/PMHT0027301, abgerufen am 3. August 2018. Leider hat die Bundesregierung PubMed Health, das NIH-Portal für systematische Forschungsüberblicke und Gesundheitsinformationen für die breite Öffentlichkeit, am 31. Oktober 2018 eingestellt. MedLine Plus ersetzt dieses Portal. Auf dieser Seite sind die T-Informationen spärlicher, aber genauso verwirrend und verzerrt (z. B. »Ein Testosteron-Test misst die Menge des männlichen Hormons Testosteron im Blut. Sowohl Männer als auch Frauen produzieren dieses Hormon.«) (https://medlineplus.gov/ency/article/003707.htm).

2 Annemarie Mol, *The Body Multiple: Ontology in Medical Practice*, Durham, NC, 2003.

3 Benjamin Campbell und Michael Mbizo, »Reproductive Maturation, Somatic Growth and Testosterone among Zimbabwe Boys«, *Annals of Human Biology*, 33, 2006, S. 17–25; Liangpo Liu, Tongwei Xia, Xueqin Zhang et al., »Biomonitoring of Infant Exposure to Phenolic Endocrine Disruptors Using Urine Expressed from Disposable Gel Diapers«, *Analytical and Bioanalytical Chemistry* 406, Nr. 20, 2014, S. 5049–5054.

4 James McBride Dabbs und Mary Godwin Dabbs, *Heroes, Rogues, and Lovers: Testosterone and Behavior*, New York 2000, S. 6–7; Thozhukat Sathyapalan, Ahmed Al-Qaissi, Eric S.

Kilpatrick et al., »Salivary Testosterone Measurement in Women with and without Polycystic Ovary Syndrome«, *Scientific Reports* 7, 2017, S. 3589; Tom Fiers, Joris Delanghe, Guy T'Sjoen et al., »A Critical Evaluation of Salivary Testosterone as a Method for the Assessment of Serum Testosterone«, *Steroids*, 86, 2014, S. 8.

5 Jerome Groopman, »Hormones for Men«, *New Yorker*, 22. Juli 2002; Virginia J. Vitzthum, Carol Worthman, Cynthia M. Beall et al., »Seasonal and Circadian Variation in Salivary Testosterone in Rural Bolivian Men«, *American Journal of Human Biology*, 21, 2009, S. 762–768.

6 Emmanuele A. Jannini, Emiliano Screponi, Eleonora Carosa et al., »Lack of Sexual Activity from Erectile Dysfunction Is Associated with a Reversible Reduction in Serum Testosterone«, *International Journal of Andrology*, 22, 1999, S. 385–392; Shawn N. Geniole, Brian M. Bird, Erika L. Ruddick und Justin M. Carré, »Effects of Competition Outcome on Testosterone Concentrations in Humans: An Updated Meta-Analysis«, *Hormones and Behavior*, 92, 2017, S. 37–50; Shawn N. Geniole, Justin M. Carre und Cheryl M. McCormick, »State, Not Trait, Neuroendocrine Function Predicts Costly Reactive Aggression in Men after Social Exclusion and Inclusion«, *Biological Psychology*, 87, 2011, S. 137–145; C. Martyn Beaven, Will G. Hopkins, Kier T. Hansen et al., »Dose Effect of Caffeine on Testosterone and Cortisol Responses to Resistance Exercise«, *International Journal of Sport Nutrition and Exercise Metabolism*, 18, 2008, S. 131–141; Gary G. Gordon, Kurt Altman, A. Louis Southren, Emanuel Rubin und Charles S. Lieber, »Effect of Alcohol (Ethanol) Administration on Sex-Hormone Metabolism in Normal Men«, *New England Journal of Medicine*, 295, 1976, S. 793–797; Frederick C. W. Wu, Abdelouahid Tajar, Stephen R. Pye et al., »Hypothalamic-Pituitary-Testicular Axis Disruptions in Older Men Are Differentially Linked to Age and Modifiable Risk Factors: The European Male Aging Study«, *Journal of Clinical Endocrinology and Metabolism* 93, 2008, S. 2737–2745; Sari M. van Anders, Richard M. Tolman und Brenda L. Volling, »Baby Cries and Nurturance Affect Testosterone in Men«, *Hormones and Behavior*, 61, 2012, S. 31–36; Kimberly A. Cote, Cheryl M. McCormick, Shawn N. Geniole, Ryan P. Renn und Stacey D. MacAulay, »Sleep Deprivation Lowers Reactive Aggression and Testosterone in Men«, *Biological Psychology*, 92, 2013, S. 249–256.

7 Mazen Shihan, Ahmed Bulldan und Georgios Scheiner-Bobis, »Non-Classical Testosterone Signaling Is Mediated by a G-Protein-Coupled Receptor Interacting with Gnα11«, *Biochimica et Biophysica Acta*, 1843, 2014, S. 1172–1181.

8 »Testosterone, Total, Available, and Free«, Mayo Clinic Laboratories, 2011, https://www.mayomedicallaboratories.com/test-catalog/2011/Clinical+and+Interpretive/83686.

9 Joëlle Taieb, Bruno Mathian, Françoise Millot et al., »Testosterone Measured by 10 Immunoassays and by Isotope-Dilution Gas Chromatography- Mass Spectrometry in Sera from 116 Men, Women, and Children«, *Clinical Chemistry*, 49, 2003, S. 1381–1395; David A. Herold und Robert L. Fitzgerald, »Immunoassays for Testosterone in Women: Better than a Guess?« [Immonoassays für Testosteron bei Frauen: Besser als eine Schätzung?], *Clinical Chemistry*, 49, 2003, S. 1250–1251. Ursprünglich dachten wir, der Titel dieses Editorials sei ironisch gemeint, aber die Autoren des Textes vertraten die Ansicht, dass die fundierte Schätzung eines Arztes auf der Basis relevanter klinischer Informationen tatsächlich genauer sein würde als die verfügbaren Immunoassays.

10 Douglas A. Granger, Elizabeth A. Shirtcliff, Alan Booth, Katie T. Kivlighan und Eve B. Schwartz, »The ›Trouble‹ with Salivary Testosterone«, *Psychoneuroendocrinology*, 29, 2004, S. 1229–1240.

11 Groopman, »Hormones«.

2 Eisprung

1 Peter Casson, M. S. Lindsay, Margareta D. Pisarska, Sandra A. Carson und John E. Buster, »Dehydroepiandrosterone Supplementation Augments Ovarian Stimulation in Poor Responders: A Case Series«, *Human Reproduction* 15 (2000): 2129–2132. Zu einem Überblick dessen, was damals über Akupunktur als Behandlung weiblicher Unfruchtbarkeit, einschließlich der Ovulationsinduktion, bekannt war, vgl. Raymond Chang, Pak H. Chung und Zev Rosenwaks, »Role of Acupuncture in the Treatment of Female Infertility«, *Fertility and Sterility*, 78, 2002, S. 1149–1153.

2 Zu Beispielen kurzer Beschreibungen der frühen Eizellenentwicklung in medizinischen Texten vgl. Jonathan S. Berek (Hg.), *Berek and Novak's Gynecology*, 12, Aufl., Philadelphia 2012; Barbara L. Hoffman, John O. Schorge, Karen D. Bradshaw et al. [Hg.], *Williams Gynecology*, 3. Aufl., New York 2016; F. Gary Cunningham, Kenneth J. Leveno, Steven L. Bloom et al. (Hg.), *Williams Obstetrics*, 23. Aufl., New York 2009.

3 Hoffman et al. (Hg.), *Williams Gynecology*.

4 Nelly Oudshoorn, *Beyond the Natural Body: An Archeology of Sex Hormones*, London 1994; Anne Fausto-Sterling, *Sexing the Body: Gender Politics and the Construction of Sexuality*, New York 2000; Marianne van der Wijngaard, *Reinventing the Sexes: The Biomedical Construction of Femininity and Masculinity*, Bloomington 1997.

5 Whalen zitiert in: Wijngaard, *Reinventing*, S. 42–43; Ross Nehm und Rebecca Young, »›Sex Hormones‹ in Secondary School Biology Textbooks«, *Science and Education*, 17, 2008, S. 1175–1190; Fausto-Sterling, *Sexing*.

6 Bruce S. McEwen, Ivan Lieberburg, Claude Chaptal und Lewis C. Krey, »Aromatization: Important for Sexual Differentiation of the Neonatal Rat Brain«, *Hormones and Behavior*, 9, 1977, S. 249–263; Daniela C. C. Gerardin und Oduvaldo C. M. Pereira, »Reproductive Changes in Male Rats Treated Perina- tally with an Aromatase Inhibitor«, *Pharmacology, Biochemistry, and Behavior*, 71, 2002, S. 301–305; Lewis C. Krey, Ivan Lieberburg, Neil MacLusky und Bruce S. McEwen, »Aromatization and Development of Responsiveness of the Brain to Gonadal Steroids«, in: *Development of Responsiveness to Steroid Hormones: Advances in the Biosciences*, hg. v. Alvin M. Kaye und Myra Kaye, Oxford 1980, S. 423–431.

7 Casson et al., »Dehydroepiandrosterone Supplementation«.

8 Kirsty A. Walters, »Role of Androgens in Normal and Pathological Ovarian Function«, *Reproduction*, 149, 2015, S. R197; Norbert Gleicher, Andrea Weghofer und David H. Barad, »The Role of Androgens in Follicle Maturation and Ovulation Induction: Friend or Foe of Infertility Treatment?«, *Reproductive Biology and Endocrinology*, 9, 2011, S. 116. Diese Erörterung des Zusammenhangs zwischen Testosteron oder anderen Androgenen und der

Ovulation verdeutlicht, warum wir uns zwischen den Begriffen »Frauen« und »weibliche Individuen« hin und her bewegen. Einige der Daten und alle klinischen Situationen betreffen nur Menschen, daher verwenden wir den Begriff »Frauen«; doch wenn wir allgemeine Theorien und Daten erörtern, die artübergreifend erhoben wurden, benutzen wir die Formulierung »weibliche Individuen«.

9 Walters, »Role of Androgens«.

10 Amir Wiser, Ofer Gonen, Yehudith Ghetler et al., »Addition of Dehydroepiandrosterone (DHEA) for Poor-Responder Patients before and during IVF Treatment Improves the Pregnancy Rate: A Randomized Prospective Study«, *Human Reproduction* 25, 2010, S. 2496–2500.

11 Pasquale Patrizio, Alberto Vaiarelli, Paolo E. Levi Setti et al., »How to Define, Diagnose and Treat Poor Responders? Responses from a Worldwide Survey of IVF Clinics«, *Reproductive Biomedicine Online* 30, 2015, S. 581–592. Bei Frauen, die das für die Umwandlung von DHEA in T erforderliche Enzym haben, ist die Behandlung mit DHEA aus einigen Gründen der direkten Behandlung mit T vorzuziehen. Erstens ist es schwierig, die genaue Menge des notwendigen Ts zu bestimmen; werden die Konzentrationen zu hoch, können sich bei den Frauen Nebeneffekte einstellen, unter anderem Beeinträchtigungen der sich entwickelnden Follikel. Zweitens ist DHEA ein Vorläufer vieler anderer Steroide; die Behandlung mit DHEA wirkt sich auf eine ganze Reihe von Hormonspiegeln aus, sodass die Störung förderlicher Verhältnisse zwischen verschiedenen an der Fruchtbarkeit mitwirkenden Hormonen geringer bleibt – Androgenen, Östrogenen, Progestogenen, LH and FSH.

12 Kayhan Yakin und Bulent Urman, »DHEA as a Miracle Drug in the Treatment of Poor Responders; Hype or Hope?«, *Human Reproduction* 26 (2011): 1941–1944; Helen E. Nagels, Josephine R. Rishworth, Charalampos S. Siristatidis und Ben Kroon, »Androgens (Dehydroepiandrosterone or Testosterone) for Women Undergoing Assisted Reproduction«, *Cochrane Database of Systematic Reviews* 11, 2015, CD009749.

13 Annemarie Mol, *The Body Multiple: Ontology in Medical Practice*, Durham 2002.

14 Robert Proctor und Londa Schiebinger (Hg.), *Agnotology: The Making and Unmaking of Ignorance*, Stanford, CA 2008; Emily Martin, »The Egg and the Sperm: How Science Has Constructed a Romance Based on Stereotypical Male-Female Roles«, *Signs*, 16, 1991. S. 485–501; Sarah Richardson, *Sex Itself: The Search for Male and Female in the Human Genome*, Chicago 2013.

3 Gewalt

1 William Greider, »Army Recounts Testimony of Calley Unit«, *Washington Post*, 16. März 1971; Stuart Auerbach, »Army Studies Tests of Aggressiveness«, *Washington Post*, 16. März 1971; Leo E. Kreuz und Robert M. Rose, »Assessment of Aggressive Behavior and Plasma Testosterone in a Young Criminal Population«, *Psychosomatic Medicine*, 34, 1972, S. 321–332.

2 Evelynn M. Hammonds und Rebecca M. Herzig, *The Nature of Difference: Sciences of Race in the United States from Jefferson to Genomics*, Cambridge 2009; Amade M'charek,

»Beyond Fact or Fiction: On the Materiality of Race in Practice«, *Cultural Anthropology*, 28, 2013, S. 423. Christopher Mims, »Strange but True: Testosterone Alone Does Not Cause Violence«, *Scientific American*, 5. Juli 2007.

3 Christopher Mims, »Strange but True: Testosterone Alone Does Not Cause Violence«, *Scientific American*, 5. Juli 2007.

4 Allan Mazur, »Testosterone Is High among Young Black Men with Little Education«, *Frontiers in Sociology*, 1, 2016, S. 1; Charles Ramsey, »Steroid Use Has Been on the Rise in Philadelphia«, *Subject to Debate: A Newsletter of the Police Executive Research Forum*, 26, 2012; John Hoberman, *Dopers in Uniform: The Hidden World of Police on Steroids*, Austin 2017.

5 John Archer, »Testosterone and Human Aggression: An Evaluation of the Challenge Hypothesis«, *Neuroscience and Biobehavioral Reviews*, 30, 2006, S. 320; James Dabbs, Gregory J. Jurkovic und Robert L. Frady, »Salivary Testosterone and Cortisol among Late Adolescent Male Offenders«, *Journal of Abnormal Child Psychology*, 19, 1991, S. 469–478; James Dabbs und Mary Dabbs, *Heroes, Rogues, and Lovers: Testosterone and Behavior*, New York 2000.

6 Beispiele für placebokotrollierte Studien, die keinen solchen Zusammenhang finden, sind: Ray Tricker, Richard Casaburi, Thomas W. Storer et al., »The Effects of Supraphysiological Doses of Testosterone on Angry Behavior in Healthy Eugonadal Men – A Clinical Research Center Study«, *Journal of Clinical Endocrinology and Metabolism*, 81, 1996, S. 3754–3758; Daryl B. O'Connor, John Archer und Frederick W. C. Wu, »Effects of Testosterone on Mood, Aggression, and Sexual Behavior in Young Men: A Double-Blind, Placebo-Controlled, Cross-Over Study«, *Journal of Clinical Endocrinology and Metabolism*, 89, 2004, S. 2837–2845. Es gibt einige wenige Ausnahmen von diesem Ergebnismuster, das die folgende Form hat: in placebo-kontrollierten Studien bewirkt exogenes T keine Aggressionssteigerung, aber bei diesen Ergebnissen ist eine gewisse Skepsis angebracht.
Beispielsweise berichten Pope, Kouri und Hudson, exogenes T erhöhe die Aggression, aber das Aggressionsmaß, mit dem dieses Ergebnis erzielt wurde, beruhte auf einem aggressionssteigernden Computerspiel (das Point-Subtraction Aggression Paradigm, PSAP), an dem nur eine Unterstichprobe von 27 Männern teilnahm; die Methoden, die auf die Gesamtstichprobe von 65 Männern angewandt wurden, einschließlich eines validierten Maßes für aggressive Verhaltensweisen und Gefühle sowie Einschätzungen von PartnerInnen, erbrachten eine Beziehung zwischen Aggression und T. Harrison G. Pope, Elena M. Kouri und James I. Hudson, »Effects of Supraphysiologic Doses of Testosterone on Mood and Aggression in Normal Men—A Randomized Controlled Trial«, *Archives of General Psychiatry*, 57, 2000, S. 133–140. In einer anderen Studie stellte man fest, dass exogenes T mit aggressiverem Spiel beim PSAP verknüpft war, aber nur bei Männern die hohe Werte bei einem »Dominanzmaß« und niedrige bei einem »Selbstbeherrschungsmaß« erzielten. Auch so waren die Effekte ziemlich gering: »Kollektiv erklärte die Wechselwirkung zwischen dem Merkmal Dominanz unter Wirkstoffeinfluss und dem Merkmal Selbstbeherrschung unter Wirkstoffeinfluss 8,8 Prozent der Varianz in aggressivem Verhalten.« Justin M. Carré, Shawn N. Geniole, Triana L. Ortiz et al., »Exogenous Testosterone Rapidly Increases Aggressive Behavior in Dominant and Impulsive Men«, *Biological Psychiatry*, 82, 2017, S. 249–256.

7 Eine Richtung, die wir in diesem Kapitel nicht verfolgen, ist die These, dass pränatale Hormonexposition das Gehirn zu größerem aggressivem Verhalten »verdrahtet«. Nach eingehender Untersuchung dieser Behauptung kam Jordan-Young zu dem Schluss, dass sie auf einem schon vom Ansatz her fehlerhaften Forschungsmodell beruhten und dass in Schlüsselstudien negative Ergebnisse selektiv ausgeklammert wurden. R. Jordan-Young, *Brain Storm: The Flaws in the Science of Sex Differences*, Cambridge 2010, insbesondere S. 210–213, 227–228.

8 »Stress, Aggression, and Male Hormones«, *New York Times*, 7. Mai 1972.

9 Ronald L. Goldfarb und Linda R. Singer, »Maryland's Defective Delinquency Law and the Patuxent Institution«, *Bulletin of the Menninger Clinic* 34, 1970. S. 223–235.

10 Kreuz und Rose, »Assessment«. Als diese Studien über Strafgefangene, T und Gewaltkriminalität begannen, gab es noch keinen wissenschaftlichen Konsens darüber, dass es bei Forschungsarbeiten an Strafgefangenen besondere ethische Regeln zu beachten galt. 1976 wurden neue ethische Richtlinien festgelegt, die bei solchen Forschungsarbeiten einzuhalten waren, aber es ist unwahrscheinlich, dass diese Grundsätze sich nachhaltig auf Untersuchungen der geschilderten Art auswirkten, weil die Richtlinien vor allem für Studien bestimmt waren, die körperliche Risiken bargen. Zu der Zeit, als die (an späterer Stelle dieses Kapitels beschriebenen) Studien von James Dabbs und Kollegen durchgeführt wurden, mussten Forscher sich schriftlich verpflichten, diese Regeln einzuhalten. In der Literatur über T, die wir untersucht haben, werden an keiner Stelle die ethischen Fragen angesprochen, aber wir denken, man sollte sich doch vergegenwärtigen, dass Strafgefangene eine schutzbedürftige Forschungspopulation sind, nicht zuletzt weil sie unter Umständen einem besonderen Druck zur Teilnahme ausgesetzt sind, der aus der Behandlung durch die Vollzugsbeamten und andere Personen entstehen oder subjektiv als solcher wahrgenommen werden könnte.

11 Kreuz und Rose, »Assessment«, S. 327.

12 Laura Bradley, »In the New X-Files, ›I Want to Believe‹ Has Lost Its Meaning«, *Slate*, 26. Januar 2016.

13 Kreuz und Rose, »Assessment«, S. 327.

14 Auerbach, »Army«; Rose zitiert in: Auerbach, »Army«.

15 Brenda Remmes, »James McBride Dabbs, Jr., Son of James and Edith Dabbs«, *Everything Happens at the Crossroads*, 2012, https://dabbscrossroads.blogspot.com/2012/09/james-mcbride-dabbs-jr-son-of-james-and.html; Dabbs and Dabbs, *Heroes*, back jacket.

16 James Dabbs, Robert Frady, Timothy Carr und Norma Besch, »Saliva Testosterone und Criminal Violence in Young-Adult Prison-Inmates«, *Psychosomatic Medicine*, 49, 1987, S. 174–182.

17 Jean-Claude Dreher, Simon Dunne, Agnieszka Pazderska et al., »Testosterone Causes Both Prosocial and Antisocial Status-Enhancing Behaviors in Human Males«, *Proceedings of the National Academy of Sciences* 113, 2016, S. 11 633; John T. Whitehead und Steven P. Lab, *Juvenile Justice: An Introduction*, New York, Routledge, 2015.

18 Dabbs, Jurkovic und Frady, »Salivary«, S. 470; John Archer, »The Influence of Testosterone on Human Aggression«, *British Journal of Psychology*, 82, 1991, S. 1–28.

19 Daniel Goleman, »Aggression in Men: Hormone Levels Are a Key«, *New York Times*, 17. Juli 1990.

20 Dabbs, zitiert in: Goleman, »Aggression«.

21 Goleman, »Aggression«.

22 James Dabbs und Robin Morris, »Testosterone, Social Class, and Antisocial Behavior in a Sample of 4,462 Men«, *Psychological Science*, 1, 1990, S. 209–211.

23 Alair MacLean, »The Stratification of Military Service and Combat Exposure, 1934–1994«, *Social Science Research*, 40, 2011, S. 336–348.

24 Dabbs und Dabbs, *Heroes*, S. 150.

25 M'charek, »Beyond«.

26 Allan Mazur und Theodore A. Lamb, »Testosterone, Status, and Mood in Human Males«, *Hormones and Behavior*, 14, 1980, S. 236–246; Nancy Krieger und George D. Smith, »›Bodies Count,‹ and Body Counts: Social Epidemiology and Embodying Inequality«, *Epidemiologic Reviews*, 26, 2004, S. 92.

27 John C. Wingfield, Robert E. Hegner, Alfred M. Dufty und Gregory F. Ball, »The ›Challenge Hypothesis‹: Theoretical Implications for Patterns of Testosterone Secretion, Mating Systems, and Breeding Strategies«, *American Naturalist*, 136, 1990, S. 833.

28 Allan Mazur und Alan Booth, »Testosterone and Dominance in Men«, *Behavioral and Brain Sciences*, 21, 1998, S. 353–363. Mazur und Booth erwähnen Wingfields Arbeiten nicht direkt, doch in verschiedenen, neben ihrem Artikel veröffentlichten Kommentaren ist das der Fall. Die ursprüngliche Hypothese wurde entwickelt, um Verhaltensmuster bei Tierarten mit Brutsaisons zu erklären – ein Umstand, der gelegentlich Zweifel an der Übertragbarkeit dieses Modells auf den Menschen weckt. Dagegen vertraten andere die Ansicht, es sei kein grundlegendes Problem, sondern führe einfach zu unterschiedlichen artspezifischen Vorhersagen. So schreibt Rui Oliveira in Reaktion auf Mazur und Booth: »Da die menschliche Art als monogam betrachtet wird und keine brutabhängige Saisonalität erkennen lässt, ergäbe sich aus der Challenge-Hypothese, dass die männlichen T-Spiegel heftig auf soziale Herausforderungen reagieren. Tatsächlich liefern die von M&B vorgelegten Daten weitere Belege für die Challenge-Hypothese; T steigt in Reaktion auf ein Wettspiel, als würde die Herausforderung antizipiert.« Rui Oliveira, »Of Fish and Men: A Comparative Approach to Androgens and Social Dominance—Commentary/ Mazur & Booth: Testosterone and Dominance«, *Behavioral and Brain Sciences*, 21, 1998, S. 383. Zwar ist es üblich, zwischen dem »biosozialen Modell« von Mazur und Booth einerseits und der »Challenge-Hypothese« von Wingfield andererseits zu unterscheiden, doch gab es von Anfang an Verbindungen zwischen beiden Entwürfen. In zwei Kommentaren zum Bericht von Mazur und Booth hieß es, ihr Modell sei mit der Challenge-Hypothese kompatibel – eine Ansicht, die Mazur und Booth teilten, denn die Challenge-Hypothese bot ihrer Meinung nach »Forschern, die sich mit tierischem und menschlichem Verhalten beschäftigen, eine ausgezeichnete Möglichkeit, sie in ein allgemeines Modell zu integrieren, das sich generell auf die Wirbeltiere übertragen lässt«; Mazur und Booth, »Testosterone«, S. 387.

29 Archer, »Testosterone«, S. 320; Mazur und Booth, »Testosterone«.

30 Richard E. Nisbett, »Violence and U. S. Regional Culture«, *American Psychologist*, 48, 1993, S. 441–449; Richard E. Nisbett und Dov Cohen, *Culture of Honor*, Boulder, 1996; Dov Cohen, Richard E. Nisbett, Brian F. Bowdle und Norbert Schwarz, »Insult, Aggression, and the Southern Culture of Honor: An ›Experimental Ethnography‹«, *Journal of Personality and Social Psychology*, 70, 1996, S. 945–960; Mazur und Booth, »Testosterone«, S. 360.

31 Elijah Anderson, zitiert in: Mazur und Booth, »Testosterone«, S. 360.

32 Lee Ellis und Helmuth Nyborg, »Racial/ Ethnic Variations in Male Testosterone Levels«, *Steroids*, 57, 1992, S. 72–75.

33 Mazur und Booth, »Testosterone«.

34 Mazur und Booth, »Testosterone«, S. 360 (Hervorhebung im Original).

35 Mazur und Booth, »Testosterone«, S. 354.

36 Allan Mazur, »Biosocial Models of Deviant Behavior among Army Veterans«, *Biological Psychology*, 41, 1995, S. 291, 282, 289.

37 Nehmen wir beispielsweise die Langzeitevaluation eines Frühinterventionsprogramms für »aggressiv-störende« Kindergartenkinder von Carré und Kollegen. Die ursprüngliche Stichprobe war überwiegend weiß. Doch als die Forscher versuchten, die Auswirkungen des Programms auf die T-Dynamik und auf »aggressive« Reaktionen bei Provokation im Erwachsenenalter zu verfolgen, stützten sie sich auf schwarze Teilstichproben. Ganz ähnlich arbeiteten Scerbo und Kolko in ihrer Studie über die Wirkung von Testosteron und Cortisol bei »aggressiv-störenden Kindern« mit einer Stichprobe, die zu 75 Prozent aus Afroamerikanern bestand. Umgekehrt ergab eine Recherche jüngerer Studien (2010 bis Mitte 2018) im Web of Science mit den Stichworten »Aggression«, »Testosteron« und »menschlich« überwiegend Laborstudien über Dominanz und Status, die ausschließlich oder mehrheitlich weiße Stichproben verwendeten. Justin M. Carré, Anne-Marie R. Iselin, Keith M. Welker, Ahmad R. Hariri und Kenneth A. Dodge, »Testosterone Reactivity to Provocation Mediates the Effect of Early Intervention on Aggressive Behavior«, *Psychological Science*, 25, 2014, S. 1140–1146; Angela Scarpa Scerbo und David J. Kolko, »Salivary Testosterone and Cortisol in Disruptive Children—Relationship«, *Journal of the American Academy of Child and Adolescent Psychiatry*, 33, 1994, S. 1174–1184.

38 Mazur, »Testosterone«; Allan Mazur, *Biosociology of Dominance and Deference*, New York 2005.

39 Vergleichen Sie Pranjal H. Mehtas und Robert A. Josephs, »Testosterone and Cortisol Jointly Regulate Dominance: Evidence for a Dual-Hormone Hypothesis«, *Hormones and Behavior*, 58, 2010, S. 898–906; Allan Mazur und Alan Booth, »Testosterone Is Related to Deviance in Male Army Veterans, but Relationships Are Not Moderated by Cortisol«, *Biological Psychology*, 96, 2014, S. 72–76; Jack van Honk, Eddie Harmon-Jones, Barak E. Morgan und Dennis J. L. G. Schutter, »Socially Explosive Minds: The Triple Imbalance Hypothesis of Reactive Aggression«, *Journal of Personality*, 78, 2010, S. 67–94.

40 Van Honk et al., »Socially«, S. 69.

41 Steven E. Barkan und Michael Rocque, »Socioeconomic Status and Racism as Fundamental Causes of Street Criminality«, *Critical Criminology*, 26, 2018, S. 211; Anthony Walsh und

Ilhong Yun, »Examining the Race, Poverty, and Crime Nexus Adding Asian Americans and Biosocial Processes«, *Journal of Criminal Justice*, 59, 2018, S. 42. Zu einer besonders erhellenden Analyse der unterschiedlichen Rassifizierung von asiatischen Amerikanern und Afroamerikanern vgl. Claire Jean Kim, »The Racial Triangulation of Asian Americans«, *Politics and Society*, 27, 1999, S. 105–138.

42 Amade M'charek, »Tentacular Faces and Generous Methods for Studying Race«, Public Lecture, New School for Social Research, 18. Oktober 2017. https://events.newschool.edu/event/anthropology_lecture_-_amade_mcharek#.WoZIyX4nat9.

43 Michelle Alexander, *The New Jim Crow: Mass Incarceration in the Age of Colorblindness*, New York 2010; Tess Borden, »Every 25 Seconds: The Human Toll of Criminalizing Drug Use in the United States«, Human Rights Watch and American Civil Liberties Union, 2016, https://www.hrw.org/report/2016/10/12/every-25-seconds/human-toll-criminalizing-drug-use-united-states; »BOP Statistics: Inmate Offenses,« abgerufen am 3. Februar 2019, https://www.bop.gov/about/statistics/statistics_inmate_offenses.jsp.

44 Banu Subramaniam, *Ghost Stories for Darwin: The Science of Variation and the Politics of Diversity*, Champagne, IL, 2014.

4 Macht

1 Amy Cuddy, »Your Body Language May Shape Who You Are«, TEDGlobal, 2012, https://www.ted.com/talks/amy_cuddy_your_body_language_shapes_who_you_are, abgerufen am 3. Juni 2020; Dana Carney, Amy Cuddy und Andy Yap, »Power Posing: Brief Nonverbal Displays Affect Neuroendocrine Levels and Risk Tolerance«, *Psychological Science*, 21, 2010, S. 1363–1368.

2 Amy Cuddy, *Presence: Bringing Your Boldest Self to Your Biggest Challenges*, New York 2015.

3 Carney, Cuddy und Yap, »Power«, S. 1363; John Archer, »Testosterone and Human Aggression: An Evaluation of the Challenge Hypothesis«, *Neuroscience and Biobehavioral Reviews*, 30, 2006, S. 319–345; Allan Mazur und Alan Booth, »Testosterone and Dominance in Men«, *Behavioral and Brain Sciences*, 21, 1998, S. 353–363; Carney, Cuddy und Yap, »Power«, S. 1363–1364.

4 Robert Sapolsky, *The Trouble with Testosterone: And Other Essays on the Biology of the Human Predicament*, New York 1998.

5 Carney, Cuddy und Yap, »Power«, S. 1363.

6 Carney, Cuddy und Yap, »Power«, S. 1364.

7 Carney, Cuddy und Yap, »Power«, S. 1367.

8 Steven J. Stanton, »The Essential Implications of Gender in Human Behavioral Endocrinology Studies«, *Frontiers in Behavioral Neuroscience*, 5, 2011. S. 1–3.

9 Eva Ranehill, Anna Dreber, Magnus Johannesson et al., »Assessing the Robustness of Power Posing No Effect on Hormones and Risk Tolerance in a Large Sample of Men and Women«, *Psychological Science*, 26, 2015, S. 653–656.

10 Dana Carney, Amy Cuddy und Andy Yap, »Review and Summary of Research on the

Embodied Effects of Expansive (vs. Contractive) Nonverbal Displays«, *Psychological Science*, 26, 2015. S. 657–663.

11 Joe Simmons und Uri Simonsohn, »Power Posing: Reassessing the Evidence Behind the Most Popular TED Talk«, Data Colada, 8. Mai 2015, http://datacolada.org/37; Andrew Gelman und Kaiser Fung, »The Power of the ›Power Pose‹«, *Slate*, 19. Januar 2016.

12 Dana Carney, »My Position on Power Poses«, 2016, http://faculty.haas.berkeley.edu/dana_carney/pdf_My%20position%20on%20power%20poses.pdf.

13 Cuddy zitiert in: Jesse Singal und Melissa Dahl, »Here Is Amy Cuddy's Response to Critiques of Her Power-Posing Research«, *New York Magazine*, 30. September 2016; Carney, Cuddy und Yap, »Power«, S. 1363.

14 Susan Dominus, »When the Revolution Came for Amy Cuddy«, *New York Times Magazine*, 22. Oktober 2017.

15 Kristopher M. Smith und Coren L. Apicella, »Winners, Losers, and Posers: The Effect of Power Poses on Testosterone and Risk-Taking Following Competition«, *Hormones and Behavior*, 92, 2017, S. 172–181.

16 Smith und Apicella, »Winners«, S. 172.

17 Amy J. Cuddy, »Feeling Powerless Is Not Being Powerless«, Momicon 2016, https://www.youtube.com/watch?v=-1i1Bcuhib.

18 Eva Ranehill, Anna Dreber, Magnus Johannesson et al., auf *Data Colada* am 8. Mai 2015 gepostet: http://datacolada.org/37.

19 Stanton, »Essential«.

20 Sheryl Sandberg, *Lean In: Frauen und der Wille zum Erfolg*, Berlin 2013, Ullstein-E-Book; Aja Romano, »Michelle Obama on Sheryl Sandberg's Lean In Philosophy: ›That Shit Doesn't Work All the Time!‹«, *Vox*, 3. Dezember 2018.

21 Evelynn M. Hammonds und Rebecca M. Herzig, *The Nature of Difference: Sciences of Race in the United States from Jefferson to Genomics*, Cambridge, MA, 2009, S. 199.

22 Victoria Pitts-Taylor, »Plastic Brain: Neoliberalism and the Neuronal Self«, *Health: Interdisciplinary Studies in Health, Illness and Medicine*, 14, Nr. 6, 2010: S. 635; Victoria Pitts-Taylor, *The Brain's Body: Neuroscience and Corporeal Politics*, Durham 2016; Sigrid Schmitz, »Sex/Gender in the Cerebral Subject: Feminist Reflections on Modern Neuro-Cultures«, Hauptvortrag, First International Conference of Neurogenderings: Critical Studies of the Sexed Brain, Uppsala, 25. März 2010; Nikolas Rose, »The Death of the Social? Re-figuring the Territory of Government«, *Economy and Society*, 25, 2016, S. 327–356.

23 Hammonds und Herzig, *Nature*, S. 198; Emilia Sanabria, *Plastic Bodies: Sex Hormones and Menstrual Suppression in Brazil*, Durham 2016, S. 114.

24 Nelly Oudshoorn, *Beyond the Natural Body: An Archeology of Sex Hormones*, New York 1994; Anne Fausto-Sterling, *Sexing the Body: Gender Politics and the Construction of Sexuality*, New York 2000; Sari van Anders, »Beyond Masculinity: Testosterone, Gender/ Sex, and Human Social Behavior in a Comparative Context«, *Frontiers in Neuroendocrinology*, 34, 2013, S. 198–210; Cordelia Fine, *Testosterone Rex: Myths of Sex, Science, and Society*, New York 2017; Toby Beauchamp, »The Substance of Borders: Transgender Politics, Mobility, and US State Regulation of Testosterone«, *GLQ* 19, Nr. 1, 2012, S. 57–78.

25 Paul B. Preciado, *Testo Junkie*, Berlin 2016, S. 389 f.

26 Patricia Hill Collins, *Black Feminist Thought: Knowledge, Consciousness, and the Politics of Empowerment*, Boston 1990.

27 Joan C. Williams, Katherine W. Phillips und Erika V. Hall, *Double Jeopardy? Gender Bias Against Women of Color in Science*, Berkeley 2014, http://www.uchastings.edu/news/articles/ 2015/01/double-jeopardy-report.pdf.

28 Beverly Smith, Online-Kommentar zu »The Power of Presence«, *On Point*, WBUR, 3. Februar 2016.

29 Ryan Grim, »The Transcript of Sandra Bland's Arrest Is as Revealing as the Video«, *Huffington Post*, 22. Juli 2015.

30 Grim, »Transcript«; David Montgomery, »Sandra Bland Was Threatened with Taser, Police Video Shows«, *New York Times*, 21. Juli 2015; St. John Barned-Smith und Leah Binkovitz, »Trooper Who Pulled Over Bland Placed on Administrative Duty«, *Houston Chronicle*, 17. July 2015.

5 Risikobereitschaft

1 Marvin Kusmierz, »Anna Edson Taylor (1839–1921)«, *Saginaw Bay-Journal*, http://bay-journal.com/bay/1he/people/fp-taylor-annie.html; Eric Grundhauser, »Annie Edson Taylor's 1901 Retirement Plan: Go over Niagara Falls in a Barrel«, *Atlas Obscura*, https://www.atlasobscura.com/articles/annie-edson-taylors-1901-retirement-plan-go-over-niagara-falls-in-a-barrel; Dwight Whalen, *The Lady Who Conquered Niagara: The Annie Edson Taylor Story*, Brewer 1990; »Woman Goes over Niagara in a Barrel«, *New York Times*, 25. Oktober 1901.

2 »Woman«, S. 1.

3 Annie Edson Taylor, *Over the Falls: Annie Edson Taylor's Story of Her Trip: How the Horseshoe Fall Was Conquered*, 1902, https://archive.org/stream/overfallsannieedootayluoft/overfallsannieedootayluoft_djvu.txt.

4 Cordelia Fine, *Testosterone Rex: Myths of Sex, Science, and Society*, New York 2017, S. 15.

5 Coren Apicella, Anna Dreber, Benjamin Campbell et al., »Testosterone and Financial Risk Preferences«, *Evolution and Human Behavior*, 29, 2008, S. 384–390; Coren Apicella, Anna Dreber und Johanna Mollerstrom, »Salivary Testosterone Change Following Monetary Wins and Losses Predicts Future Financial Risk-Taking«, *Psychoneuroendocrinology*, 39, 2014, S. 58–64; Paola Sapienza, Luigi Zingales und Dario Maestripieri, »Gender Differences in Financial Risk Aversion and Career Choices Are Affected by Testosterone«, *Proceedings of the National Academy of Sciences*, 106, 2009, 15268–15273; Pablo Brañas-Garza und Aldo Rustichini, »Organizing Effects of Testosterone and Economic Behavior: Not Just Risk Taking«, *PLOS ONE*, 2011, https://doi.org/101371/journal.pone.0029842; Pranjal H. Mehta, Keith M. Welker, Samuele Zilioli und Justin M. Carré, »Testosterone and Cortisol Jointly Modulate Risk Taking« *Psychoneuroendocrinology*, 56, 2015, S. 88–99; Eric Stenstrom, Gad Saad, Marcelo V. Nepomuceno und Zack Mendenhall, »Testosterone and

Domain-Specific Risk: Digit Ratios (2D:4D and Rel2) as Predictors of Recreational, Financial, and Social Risk-Taking Behaviors«, *Personality and Individual Differences* 51, 2011, S. 412–416; Roderick E. White, Stewart Thornhill und Elizabeth Hampson, »Entrepreneurs and Evolutionary Biology: The Relationship Between Testosterone and New Venture Creation«, *Organizational Behavior and Human Decision Processes*, 100, 2006, S. 21–34; Ellen Garbarino, Robert Slonim und Justin Sydnor, »Digit Ratios (2D:4D) as Predictors of Risky Decision Making for Both Sexes«, *Journal of Risk and Uncertainty*, 42, 2011, S. 1–26; Henrik Cronqvist, Alessandro Previtero, Stephan Siegel und Roderick E. White, »The Fetal Origins Hypothesis in Finance: Prenatal Environment, the Gender Gap, and Investor Behavior«, *Review of Financial Studies*, 29, 2016, S. 739–786; Shinichi Kamiya, Y. Han (Andy) Kim und Soohyun Park, »The Face of Risk: CEO Facial Masculinity and Firm Risk«, in Vorbereitung, *European Financial Management*, https://ssrn.com/abstract=2557038, http://dx.doi.org/102139/ssrn,.2557038.

6 Minda Zetlin, »5 Things the Smartest Leaders Know About Risk-Taking«, Inc.com, https://www.inc.com/minda-zetlin/5-things-the-smartest-leaders-know-about-risk-taking.html; »risk-taking,« Merriam Webster, https://www.merriam-webster.com/dictionary/risk-taking.

7 Apicella et al., »Testosterone«, S. 387.

8 White, Thornhill und Hampson, »Entrepreneurs«, S. 21, 23, 25.

9 White, Thornhill und Hampson, »Entrepreneurs«, S. 23; James Dabbs, Denise de la Rue und Pam Williams, »Testosterone and Occupational Choice – Actors, Ministers, and Other Men«, *Journal of Personality and Social Psychology*, 59, 1990, S. 1262–1263.

10 White, Thornhill und Hampson, »Entrepreneurs«, S. 23.

11 Sandra E. Black, Paul J. Devereux, Petter Lundborg und Kaveh Majlesi, »On the Origins of Risk-Taking«, National Bureau of Economic Research working paper 21 332, Juli 2015, 14, S. 18–19.

12 Antoine Bechara, Hanna Damasio, Daniel Tranel und Antonio R. Damasio, »The Iowa Gambling Task and the Somatic Marker Hypothesis: Some Questions and Answers«, *Trends in Cognitive Sciences*, 9, 2005, S. 159–162.

13 Jack van Honk, Dennis J. L. G. Schutter, Erno J. Hermans et al., »Testosterone Shifts the Balance between Sensitivity for Punishment and Reward in Healthy Young Women«, *Psychoneuroendocrinology*, 29, 2004, S. 937–943; Anna E. Goudriaan, Bruno Lapauw, Johannes Ruige et al., »The Influence of High-Normal Testosterone Levels on Risk-Taking in Healthy Males in a 1-Week Letrozole Administration Study«, *Psychoneuroendocrinology* 35, 2010. S. 1416–1421; Steven J. Stanton, Scott H. Liening und Oliver C. Schultheiss, »Testosterone Is Positively Associated with Risk Taking in the Iowa Gambling Task«, *Hormones and Behavior* 59 (2011): 252–256; William H. Overman und Allison Pierce, »Iowa Gambling Task with Non-Clinical Participants: Effects of Using Real Virtual Cards and Additional Trials«, *Frontiers in Psychology*, 4, 2013, 935. Tom Hildebrandt, James W. Langenbucher, Adrianne Flores, Seth Harty und Heather A. Berlin, »The Influence of Age of Onset and Acute Anabolic Steroid Exposure on Cognitive Performance, Impulsivity, and Aggression in Men«, *Psychology of Addictive Behaviors*, 28, 2014, S. 1096–1104; Kelly L. Evans und Elizabeth Hampson,

»Does Risk-Taking Mediate the Relationship between Testosterone and Decision-Making on the Iowa Gambling Task?«, *Personality and Individual Differences*, 61–62, 2014, S 57–62.

14 Van Honk et al., »Testosterone«, S. 939.

15 Jack van Honk, Geert-Jan Will, David Terburg et al., »Effects of Testosterone Administration on Strategic Gambling in Poker Play«, *Scientific Reports*, 6, 2016, S. 1.

16 Van Honk et al., »Testosterone«; Goudriaan et al., »Influence«; Stanton et al., »Testosterone«; Overman and Pierce, »Iowa«; Hildebrandt et al., »Influence«; Evans und Hampson, »Risk-Taking«.

17 Van Honk et al., »Testosterone«; Goudriaan et al., »Influence«; Stanton et al., »Testosterone«; Overman und Pierce, »Iowa«; Hildebrandt et al., »Influence«; Evans und Hampson, »Risk-Taking«.

18 John Coates und Joe Herbert, »Endogenous Steroids and Financial Risk Taking on a London Trading Floor«, *Proceedings of the National Academy of Sciences*, 105, 2008, S. 6167–6172.

19 Katrin Bennhold, »»Where Would We Be If Women Ran Wall Street?«, *New York Times*, 1. Feburaur 2009.

20 Coates und Herbert, »Endogenous«, 6167. Sie beschreiben ihre Hypothesen und wichtigsten Ergebnisse folgendermaßen: »Im Einzelnen sagten wir vorher, Testosteron werde steigen, wenn die Händler einen überdurchschnittlichen Gewinn in den Märkten erzielten, während das Cortisol an Tagen steigen würde, an denen die Händler überdurchschnittliche Verluste zu verzeichnen hatten. Unsere Daten bestätigten die Vorhersage, ließen aber darauf schließen, dass Cortisol eher auf ungewisse Gewinne als auf Verluste reagierte.«

21 John Coates, *The Hour between Dog and Wolf: How Risk Taking Transforms Us, Body and Mind*, New York 2012, S. 181.

22 Coates and Herbert, »Endogenous«.

23 Trotz ähnlicher Schwächen haben die Studie von Coates und Herbert und die Power-Posing-Studie von Carney und Kollegen, die wir in Kapitel 4 erörtert haben, höchst unterschiedliche Schicksale erlebt. Während Letztere und die Art, wie Cuddy sie vermarktet hat, weidlich kritisiert wurde, blieb Erstere praktisch unangetastet. Sowohl Cuddy wie Coates haben ihren Studien durch Bestseller massiver Medienpräsenz zu enormer Öffentlichkeitswirksamkeit verholfen. Wir können nicht sagen, wie es der Arbeit von Coates und Herbert gelang, an den Gutachtern und dem Herausgeber der angesehenen PNAS vorbeizukommen, von den gescheiten Bloggern, die so eifrig über Cuddys Arbeit herfielen, ganz zu schweigen.

24 John Coates, »The Biology of Risk«, *New York Times*, 7. Juni 2014; Olivia Solon, »Testosterone Is to Blame for Financial Market Crashes, Says Neuroscientist«, *Wired*, 13. Juli 2012.

25 John M. Coates, Mark Gurnell und Zoltan Sarnyai, »From Molecule to Market: Steroid Hormones and Financial Risk-Taking«, *Philosophical Transactions of the Royal Society B: Biological Sciences*, 365, 2010, S. 331–343.

26 Coates und Herbert, »Endogenous«, S. 6167.

27 Jens O. Zinn, »The Meaning of Risk-Taking—Key Concepts and Dimensions,« *Journal of Risk Research*, https://doi.org/101080/13669877.2017.1351465, 3; Yuping Jia, Laurence van Lent und Yachang Zeng, »Masculinity, Testosterone, and Financial Misreporting«, *Journal*

of Accounting Research, 52, 2014, S. 1195–1246; Michael P. Haselhuhn und Elaine M. Wong, »Bad to the Bone: Facial Structure Predicts Unethical Behaviour,« *Proceedings of the Royal Society of Biological Sciences*, 279, 2012, S. 571–576.

28 Fine, *Testosterone*, S. 117; Sari van Anders, Katherine L. Goldey, Terri Conley, Daniel J. Snipes und Divya A. Patel, »Safer Sex as the Bolder Choice: Testosterone Is Positively Correlated with Safer Sex Behaviorally Relevant Attitudes in Young Men«, *Journal of Sexual Medicine*, 9, 2012, S. 727–734; John C. Rosenblitt, Hosanna Soler, Stacy E. Johnson und David M. Quadagno, »Sensation Seeking and Hormones in Men and Women: Exploring the Link«, *Hormones and Behavior*. 40, 2001, S. 396–402; Eric Stenstrom, Gad Saad, Marcelo V. Nepomuceno und Zack Mendenhall, »Testosterone and Domain-Specific Risk: Digit Ratios (2D:4D and *rel2*) as Predictors of Recreational, Financial, and Social Risk-Taking Behaviors«, *Personality and Individual Differences*, 51, 2011, S. 412–416.

29 Marvin Zuckerman, *Behavioral Expressions and Biosocial Bases of Sensation Seeking*, New York 1994. Die Skala wird in den folgenden Studien verwendet: Rosenblitt et al., »Sensation«; Bernhard Fink, Aicha Hamdaoui, Frederike Wenig und Nick Neave, »Hand-Grip Strength and Sensation Seeking«, *Personality and Individual Differences*, 49, 2010, S. 789–793; Benjamin Campbell, Anna Dreber, Coren Apicella et al., »Testosterone Exposure, Dopaminergic Reward and Sensation- Seeking in Young Men«, *Physiology and Behavior*, 99, 2010, S. 451–456; Martin Voracek, Ulrich S. Tran und Stefan G. Dressler, »Digit Ratio (2D:4D) and Sensation Seeking: New Data and Meta-Analysis«, *Personality and Individual Differences*, 48, 2010, S. 72–77.
Statt nach individuellen Risikokomponenten zu suchen, könnten wir Risikobereitschaft auch als eine Form der Entscheidungsfindung verstehen. Während Studien über Risikobereitschaft und T in der Regel Riskoverhalten oder »Risikoneigungen« als ein zusammenhängendes Paket behandeln, versucht der Neurobiologe Antonio Damasio die Wechselbeziehung von Emotion, Körperempfindungen und höheren kognitiven Prozessen bei Risikobereitschaft und -scheu zu verstehen. Wichtige Parallelen zwischen Damasios Arbeit und Studien über T und Risikobereitschaft lassen vermuten, dass die Frage, wie wir über Risiken denken, sehr interessant sein könnte. Beispielsweise gilt die Aufmerksamkeit in beiden Fällen weniger der logischen Risikoeinschätzung durch die Betroffenen als vielmehr dem Risiko als affektive oder emotionale Orientierung. Dazu schreibt Damasio: »Gefühl und Empfindung nebst den verborgenen physiologischen Mechanismen, die ihnen zugrunde liegen, helfen uns bei der äußerst schwierigen Aufgabe, eine ungewisse Zukunft vorherzusagen und unser Handeln entsprechend zu planen.« In diese Richtung deutet auch der Sprachgebrauch, wenn dort von »Risikofreude«, »-neigung«, »-drang«, »-toleranz« oder »-bereitschaft« die Rede ist. Antonio Damasio, *Descartes' Irrtum: Fühlen, Denken und das menschliche Gehirn*, Berlin 2004, Ullstein E-Book.

30 Fine, *Testosterone*; Stenstrom et al., »Testosterone«, S. 413.

31 Zinn, »Meaning«, 3, S. 2.

32 Karen Messing und Jeanne Mager Stellman, »Sex, Gender and Women's Occupational Health: The Importance of Considering Mechanism«, *Environmental Research Volume*, 101, 2006, S. 149–162.

33 Fine, *Testosterone;* CDC, »Pregnancy Mortality Surveillance System«, 9. November 2017, https://www.cdc.gov/reproductivehealth/maternalinfanthealth/pmss.html.

34 Susan R. Fisk, Brennan J. Miller und Jon Overton, »Why Social Status Matters for Understanding the Interrelationships between Testosterone, Economic Risk-Taking, and Gender«, *Sociology Compass*, 11, 2017, e12452, 1.

35 Fisk et al., »Why«, S. 8.

36 Thekla Morgenroth, Cordelia Fine, Michelle K. Ryan und Anna E. Genat, »Sex, Drugs und Reckless Driving: Are Measures Biased toward Identifying Risk-Taking in Men?«, *Social Psychological and Personality Science*, 2017, https://doi.org/101177/1948550617722833.

37 Fisk et al., »Why«.

38 Sari M. van Anders, »Chewing Gum Has Large Effects on Salivary Testosterone, Estradiol, and Secretory Immunoglobulin A Assays in Women and Men«, P*sychoneuroendocrinology*, 35, 2010, S. 305–309.

39 Siehe beispielsweise Matthew Pearson und Burkhard C. Schipper, »Menstrual Cycle and Competitive Bidding«, 5. Juli 2012, http://dx.doi.org/102139/ssrn.1441665; Brañas-Garza und Rustichini, »Organizing«; Voracek et al., »Digit«; Sapienza et al., »Gender«; Daphna Joel und Ricardo Tarrasch, »The Risk of a Wrong Conclusion: On Testosterone and Gender Differences in Risk Aversion and Career Choices«, *Proceedings of the National Academy of Sciences*, 107, 2010, E19.

40 Beispiele für Studien, die mit der der dualen Hormonhypothese arbeiten, sind: Mehta et al., »Testosterone«, und van Honk et al., »Testosterone«. Susman et al. behaupten, T schwäche den Effekt von »Cortisolreaktivität« ab, während die »Kopplungshypothese« beschrieben wird in: Shirtcliff et al.; Elizabeth J. Susman, Melissa K. Peckins, Jacey L. Bowes und Lorah D. Dorn, »Longitudinal Synergies between Cortisol Reactivity and Diurnal Testosterone and Antisocial Behavior in Young Adolescents«, *Development and Psychopathology*, 29, 2017, S. 1353–1369; Elizabeth A. Shirtcliff, Andrew R. Dismukes, Kristine P. Marceau et al., »A Dual-Axis Approach to Understanding Neuroendocrine Development«, *Developmental Psychobiology*. 57, 2015, S. 643–653.

6 Elternschaft

1 Lee T. Gettler, Thomas McDade, Alan Feranil und Christopher Kuzawa, »Longitudinal Evidence That Fatherhood Decreases Testosterone in Human Males«, *Proceedings of the National Academy of Sciences*, 108, 2011, S. 16 194–16 199. Die erste Studie, die zeigte, dass beim Menschen Väter niedrigere T-Werte haben als Nicht-Väter, war: Anne E. Storey, Carolyn J. Walsh, Roma L. Quinton und Katherine E. Wynne-Edwards, »Hormonal Correlates of Paternal Responsiveness in New and Expectant Fathers«, *Evolution and Human Behavior*, 21, 2000, S. 79–95. Zu weiteren Beispielen für Querschnittsstudien siehe Peter B. Gray, Sonya M. Kahlenberg, Emily S. Barrett, Susan F. Lipson und Peter T. Ellison, »Marriage and Fatherhood Are Associated with Lower Testosterone in Males«, *Evolution and Human Behavior*, 23, 2002, S. 193–220; Peter B. Gray, Chi-Fu Jeffrey Yang und Harrison G. Pope

Jr., »Fathers Have Lower Salivary Testosterone Levels than Unmarried Men and Married Non-Fathers in Beijing, China«, *Proceedings of the Royal Society of London B: Biological Sciences*, 273, 2006, S. 333–339; Martin Muller, Frank Marlowe, Revocatus Bugumba und Peter Ellison, »Testosterone and Paternal Care in East African Foragers and Pastoralists«, *Proceedings of the Royal Society of London B: Biological Sciences* 276 (2009): 347–354; Christopher W. Kuzawa, Lee T. Gettler, Martin N. Muller, Thomas W. McDade und Alan B. Feranil, »Fatherhood, Pairbonding and Testosterone in the Philippines«, *Hormones and Behavior*, 56, 2009, S. 429–435. Die Studien legen nicht immer eindeutig offen, ob sie nur Männer berücksichtigen, die leibliche Väter sind; dieses Merkmal kann eine Rolle spielen oder nicht, das hängt von der zugrunde liegenden Definition der Forscher ab, wie der Fortgang dieses Kapitels zeigen wird.

2 Das Zitat ist von Bhaskar Prasad, »Decrease in Testosterone Level after Fatherhood May Protect Men from Chronic Diseases«, *International Business Times News*, 13. September 2011; Ian Sample, »Being a Dad Makes Less of a Man«, *Guardian*, 13. September 2011; Mike Swain, »Why Dads' Sex Drive is Stuck in Reverse; Testosterone Levels Plummet 34%», *Daily Mirror*, 13. September 2011; Kate Clancy, »Parenting is Not Just for the Ladies: On Testosterone, Fatherhood, and Why Lower Hormones Are Good for You«, *Scientific American*, 16. September 2011.

3 Ellison, zitiert in: Pam Belluck, »Fatherhood Cuts Testosterone, Study Finds, for Good of the Family«, *New York Times*, 12. September 2011.

4 Alex Williams, »Testosterone Study Has Fathers Questioning Their Manhood«, *New York Times*, 16. September 2011.

5 Kuzawa et al., »Fatherhood, Pairbonding«.

6 Williams, »Testosterone«.

7 Gettler, zitiert in: Bonnie Rochman, »Dads Have Less Testosterone«, *Time*, 7. Dezember 2011; Kuzawa, zitiert in: Sample, »Being«; Gettler, zitiert in: Jennifer Welsh, »Fatherhood Lowers Testosterone, Keeps Dads at Home«, *Scientific American*, 12. September 2011; Lee T. Gettler, »Direct Male Care and Hominin Evolution: Why Male-Child Interaction Is More than a Nice Social Idea«, *American Anthropologist*. 112, 2010, S. 7–21; Lee T. Gettler, Chris Kuzawa, Thomas McDade und Alan Feranil, »Fatherhood, Childcare, and Testosterone: Study Authors Discuss the Details«, *Scientific American*, 5. Oktober 2011.

8 Gettler, »Direct«.

9 Sarah Blaffer Hrdy, »Care and Exploitation of Nonhuman Primate Infants by Conspecifics Other than the Mother«, in: *Advances in the Study of Behavior*, hg. v. Jay S. Rosenblatt, Robert A. Hinde, Evelyn Shaw und Colin Beer, New York 1976, 6, S. 101–158.

10 Gettler, »Direct«, S. 8. Es ist darauf hinzuweisen, dass sich aus der Literatur über Elternschaft und T leicht eine durchgehende »adaptationistische Verzerrung« herauslesen lässt – soll heißen, die Forscher und Theoretiker neigen zu der Annahme, jedes evolutionäre Merkmal sei eine Adaptation, dabei ist die Anpassung in der natürlichen Selektion nur ein Mechanismus unter anderen. Zu einer scharfsinnigen Anylyse vgl. Elisabeth Anne Lloyd, *The Case of the Female Orgasm: Bias in the Science of Evolution*, Cambridge 2005. In Hinblick auf unsere Diskussion an späterer Stelle dieses Kapitels, in der es um die Frage

geht, ob in Studien über T-Werte der Väter fälschlicherweise Zusammenhänge zwischen höheren T-Werten und verschiedenen Merkmalen wie Libido und Aggression hergestellt werden, ist der Hinweis im Blogpost des Kulturanthropologen Daniel Segal interessant. Dort heißt es, dass die Presseberichte und die Kommentare einiger Wissenschaftler zur Studie von Gettler und Kollegen auf dem »adaptationistischen Märchen« beruhten, geringere T-Werte lösten bei frischgebackenen Vätern monogames Verhalten aus. An der Behauptung, Männer mit niedrigeren T-Werten würden ihren Kindern gegenüber seltener gewalttätig, nahm er keinen Anstoß, vielleicht weil Gettler und Kollegen vor allem die reduzierten »Paarungsinvestitionen« betonten, die möglicherweise mit niedrigeren T-Werten verknüpft sind. Daniel A. Segal, »Testosterone and Culture: A Comment on Another Adaptationist Fable«, Shake Well Before Using, 19. September 2011, thttp://daniel-segal.blogspot.com/2011/09/headline-on-september-12-read.html.

11 Gettler, »Direct«, 9; C. Owen Lovejoy, »The Origin of Man«, *Science*, 211, 1981, S. 341–350.

12 Frank W. Marlowe, »Hunting and Gathering: The Human Sexual Division of Foraging Labor«, *Cross-Cultural Research*, 41, 2007, S. 170–195. Die in diesem Abschnitt beschriebenen Arbeiten verwenden das Wort *sex* – Geschlecht – in der Regel, um die Art und Weise zu bezeichnen, in der die Nischen und Verhaltensweisen des Jagens und Sammelns in der Frühgeschichte der Menschheit spezifisch männlich beziehungsweise weiblich waren oder nicht. Während wir in der Regel das Wort »Gender« verwenden würden, um männliches und weibliches Verhalten zu beschreiben, haben wir uns hier entschieden, dem Vorbild der Evolutionswissenschaftler zu folgen, zum Teil aus Gründen der Schlüssigkeit und zum Teil, weil die frühe Entwicklung von Gender genau der Punkt ist, um den es in dieser Diskussion geht.

13 David Epstein, *The Sport Gene: Inside the Science of Extraordinary Athletic Performance*, New York, 2014, S. 73.

14 Robert Trivers, »Parental Investment and Sexual Selection«, in: *Sexual Selection and the Descent of Man*, Chicago 1972, S. 55; Kim Hill und Hillard Kaplan, »Life History Traits in Humans: Theory and Empirical Studies«, *Annual Review of Anthropology*, 28, 1999, S. 402. Zu einer gründlichen Analyse der Frage, wie sich die Evolutionstheorie die Annahmen und Kategorien der kapitalistischen Wirtschaftstheorien einverleibt hat, vgl. Richard Lewontin und Richard Levins, *Biology as Ideology: The Doctrine of DNA*, New York 1991.

15 Sarah K. C. Holtfrerich, Katharina A. Schwarz, Christian Sprenger, Luise Reimers und Esther K. Diekhof, »Endogenous Testosterone and Exogenous Oxytocin Modulate Attentional Processing of Infant Faces«, *PLOS ONE*, 11, 2016, e0166617.

16 Gettler et al., »Fatherhood, Childcare«, S. l.

17 John Archer, »Testosterone and Human Aggression: An Evaluation of the Challenge Hypothesis«, *Neuroscience and Biobehavioral Reviews*, 30, 2006, S. 320; James Dabbs, Gregory J. Jurkovic und Robert L. Frady, »Salivary Testosterone and Cortisol among Late Adolescent Male Offenders«, *Journal of Abnormal Child Psychology*, 19, 1991, S. 469–478; James Dabbs und Mary Dabbs, *Heroes, Rogues, and Lovers: Testosterone and Behavior*, New York 2000; James M. Dabbs, »Testosterone Measurements in Social and Clinical-Psychology«, *Journal of Social and Clinical Psychology*, 11, 1992, S. 309.

18 Abdulmaged M. Traish und Andre T. Guay, »Are Androgens Critical for Penile Erections in Humans? Examining the Clinical and Preclinical Evidence«, *Journal of Sexual Medicine*, 3, 2006, S. 382–404; Sari van Anders, »Beyond Masculinity: Testosterone, Gender/ Sex, and Human Social Behavior in a Comparative Context«, *Frontiers in Neuroendocrinology*, 34, 2013, S. 203; Shalendar Bhasin, Paul Enzlin, Andrea Coviello, und Rosemary Basson, »Sexual Dysfunction in Men and Women with Endocrine Disorders«, *Lancet*, 369, 2007, S. 597–611. Doch zum Schwellenbegriff vgl. Andrea M. Isidori, Elisa Giannetta, Daniele Gianfrilli et al., »Effects of Testosterone on Sexual Function in Men: Results of a Meta-Analysis«, *Clinical Endocrinology*, 63, 2005, S. 381–394.

19 Kaye Wellings, Martine Collumbien, Emma Slaymaker et al., »Sexual and Reproductive Health 2: Sexual Behaviour in Context: A Global Perspective«, *The Lancet*, 368, 2006, S. 1706–1728; Peter B. Gray und Kermyt G. Anderson, *Fatherhood: Evolution and Human Paternal Behavior*, Cambridge 2012.

20 Das »Problem« der sogenannten »matrifokalen« Hauhalte war ein ständiges Thema in der sozialwissenschaftlichen Literatur Mitte bis Ende des 20. Jahrhunderts, wobei »matrifokal« implizit mit einer pathologischen schwarzen Familienstruktur gleichgesetzt wurde. Fast zwei Jahrzehnte bevor die Challenge-Hypothese auf Menschen angewandt wurde, prägten die Anthropologen Patricia Draper und Henry Harpending den Begriff »Dad-Strategy«, Papa-Strategie, und »Cad-Strategy«, Schurken-Strategie, wobei Ersterer der »engagierte« Vater ist, der sich für die Qualität seiner Nachkommen entschieden hat, und Letzterer der Vater, der seine Kinder in »matrifokalen« Familien zurücklässt. Dazu erläuterten die Autoren: »Männliche Kinder, die in ›matrifokale‹ Familien hineingeboren werden, zeigen in der Adoleszenz einen Verhaltenskomplex aus Aggression, Wettbewerb, geringer elterlicher Investition und Geringschätzung gegenüber Frauen und Weiblichkeit, während weibliche Kinder schon früh sexuelles Interesse äußern und sexuelle Aktivitäten aufnehmen, zu negativen Einstellungen gegenüber Männern neigen und selten fähig sind, eine langfristige Beziehung zu einem Mann zu unterhalten.« Bei Kindern, die von Vätern großgezogen werden, seien die Jungen, so behaupten die Autoren, mehr am »Umgang mit nicht-menschlichen Aspekten der Umwelt« interessiert als an Dominanz und Konkurrenz, während die Mädchen länger für ihre sexuelle Entwicklung brauchen und stärker daran interessiert sind, einen männlichen Versorger zu finden. Die Ähnlichkeit mit der Challenge-Hypothese ist groß: instabiles Umfeld, Aggression, Konkurrenz und geringe elterliche Investitionen. Nur eines fehlt: T. Wie in den soziologischen Theorien über Armutskulturen zeigen sich in der Zusammenfassung von Draper und Harpending weitreichende kulturelle Vorurteile hinsichtlich der Ablehnung und Einhaltung von Normen heterosexueller, weißer Mittelschichtsfamilien. Patricia Draper und Henry Harpending, »Father Absence and Reproductive Strategy: An Evolutionary Perspective«, *Journal of Anthropological Research*, 38, 1982, S. 255.

21 Ramya M. Rajagopalan, Alondra Nelson und Joan H. Fujimura, »Race and Science in the Twenty-First Century«, in: *The Handbook of Science and Technology Studies*, 4. Aufl., hg. v. Ulrike Felt, Rayvon Fouché, Clark A. Miller und Laurel Smith-Doerr, Cambridge 2016, S. 353.

22 Muller et al., »Testosterone and Paternal«, S. 348.

23 Muller et al., »Testosterone and Paternal«, S. 352.

24 Peter Gray, »Human Fatherhood Is Diverse: They Do What They Need to Do«, Fatherhood, 16. September 2016, https://fatherhood.global/human-fatherhood-diverse; Jo Jones und William D. Mosher, »Fathers' Involvement with Their Children: United States, 2006–2010«, National Health Statistics Reports 71, 2013, S. 1–21. Der »Fathers' Involvement«-Bericht vergleicht nicht-hispanische weiße Männer, nicht-hispanische schwarze Männer und hispanische Männer aller »Rassen«.

25 Gray und Anderson, *Fatherhood;* Gray, »Human Fatherhood«; Peter B. Gray, »Failing Our Fathers«, *Psychology Today,* April 6, 2015, https://www.psychologytoday.com/us/blog/the-evolving-father/201504/failing-our-fathers.

26 Jennifer S. Mascaro, Patrick D. Hackett und James K. Rilling, »Testicular Volume Is Inversely Correlated with Nurturing-Related Brain Activity in Human Fathers«, *Proceedings of the National Academy of Sciences,* 110, 2013, S. 15746; Belluck, »Fatherhood«; Sarah Zhang, »Better Fathers Have Smaller Testicles«, *Nature,* 9. September 2013; Brian Alexander, »Aw Nuts! Nurturing Dads Have Smaller Testicles, Study Shows«, *NBC News,* 9. September 2013. Wissenschaftler, die gewillt waren, der Normativität dieser Forschungsarbeiten entgegenzuwirken, haben ihre Arbeit entsprechend angelegt. Ein Ansatzpunkt wäre, sich in ihrer Forschung mit Daten zu beschäftigen, die ein differenzierteres Bild von den Männern entwerfen, die sich »entscheiden«, »abwesende« und »unbeteiligte Väter« zu sein. Charles Blow schrieb, in der großen Zahl schwarzer Männer in den USA, die von ihren Kindern getrennt leben, komme »keine Entscheidung [der Männer] zum Ausdruck. Sie ist in einen sozialen Kontext eingebettet, der im Widerspruch zu den bösartigen Mythen über schwarze Väter steht.« Charles M. Blow, »Black Dads Are Doing Best of All«, *New York Times,* 21, Dezember 2017.

27 Robert H. MacArthur und Edward O. Wilson, *The Theory of Island Biogeography,* Princeton 1967.

28 J. Philippe Rushton und Anthony F. Bogaert, »Race Differences in Sexual-Behavior: Testing an Evolutionary Hypothesis«, *Journal of Research in Personality,* 21, 1987, S. 546. Rushton und Bogaert verwenden den Ausdruck »Orientale«. Celia Roberts, *Messengers of Sex: Hormones, Biomedicine, and Feminism,* New York 2007; Claire Jean Kim, »The Racial Triangulation of Asian Americans«, Politics & Society, 27, 1999, S. 106.

29 Lee Ellis, »Criminal Behavior and *r/K* Selection: An Extension of Gene-Based Evolutionary Theory«, *Personality and Individual Differences,* 9, 1988, S. 701; Lee Ellis, »Sex Hormones, *R/K* Selection, and Victimful Criminality«, *Mankind Quarterly,* 29, 1989, S. 329–340.

30 Lee Ellis und Helmuth Nyborg, »Racial/Ethnic Variations in Male Testosterone Levels: A Probable Contributor to Group Differences in Health«, *Steroids,* 57, 1992, S. 72–75; Helmuth Nyborg, *Hormones, Sex, and Society,* Westport, 1994; J. Philippe Rushton, »Race, Genetics, and Human Reproductive Strategies«, *Genetic, Social and General Psychology Monographs,* 122, 1996, S. 21–53. Belege, dass Ellis und Nyborg gezielt nach Daten gesucht haben, aus denen sich herauslesen lässt, dass menschliche »Rassen« auf dem »*r/K*-Kontinuum« unterschiedlich selektiert werden, sind nur Indizien, aber sehr auffällig. Erstens hatte Ellis

bereits drei Aufsätze veröffentlicht, die Rushtons Theorie unterstützten, bevor er sich mit Nyborg zur Analyse der Armee-Daten zusammentat. Zweitens verweisen Nyborg und er in der Danksagung ihres Artikels ausdrücklich auf Rushton. Drittens nehmen sie in ihre Analyse der »rassischen« Unterschiede von T eine Erörterung von Gesundheitsdifferenzen auf, insbesondere der Häufigkeit von Prostatakrebs; zwei Jahre zuvor hatte ein anderer Fürsprecher von Rushtons Theorie, der britische Psychologe Richard Lynn, die Vermutung geäußert, »rassische« Unterschiede bei Prostatakrebs könnten als »indirekte Hinweise« auf »rassische« Differenzen der *r/K*-Selektion dienen. Richard Lynn, »Testosterone and Gonadotrophin Levels and *r/K* Reproductive Strategies«, *Psychological Reports*, 67, 1990, S. 1203–1206. [Üblicherweise übersetze ich *race* und *racial* mit »Ethnie oder »Ethnizität« und »ethnisch«, aber da es hier um verdeckten Rassismus geht, verzichte ich auf diese Beschönigung. A. d. Ü.]

31 Allan Mazur und Alan Booth, »Testosterone and Dominance in Men«, *Behavioral and Brain Sciences*, 21, 1998, S. 353–363.

32 Helmuth Nyborg, »Migratory Selection for Inversely Related Covariant T-, and IQ-Nexus Traits: Testing the IQ/T-Geo-Climatic-Origin Theory by the General Trait Covariance Model«, *Personality and Individual Differences*, 55, 2013, S. 272; Ellis and Nyborg, »Racial/Ethnic«, S. 74; John M. Hoberman, *Darwin's Athletes: How Sport Has Damaged Black America and Preserved the Myth of Race*, Boston 1997.

33 Sari M. van Anders, Katherine L. Goldey und Patty X. Kuo, »The Steroid / Peptide Theory of Social Bonds: Integrating Testosterone and Peptide Responses for Classifying Social Behavioral Contexts«, *Psychoneuroendocrinology*, 36, 2011, S. 1266.

34 Kathy Trang, »Mapping Out a Feminist Bioscience: Interview with Sari van Anders (Part 1)«, Foundation for Psychocultural Research, 1. Mai 2015, https://thefpr.org/mapping-out-a-feminist-bioscience-interview-with-sari-van-anders-part-1.

35 Van Anders, »Beyond«, S. 198.

36 Van Anders et al., »Steroid«, S. 1272.

37 Lee T. Gettler, »Becoming DADS: Considering the Role of Cultural Context and Developmental Plasticity for Paternal Socioendocrinology«, *Current Anthropology*, 57, 2016, S. S40.

38 Gettler, »Becoming«, S. S46.

7 Sport

1 Natasha Singer, »Does Testosterone Build a Better Athlete?«, *New York Times*, 10. August 2006. Mehrere Studien erläutern Grangers Argument, dass T allein nicht ausreicht, um jemanden zum Leistungssportler zu machen, und zeigen, dass die T-Werte männlicher Spitzenathleten – beispielsweise hervorragender Gewichtheber und Leichtathleten – nicht signifikant anders als die von Nicht-Sportlern sind; unter anderem: Joan Carles Arce, Mary Jane De Souza, Linda S. Pescatello und Anthony A. Luciano, »Subclinical Alterations in Hormone and Semen Profile in Athletes«, *Fertility and Sterility*, 59, 1993, S. 398–404; Philippe Passelergue, Annie R. Robert und G. Lac, »Salivary Cortisol and Testosterone Varia-

tions during an Official and a Simulated Weight-lifting Competition«, *International Journal of Sports Medicine*, 16, 1995, S. 298–303; Carmelo Bosco, Roberto Colli, Roberto Bonomi, Serge P. Von Duvillard und Atko Viru, »Monitoring Strength Training: Neuromuscular and Hormonal Profile«, *Medicine and Science in Sports and Exercise*, 32, 2000, S. 202–208; Juha P. Ahtiainen, Arto Pakarinen, Markku Alen, William J. Kraemer und Keijo Häkkinen, »Muscle Hypertrophy, Hormonal Adaptations during Strength Training in Strength-Trained and Strength Development and Untrained Men«, *European Journal of Applied Physiology*, 89, 2003, S. 555–563; Mikel Izquierdo, Javier Ibañéz, Keijo Häkkinen et al., »Maximal Strength and Power, Muscle Mass, Endurance and Serum Hormones in Weightlifters and Road Cyclists«, *Journal of Sports Sciences* 22 (2004), S. 465–478.

2 Zu Muskelmasse, Stärke und Ausdauer vgl. Shalender Bhasin, Thomas Storer, Nancy Berman et al., »The Effects of Supraphysiologic Doses of Testosterone on Muscle Size and Strength in Normal Men«, *New England Journal of Medicine*, 335, 1996, S. 1–7; Christina Wang, Ronald S. Swerdloff, Ali Iranmanesh et al., »Transdermal Testosterone Gel Improves Sexual Function, Mood, Muscle Strength, and Body Composition Parameters in Hypogonadal Men«, *Journal of Clinical Endocrinology and Metabolism*, 85, 2000, S. 2839–2853; Thomas W. Storer, Lynne Magliano, Linda Woodhouse et al., »Testosterone Dose- Dependently Increases Maximal Voluntary Strength and Leg Power, but Does Not Affect Fatigability or Specific Tension«, *Journal of Clinical Endocrinology and Metabolism*, 88, 2003, S. 1478–1485.

3 Beispiele für Studien, die eine höhere Korrelation zwischen T und Leistung zeigen, sind unter anderem Marco Cardinale und Michael H. Stone, »Is Testosterone Influencing Explosive Performance?«, *Journal of Strength and Conditioning Research*, 20, 2006, S. 103–107; William J. Kraemer, John F. Patton, Scott E. Gordon et al., »Compatibility of High-Intensity Strength and Endurance Training on Hormonal and Skeletal-Muscle Adaptations«, *Journal of Applied Physiology*, 78, 1995, S. 976–989; Bosco et al., »Monitoring Strength«. Zu Studien, die keine Beziehung zwischen T und Leistung erkennen lassen, vgl.: Passelergue, Robert und Lac, »Salivary«; Blair T. Crewther, Liam P. Kilduff, Christian J. Cook et al., »The Acute Potentiating Effects of Back Squats on Athlete Performance«, *Journal of Strength and Conditioning Research*, 25, 2011, S. 3319–3325; Cláudio Balthazar, Marcia Garcia und Regina Spadari-Bratfisch, »Salivary Concentrations of Cortisol and Testosterone and Prediction of Performance in a Professional Triathlon Competition«, *Stress* 15, 2012, S. 495–502; Blair T. Crewther, Liam Kilduff, Christian Cook et al., »Relationships between Salivary Free Testosterone and the Expression of Force and Power in Elite Athletes«, *Journal of Sports Medicine and Physical Fitness*, 52, 2012, S. 221–227. Zu Studien, in denen eine negative Beziehung zwischen T und Leistung festgestellt wird, vgl.: Blair T. Crewther, Zbigniew Obminski und Christian Cook, »The Effect of Steroid Hormones on the Physical Performance of Boys and Girls during an Olympic Weightlifting Competition«, *Pediatric Exercise Science*, 28, 2016, S. 580–587; Brandon K. Doan, Robert U. Newton, William J. Kraemer, Young-Hoo Kwon und Timothy P. Scheet, »Salivary Cortisol, Testosterone, and T/C Ratio Responses during a 36-Hole Golf Competition«, *International Journal of Sports Medicine*, 28, 2007, S. 470–479; Izquierdo et al., »Maximal«.

4 Christopher M. Gaviglio, Blair T. Crewther, Liam P. Kilduff, Keith A. Stokes und Christian J. Cook, »Relationship between Pregame Concentrations of Free Testosterone and Outcome in Rugby Union«, *International Journal of Sports Physiology and Performance*, 9, 2014, S. 324–331; Blair T. Crewther, Tim Lowe, Robert P. Weatherby, Nicholas Gill und Justin Keogh, »Neuromuscular Performance of Elite Rugby Union Players and Relationships with Salivary Hormones«, *Journal of Strength and Conditioning Research*, 23, 2009, S. 2046–2053; Blair T. Crewther, Christian Cook, Chris Gaviglio, Liam Kilduff und Scott Drawer, »Baseline Strength Can Influence the Ability of Salivary Free Testosterone to Predict Squat and Sprinting Performance«, *Journal of Strength and Conditioning Research*, 26, 2012, S. 261–268; William J. Kraemer, Duncan N. French, Nigel J. Paxton et al., »Changes in Exercise Performance and Hormonal Concentrations over a Big Ten Soccer Season in Starters and Nonstarters«, *Journal of Strength and Conditioning Research*, 18, 2004.

5 Karen Choong, Kishore M. Lakshman und Shalender Bhasin, »The Physiological and Pharmacological Basis for the Ergogenic Effects of Androgens in Elite Sports«, *Asian Journal of Andrology*, 10, 2008, S. 351–363; Bhasin zitiert in Singer, »Does«, o. O.

6 5 News, »Usain Bolt: A Woman Would Beat Me over 800m«, YouTube, September 19, 2013, https://www.youtube.com/watch?v=veSqmr-HIWs; Peter Larsson, »Track and Field All-Time Performances Homepage,« http://www.alltime-athletics.com/w_800ok.htm, Zugriff 1. Juni 2018; Dominique Eisold, »International Age Records: The Best Performances by 5- to 19-Year-Old Athletes from 51 Countries«, 10. Juni 2019, http://age-records.125mb.com

7 Izquierdo et al., »Maximal«.

8 Ebd.

9 Shalender Bhasin, Rajan Singh, Ravi Jasuja und Thomas W. Storer, »Androgen Effects on the Skeletal Muscle«, in: *Osteoporosis in Men: The Effects of Gender on Skeletal Health*, 2. Aufl., hg. v. Eric S. Orwoll, John P. Bilezikian und Dirk Vanderschueren, Amsterdam 2010, S. 335.

10 Shalender Bhasin, Thomas Storer, Nancy Berman et al., »The Effects of Supraphysiologic Doses of Testosterone on Muscle Size and Strength in Normal Men«, *New England Journal of Medicine*, 335, 1996, S. 1–7.

11 Lee T. Gettler, Sonny S. Agustin und Christopher W. Kuzawa, »Testosterone, Physical Activity, and Somatic Outcomes among Filipino Males«, *American Journal of Physical Anthropology*, 142, 2010, S. 590–599; zu anderen Daten über die Beziehung zwischen T und Fettmasse in nicht-westlichen Populationen vgl. Peter T. Ellison und Catherine Panter-Brick, »Salivary Testosterone Levels among Tamang and Kami Males of Central Nepal«, *Human Biology*, 68, 1996, S. 955–965; Benjamin Campbell, Mary T. O'Rourke und Susan F. Lipson, »Salivary Testosterone and Body Composition among Ariaal Males«, *American Journal of Human Biology*, 15, 2003, S. 697–708; Benjamin Campbell und Michael Mbizo, »Reproductive Maturation, Somatic Growth and Testosterone among Zimbabwe Boys«, *Annals of Human Biology*, 33, 2006; S. 17–25; Gettler et al., »Testosterone«, S. 596.

12 Corey Kilgannon, »Meet ›Supergirl‹, the World's Strongest Teenager«, *New York Times*, 1. Dezember 2017; *Powerlifter*, 62, »11 Year Old Naomi Kutin Breaks the All-Time Raw

97 lb. Squat Record (again) 6–23–2013«, YouTube, 23. Juni 2013, https://www.youtube.com/watch?v=42sDTk8hfkQ.

13 Deena Yellin, »Young Powerlifter's Challenges, Successes Are Subject of Film«, NorthJersey.com, 29. April 2017, http://www.northjersey.com/story/news/bergen/fair-lawn/2017/04/29/young-powerlifters-challenges-successes-subject-film/100016258.

14 USA Powerlifting (USAPL), Datenbank, http://usapl.liftingdatabase.com/competitions-view?id=1635.

15 Crewther et al., »The Effect«.

16 Jonathan P. Folland, Tracy M. McCauley, Cherry Phypers, Beth Hanson und Sarabjit S. Mastana, »The Relationship of Testosterone and AR CAG Repeat Genotype with Knee Extensor Muscle Function of Young and Older Men«, *Experimental Gerontology*, 47, 2012, S. 437–443; Antti Mero, Laura Jaakkola und Paavo Komi, »Serum Hormones and Physical Performance Capacity in Young Boy Athletes during a 1-Year Training Period«, *European Journal of Applied Physiology and Occupational Physiology*, 60, 1990, S. 32–37; Lone Hansen, Jens Bangsbo, Jos Twisk und Klaus Klausen, »Development of Muscle Strength in Relation to Training Level and Testosterone in Young Male Soccer Players«, *Journal of Applied Physiology*, 87, 1999, S. 1141–1147; Alexandre Moreira, Arnaldo Mortatti, Marcelo Aoki et al., »Role of Free Testosterone in Interpreting Physical Performance in Elite Young Brazilian Soccer Players«, *Pediatric Exercise Science*, 25, 2013, S. 186–197.

17 Paulo Gentil, James Steele, Maria C. Pereira et al., »Comparison of Upper Body Strength Gains between Men and Women after 10 Weeks of Resistance Training«, *Peerj*; 4, 2016, S. e1627.

18 Crewther et al., »The Effect«, S. 585.

19 Fawzi Kadi, Patrik Bonnerud, Anders Eriksson und Lars-Eric Thornell, »The Expression of Androgen Receptors in Human Neck and Limb Muscles: Effects of Training and Self-Administration of Androgenic-Anabolic Steroids«, *Histochemistry and Cell Biology*, 113, 2000, S. 25–29.

20 Zu einem Beispiel für diese Forschung vgl. Juha P. Ahtiainen, Arto Pakarinen, Markku Alen, William J. Kraemer und Keijo Häkkinen, »Muscle Hypertrophy, Hormonal Adaptations during Strength Training in Strength-Trained and Strength Development and Untrained Men« *European Journal of Applied Physiology*, 89, 2003, S. 555–563.

21 Grace Huang, Shehzad Basaria, Thomas G. Travison et al., »Testosterone Dose-Response Relationships in Hysterectomized Women with or without Oophorectomy: Effects on Sexual Function, Body Composition, Muscle Performance and Physical Function in a Randomized Trial«, *Menopause: The Journal of the North American Menopause Society*, 21, 2014, S. 612–623, 619; Bhasin et al., »Androgen«, S. 338.

22 Helen Bateup, Alan Booth, Elizabeth Shirtcliff und Douglas Granger, »Testosterone, Cortisol and Women's Competition«, *Evolution and Human Behavior*, 23, 2002. S. 181–192; David Edwards und J. Laurel O'Neal, »Oral Contraceptives Decrease Saliva Testosterone but Do Not Affect the Rise in Testosterone Associated with Athletic Competition«, *Hormones and Behavior*, 56, 2009. S. 195–198.

23 Kevin McCaul, Brian Gladue und Margaret Joppa, »Winning, Losing, Mood, and Testos-

terone«, *Hormones and Behavior*, 26, 1992, S. 486–504; Tania Oliveira, Maria Gouveia und Rui Oliveira, »Testosterone Responsiveness to Winning and Losing Experiences in Female Soccer Players«, *Psychoneuroendocrinology*, 34, 2009, S. 1056–1064.

24 Justin Carré und Nathan Olmstead, »Social Neuroendocrinology of Human Aggression: Examining the Role of Competition-Induced Testosterone Dynamics«, *Neuroscience*, 286, 2015, S. 171–186; Shawn N. Geniole, Brian M. Bird, Erika L. Ruddick und Justin M. Carré, »Effects of Competition Outcome on Testosterone Concentrations in Humans: An Updated Meta-Analysis«, *Hormones and Behavior*, 92, 2017, S. 37–50; Jakob L. Vingren, William J. Kraemer, Nicholas A. Ratamess et al., »Testosterone Physiology in Resistance Exercise and Training the Up-Stream Regulatory Elements«, *Sports Medicine*, 40, 2010, S. 1037–1053.

25 Geniole et al., »Effects«.

26 Andrea Henry, Jason R. Sattizahn, Greg J. Norman, Sian L. Beilock und Dario Maestripieri, »Performance during Competition and Competition Outcome in Relation to Testosterone and Cortisol among Women«, *Hormones and Behavior*, 92, 2017, S. 82–92; Elizabeth A. Shirtcliff, Andrew R. Dismukes, Kristine P. Marceau et al., »A Dual-Axis Approach to Understanding Neuroendocrine Development«, *Developmental Psychobiology*, 57, 2015, S. 643–653.

27 Branimir B. Radosavljevic, Milos P. Zarkovic, Svetlana D. Ignjatovic, Marijana M. Dajak und Neda L. J. Milinkovic, »Biological Aspects of Salivary Hormones in Male Half-Marathon Performance«, *Archives of Biological Sciences*, 68, 2016, S. 495.

28 Interview der Autorinnen mit Blair T. Crewther, 4. August 2012; Blair T. Crewther und Christian J. Cook, »Effects of Different Post-Match Recovery Interventions on Subsequent Athlete Hormonal State and Game Performance«, *Physiology and Behavior*, 106, 2012, S. 471–475.

29 Crewther et al., »Baseline«.

30 G. Gregory Haff, Janna Jackson, Naoki Kawamori et al., »Force-Time Curve Characteristics and Hormonal Alterations during an Eleven-Week Training Period in Elite Women Weightlifters«, *Journal of Strength and Conditioning Research*, 22, 2008. S. 433–446; Rosalba Gatti und Elio F. De Palo, »An Update: Salivary Hormones and Physical Exercise«, *Scandinavian Journal of Medicine and Science in Sports*«, 21, 2011, S. 157–169; Lawrence D. Hayes, Fergal M. Grace, Julien S. Baker und Nicholas Sculthorpe, »Exercise-Induced Responses in Salivary Testosterone, Cortisol, and Their Ratios in Men: A Meta-Analysis«, *Sports Medicine*, 45, 2015, S. 713–726.

31 Helen E. Longino, »Knowledge for What? Monist, Pluralist, Pragmatist Approaches to the Sciences of Behavior«, in: *Philosophy of Behavioral Biology*, hg. v. Kathryn S. Plaisance und Thomas A. C. Reydon, Dordrecht, Springer 2012, S. 25–40.

32 IAAF, »IAAF Regulations Governing Eligibility of Females with Hyperandrogenism to Compete in Women's Competitions«, 2011; IOC, »Regulations on Female Hyperandrogenism«, 2012/2014.

33 Katrina Karkazis und Rebecca Jordan-Young, »Debating a Testosterone ›Sex Gap‹«, *Science*, 348, 2015, S. 858–860; Stéphane Bermon, Martin Ritzén, Angelica Hirschberg und

Thomas Murray, »Are the New Policies on Hyperandrogenism in Elite Female Athletes Really out of Bounds? Response to ›Out of Bounds? A Critique of the New Policies on Hyperandrogenism in Elite Female Athletes‹«, *American Journal of Bioethics*, 13, 2013, S. 63–65; IOC, »Regulations«; Joe Simpson, Arne Ljungqvist, Malcolm Ferguson-Smith et al., »Gender Verification in the Olympics«, *JAMA*, 284, 2000, S. 1568–1569.

34 Marie-Louise Healy, James Gibney, Claire Pentecost, Michael J. Wheeler und Peter Sönksen, »Endocrine Profiles in 693 Elite Athletes in the Postcompetition Setting«, *Clinical Endocrinology*, 81, 2014, S. 294–305.

35 Stéphane Bermon, Pierre-Yves Garnier, Angelica Lindén Hirschberg et al., »Serum Androgen Levels in Elite Female Athletes«, *Journal of Clinical Endocrinology and Metabolism*, 99, 2014, S. 4328–4335.

36 Martin Ritzén, Arne Ljungqvist, Richard Budgett et al., »The Regulations about Eligibility for Women with Hyperandrogenism to Compete in Women's Category Are Well Founded. A Rebuttal to the Conclusions by Healy et al.«, *Clinical Endocrinology*, 82, 2015. S. 307–308; Bermon et al., »Serum«.

37 Anne Fausto-Sterling, *Sexing the Body: Gender Politics and the Construction of Sexuality*, New York 2000.

38 Bermon et al., »Serum«; Rebecca Jordan-Young, Peter Sönksen und Katrina Karkazis, »Sex, Health, and Athletes«, *British Medical Journal*, 348, 2014, S. g2926.

39 Bermon et al., »Are«, S. 64.

40 Marco Cardinale und Michael H. Stone, »Is Testosterone Influencing Explosive Performance?«, *Journal of Strength and Conditioning Research* 20, 2006, S. 103–107.

41 Cardinale und Stone, »Is Testosterone«.

42 CAS, CAS2014/A/3759 Dutee Chand v. Athletics Federation of India (AFI) & The International Association of Athletics Federations (IAAF), Court of Arbitration for Sport, Lausanne, 2015, http://www.tas-cas.org/fileadmin/user _upload/award_internet.pdf.

43 Crewther et al., »Steroid Hormones«, S. 585; Blair T. Crewther, E-Mail an die Autorinnen, 21. Mai 2018.

44 Joanna Harper, »Race Times for Transgender Athletes«, *Journal of Sporting Cultures and Identities*, 6, 2015, S. 1–9, 4; CAS, *Chand v. AFI & IAAF*, S. 97.

45 CAS, *Chand v. AFI & IAAF*, 96; Harper, »Race Times«, S. 5.

46 Harper, »Race Times«, S. 2.

47 Martin Ritzén über »No Games for Women with ›Too Much‹ Testosterone«, *The Stream*, Al Jazeera Radio, 3. September 2014, https://www.youtube.com/watch?v=5mdJfZH6BQg; Werner W. Franke und Brigitte Berendonk, »Hormonal Doping and Androgenization of Athletes: A Secret Program of the German Democratic Republic Government«, *Clinical Chemistry*, 43, 1997, S. 1269; Brigitte Berendonk, *Doping Dokumente: Von der Forschung zum Betrug*, Berlin 1991.

48 Interview der Autorinnen mit Faryal Mirza, 1. Dezember 2014.

49 CAS, Chand v. AFI & IAAF, S. 45, 47.

50 CAS, *Chand v. AFI & IAAF, S.* 54; Mark A. Sader, Kristine C. Y. McGrath, Michelle D. Hill et al., »Androgen Receptor Gene Expression in Leucocytes Is Hormonally Regulated:

Implications for Gender Differences in Disease Pathogenesis«, *Clinical Endocrinology*, 62, 2005, S. 62.

51 Suzanne Kessler, »The Medical Construction of Gender: Case Management of Intersexed Infants«, *Signs*, 16, 1990, S. 3–26; Katrina Karkazis, *Fixing Sex: Intersex, Medical Authority, and Lived Experience*, Durham 2008; Georgiann Davis, *Contesting Intersex: The Dubious Diagnosis*, New York 2015.

52 Katrina Karkazis, Rebecca M. Jordan-Young, Georgiann Davis und Silvia Camporesi, »Out of Bounds? A Critique of the New Policies on Hyperandrogenism in Elite Female Athletes«, *American Journal of Bioethics*, 12, 2012, S. 3–16.

53 Bermon et al., »Serum«, S. 4334; Bermon et al., »Are«, S. 63, 64, Hervorhebung von den Autorinnen.

54 Stéphane Bermon und Pierre-Yves Garnier, »Serum Androgen Levels and Their Relation to Performance in Track and Field: Mass Spectrometry Results from 2127 Observations in Male and Female Elite Athletes«, *British Journal of Sports Medicine*, 51, 2017, S. 1309–1314.

55 IAAF, »Levelling the Playing Field in Female Sport: New Research Published in the British Journal of Sports Medicine«, 2017, https://www.iaaf.org/news/press-release/hyper androgenism-research; Katrina Karkazis und Gideon Meyerowitz-Katz, »Why the IAAF's Latest Testosterone Study Won't Help Them at CAS«, *World Sport Advocate*, 2017, http://www.cecileparkmedia.com/world-sports-advocate/hottopic.asp?id=1525; Peter Sönksen, L. Dawn Bavington und Tan Boehning, »Hyperandrogenism Controversy in Elite Women's Sport: An Examination and Critique of Recent Evidence«, *British Journal of Sports Medicine*, 2018, doi: 101136/bjsports-2017–098446; Amanda Menier, »Use of Event-Specific Tertiles to Analyse the Relationship between Serum Androgens and Athletic Performance in Women«, *British Journal of Sports Medicine*, 2018, doi: 101136/bjsports-2017–098464; Simon Franklin, Jonathan Ospina Betancurt und Silvia Camporesi, »What Statistical Data of Observational Performance Can Tell Us and What They Cannot: The Case of *Dutee Chand v. AFI & IAAF*«, *British Journal of Sports Medicine*, 52, 2018, S. 420; Katrina Karkazis und Morgan Carpenter, »Impossible ›Choices‹: The Inherent Harms of Regulating Women's Testosterone in Sport«, *Journal of Bioethical Inquiry*, 15, Nr. 4, 2018, S. 579–587, doi: 101007/s11673–018–9876–3; Jeré Longman, »Did Flawed Data Lead Track Astray in Testosterone in Women?«, *New York Times*, 12. Juli 2018; Roger Pielke, Jr., Ross Tucker und Erik Boye, »Scientific Integrity and the IAAF Testosterone Regulations«, *International Sports Law Journal*, 2019, https://doi.org/101007/s40318–019–00143-w.

56 IAAF, »Eligibility Regulations for the Female Classification (Athletes with Difference of Sex Development)«, 2018, https://www.iaaf.org/download/download?filename=2ff 4d966-f16f-4a76-b387-f4eeff6480b2.pdf; Ricardo Azziz, Enrico Carmina, ZiJiang Chen et al., »Polycystic Ovary Syndrome«, *Nature Reviews. Disease Primers*. 2, 2016. S. 16 057.

57 Doriane Lambelet Coleman, »A Victory for Female Athletes Everywhere«, *Quillette*, 3. Mai 2019, https://quillette.com/2019/05/03/a-victory-for-female-athletes-everywhere/; Andrew Sullivan, »Who Should Be Allowed to Compete in Women's Sports?«, *Intelligencer*, 10. Mai 2019, http://nymag.com/intelligencer/2019/05/andrew-sullivan-who-

should-be-allowed-in-womens-sports.html; Gina Kolata, »Does Testosterone Really Give Caster Semenya an Edge on the Track?«, *New York Times*, 3. Mai 2019; Doriane Lambelet Coleman, »Sex in Sport«, *Law and Contemporary Problems*, 80, 2017, S. 75.

58 »CAS Arbitration: Caster Semenya, Athletics South Africa (ASA) and International Association of Athletics Federations (IAAF): Decision«, Court of Arbitration for Sport, Pressemitteilung, 1. Mai 2019, https://www.tas-cas.org/fileadmin/user_upload/Media_Release_Semenya_ASA_IAAF_decision.pdf; Dan Roan, »Athletics supremo Lord Coe«, Twitter, 2. Mai 2019, 19:22 Uhr, https:// twitter.com/danroan/status/1123910512192913408.

59 Patrick Fénichel, Françoise Paris, Pascal Philibert et al., »Molecular Diagnosis of 5 Alpha-Reductase Deficiency in 4 Elite Young Female Athletes through Hormonal Screening for Hyperandrogenism«, *Journal of Clinical Endocrinology and Metabolism*, 98, 2013, S. E1057.

60 IAAF, »Regulations«, S. 1; IOC, »IOC Addresses Eligibility of Female Athletes with Hyperandrogenism«, 5. April 2011, https://www.olympic.org/news/ioc-addresses-eligibility-of-female-athletes-with-hyperandrogenism; vgl. auch Karkazis et al., »Out«; Katrina Karkazis und Rebecca Jordan-Young, »The Harrison Bergeron Olympics«, *American Journal of Bioethics*, 13, 2013, S. 66–69; Jordan-Young et al., »Sex«; Katrina Karkazis und Rebecca Jordan-Young, »The Powers of Testosterone: Obscuring Race and Regional Bias in the Regulation of Women Athletes«, *Feminist Formations*, 30, 2018, S. 1–39.

61 Für eine hervorragende Zusammenfassung aktueller Menschenrechtsdebatten, siehe Human Rights Watch, »VIII. Legal Standards Regarding Intersex Children,« in »*I Want to Be Like Nature Made Me*«*: Medically Unnecessary Surgeries on Intersex Children in the US*, 27. Juli 2017, https://www.hrw.org/report/2017/07/25/i-want-be-nature-made-me/medically-unnecessary-surgeries-intersex-children-us#290612.

62 Karkazis und Jordan-Young, »The Powers«.

63 L. Elsas, A. Ljungqvist, Malcolm Ferguson-Smith et al., »Gender Verification of Female Athletes«, *Genetics in Medicine* 2, Nr. 4 (2000): 249–254.

Schluss: Das soziale Molekül

1 Emilia Sanabria, *Plastic Bodies: Sex Hormones and Menstrual Suppression in Brazil*, Durham 2016; Paul Preciado, *Testo Junkie: Sex, Drugs, and Biopolitics in the Pharmacopornographic Era*, New York 2013; Sari van Anders, »Beyond Masculinity: Testosterone, Gender/ Sex, and Human Social Behavior in a Comparative Context«, *Frontiers in Neuroendocrinology*, 34, 2013, S. 198–210.

2 Karen Barad, *Meeting the Universe Halfway: Quantum Physics and the Entanglement of Matter and Meaning*, Durham 2007, S. 40.

3 Blair T. Crewther, Zbigniew Obminski und Christian Cook, »The Effect of Steroid Hormones on the Physical Performance of Boys and Girls During an Olympic Weightlifting Competition«, *Pediatric Exercise Science*, 28, 2016, S. 580–587.

4 Kirsty A. Walters, »Role of Androgens in Normal and Pathological Ovarian Function«, *Reproduction*, 149, 2015, S. R197; Norbert Gleicher, Andrea Weghofer und David H. Barad,

»The Role of Androgens in Follicle Maturation and Ovulation Induction: Friend or Foe of Infertility Treatment?«, *Reproductive Biology and Endocrinology*, 9, 2011, S. 116.

5 Van Anders, »Beyond«; Sari M. van Anders, Katherine L. Goldey und Patty X. Kuo, »The Steroid / Peptide Theory of Social Bonds: Integrating Testos- terone and Peptide Responses for Classifying Social Behavioral Contexts«, *Psychoneuroendocrinology*. 36, 9, 2011, S. 1265–1275.

6 Donna Haraway, *The Companion Species Manifesto: Dogs, People, and Significant Otherness*. Minneapolis 2016, S. 112; Barad, *Meeting*.

7 Amber Benezra, Joseph DeStefano und Jeffrey I. Gordon, »Anthropology of Microbiomes,« *Proceedings of the National Academy of Sciences*, 109, 2012, S. 6378–6381; Hannah Landecker, »Metabolism, Reproduction, and the Aftermath of Categories«, *S&F Online* 11.3 (2013), http://sfonline.barnard.edu/life-un-ltd-feminism-bioscience-race/metabolism-reproduction-and-the-aftermath-of-categories/; Sebastien Abrahamsson, Filippo Bertoni, Annemarie Mol und Rebeca Ibáñez Martín, »Living with Omega-3: New Materialism and Enduring Concerns«, *Environment and Planning D: Society and Space*, 33, 2015, S. 4–19.

8 Nelly Oudshoorn, *Beyond the Natural Body: An Archeology of Sex Hormones*, New York 1994; Marianne van der Wijngaard, *Reinventing the Sexes: The Biomedical Construction of Femininity and Masculinity* (Bloomington: Indiana University Press, 1997); Celia Roberts, *Messengers of Sex: Hormones, Biomedicine, and Feminism*, Cambridge 2007; Elizabeth A. Wilson, *Gut Feminism*, Durham 2015, S. 5.

9 Oudshoorn, *Beyond;* van den Wijngaard, *Reinventing;* Roberts, *Messengers;* Barad, *Meeting*, S. 74; Annemarie Mol, *The Body Multiple: Ontology in Medical Practice*, Durham 2002.

10 Preciado, *Testo*.

11 Sanabria, *Plastic*, S. 114.

12 Zu Daten über T und sexuelle Begierde bei Männern vgl. die Zusammenfassung in van Anders, »Beyond«; auch Shalender Bhasin, Linda Woodhouse, Richard Casaburi et al., »Testosterone Dose-Response Relationships in Healthy Young Men«, *American Journal of Physiology—Endocrinology and Metabolism*, 281, 2001, S. E1172–E1181; Andrea M. Isidori, Elisa Giannetta, Daniele Gianfrilli et al., »Effects of Testosterone on Sexual Function in Men: Results of a Meta-Analysis«, *Clinical Endocrinology*, 63, 2005, S. 381–394; Peter B. Gray, Atam B. Singh, Linda J. Woodhouse et al., »Dose-Dependent Effects of Testosterone on Sexual Function, Mood, and Visuospatial Cognition in Older Men«, *Journal of Clinical Endocrinology and Metabolism*, 90, Nr. 7, 2005, S. 3838–3846. Zur Bedeutung der Beziehung zwischen T und anderen Androgenen für die Sexualfunktion von Frauen, vgl. Susan R. Davis und Glenn D. Braunstein, »Efficacy and Safety of Testosterone in the Management of Hypoactive Sexual Desire Disorder in Postmenopausal Women«, *Journal of Sexual Medicine*, 9, 2012, S. 1134–1148; Susan R. Davis, Sonia L. Davison, Susan Donath und Robin J. Bell, »Circulating Androgen Levels and Self-Reported Sexual Function in Women«, JAMA, 294. 2005, S. 91–96; aber man vergleiche auch: Sarah Wahlin-Jacobsen, Anette Tonnes Pedersen, Ellids Kristensen et al., »Is There a Correlation Between Androgens and Sexual Desire in Women?«, Journal of Sexual Medicine, 12, 2015, S. 358–373.

13 Thomas Page McBee, *Amateur: A True Story about What Makes a Man*, New York 2018.

14 R/Ftm, »Muscle Growth on T, What's Your Experience?«, Reddit, 2011, Zugriff 22. Dezember 2018, https://www.reddit.com/r/ftm/comments/2js359/muscle_growth_on_t_whats_your_experience.

15 Joan W. Scott, »The Evidence of Experience«, *Critical Inquiry*, 17, 1991, S. 773–797.

16 Evelynn M. Hammonds und Rebecca M. Herzig, *The Nature of Difference: Sciences of Race in the United States from Jefferson to Genomics* (Cambridge, MA: MIT Press, 2009), S. 198; Roberts, *Messengers,* S. 134. Zuletzt hat der Soziologe Brandon Kramer in seiner Dissertation nachverfolgt, wie in der Testosteronforschung verschiedene Konzepte von Risiko für verschiedene rassifizierte Populationen aufgegriffen werden, insbesondere im Bezug auf ethnische Diskrepanzen bei Prostatakrebs. Brandon Kramer, »Biomedical Multiplicities: How the Testosterone Industry Reconstructs Risk to Promote Pharmaceuticals«, Ph.D. diss., Rutgers University 2019.

17 Ruha Benjamin, »Innovating Inequity: If Race Is a Technology, Postracialism Is the Genius Bar«, *Ethnic and Racial Studies,* 39, 2016, S. 2227.

18 Avery F. Gordon, *Ghostly Matters: Haunting and the Sociological Imagination,* Minneapolis 1997, S. 7; Amade M'charek, Katharina Schramm und David Skinner, »Technologies of Belonging: The Absent Presence of Race in Europe«, *Science, Technology, and Human Values,* 39, 2014, S. 462.

19 Allan Mazur und Alan Booth, »Testosterone and Dominance in Men«, *Behavioral and Brain Sciences,* 21, 1998, S. 353–363; Allan Mazur, »Testosterone Is High among Young Black Men with Little Education«, *Frontiers in Sociology,* 1, 2016, S. 1–5.

20 Hammonds und Herzig, *Nature,* S. 198.

21 Adriana Petryna, *Life Exposed: Biological Citizens after Chernobyl,* Princeton 2002; Nikolas Rose und Carlos Novas, »Biological Citizenship«, *Blackwell Companion to Global Anthropology,* hg. v. Aihwa Ong und Stephen J. Collier, Oxford 2003.

22 Jüngere Analysen von wissenschaftlichen und populären Analysen über Oxytocin sind in dieser Hinsicht besonders nützlich; vgl. beispielsweise Fabíola Rohden und Fernanda Vecchi Alzuguir, »Unveiling Sexes, Producing Genders: The Promotion of Scientific Discoveries of Oxytocin«, *Cadernos Pagu,* 48, 2016; Sigrid Schmitz und Grit Höppner, »Neurofeminism and Feminist Neurosciences: A Critical Review of Contemporary Brain Research«, *Frontiers in Human Neuroscience,* 8. Juli 2014, S. 546.

23 Roberts, *Messengers,* 199.

24 Anne Fausto-Sterling, »The Bare Bones of Race«, *Social Studies of Science,* 38, 2008, S. 657–694; Anne Fausto-Sterling, »The Bare Bones of Sex: Part 1 – Sex and Gender«, *Signs,* 30, 2005, S. 1491–1527; Amber Benezra, »Microethnicities«, Referat auf der Jahrestagung der Society for the Social Study of Science, Boston, 1. September 2017; Fausto-Sterling, *Sexing,* S. 255; van Anders, *Beyond.*

QUELLENNACHWEIS

Die Einleitung baut auf Ideen auf, die zuerst in folgenden Veröffentlichungen zur Sprache kamen: K. Karkazis, »The Testosterone Myth«, *Wired,* April 2018, und K. Karkazis, »The Masculine Mystique of T«, *New York Review of Books Daily,* 28. Juni 2018. Kapitel 7 enthält Auszüge, die zunächst in folgenden Publikationen erschienen: K. Karkazis und R. Jordan-Young, »Debating a Testosterone ›Sex Gap‹«, *Science* 348, Nr. 6236 (2015), S. 858–860, mit freundlicher Genehmigung der AAAS; K. Karkazis, »Stop Talking about Testosterone – There's No Such Thing as a ›True Sex‹«, *Guardian,* 6. März 2019, mit freundlicher Genehmigung von Guardian News & Media Ltd; und R. Jordan-Young und K. Karkazis, »Four Myths about Testosterone«, *Observations* (blog), *Scientific American,* 18. Juni 2019, https://blogs.scientificamerican.com/observations/4-myths-about-testosterone/. Einige der in Kapitel 7 erörterten Themen wurden zunächst in den folgenden Artikeln entwickelt: K. Karkazis, R. Jordan-Young, G. Davis und S. Camporesi, »Out of Bounds? A Critique of Policies on Hyperandrogenism in Elite Female Athletes«, *American Journal of Bioethics* 12, Nr. 7, 2012, S. 3–16; K. Karkazis und R. Jordan-Young, »The Powers of Testosterone: Obscuring Race and Regional Bias in the Regulation of Women Athletes«, *Feminist Formations,* 30, Nr. 2, 2018, S. 1–39; und K. Karkazis und R. Jordan-Young, »The Myth of Testosterone«, Opinion, *The New York Times,* 3. Mai 2019, https://www.nytimes.com/2019/05/03/opinion/testosterone-caster-semenya.html.

REGISTER